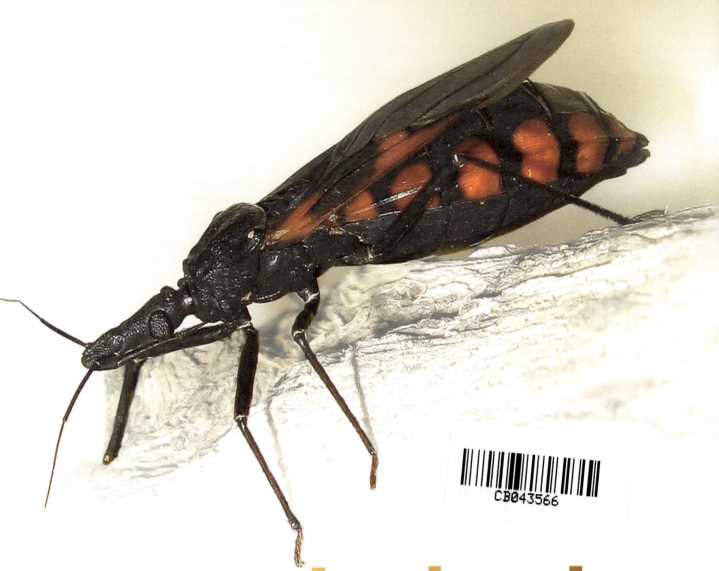

Parasitologia
NA MEDICINA VETERINÁRIA

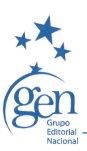

O GEN | Grupo Editorial Nacional – maior plataforma editorial brasileira no segmento científico, técnico e profissional – publica conteúdos nas áreas de ciências da saúde, exatas, humanas, jurídicas e sociais aplicadas, além de prover serviços direcionados à educação continuada e à preparação para concursos.

As editoras que integram o GEN, das mais respeitadas no mercado editorial, construíram catálogos inigualáveis, com obras decisivas para a formação acadêmica e o aperfeiçoamento de várias gerações de profissionais e estudantes, tendo se tornado sinônimo de qualidade e seriedade.

A missão do GEN e dos núcleos de conteúdo que o compõem é prover a melhor informação científica e distribuí-la de maneira flexível e conveniente, a preços justos, gerando benefícios e servindo a autores, docentes, livreiros, funcionários, colaboradores e acionistas.

Nosso comportamento ético incondicional e nossa responsabilidade social e ambiental são reforçados pela natureza educacional de nossa atividade e dão sustentabilidade ao crescimento contínuo e à rentabilidade do grupo.

Parasitologia
NA MEDICINA VETERINÁRIA

Silvia Gonzalez Monteiro

Médica Veterinária pela Pontifícia Universidade Católica do Rio Grande do Sul (PUCRS). Mestre e Doutora em Parasitologia Veterinária pela Universidade Federal Rural do Rio de Janeiro (UFRRJ). Atualmente, orienta em dois cursos de pós-graduação, tem mais de 250 trabalhos publicados em revistas nacionais e internacionais e leciona, há 15 anos, a disciplina de Parasitologia Veterinária na Universidade Federal de Santa Maria (UFSM).

Segunda edição

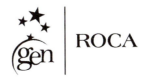

- A autora deste livro e a editora empenharam seus melhores esforços para assegurar que as informações e os procedimentos apresentados no texto estejam em acordo com os padrões aceitos à época da publicação, *e todos os dados foram atualizados pela autora até a data da entrega dos originais à editora.* Entretanto, tendo em conta a evolução das ciências da saúde, as mudanças regulamentares governamentais e o constante fluxo de novas informações sobre terapêutica medicamentosa e reações adversas a fármacos, recomendamos enfaticamente que os leitores consultem sempre outras fontes fidedignas, de modo a se certificarem de que as informações contidas neste livro estão corretas e de que não houve alterações nas dosagens recomendadas ou na legislação regulamentadora.

- A autora e a editora se empenharam para citar adequadamente e dar o devido crédito a todos os detentores de direitos autorais de qualquer material utilizado neste livro, dispondo-se a possíveis acertos posteriores caso, inadvertida e involuntariamente, a identificação de algum deles tenha sido omitida.

- **Atendimento ao cliente: (11) 5080-0751 | faleconosco@grupogen.com.br**

- Direitos exclusivos para a língua portuguesa
  Copyright © 2017, 2021, 2022 (4ª impressão) by
  EDITORA GUANABARA KOOGAN LTDA.
  Publicado pela Editora Roca, um selo integrante do GEN | Grupo Editorial Nacional
  Travessa do Ouvidor, 11
  Rio de Janeiro – RJ – CEP 20040-040
  www.grupogen.com.br

- Reservados todos os direitos. É proibida a duplicação ou reprodução deste volume, no todo ou em parte, em quaisquer formas ou por quaisquer meios (eletrônico, mecânico, gravação, fotocópia, distribuição pela Internet ou outros), sem permissão, por escrito, da EDITORA ROCA LTDA.

- Capa: Bruno Sales

- Editoração eletrônica:

M779p

Monteiro, Silvia Gonzalez
Parasitologia na medicina veterinária / Silvia Gonzalez Monteiro. – 2. ed. – [Reimpr.]. – Rio de Janeiro: Roca, 2024.
  370 p. : il.; 28 cm.

  Inclui bibliografia e índice
  ISBN: 978-85-277-3164-5

  1. Medicina veterinária. 2. Parasitologia veterinária. I. Título.

17-41002   CDD: 636.089
                                      CDU: 636.09

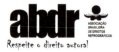

*A família é o bem maior que podemos ter. Ela é a base
de tudo, é com ela que podemos contar em todos os momentos
e é a ela que dedico este livro.*

*Ao meu pai, Getúlio; à minha mãe, Ana Maria; aos meus irmãos,
Ana Cristina, Luis Fernando e Luciana; ao meu marido, Daniel;
e aos meus amados filhos, Victor e Théo.*

*Obrigada por fazerem parte da minha
história e por serem tão especiais.*

Colaboradores

Amilcar Arenal Cruz
Mestre e Doutor em Biologia Molecular pela Universidade de La Habana, Cuba. Professor Titular da disciplina de Fisiologia do departamento de Morfofisiologia da Universidade de Camagüey "Ignacio Agramonte y Loynaz", Cuba.

Aníbal Ramadan Oliveira
Doutor em Zoologia pelo Instituto de Biociências da Universidade de São Paulo (USP). Professor Titular das disciplinas de Zoologia de Invertebrados e Acarologia Agrícola do departamento de Ciências Biológicas da Universidade Estadual de Santa Cruz (UESC).

Cláudia Lúcia Guimarães da Silva
Bióloga. Especialista em Educação em Meio Ambiente e Ecologia pela Fundação Educacional Unificada Campograndense (FEUC). Doutora em Medicina Veterinária/Parasitologia Veterinária pela Universidade Federal Rural do Rio de Janeiro (UFRRJ). Professora Tutora da disciplina de Diversidade Biológica dos Protostomados e dos Deuterostomados do departamento de Zoologia da Fundação Centro de Educação a Distância do Estado do Rio de Janeiro (Cecierj/Consórcio CEDERJ).

Edneia Amancio de Souza Ramos Cavalieri
Mestre e Doutora em Microbiologia, Parasitologia e Patologia pela Universidade Federal do Paraná (UFPR). Professora Adjunta da disciplina de Patologia do departamento de Patologia Básica da UFPR.

Fernanda Silva Fortes Suchodolak Braz
Mestre e Doutora em Ciências Veterinárias pela UFPR.

Hélvio Tassinari dos Santos
Especialista em Informática na Educação pela Pontifícia Universidade Católica do Rio Grande do Sul (PUCRS). Mestre em Medicina Veterinária Preventiva pela Universidade Federal de Santa Maria (UFSM). Professor Adjunto das disciplinas de Parasitologia e Doenças Parasitárias da Faculdade de Zootecnia, Veterinária e Agronomia, e de Parasitologia da Faculdade de Ciências Biológicas, *campus* Uruguaiana, da PUCRS.

Jackson Victor de Araújo
Médico Veterinário, Mestre e Doutor em Parasitologia pela Universidade Federal de Minas Gerais (UFMG). Professor Titular das disciplinas de Parasitologia Veterinária e Doenças Parasitárias dos Animais Domésticos da Universidade Federal de Viçosa (UFV). Pesquisador 1A do CNPq.

José Luis Fernando Luque Alejos
Doutor em Parasitologia Veterinária pela UFRRJ. Professor Titular das disciplinas de Parasitologia Animal, Ictioparasitologia e Ecologia Parasitária do departamento de Parasitologia Animal da UFRRJ.

Lucia Helena O'Dwyer de Oliveira
Doutora em Parasitologia Animal pela UFRRJ. Professora Adjunta da disciplina de Parasitologia Veterinária do departamento de Parasitologia do Instituto de Biociências de Botucatu da Universidade Estadual Paulista Júlio de Mesquita Filho (Unesp).

Luís Antônio Sangioni
Médico Veterinário. Mestre em Ciência Animal pela Universidade Estadual de Londrina (UEL). Doutor em Medicina Veterinária – Epidemiologia Experimental Aplicada às Zoonoses – pela USP. Professor-associado da disciplina de Doenças Parasitárias do departamento de Medicina Veterinária Preventiva da UFSM.

Marcelo Beltrão Molento
Doutor em Parasitologia pela Universidade McGill, Canadá. Professor-associado da disciplina de Doenças Parasitárias do departamento de Medicina Veterinária da UFPR.

Maria de Lurdes de Azevedo Rodrigues
Bióloga. Especialista em Parasitologia Veterinária e Doutora em Parasitologia Animal pela UFRRJ. Professora Titular

da disciplina de Parasitologia II do departamento de Parasitologia Animal da UFRRJ.

Maria Elisa Carneiro
Doutora em Parasitologia Veterinária pela UFRRJ. Professora Titular da disciplina de Parasitologia Veterinária do departamento de Parasitologia das Faculdades Integradas do Planalto Central (FACIPLAC).

Rita de Cássia Alves Alcantara de Menezes
Mestre e Doutora em Medicina Veterinária/Parasitologia Veterinária pela UFRRJ. Professora Titular da disciplina de Zoologia Médica e Parasitologia I do departamento de Parasitologia Animal da UFRRJ.

Sônia de Avila Botton
Especialista em Medicina Veterinária Preventiva/Virologia. Mestre em Medicina Veterinária Preventiva e Doutora em Medicina Veterinária pela UFSM. Professora-associada das disciplinas de Biossegurança Aplicada à Medicina Veterinária, Ecologia Veterinária e Higiene e Profilaxia Animal do departamento de Medicina Veterinária Preventiva da UFSM.

Vania Rita Elias Pinheiro Bittencourt
Especialista, Mestre e Doutora em Parasitologia Veterinária pela UFRRJ. Professora Titular da disciplina de Parasitologia Veterinária do departamento de Parasitologia Animal da UFRRJ.

Agradecimentos

Agradeço ao Grupo GEN pelo lançamento da nova edição do livro, uma excelente oportunidade de poder transmitir um pouco da minha vivência e da experiência dos meus colegas para as pessoas interessadas em Parasitologia.

Agradeço aos colegas coautores, que novamente se propuseram a colaborar e me ajudaram na confecção desta obra.

Agradeço aos meus alunos, que diariamente me desafiam com suas perguntas, me encantam com o seu interesse e me fazem gostar cada vez mais da área que escolhi.

Agradeço a Deus, por poder estar aqui e por sempre me guiar para as escolhas certas.

Silvia Gonzalez Monteiro

Apresentação

Quando surgiu o convite para fazer esta segunda edição, fiquei bastante feliz, pois seria a oportunidade de acrescentar novas informações, fotografias e melhorar o conteúdo da edição anterior. Como antes, tive o objetivo de elaborar um livro especialmente para alunos, de fácil leitura, bem ilustrado e que prendesse a atenção nas belezas da Parasitologia. Mais uma vez, meus colegas colaboradores toparam o desafio e o resultado foi muito gratificante.

Esta nova edição continua destacando os principais parasitos encontrados no Brasil e tem como intuito auxiliar a compreensão e tornar seu estudo mais agradável. Espero que os leitores gostem e que este conteúdo seja bem utilizado.

Silvia Gonzalez Monteiro

Prefácio

Tendo como proposta produzir um material para alunos de graduação dos cursos da área da Saúde e interessados no estudo dos parasitos que fosse de leitura fácil, agradável e que abrangesse os principais problemas parasitários de ocorrência no Brasil, a obra apresenta temas como taxonomia, morfologia, biologia, patogenia e controle dos ecto e endoparasitos. Os capítulos também discutem os métodos de diagnóstico e identificação dos parasitos em pequenos e grandes animais, que serão muito úteis nas aulas dos cursos de graduação, pós-graduação e nos laboratórios de pesquisa.

Com diversidade de tópicos e ilustrações, a segunda edição de *Parasitologia na Medicina Veterinária* é uma excelente contribuição para o estudo dos parasitos.

Silvia Gonzalez Monteiro

Introdução

Os parasitos são assim denominados por sempre causarem algum prejuízo ao hospedeiro. A palavra "parasitos" vem do grego parásitos (*pará* = ao lado, junto de; e *sítos* = alimento) e significa "ser que se alimenta de outro ser".

Os parasitos têm distribuição mundial, alguns mais adaptados a regiões quentes, outros a regiões frias. Podem ser transmitidos pelo contato entre os hospedeiros ou pelo uso de fômites. Contudo, muitos estão no ambiente e são veiculados por meio da água, de alimentos, das mãos, da poeira, do solo e de hospedeiros intermediários, sendo classificados em endo ou ectoparasitos, de acordo com a sua localização. Dependendo da sua patogenicidade, podem ainda ocasionar infecções assintomáticas e doença clínica aguda ou crônica que varia em severidade.

As infecções parasitárias podem produzir lesões teciduais, perdas na produção de ovos, carne e leite, morbidade com enterite, febre, anemia e mortalidade em fetos, animais jovens e adultos. O estudo da Parasitologia abrange muitos tópicos, incluindo morfologia, taxonomia, biologia, comportamento, ciclos de vida, patogênese, epidemiologia, ecologia, fisiologia, bioquímica, genética e biologia molecular, bem como diagnóstico, imunologia e tratamento. Para evitar os prejuízos ocasionados pelos parasitos, é fundamental fazer o diagnóstico correto, com a identificação do agente e de suas formas evolutivas, ter conhecimento de seu ciclo de vida e epidemiologia, para seu controle e sua eliminação.

Os principais parasitos de humanos e animais são os seres unicelulares, chamados de protozoários, e os metazoários, que incluem os helmintos, os ácaros e os insetos. Neste livro, eles podem ser vistos em tópicos ricamente ilustrados, sempre destacando os principais parasitos encontrados no Brasil.

Sumário

Capítulos

1 Conceitos e Nomenclatura 1
Silvia Gonzalez Monteiro

2 Artrópodes 5
Silvia Gonzalez Monteiro

3 Mesostigmata 11
Silvia Gonzalez Monteiro

4 Metastigmata | Carrapatos 19
Silvia Gonzalez Monteiro

5 Astigmata | Sarnas 35
Silvia Gonzalez Monteiro

6 Actinedida | Prostigmata 47
Silvia Gonzalez Monteiro

7 Acari Oribatida ou Cryptostigmata 53
Aníbal Ramadan Oliveira

8 Insecta 63
Silvia Gonzalez Monteiro

9 Phthiraptera | Piolhos 67
Silvia Gonzalez Monteiro

10 Hemiptera | Barbeiros e Percevejos 83
Silvia Gonzalez Monteiro

11 Siphonaptera | Pulgas 89
Silvia Gonzalez Monteiro

12 Nematocera | Mosquitos 95
Cláudia Lúcia Guimarães da Silva e Silvia Gonzalez Monteiro

13 Brachycera Tabanomorpha | Mutucas 109
Silvia Gonzalez Monteiro

14 Brachycera Muscomorpha | Moscas 115
Silvia Gonzalez Monteiro

15 Protozoários Flagelados 133
Maria Elisa Carneiro

16 Coccídios 143
Rita de Cássia Alves Alcantara de Menezes

17 Piroplasmasida | *Babesia* spp. 157
Lucia Helena O'Dwyer de Oliveira

18 Riquétsias 167

Luís Antônio Sangioni e Sônia de Avila Botton

19 Classe Trematoda 179

José Luis Fernando Luque Alejos

20 Classe Cestoda 191

Hélvio Tassinari dos Santos

21 Classe Nematoda 213

Silvia Gonzalez Monteiro

22 Ordem Rhabditida 217

Silvia Gonzalez Monteiro

23 Ordem Enoplida 221

Silvia Gonzalez Monteiro

24 Ordem Oxyurida 227

Silvia Gonzalez Monteiro

25 Ordem Strongylida 231

Marcelo Beltrão Molento e Fernanda Silva Fortes Suchodolak Braz

26 Ordem Ascaridida 259

Silvia Gonzalez Monteiro

27 Ordem Spirurida 269

Maria de Lurdes de Azevedo Rodrigues

28 Controle Biológico de Parasitos 277

Vania Rita Elias Pinheiro Bittencourt e Jackson Victor de Araújo

29 Parasitos de Peixes 285

José Luis Fernando Luque Alejos

30 Métodos de Controle e Resistência Parasitária 293

Marcelo Beltrão Molento

31 Biotecnologias Aplicadas à Parasitologia Veterinária | Era Multiômica 301

Marcelo Beltrão Molento, Edneia Amancio de Souza Ramos Cavalieri e Amilcar Arenal Cruz

32 Identificação de Endoparasitos 305

Silvia Gonzalez Monteiro

33 Técnicas Laboratoriais 333

Silvia Gonzalez Monteiro

Índice Alfabético 345

Conceitos e Nomenclatura

1

Silvia Gonzalez Monteiro

CONCEITOS EM PARASITOLOGIA

Parasito

Tem origem grega, significa "ser que se alimenta de outro ser" (hospedeiro). Indivíduo que necessita de outro ser para ter abrigo e alimento, para reproduzir e perpetuar a espécie. A relação parasito-hospedeiro é muito importante. Alguns exemplos são:

- Acantocéfalos e cestódeos: têm dependência de 100% do hospedeiro, pois necessitam deles para sua nutrição
- Nematoides: têm dependência menor, pois apresentam tubo digestivo e obtêm seu O_2 no próprio hábitat.

  O parasito é sempre beneficiado, e o hospedeiro, prejudicado.

Endoparasitos

Vivem dentro do hospedeiro. São aqueles que têm contato profundo com tecidos e órgãos dos hospedeiros. Por exemplo, helmintos e protozoários.

Ectoparasitos

Vivem na superfície ou em cavidades do hospedeiro. São aqueles que têm contato com a pele dos hospedeiros. Por exemplo, artrópodes (ácaros e insetos), como bernes, carrapatos, pulgas.

Infecção

É a invasão de um hospedeiro por organismos (vírus, bactérias, protozoários, helmintos). Termo utilizado para endoparasitos (pode ocorrer infecção sem haver manifestação de doença).

Infestação

É o estado ou a condição de ser infestado, restrito à presença de parasitos externos. Termo utilizado para ectoparasitos.

TIPOS DE PARASITOS

Relação com o hospedeiro

Obrigatório

Organismos incapazes de ter vida livre.

Aquele que precisa de um hospedeiro para sobreviver. Por exemplo, *Toxoplasma*.

Facultativo

Aqueles seres que podem ou não viver parasitando, ou seja, têm fase de vida livre. Por exemplo, as moscas da família Calliphoridae (as moscas são atraídas pelo exsudato das lesões e põem ovos; as larvas, que se alimentam do tecido necrosado, eclodem). Normalmente essas larvas são encontradas em cadáveres.

Acidental

Acidentalmente entra em contato com o hospedeiro, porém não evolui nele. Aquele que vai a outro lugar que não o ideal e fica por acaso. Por exemplo, *larva migrans* cutânea no ser humano, que é causada pela forma larval de *Ancylostoma caninum* (parasito do cão). Parasitam um hospedeiro diferente do seu habitual.

Permanência no hospedeiro

Temporário

Uma ou mais formas evolutivas do parasito procuram o hospedeiro somente para se alimentar. Por exemplo, pulgas e mosquitos.

Permanente

Em todas as suas fases de vida, alimentam-se e reproduzem-se no hospedeiro. Dependem do hospedeiro para sobreviver. Por exemplo, sarnas e piolhos

Periódico

Apenas em uma fase de sua vida alimentam-se no hospedeiro. Por exemplo, carrapato, larva de *Dermatobia hominis*, larva de *Cochliomyia hominivorax*.

Tipo de hospedeiro

Definitivo (HD)

É aquele em que o parasito é encontrado na sua forma adulta, em que ele alcança sua maturidade sexual. No caso de protozoários, eles se encontram na fase sexuada. Por exemplo, no ciclo da *Taenia saginata*, o ser humano é o HD, pois tem o parasito adulto no seu intestino delgado. Para isso acontecer, o indivíduo ingeriu a forma larval da *Taenia* que estava na carne de bovino malcozida, ou seja, o ruminante é o hospedeiro intermediário (HI). No ciclo de vida do *Toxoplasma*, um protozoário que apresenta mais de um hospedeiro, o HD é o felino, pois é nele que ocorre a reprodução sexuada; já os animais domésticos e o ser humano vão ser os HI, pois, nestes, só ocorre a reprodução assexuada.

Intermediário (HI)

É aquele no qual se encontra a forma imatura do parasito. No caso dos protozoários, é no HI que se dá a fase assexuada. O parasito não consegue alcançar sua maturidade sexual nesse hospedeiro. Por exemplo, no ser humano (HI) ocorre apenas a reprodução assexuada do protozoário *Plasmodium*; porém, quando o mosquito *Anopheles* suga sangue infectado que contém hemácias parasitadas por formas femininas e masculinas do flagelado, ocorre a gametogonia (reprodução sexuada) no inseto (HD).

Paratênico ou de transporte

É o ser vivo que serve de refúgio temporário para o parasito e atua como hospedeiro de transporte. É aquele que alberga o parasito. Entra no ciclo por acidente. Por exemplo, os ratos no ciclo de *Toxocara canis* ingerem ovos no ambiente e albergam as larvas do verme nos seus tecidos. Se o rato for ingerido por um cão (HD do *T. canis*), o parasito se desenvolve até a forma adulta no intestino delgado do canino.

Não são essenciais para a continuação do ciclo, mas facilitam a transmissão do parasito para seus hospedeiros.

Reservatório

É o ser vivo responsável pela sobrevivência do parasito. O parasito dificilmente causa doença nesse hospedeiro. Por exemplo, a capivara é um reservatório do *T. evansi*.

Vetor

Termo usado para artrópodes. Os vetores podem ser divididos em:

- Vetores mecânicos: meros transportadores. Não há desenvolvimento do parasito. Por exemplo, o ácaro *Macrocheles* usa um besouro para se transportar
- Vetores biológicos: são como um HI, pois haverá desenvolvimento do parasito. Por exemplo, a *Dermatobia hominis* pode ovipor na mosca *Stomoxys*, e o desenvolvimento da larva (L1) do berne ocorre nessa mosca.

São essenciais para a sobrevivência do parasito. Se o vetor for eliminado, o parasito é erradicado. Por exemplo, na malária, o *Plasmodium* é disseminado pelos mosquitos, que são os vetores biológicos; se os mosquitos fossem extintos, não existiria mais a doença.

Quantidade de hospedeiros

Monoxeno ou direto

Necessita somente de um hospedeiro. Infesta ou infecta diretamente seu HD, sem necessitar de HI. Por exemplo, *Haemonchus*.

Heteroxeno ou indireto

Quando existem dois ou mais hospedeiros. Por exemplo, ciclo de *Fasciola* (o parasito passa uma parte do ciclo no interior de um molusco e a outra em um vertebrado). Podem ser classificados, conforme o número de hospedeiros, em dioxeno (ciclo com dois hospedeiros), trioxeno (o ciclo é concluído com três hospedeiros), e assim por diante. Não necessariamente os hospedeiros são dois ou três diferentes. Por exemplo: um ciclo de parasito dioxeno pode ocorrer todo em apenas um hospedeiro, ou seja, em cada fase de vida do parasito ele se alimenta no mesmo hospedeiro – deixa-o para fazer uma troca de pele no ambiente e depois retorna para se alimentar no hospedeiro do qual tinha se alimentado ou em outro animal presente no local.

Especificidade dos parasitos

Estenoxenos (*Esteno* = estreito)

Quando são muito específicos, só aceitam aquele hospedeiro. Por exemplo, *Babesia bovis* em bovinos.

Eurixenos (*Eury* = amplo)

Quando são pouco específicos, tendo uma variedade de hospedeiros. Por exemplo, *Toxoplasma gondii* ou *Fasciola hepatica*, que podem parasitar várias espécies animais.

Oligoxeno (*Oligo* = pequeno)

Os hospedeiros têm que ter parentesco; normalmente estão na mesma família. A especificidade é limitada. Por exemplo, *Echinococcus granulosus* pode ser encontrado no cão e no lobo, ambos mamíferos agrupados na família Canidae.

Ação do parasito sobre o hospedeiro

Ação mecânica

- Obstrução: como a de *Toxocara*. Esse parasito forma bolos de vermes no intestino e o obstrui
- Compressão: como a do *Coenurus cerebralis*, que, conforme cresce, comprime o cérebro, causando perturbações neurológicas e funcionais.

Ação espoliadora

Sequestram nutrientes e fluidos do hospedeiro, tornando-o abatido, apático, magro e alvo fácil de outras doenças. Por exemplo, *Haemonchus* ao sugar sangue no abomaso de ovelhas.

Ação inflamatória/irritante

Ocorre pela penetração ativa de larvas na pele. Por exemplo, *Strongyloides papillosus*.

Ação de transmissão

Hospedeiros transmitem agentes patogênicos. Por exemplo, carrapato transmitindo *Babesia*.

Período de parasitismo

Período pré-patente (PPP)

Compreende o momento da infecção até a maturidade sexual, quando se inicia a eliminação de ovos, cistos, oocistos ou larvas. Corresponde ao período de incubação da doença no animal.

Período patente (PP)

A partir da fase adulta até o fim da vida dos parasitos ou fim da infecção. No caso dos protozoários, é a fase de reprodução sexuada. É o período em que os parasitos são facilmente diagnosticados por meio dos seus ovos, cistos, oocistos ou larvas. Geralmente coincide com o período de sintomas da doença no animal. Termina quando as fases citadas anteriormente não são mais encontradas nos exames.

CLASSIFICAÇÃO DOS SERES VIVOS

Necessidade

Surgiu da necessidade de distribuir os seres em grupos segundo suas afinidades. Pode ser artificial ou natural.

Classificação artificial

Não é mais utilizada. Era intuitiva, apoiada em características de certos órgãos estudados e escolhidos aleatoriamente pelo pesquisador. Levava em consideração principalmente a morfologia externa do ser. Os critérios para classificação eram diversos; alguns pesquisadores classificavam os animais de acordo com o seu modo de locomoção, outros conforme o ambiente em que ele vivia. Por exemplo, as moscas e os urubus eram classificados como animais aéreos, já que ambos voam.

Classificação natural

É científica e leva em consideração os dados filogenéticos, fisiológicos, anatômicos, ontogênicos, biogeográficos e de morfologia externa, procurando evidenciar as diferenças e as relações de parentesco entre os seres vivos. Atualmente, as classificações são naturais, pois procuram agrupar os seres vivos de acordo com o maior número possível de semelhanças, tentando estabelecer relações de parentesco evolutivo entre eles.

O atual sistema de classificação dos organismos considera a espécie como a unidade de classificação, a qual pode ser definida como "um grupo de organismos que se acasalam na natureza e cujos descendentes são férteis".

Divisões

Espécie

É a reunião de indivíduos que apresentam características semelhantes e que, ao se reproduzirem, transmitem à sua descendência esses mesmos caracteres, dando origem, assim, a novos indivíduos igualmente semelhantes. É composta de duas palavras: a primeira escrita com a primeira letra em maiúscula, e a segunda escrita toda em minúscula. Ambas devem estar grifadas, em negrito ou em itálico, diferentemente do restante do texto. Por exemplo, *Felis catus* – gato.

Variedade ou raça

É influenciada por fatores do meio ambiente, como clima e alimentação. É uma variação, que se perpetua através das gerações, de um ou mais grupos dentro de uma mesma espécie. Esses grupos recebem o nome de variedade ou raça.

Pode desaparecer se o meio em que vivem for modificado. Por exemplo, focinhos longos ou curtos em determinadas raças de cães.

Subespécie

Formas intermediárias entre espécie e variedade. Grupo de indivíduos que apresenta, dentro da espécie, alguma característica particular que se transmite por herança. Por exemplo, *Felis catus domesticus*, em que *Felis* é o gênero, *Felis catus* é a espécie e *Felis catus domesticus* é a subespécie.

Gênero

A reunião de espécies chama-se gênero. O gênero consiste no agrupamento de um conjunto de espécies que apresentam ancestrais comuns muito próximos e muitas características morfológicas e funcionais semelhantes. Consiste em somente uma palavra, que deve ser grifada, em itálico ou em negrito, diferentemente do restante do texto. Por exemplo, *Felis*.

Grupos superiores ao gênero

- Família: termina sempre em *idae*. Conjunto de gêneros que mantêm entre si muitas afinidades e algumas características comuns. No caso da existência de famílias com caracteres semelhantes e comuns aos de outras famílias, a reunião destas constitui uma ordem
- Ordem: conjunto de famílias. As diversas ordens podem reunir-se, formando uma classe
- Classe: conjunto de ordens
- Ramo ou filo: conjunto de classes.

Os seres vivos estão classificados em cinco Reinos, classificação que foi proposta pelo biólogo norte-americano R. H. Wittaker, em 1969, e é utilizada até hoje:

- Reino Animalia: todos os animais, desde as esponjas até os mamíferos
- Reino Plantae: desde algas pluricelulares até angiospermas
- Reino Fungi: todos os fungos
- Reino Protista: algas unicelulares e protozoários
- Reino Monera: bactérias e cianobactérias.

Termos intermediários

Em alguns casos, há a necessidade de agrupamentos intermediários para a classificação. Os termos mais frequentes são:

- Filo – subfilo
- Classe – subclasse
- Ordem – subordem
- Superfamília – família – subfamília
- Gênero – subgênero
- Espécie – subespécie – variedade.

REGRAS INTERNACIONAIS DE NOMENCLATURA ZOOLÓGICA

É a nomenclatura utilizada para impedir confusões na descrição científica dos seres; é universal.

No Brasil, existem várias denominações para o cachorro. Ele pode ser chamado de cão, cusco, vira-lata etc. Isso também acontece em outros países, o que causa confusão ao se descrever determinado animal. Por esse motivo, visando facilitar a comunicação entre as pessoas, foi criado o sistema de nomes científicos para designar as espécies de seres.

O sistema de nomenclatura de espécie é binomial, isto é, composto de dois nomes escritos em latim ou latinizados:

- O primeiro nome refere-se ao gênero e deve ter a inicial com letra maiúscula. Por exemplo, *Canis*
- O segundo nome é o epíteto específico e deve ser escrito com inicial minúscula. Por exemplo, *familiaris*
- Os dois juntos formam o nome da espécie. Por exemplo, *Canis familiaris*, que é o cão doméstico.

Os nomes científicos devem ter grafia diferenciada no texto. Se este for manuscrito, deve-se passar um único traço embaixo do nome. Se for impresso, pode-se, por exemplo, deixar a letra em itálico ou negrito.

Apenas uma palavra (uninominal)

O nome de um grupo superior à espécie sempre tem apenas uma palavra. Por exemplo, *Necator* (gênero), Ancylostomidae (família), Strongyloidea (superfamília), Nematoda (classe).

Duas palavras (binominal)

O nome da espécie é composto de duas palavras. Por exemplo, *Necator americanus* e *Ancylostoma caninum*.

Três palavras (trinominal)

O nome da subespécie é composto de três palavras. Por exemplo, *Hymenolepis nana fraterna*.

Parênteses

O nome de um subgênero é escrito entre parênteses, entre o nome genérico e o nome específico. Por exemplo, *Heterakis* (*Heterakis*) *gallinarum* e *Damalinia* (*Bovicola*) *bovis*.

Outras considerações

A nomenclatura deve ser em latim ou latinizada:

- Um nome específico dedicado a uma mulher deve terminar em *-ae* e, se for para homem, em *-i*. Por exemplo, *cuvieri – ruthae*
- O nome de uma subfamília é formado acrescentando-se *-inae*. Por exemplo, Culicinae
- O nome de família é formado acrescentando-se *-idae*. Por exemplo, Eimeriidae
- O nome de uma superfamília deve ter a terminação *-oidea*. Por exemplo, Strongyloidea
- Tribo deve terminar em *-ini*. Por exemplo, Anophelini.

LEITURAS RECOMENDADAS

AMORIM, D. S. *Elementos Básicos de Sistemática Filogenética*. 2. ed. Ribeirão Preto: Holos, 1997. 276 p.

AMORIM, D. S. *Fundamentos de Sistemática Filogenética*. Ribeirão Preto: Holos, 2002. 314 p.

BUZZI, Z. J.; MIYAZAKI, R. D. *Entomologia didática*. Curitiba: Editora UFPR, 1993. 262 p.

FORTES, E. *Parasitologia Veterinária*. 4. ed. São Paulo: Ícone Editora, 2004. 600 p.

HENNIG, W. *Phylogenetic Systematics*. Urbana: University of Illinois Press, 1966. 263 p.

HICKMAN JR., C. P.; ROBERTS, L. S.; LARSON, A. *Princípios Integrados de Zoologia*. Rio de Janeiro: Guanabara-Koogan, 2004. 872 p.

PAPAVERO, N. *Fundamentos Práticos de Taxonomia Zoológica: coleções, bibliografia, nomenclatura*. 2. ed. São Paulo: EDUNESP, 1994. 286 p.

RUPPERT, E. E.; FOX, R. S.; BARNES, R. D. *Zoologia dos Invertebrados*. 7. ed. São Paulo: Roca, 2005. 1168 p.

SCHIEL, D.; VASCONCELLOS, L. A. S.; ALBANO, L. L. M. *et al*. *Ciências para professores de ensino fundamental – módulo: seres vivos*. CDCC – USP, 2000. 72 p. [cited 2008 maio 05]. Disponível em: <http://educar.sc.usp.br/ciencias/seres_vivos/apostila_seres_vivos.pdf>.

SIMPSON, G. C. *Princípios de Taxonomia Animal*. Lisboa: Foundation C. Gulbenkian, 1989. 254 p.

Artrópodes

2

Silvia Gonzalez Monteiro

FILO ARTHROPODA (*ARTHRON* = ARTICULAÇÃO; *PODOS* = PÉS)

Principais características:

- Apresentam apêndices articulados
- Corpo com simetria bilateral
- Corpo geralmente segmentado e articulado
- Cabeça, tórax e abdome diferenciados (insetos) ou fusionados (ácaros)
- Muitos têm exoesqueleto endurecido (quitina)
- Fazem mudas do exoesqueleto entre as diferentes fases de vida
- Tubo digestivo completo (com aparelho bucal, intestino, ânus)
- Sistema circulatório aberto (a hemolinfa não está contida em vasos, é transparente, contém hemócitos e circula entre os órgãos)
- Respiração por traqueias, brânquias e/ou pulmões
- Presença de órgãos de sentido, como antenas e pelos sensitivos
- Reprodução sexuada, raramente partenogênese. A maioria dos artrópodes tem fecundação interna e é ovípara

As classes de maior importância Médico-veterinária podem ser vistas na Tabela 2.1.

Classe Arachnida

A classe Arachnida é composta de artrópodes pertencentes às subclasses Acari, Araneida e Scorpionida, e seus membros são conhecidos popularmente como ácaros, carrapatos, aranhas, escorpiões e opiliões (Figura 2.1). Esses animais têm como características a presença de quelíceras no aparelho bucal e a ausência de antenas. Na Parasitologia Veterinária, os principais aracnídeos estudados são os pertencentes à subclasse Acari, chamados comumente de ácaros, carrapatos e sarnas.

Subclasse Acari (= acarina)

Diferencia-se das demais por apresentar o corpo fusionado, sem segmentação. Nesses artrópodes, não há cabeça; a estrutura que aparece na parte anterior do corpo é o aparelho bucal, chamado de gnatossoma ou capítulo. Segundo a classificação de Krantz e Walter (2009), nessa subclasse, há duas superordens: a Parasitiforme (composta das ordens Ixodida = metastigmata e mesostigmata) e a Acariformes (composta das ordens Trombidiformes e Sarcoptiformes). O tipo de respiração ou a localização dos estigmas respiratórios é importante para a identificação dos ácaros que parasitam animais (Tabela 2.2; Figura 2.2).

- Astigmatina: não apresenta estigmas; a respiração é cutânea
- Prostigmata: os estigmas, quando presentes, estão localizados próximo ao aparelho bucal
- Mesostigmata: os estigmas se abrem entre o 3º e o 4º pares de patas
- Brachypilina: os estigmas se situam entre os primeiros pares de patas ou no sulco sejugal
- Ixodida ou Metastigmata: os estigmas se abrem entre o 3º e o 4º par de patas ou após o 4º par de patas.

Morfologia

O corpo é fusionado e chamado de idiossoma. Na parte anterior, há o gnatossoma, que é o aparelho bucal, composto de palpos (função sensorial), quelíceras (para cortar a pele) e hipostômio (canal alimentar). A fase larval tem três pares de patas, e as ninfas e os adultos têm quatro pares de patas. As regiões do corpo são divididas como pode ser visto na Figura 2.3. Larvas e ninfas não apresentam estruturas para reprodução.

Tabela 2.1 Classes de importância Médico-veterinária.

Classes	Arachnida	Insecta	Pentastomida
Exemplos	Aranha, escorpião, carrapato e sarna	Piolho, pulga, mosca e mosquito	Linguatulídeos
Regiões do corpo	Cefalotórax e abdome	Cabeça, tórax e abdome	Corpo lanceolado
Peças bucais	Quelíceras, palpos	Labro, mandíbulas, maxilas e lábio	Dois pares de ganchos
Nº de antenas	Áceros	Díceros	Áceros
Pares de patas na fase adulta	4 pares de patas	3 pares de patas	Ápodos

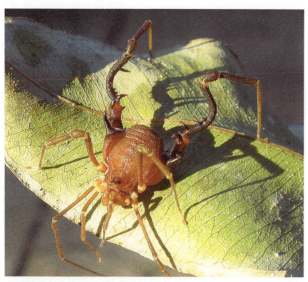

Figura 2.1 Opilião. Aracnídeo não peçonhento, sem importância em Medicina Veterinária.

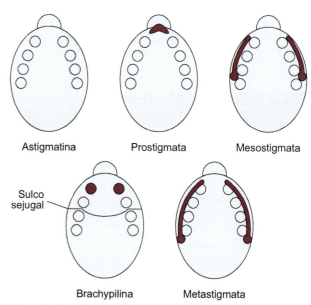

Figura 2.2 Localização dos estigmas respiratórios dos diferentes Acari de importância em Medicina Veterinária.

Tabela 2.2 Ordens da subclasse Acari com exemplos de algumas famílias e gêneros estudados em Medicina Veterinária.

Classe Arachnida
Subclasse Acari (Acarina)

Superordem Parasitiformes – ácaros com abertura do estigma respiratório aparente		Superordem Acariformes – ácaros sem abertura do estigma respiratório aparente	

Ordem Mesostigmata = Gamasida
Sem dentes no hipostômio. Abertura dos estigmas respiratórios localizada entre o 3º e o 4º pares de patas
 	
Dermanyssidae – *Dermanyssus*
Macronyssidae – *Ornithonyssus*
Laelapidae – *Laelaps*
Varroidae – *Varroa*
Macrochelidae – *Macrocheles*
Railletidae – *Railletia*
	Ordem Metastigmata = Ixodida
	Com dentes no hipostômio. Abertura dos estigmas respiratórios localizada entre o 3º e o 4º par de patas ou atrás do 4º par de patas
	
	Argasidae – *Argas, Ornithodorus, Otobius*
	Ixodidae – *Rhipicephalus, Amblyomma, Dermacentor, Ixodes, Haemaphysalis*
		Ordem Trombidiformes
		Sistema traqueal contendo um par de estigmas abrindo-se entre a base das quelíceras ou no prodorso. Quelíceras raramente queladas
		
		Subordem Prostigmata = Actinedida
		Estigmas respiratórios situados anteriormente, próximo ao 1º par de patas
		
		Cheyletidae – *Cheyletiella*
		Demodecidae – *Demodex*
		Myobiidae – *Myobia*
		Trombiculidae – *Trombicula* (só a larva é parasita, com 3 pares de patas)
			Ordem Sarcoptiformes
			Sistema traqueal ausente ou, quando presente, abrindo-se na base das patas. Quelíceras tipicamente queladas
			
			Subordem Oribatida
			Inclui ácaros de vida livre e parasitos, sendo os de importância em Medicina Veterinária compreendidos em duas coortes
			
			Coorte Brachypilina
			Não são parasitos, porém transportam parasitos.
			Os estigmas respiratórios se abrem no acetábulo das patas ou no sulco sejugal. Por exemplo: Superfamília Galumnóidea
			
			Coorte Astigmatina = Astigmata
			Respiração cutânea; comumente chamados de sarnas.
			Principais famílias e gêneros:
			  Sarcoptidae – *Sarcoptes, Notoedres*
			  Knemidocoptidae – *Knemidocoptes*
			  Psoroptidae – *Psoroptes, Otodectes, Chorioptes*
			  Myocoptidae – *Myocoptes*
			  Analgidae – *Megninia*
			  Acaridae – Ácaros da poeira

Sistema reprodutor

A reprodução dos ácaros é sexuada com transferência do esperma para o ovário. Há diversidade tanto nos mecanismos de transferência do esperma do macho como na estrutura do sistema reprodutor da fêmea. Em alguns, a cópula ocorre por meio do aparelho bucal, com o qual o macho retira os espermatozoides do espermatóforo e introduz na abertura genital da fêmea. Em outros ácaros, ocorre a fecundação entre os sexos por meio de um órgão copulador chamado de edeago (pênis; Figura 2.4).

Sistema circulatório

É aberto, lacunar, ou seja, a circulação da hemolinfa (como é chamado o sangue dos artrópodes) na hemocele (cavidade interna) é feita por meio da movimentação da musculatura do corpo e do movimento dos órgãos internos. A hemolinfa, que transporta os nutrientes e o oxigênio necessários para a vida do ácaro, é bombeada pelo coração para os órgãos contidos na hemocele através de uma artéria e retorna para o coração por óstios (Figura 2.5).

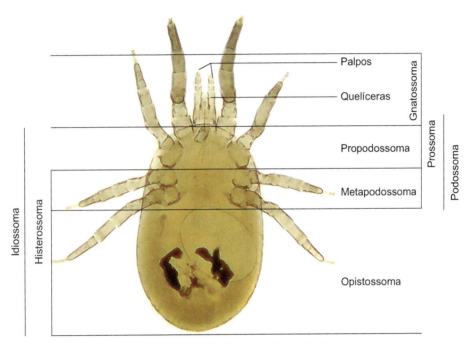

Figura 2.3 Divisão do corpo de um Acari.

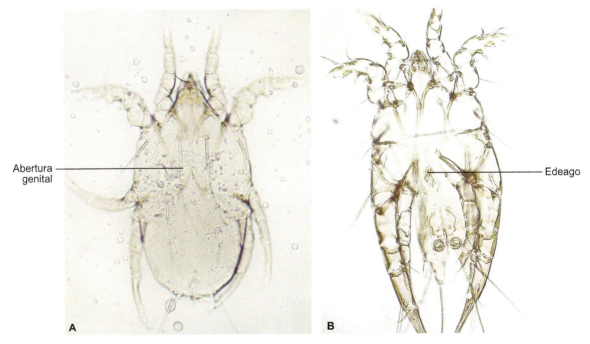

Figura 2.4 Fêmea (**A**) e macho (**B**) de ácaro Astigmata.

8 Parasitologia na Medicina Veterinária

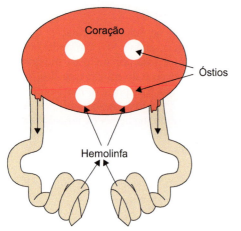

Figura 2.5 Esquema da circulação aberta de um artrópode.

Sistema nervoso

No propodossoma, há uma massa ganglionar central que funciona como um cérebro (Figura 2.6), da qual partem nervos periféricos que vão a diferentes partes do corpo. Apêndices e setas do idiossoma (corpo) atuam como órgãos sensoriais.

Sistema digestivo

Os ácaros têm um sistema digestivo desenvolvido, que inclui gnatossoma (quelíceras, palpos e hipostômio; Figura 2.7), glândulas, faringe, esôfago, intestino delgado, intestino grosso e ânus. O sistema digestivo produz partículas fecais esféricas.

Na Tabela 2.3, são mostradas as chaves para identificação de ácaros adultos parasitos de animais.

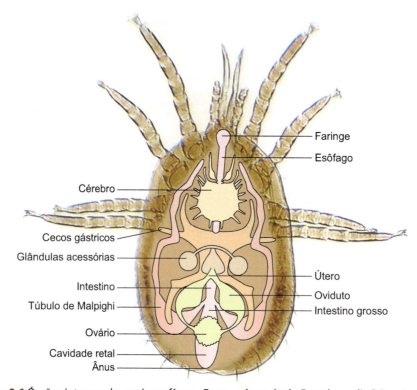

Figura 2.6 Órgãos internos de um ácaro fêmea. Fonte: adaptada de *Encyclopaedia Brittanica* (2011).

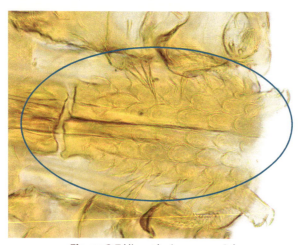

Figura 2.7 Hipostômio com espinhos.

Tabela 2.3 Chaves para identificação de ácaros adultos parasitos de animais.

1	1a	Gnatossoma com hipostômio sem espinhos (Figura 2.9). Estigmas presentes ou ausentes. Quando presentes, localizados lateralmente, abrindo-se entre as patas 3 e 4. Tarsos do primeiro par de patas sem órgãos sensoriais	2
	1b	Gnatossoma com hipostômio contendo espinhos (Figura 2.7). Placas estigmáticas presentes abaixo do quarto par de patas ou lateralmente, abrindo-se entre as coxas das patas 3 e 4 (Figura 2.8). Tarsos do primeiro par de patas com órgão sensorial (Figura 2.8)	Metastigmata = Ixodida
2	2a	Idiossoma sem placas quitinizadas, patas com coxas fusionadas ao corpo. Palpos sem apotele	3
	2b	Idiossoma com placa quitinizada, patas com coxas livres articuladas no idiossoma. Palpos com apotele (Figura 2.9)	Mesostigmata
3	3a	Estigma ausente, palpos pequenos, pressionados contra o hipostômio. Patas comumente com três garras e com pulvilo em forma de trompete ou coxim (Figura 2.10)	Astigmatina = Astigmata
	3b	Palpos bem desenvolvidos, quelíceras adaptadas para perfurar, algumas em forma de pinças. Patas com uma ou duas garras, sem pulvilo (Figura 2.11). Estigmas, quando presentes, estão localizados na base das quelíceras, próximo ao aparelho bucal	Prostigmata

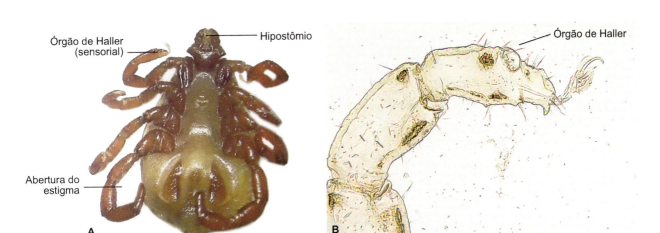

Figura 2.8 A e B. Características de um Metastigmata = Ixodida: órgão de Haller, hipostômio e abertura do estigma.

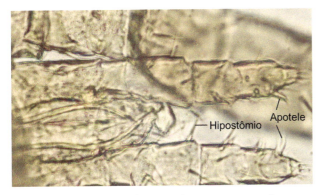

Figura 2.9 Palpos de Mesostigmata com apotele.

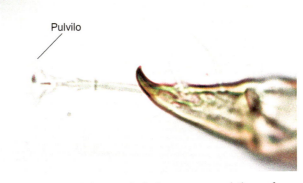

Figura 2.10 Final da pata de Astigmata com pulvilo em forma de trompete.

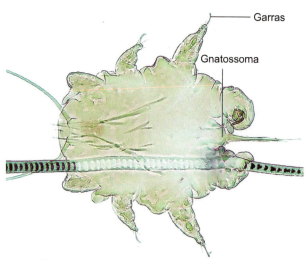

Figura 2.11 Características de um Prostigmata.

LEITURAS RECOMENDADAS

AGUIAR MENEZES, E. de L.; Aquino, A. M. de; CORREIA, M. E. F.; MENEZES, E. B. Ácaros: taxonomia, bioecologia e sua importância agrícola. *Embrapa Agrobiologia*, 2013. 24 p.

BARKER, S. C.; MURREL, A. Systematics and evolution of ticks with a list of valid genus and species names. *Parasitology*, 129, S15-S36. Cambridge University Press. Printed in the United Kingdom. 2004.

BILBAO, J. C. I.; ESTEBAN, L. S. S. Clase Arachnida, Orden Oribatida (= Cryptostigmata) Revista IDE@ – SEA, nº 16, 1-17. Ibero Diversidad Entomológica 2015.

GALVAO, A. B.; GUITTON, N. Concepts about the structure and the biology of Acari. Mem. Inst. Oswaldo Cruz [online]. 1989, vol. 84, suppl.4, p. 223-239.

GUGLIELMONE, A. A.; ROBBINS, R. G.; APANASKEVICH, D. A.; PETNEY, T. N.; ESTRADA-PEÑA, A.; HORAK, I. G.; SHAO, R.; BARKER, S. C. 2010. The Argasidae, Ixodidae and Nuttalliellidae (Acari: Ixodida) of the world: a list of valid species names. *Zootaxa*, n. 2528, p 1-28.

KAUFMANN, J. *Parasitic Infections of Domestic Animals: A Diagnostic Manual*. Ed Birkhäuser Basel. 1996. 423 p.

KRANTZ, G. W.; WALTER, D. E. *A Manual of Acarology*. 3. ed. Texas Tech University Press, 2009. 816 p.

IRAOLA V. Introducción a los Ácaros (I): Descripción general y principales grupos. Departamento de Ecología y Zoología. Universidad de Navarra. Pamplona (Navarra). *Bol. SEA*, v. 23, p. 13-19, 1998.

PRATT, H. D.; STOJANOVICH, C. J. Acarina: Illustrated key to some common adult female mites and adult ticks. *In: Centers for Disease Control and Prevention. CDC Pictorial keys: Arthropods, reptiles, birds and mammals of public health significance*. Department of Health, Education and Welfare, Public Health Service, Communicable Disease Center, p. 26-37, 1969.

WALL, R. L.; SHEARER D. *Veterinary Ectoparasites: Biology, Pathology and Control*. 2 ed. Oxford: Wiley-Blackwell, 2001. 304 p.

Mesostigmata

Silvia Gonzalez Monteiro

FILO ARTHROPODA
Classe Arachnida | Subclasse Acari

Principais características:
- Ácaros de pequeno porte
- Quelíceras modificadas e palpos curtos
- Cefalotórax e abdome fusionados
- Corpo coberto por placas (escudos) dorsais e ventrais
- Larvas com três pares de patas
- Ninfas e adultos com quatro pares de patas
- Respiração cutânea ou traqueal.

Superordem Parasitiformes | Ordem Mesostigmata (Gamasida; *Meso* = mediano; *Stigmata* = espiráculo)

Principais características:
- Quelíceras com quelas (estruturas cortantes; Figura 3.1) ou estiletiformes
- Apresentam um par de estigmas respiratórios abrindo-se em peritremas alongados entre as coxas II e III ou III e IV (Figura 3.2)
- Presença de escudo dorsal
- Face ventral com escudos, importantes para reconhecimento dos gêneros (Figura 3.2B)
- Hipostômio desprovido de dentes recorrentes
- Podem ser de vida livre ou parasitos internos (vias respiratórias) ou externos de répteis, aves e mamíferos
- Podem ser vetores de agentes patogênicos e provocar reações cutâneas no hospedeiro. Alguns gêneros produzem anemia
- Ciclo: ovo – larva – protoninfa – deutoninfa – adultos.

Família Dermanyssidae
Gênero *Dermanyssus* (pronúncia: Dermaníssus)
Espécie *Dermanyssus gallinae* (Figura 3.3)

Chamado vulgarmente de "piolhinho" ou ácaro vermelho das aves.

Hospedeiros. Parasito de galinhas e outras aves (principalmente canários).

Características morfológicas
- Escudo genitoventral truncado posteriormente
- Quelíceras das fêmeas em forma de agulhas (bifurcação; Figura 3.4), machos com quelíceras em forma de pinças
- Todas as patas com garras e carúnculas
- Ânus localizado na porção terminal do escudo anal (Figura 3.3)
- Escudo dorsal truncado posteriormente (como se tivesse sido cortado reto).

Ciclo biológico
- A fêmea desse ácaro inicia a postura 12 a 24 h após se alimentar de sangue. Os ovos são depositados em fendas ou detritos acumulados no galinheiro ou nos ninhos das galinhas ou de outras aves. As fêmeas fazem várias posturas sucessivas de 3 a 7 ovos, sendo cada postura precedida de uma alimentação de sangue. Após 48 a 72 h da postura, há a eclosão das larvas (não se alimentam) e, em 24 a 48 h, passam a protoninfas. Após 24 a 48 h, passam a deutoninfas (se alimentam) e, em mais 24 a 48 h, passam a adultos machos e fêmeas
- O ciclo todo pode ser completado em 7 dias
- As proto e deutoninfas podem sobreviver sem alimento por até 1 ano. Adultos podem sobreviver até 3 meses no ambiente, sem alimentação
- O hábito alimentar é noturno. Durante o dia, são encontrados nos ninhos em frestas dos galinheiros
- Passam a maior parte do tempo fora do hospedeiro; quando no hospedeiro, preferem parasitar a região da cloaca.

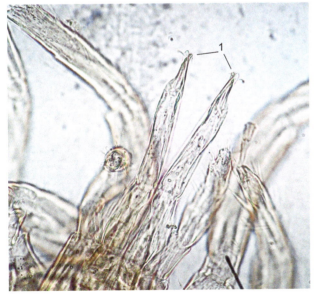

Figura 3.1 Quelíceras com quelas (1).

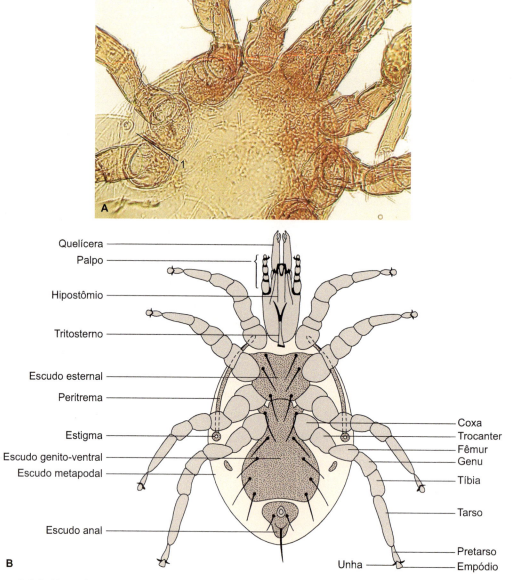

Figura 3.2 A. Mesostigmata. Estigma (1). **B.** Visão ventral de um ácaro mesostigmata. Fonte: Fletchmann (1985).

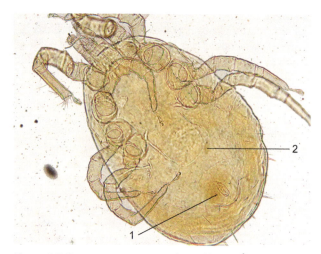

Figura 3.3 *Dermanyssus* sp. montado em lâmina. Ânus na porção terminal (1); escudo genitoventral truncado posteriormente (2).

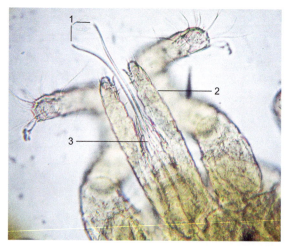

Figura 3.4 Aparelho bucal de *Dermanyssus* sp., com quelíceras estiletiformes (1), os palpos (2) e o hipostômio sem dentes (3).

Importância em Medicina Veterinária e Saúde Pública

- Provoca diminuição da postura, perda de peso, irritação, anemia e diminuição no desenvolvimento das aves jovens
- Pode atacar o homem, causando dermatites, porém não sobrevive no homem
- Pode ser vetor de agentes patogênicos (vírus e bactérias)
- A anemia decorrente da parasitose pode levar à morte dos animais.

Controle

- Remoção dos ninhos das aves
- Limpeza dos galinheiros e das gaiolas, com retirada das fezes
- As instalações devem ser limpas, escaldadas com água fervente e tratadas com acaricida
- Aplicação de acaricidas nas paredes e nos pisos das instalações
- Higiene e isolamento das aves parasitadas
- Aquisição de aves livres de ácaros
- Impedir o acesso de aves silvestres ao redor das instalações.

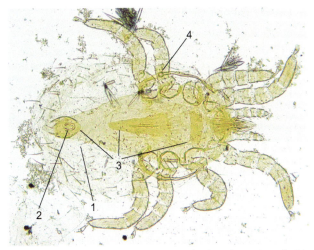

Figura 3.5 *Ornithonyssus* adulto. Escudo dorsal pontiagudo (1), ânus (2), escudos ventrais (3), peritrema (4).

Família Macronyssidae

Gênero *Ornithonyssus = Liponyssus* (pronúncia: Ornitoníssus)

Espécies e hospedeiros:

- *Ornithonyssus bursa:* aves domésticas e silvestres
- *O. sylviarum:* aves domésticas e silvestres
- *O. bacoti:* parasito de ratos silvestres, podendo parasitar ratos brancos e camundongos de laboratório.

Características morfológicas

- Escudo dorsal pontiagudo (Figura 3.5)
- Escudo genitoventral afilado posteriormente (Figura 3.5)
- Ânus localizado na porção anterior do escudo anal (Figura 3.5)
- Quelíceras das fêmeas e dos machos em forma de pinças, com quelas na extremidade distal (Figura 3.6).

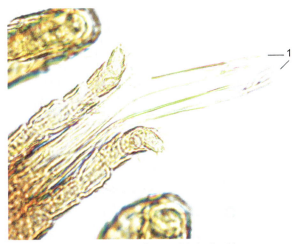

Figura 3.6 Quelíceras longas (1) de *Ornithonyssus*.

Localização

- Em aves, a região preferida é a cloaca, que fica com aparência de suja (escura), mas, em grandes infestações, é encontrado em todo o corpo da ave (Figura 3.7)
- Em roedores, localizam-se em todo o corpo.

Ciclo biológico

- As fêmeas fazem a postura sobre o hospedeiro ou nos ninhos, sendo grande o número de ovos nos hospedeiros. As larvas eclodem em cerca de 3 dias (não se alimentam); em 17 h, passam a protoninfas, que se alimentam, e, após mais 1 a 2 dias, passam a deutoninfas. Dois dias depois, tornam-se adultos
- O ciclo pode ser completado em 7 dias
- Geralmente, passam todo o ciclo sobre a ave
- São hematófagos
- Fora do hospedeiro, podem sobreviver até 2 meses sem alimentação.

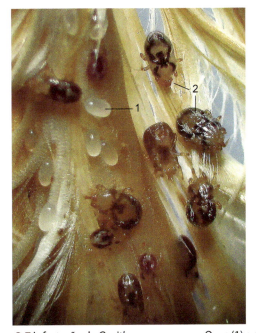

Figura 3.7 Infestação de *Ornithonyssus* em ave. Ovos (1) e adultos (2).

Importância em Medicina Veterinária e Saúde Pública

Igual à do gênero *Dermanyssus*. Há vários relatos de *Ornithonyssus bacoti* parasitando moradores de casas onde há presença de ratos.

Controle

Igual ao do gênero *Dermanyssus*, porém os animais devem ser tratados com acaricidas.

Família Laelapidae

Gênero *Laelaps* (pronúncia: Lêlapis; Figura 3.8)

Espécies

- Laelaps nuttalli
- Laelaps (Echinolaelaps) echidninus.

Hospedeiros. Ratos.

Características morfológicas

- O primeiro par de patas é em forma de S e projeta-se anteriormente (Figura 3.8)
- Escudo genitoventral em forma de gota e escavado posteriormente (Figura 3.8)
- Têm quatro pares de setas no escudo genitoventral
- Presença de cerdas no corpo
- O escudo dorsal não é dividido e cobre quase todo o dorso.

Ciclo biológico

- São ovovivíparos. A fêmea, após 10 a 12 h da fecundação, gera larvas que não se alimentam. Em 3 a 8 dias, passam a protoninfas e, em mais 3 a 8 dias, passam a deutoninfas. Após 5 a 6 dias, as deutoninfas tornam-se adultos (macho ou fêmea)
- Habitam os ninhos dos ratos.

Importância em Medicina Veterinária e Saúde Pública

- Têm importância em animais de laboratório. O *Echinolaelaps* serve de hospedeiro definitivo de um protozoário (*Hepatozoon muris*) que se aloja no fígado dos ratos
- Os ácaros adquirem o protozoário ao parasitarem ratos infestados. O rato, ao ingerir o ácaro, adquire a infecção
- O *Echinolaelaps* pode provocar dermatite no homem.

Controle

- Limpeza das gaiolas e esterilização destas com calor, vapor e acaricidas
- Aplicação de acaricida nos ratos.

Família Macrochelidae

Gênero *Macrocheles* (pronúncia: Macroquéles; Figura 3.9)

Espécie *Macrocheles muscaedomesticae*

Hospedeiros. Moscas (principalmente *Musca domestica*) e outros insetos (Figura 3.9).

Características morfológicas

- Primeiro par de patas mais fino, mais longo e sem carúnculas e garras (Figura 3.10)
- Quelíceras queladas fortemente (Figura 3.11)
- Escudo dorsal único
- Escudos esternal e genitoventral separados (Figura 3.12).

Ciclo biológico

- As fêmeas desse ácaro utilizam moscas e outros insetos para dispersão e efetuam a postura nos locais de criação dos insetos (matéria orgânica em decomposição e fezes). As larvas eclodem em 6 a 10 h, apresentam três pares de patas e não se alimentam. Em 6 a 11 h, mudam para protoninfas e, em 13 a 24 h, para deutoninfas. Levam quase 24 h da fase de deutoninfa para adultos
- Alimentam-se de larvas de moscas e nematoides
- O ciclo completa-se em 2 a 3 dias
- Enquanto a mosca completa uma geração, o ácaro completa três gerações
- As fêmeas podem ficar ovipositando por até 24 dias, e cada uma coloca, em média, 90 ovos
- Esse ácaro é encontrado comumente em fezes de ruminantes, equinos e aves de postura.

Importância em Medicina Veterinária e Saúde Pública

- Os adultos são predadores dos ovos e larvas de primeiro ínstar de moscas, enquanto as ninfas alimentam-se, mais comumente, de nematoides, promovendo um controle biológico

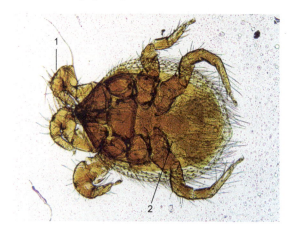

Figura 3.8 Parasito de roedores da família *Laelapidae*. Primeiro par de patas (1), placa genitoventral em forma de gota (2).

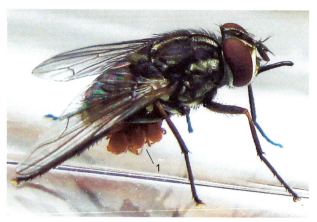

Figura 3.9 Ácaro *Macrocheles* parasitando a região abdominal de uma mosca do gênero *Stomoxys*.

Capítulo 3 • Mesostigmata 15

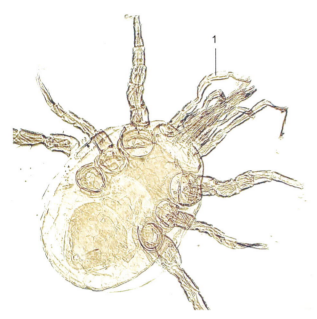

Figura 3.10 *Macrocheles* sp. montado em lâmina. Primeiro par de patas mais fino que os demais (1).

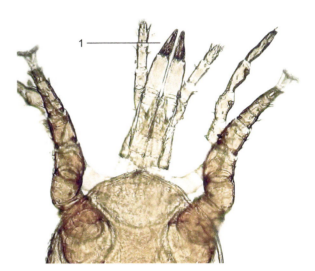

Figura 3.11 Quelíceras de *Macrocheles* sp. (1).

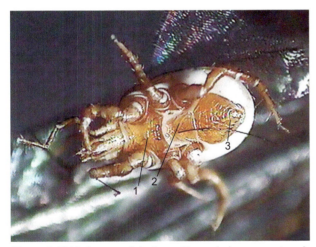

Figura 3.12 Visão ventral do ácaro *Macrocheles* sp. mostrando os escudos esternal (1), genital (2) e anal (3).

- É problemático em insetos criados em laboratório, pois dizima a criação de moscas em pouco tempo
- Esse ácaro não parasita humanos.

Controle
- Por ser um problema em laboratórios, recomenda-se o uso de telas nas janelas e portas para impedir o acesso de moscas, já que estas podem estar dispersando os ácaros
- Pulverizar as fezes de animais com inseticida para controlar as larvas de *Macrocheles* (não é ideal porque mata também os predadores do ácaro e, passada a ação do inseticida, há uma superpopulação de larvas). Pulverizar o ambiente (instalações).

Controle biológico
- A utilização desse ácaro em controle biológico de moscas é difícil por requerer ambiente úmido, não fluido para o seu desenvolvimento. Sua ação é limitada, já que não se alimenta de larvas de segundo e terceiro ínstar das moscas. Consomem, em média, dez presas [ovos e larvas de primeiro ínstar (L1)] por dia. Não são muito longevos (a fêmea vive, em média, 3 semanas)
- Esse artrópode também se alimenta de larvas de nematoides e de fases imaturas de artrópodes encontrados nas fezes.

Família Varroidae
Gênero *Varroa* (pronúncia: Varrôa)
Espécies
- Varroa jacobsoni
- *Varroa destructor*: um ectoparasito de abelhas, descrito pela primeira vez como *V. jacobsoni* por Oudemans (1904) em *Apis cerana*. Entretanto, Anderson e Trueman (2000), após estudarem a sequência de ácido desoxirribonucleico (DNA, do inglês *deoxyribonucleic acid*) e as características morfológicas de muitas populações de *V. jacobsoni* no mundo, dividiram esse ácaro em duas espécies:
  - *V. jacobsoni*, que infesta *A. cerana* na região da Malásia-Indonésia
  - *V. destructor*, que infesta *A. cerana* na Ásia Central e *A. mellifera* no resto do mundo.

Características morfológicas
- Escudos desenvolvidos e bastante quitinizados (Figura 3.13)
- Patas bem desenvolvidas com ventosas
- Corpo mais largo do que longo (Figuras 3.13 e 3.14).

Hospedeiros. Abelhas.

Ciclo biológico
- As fêmeas do ácaro efetuam a postura em células ainda abertas dos favos contendo ovos e larvas das abelhas.

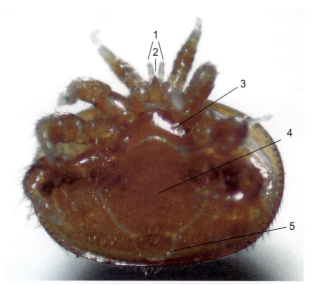

Figura 3.13 Visão ventral de *Varroa jacobsoni*. Pedipalpos (1), quelíceras (2), escudo esternal (3), escudo genitoventral (4) e escudo anal (5).

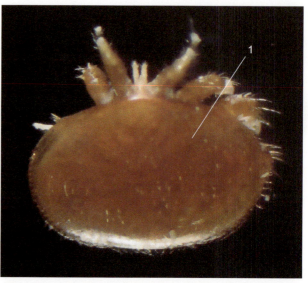

Figura 3.14 Visão dorsal de *Varroa jacobsoni*. Escudo dorsal (1).

Dentro das células, o ácaro completa seu ciclo se alimentando da hemolinfa de larvas e pupas das abelhas em desenvolvimento e, quando sai do favo, passa a viver fixado pelas patas nas abelhas. Eles têm coloração marrom e podem ser vistos facilmente nas abelhas com o auxílio de uma lupa. O controle é muito difícil, pois os parasitos se desenvolvem em células da colmeia fechadas e o ciclo completa-se em metade do ciclo da abelha. As fêmeas de *Varroa*, quando estão prontas para a postura de seus ovos, penetram nas células da colmeia onde há larvas jovens. Iniciam a postura dos ovos 3 dias após o fechamento das células. A fêmea fertilizada põe um total de 4 a 6 ovos. Após as células estarem fechadas, os ácaros iniciam a alimentação nas larvas de abelhas. Os ácaros jovens e adultos se alimentam nas abelhas sugando hemolinfa. O ciclo do ácaro consiste em quatro estágios de desenvolvimento: os ovos, duas fases de ninfa (protoninfa e deutoninfa) e adultos. O período de ovo até adulto leva 6 a 7 dias para as fêmeas e 5 a 6 dias para os machos

- O acasalamento ocorre nas células da colmeia. Os machos adultos têm quelíceras modificadas para fazer a transferência de esperma e morrem após a cópula
- Células da colmeia contendo abelhas operárias são as mais atacadas, porém a célula onde está a rainha também é atacada. Fêmeas do ácaro vivem em torno de 2 a 3 meses no verão e 5 a 6 meses no outono. Sem as abelhas, os ácaros podem sobreviver apenas 5 dias
- Alguns estudos relatam a preferência desse ácaro por zangões, pois estes têm livre acesso a outras colmeias, levando à dispersão do artrópode.

Importância em Medicina Veterinária e Saúde Pública

- Ocorrem grandes prejuízos em apiários, principalmente em regiões frias, pelo estresse. O ácaro parasita principalmente larvas e pupas das abelhas para sugar hemolinfa, o que causa malformação dos insetos ou morte. Quando os insetos adultos são parasitados, têm diminuição na produção e, no caso de zangões, há o perigo de o ácaro alastrar-se para outras colmeias
- Os prejuízos maiores são em colmeias puras, nas quais os insetos são mais sensíveis (Europa e EUA). No Brasil, com os cruzamentos das espécies melíferas, estas têm maior resistência a esse ácaro.

Controle

- No controle da *Varroa* sp., são utilizados produtos acaricidas de contato ou sistêmicos colocados por meio de tiras suspensas entre os quadros da colmeia
- Atualmente, produtos feitos do princípio ativo timol, substância natural resultante do extrato de tomilho e naturalmente presente no mel, estão sendo utilizados com bons resultados.

Família Raillietidae

Gênero *Raillietia* (pronúncia: Railiétia)

Principais características:

- Parasita o conduto auditivo externo de ruminantes
- Escudo dorsal pequeno e de forma oval
- O ácaro tem em torno de 1 mm de comprimento
- Presença de escudo anal.

Espécies e hospedeiros:

- *Raillietia flecthmanni*: búfalos e bovinos
- *R. auris*: bovinos, ovinos
- *R. caprae*: caprinos (principal) e ovinos.

Ciclo biológico

As fêmeas, os machos e as larvas localizam-se no ouvido externo do animal; e as proto e deutoninfas, no meio ambiente. Ácaros adultos que estão na pastagem entram no canal auditivo dos ruminantes e se alimentam. Machos e fêmeas copulam e as fêmeas geram larvas (ovovivíparas) que não se alimentam e vão para o solo, onde passam a protoninfa, deutoninfa e adultos.

Importância em Medicina Veterinária

Esse ácaro adulto se alimenta de células da epiderme e cerume, provocando escarificação na pele do animal ao fixar-se (o pedicelo apresenta garras), o que leva a uma otite bacteriana subclínica (facilita a penetração das bactérias). Os zebuínos são mais suscetíveis a infestação do que o gado europeu, e a presença dos ácaros no ouvido é comum nos animais (20 a 40 ácaros por ouvido).

Controle

Limpeza e aplicação de acaricida no conduto auditivo dos animais parasitados.

LEITURAS RECOMENDADAS

ANDERSON, D.; TRUEMAN, J. W. H. *Varroa jacobsoni* (Acari: Varroidae) is more than one species. *Experimental & Applied Acarology*, v. 24, p. 165-189, 2000.

BAUMSTARK, J.; BECK, W.; HOFMANN, H. Outbreak of tropical rat mite (*Ornithonyssus bacoti*) dermatitis in a home for disabled persons. *Dermatology*, v. 215, n. 1, p. 66-68, 2007.

BOTELHO, J. R.; LINARDI, P. M.; MARIA, M. Alguns gêneros e subgêneros de Laelapidae (Acari: Mesostigmata) associados com roedores e revalidados por meio de taxonomia numérica. *Lundiana*, v. 3, n. 1, p. 51-56, 2002.

FACCINI, J. L. H.; MASSARD, C. L. Nota sobre a ocorrência de *Ornithonyssus sylviarum* (Canestrini & Fazango) (Mesostigmata: Macronyssidae) em *Gallus gallus* no Brasil. *Arq Univ Fed Rural*, v. 4, n. I, p. 39-40, 1974.

FACCINI, J. L. H. Ácaros hematófagos parasitos de aves de postura (*Gallus gallus*) no Brasil. Diversidade, biologia e controle. *Revista Brasileira de Ciência Veterinária*, v. 2, n. 1, p. 20-21, 1987.

FACCINI, J. L. H.; LEITE, R. C.; COSTA, A. L. Description of *Raillietia flechtmanni* Sp. (Acari: Gamasida). *Memórias do Instituto Oswaldo Cruz*, v. 87, n. 1, p. 95-96, 1992.

FACCINI, J. L. H.; FONSECA, A. H.; COSTA, A. L.; LEITE, R. C. Distribuição geográfica e prevalência das espécies do gênero *Raillietia* Trouessart em bovinos no Brasil. *Revista Brasileira de Parasitologia Veterinária*, v. 1, n. 2, p. 109-112, 1992.

FLETCHTMANN, C. H. W. *Ácaros de Importância Médico-veterinária*. São Paulo: Nobel, 1973. 192 p.

FREITAS, M. G.; COSTA, H. M. A.; COSTA, J. D.; ILDE, P. *Entomologia e Acarologia Médica e Veterinária*. Belo Horizonte: Brasil & Rabello, 1978. 253 p.

MARCHIORI, C. H.; LINHARES, A. X. Dípteros muscóideos associados a fezes frescas de gado bovino e seus parasitoides. *Arq. Inst. Biol.*, v. 65, p. 79, 1998.

MARCHIORI, C. H.; OLIVEIRA, A. T.; LINHARES, A. X. Artrópodes Associados a Massas Fecais Bovinas no Sul do Estado de Goiás. *Neotropical Entomology*, v. 30, n. 1, p. 19-24, 2001.

MARCONDES, C. B. *Entomologia Médica e Veterinária*. São Paulo: Atheneu, 2001.

MULLER, G. R.; DURDEN, L. A. *Medical and Veterinary Entomology*. 2ª ed., 2009.

MORETTO, G.; LEONIDAS, J. de M. Infestation and distribution of the mite *Varroa destructor* in colonies of africanized bees. *Braz. J. Biol.*, v. 63, n. 1, p. 83-86, 2003.

ZHANG, Z. Q. Notes on *Varroa destructor* (Acari: Varroidae) parasitic on honeybees in New Zealand. *Systematic & Applied Acarology*, v. 5, p. 9-14, 2000.

PEGORARO, A.; MARQUES, E. M.; NETO, A. C.; COSTA, E. C. Infestação natural de *Varroa jacobsoni* em *Apis mellifera scutellata* (Hymenoptera: Apidae). *Archives of Veterinary Science*, v. 5, p. 89-93, 2000.

TUCCI, E. C.; GUIMARÃES, J. H. Biologia de *Dermanyssus gallinae* (De Geer, 1778) (*Acari dermanyssidae*). *Revista Brasileira de Parasitologia Veterinária*, v. 7, n. 1, p. 27-30, 1998.

TUCCI, E. C.; GUIMARÃES, J. H.; BRUNO, T. V.; GAMA; N. M. S. Q.; SANTOS, A. M. M. Ocorrência de ácaros hematófagos em aviários de postura no Estado de São Paulo, Brasil. *Revista Brasileira de Parasitologia Veterinária*, v. 7, n. 1, p. 71-78, 1998.

Metastigmata | Carrapatos

Silvia Gonzalez Monteiro

FILO ARTHROPODA
Classe Arachnida | Subclasse Acari
Principais características:
- Ácaros de pequeno porte
- Quelíceras modificadas e palpos curtos
- Cefalotórax e abdome fusionados
- Corpo coberto por placas dorsais e/ou ventrais
- Larvas com três pares de patas
- Ninfas e adultos com quatro pares de patas
- Respiração cutânea ou traqueal.

Superordem Parasitiformes | Ordem Metastigmata (carrapatos) = Ixodida
(*Meta* = atrás; *Stigmata* = espiráculo)

Família Ixodidae
Principais características:
- Aparelho bucal constituído de palpos, quelíceras e hipostômio contendo dentes (Figura 4.1)
- Fêmeas com área porosa na base do capítulo (Figura 4.2)
- Carrapatos com escudo dorsal cobrindo toda a face dorsal no macho (Figura 4.3) e somente um terço da face dorsal da fêmea, ninfa e larva. Por isso, são chamados de carrapatos duros
- Dimorfismo sexual nítido (machos com escudo completo e fêmeas com escudo incompleto na face dorsal do corpo; Figuras 4.2 e 4.3)
- Orifício genital nos adultos ingurgitados (cheios de sangue), localizado entre as patas I e II e, quando não estão ingurgitados, entre as patas II e III (Figura 4.4)
- As ninfas e os adultos têm um par de estigmas respiratórios ao nível da coxa IV, abrindo-se em peritremas com forma de vírgula (Figura 4.4)
- Podem ser transmissores de agentes patogênicos, provocar reações cutâneas e causar anemia
- Ciclo: ovo – larva – ninfa – adultos (macho e fêmea). É importante ressaltar que as larvas têm três pares de patas, respiração cutânea e escudo incompleto
- Ninfas: têm quatro pares de patas, respiração traqueal, escudo incompleto e ausência de aparelho genital
- Fêmeas: têm quatro pares de patas, escudo incompleto e aparelho genital na face ventral, entre o 1º e o 3º pares de coxas, dependendo de quanto estão ingurgitadas
- Machos: têm quatro pares de patas, escudo completo e aparelho genital na face ventral do corpo, entre o 1º e o 3º pares de coxas, dependendo de quanto estão ingurgitados.

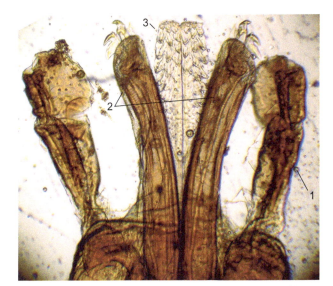

Figura 4.1 Aparelho bucal de carrapato. Palpos (1), quelíceras (2), hipostômio (3).

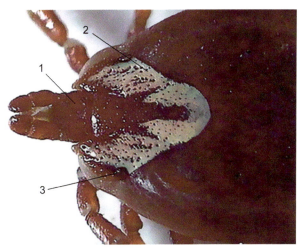

Figura 4.2 Fêmea de *Amblyomma* com áreas porosas (1), escudo incompleto (2) e olhos (3).

Ciclo geral dos ixodídeos

- As fêmeas, após se destacarem dos hospedeiros, procuram um abrigo próximo ao solo, onde põem, em média, 3 mil ovos (esse número varia dependendo do gênero do carrapato)
- A postura é contínua e dura vários dias. Terminada a oviposição, as fêmeas morrem (são chamadas de quenóginas). Os ovos são castanhos, esféricos e pequenos (Figura 4.5) e o período de incubação varia de 17 a 60 dias
- O desenvolvimento do ovo até o adulto depende muito das condições de temperatura. As baixas temperaturas prolongam os estágios de desenvolvimento
- Durante o desenvolvimento, os ixodídeos passam pelos estágios de larva hexápode (Figura 4.6), ninfa octópoda e adultos, macho e fêmea
- As larvas (neolarvas) que estão no meio ambiente sobem pelas gramíneas e pelos arbustos, esticam o primeiro par de patas, onde está o órgão de Haller (Figura 4.6), órgão sensorial utilizado na detecção de hospedeiros, e esperam a passagem do hospedeiro, para o qual se transferem
- Após sugar o plasma sanguíneo dos hospedeiros durante alguns dias, a larva ingurgitada passa a se chamar metalarva, muda a cutícula e se transforma em ninfa (neoninfa). Esta, que é octópoda, espera alguns dias para o enrijecimento da cutícula, ingurgita-se de sangue (metaninfa) e muda novamente de cutícula, transformando-se em adulto, macho imaturo (chamado de neandro) ou fêmea imatura (chamada de neógina). Estando aptos para a cópula, a fêmea passa a ser chamada de partenógina, e o macho, de gonandro, na maioria dos gêneros, copulam sobre o hospedeiro. Não há aparelho copulador; o macho transfere seus espermatóforos para a abertura genital da fêmea por meio do seu aparelho bucal.

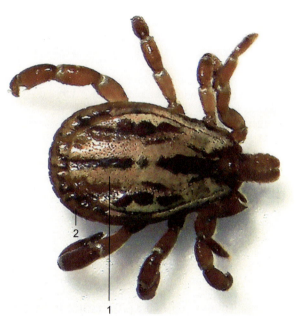

Figura 4.3 Escudo dorsal completo (1) e festões (2) de macho de carrapato ixodídeo do gênero *Amblyomma*.

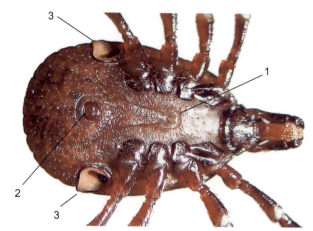

Figura 4.4 Orifício genital (1), ânus (2), abertura do estigma (3) de *Amblyomma*.

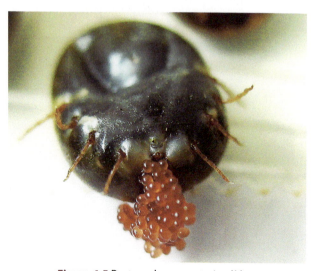

Figura 4.5 Postura de carrapato ixodídeo.

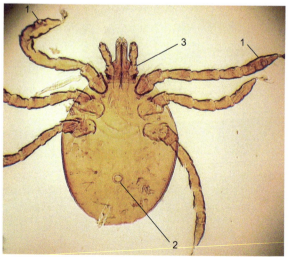

Figura 4.6 Larva de carrapato *Dermacentor* montada em lâmina mostrando os três pares de patas, órgão de Haller (1), ânus (2) e gnatossoma com base reta (3).

Copula com a fêmea durante vários dias, sendo comum encontrá-lo embaixo da fêmea quando esta é removida do hospedeiro
- As fêmeas ingurgitam-se de sangue e passam a se chamar teleóginas (Figura 4.7), desprendem-se do hospedeiro e, no solo, após um período de pré-oviposição (3 a 20 dias), iniciam a ovipostura, que é contínua e pode durar de 2 semanas a 2 meses, dependendo da temperatura e da umidade
- Os machos permanecem mais tempo no hospedeiro e copulam com várias fêmeas
- O tempo de duração de cada fase de vida varia de acordo com a espécie de carrapato e as condições climáticas (Tabela 4.1).

Classificação do ciclo de acordo com o número de hospedeiros

- Monoxeno: carrapato de um só hospedeiro. Todos os três estágios (larva, ninfa e adulto) se alimentam no mesmo hospedeiro, no qual também realizam as mudas. A fêmea ingurgita sangue, vai ao solo (1), faz a postura (2); as larvas eclodem e sobem no hospedeiro (3), alimentam-se e mudam para ninfas (4); as ninfas se alimentam, ingurgitam e mudam para adultos, macho e fêmea (5; Figura 4.8). Ocorre em *Dermacentor nitens* e *R. (boophilus) microplus*
- Dioxeno: carrapato de dois hospedeiros. Os estágios de larva e ninfa ocorrem no mesmo hospedeiro, no qual também é realizada a primeira ecdise. A segunda ecdise se realiza no solo e o ixodídeo adulto procura um segundo hospedeiro
- Trioxeno: carrapato que necessita de três hospedeiros. Para cada estágio, há um hospedeiro (pode ser o mesmo animal) e todas as mudas são feitas fora dele. A larva sobe no hospedeiro (1), ingurgita, desce do animal e muda para ninfa no ambiente; a ninfa sobe no hospedeiro (2), ingurgita e vai para o ambiente, onde muda para adulto, macho ou fêmea (3), e sobe no hospedeiro para se alimentar. A fêmea, depois de ingurgitada (teleógina), cai no solo para fazer a postura dos ovos (4); as larvas eclodem e reinicia-se o ciclo (Figura 4.9). Ocorre em *R. sanguineus*, *Amblyomma*, *Haemaphysalis* e *Ixodes*.

Na Tabela 4.2, é possível observar as chaves para identificação dos carrapatos encontrados no Brasil da família Ixodidae.

Gênero *Rhipicephalus* (pronúncia: Ripicéfalus)
Características morfológicas
- Palpos e rostro (hipostômio + quelíceras) curtos
- Base do gnatossoma geralmente hexagonal (Figura 4.10)
- Escudo sem ornamentação (Figura 4.11)
- Machos com um par de placas adanais desenvolvidas e um par rudimentar, coxa I bífida (Figura 4.12).

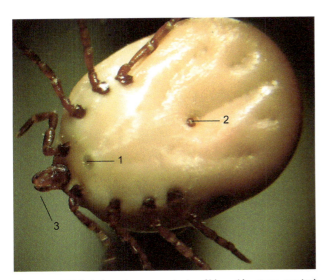

Figura 4.7 Teleógina de carrapato ixodídeo. Abertura genital (1), ânus (2), gnatossoma (3).

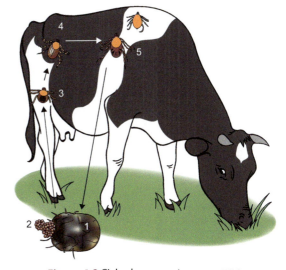

Figura 4.8 Ciclo de carrapato monoxeno.

Tabela 4.1 Parâmetros biológicos (média) dos ixodídeos.

Período	Dias
Pré-postura	3 a 60
Postura	14 a 60
Incubação	17 a 60
Ingurgitamento da larva	3 a 7
Muda da larva	5 a 23
Ingurgitamento da ninfa	4 a 9
Muda da ninfa	11 a 73
Ingurgitamento da fêmea	6 a 30

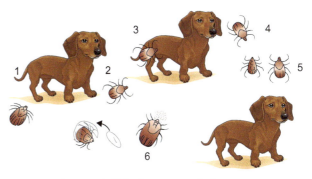

Figura 4.9 Ciclo de carrapato heteroxeno.

Tabela 4.2 Chaves para identificação dos carrapatos da família Ixodidae encontrados no Brasil.

1	Sulco anal anterior ao ânus	*Ixodes*
	Sulco anal posterior ao ânus	2
2	Hipostômio e palpos curtos	3
	Hipostômio e palpos longos	8
3	Olhos ausentes	4
	Olhos presentes no escudo	5
4	Gnatossoma curto com base dorsal retangular, mais larga que longa, palpos com expansões laterais e 11 festões	*Haemaphysalis*
5	Base do gnatossoma retangular	6
	Base do gnatossoma hexagonal	7
6	Escudo sem ornamentação, base do capítulo retangular na face dorsal, coxas de tamanho crescente, sendo a coxa IV muito maior que as outras, presença de festões (que desaparecem na fêmea ingurgitada)	*Dermatocentor = Anocentor*
7	Escudo dorsal sem ornamentação, base do gnatossoma hexagonal na face dorsal. Machos com um par de placas adanais bem desenvolvidas	*Rhipicephalus sanguineus*
	Escudo sem ornamentação, base do capítulo hexagonal na face dorsal, coxa I com dois espinhos curtos em ambos os sexos e machos com quatro placas adanais bem desenvolvidas	*R. (Boophilus) microplus*
8	Com 11 festões (que desaparecem na fêmea ingurgitada), a maioria das espécies é ornamentada. Presença de olhos nas laterais do escudo. Machos sem placas adanais	*Amblyomma*
	Gnatossoma longo sem expansões laterais e 11 festões. Não apresenta olhos. Parasita quase exclusivamente répteis	*Aponomma*

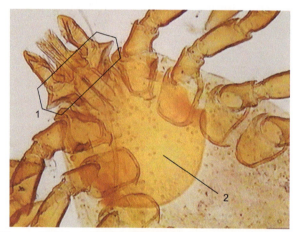

Figura 4.10 Aparelho bucal hexagonal de *Rhipicephalus sanguineus* (1) e escudo incompleto de uma ninfa (2).

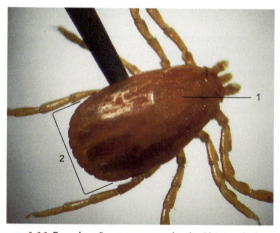

Figura 4.11 Escudo não ornamentado de *Rhipicephalus sanguineus* (1). Presença de festões (2).

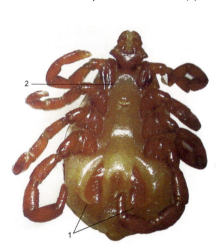

Figura 4.12 Placas adanais (1) do macho de *Rhipicephalus sanguineus*. Coxa I bífida (2).

Espécie *Rhipicephalus sanguineus*

Tem como principais características estigma em forma de vírgula, bastante acentuado no macho (Figura 4.13) e pouco acentuado na fêmea, olhos e festões presentes.

Hospedeiros. Parasito de cães, mas pode parasitar também gatos e carnívoros silvestres.

Ciclo biológico

- É um carrapato que exige três hospedeiros para completar o ciclo (trioxeno), pois todas as mudas são feitas fora do hospedeiro (ver Figura 4.9)
- A larva sobe no animal, alimenta-se até ingurgitar (em torno de 2 a 7 dias), desce do hospedeiro e muda para ninfa; esta sobe no hospedeiro, alimenta-se até ingurgitar (5 a 10 dias) e desce do animal. No solo, muda para macho ou fêmea, que novamente sobe no hospedeiro para fazer o

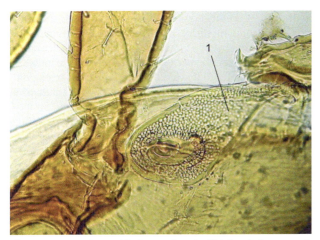

Figura 4.13 Estigma (1) de macho de *Rhipicephalus sanguineus*.

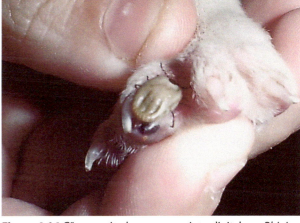

Figura 4.14 Cão parasitado no espaço interdigital por *Rhipicephalus sanguineus*. Foto: Daniel Roulim Stainki.

hematofagismo (6 a 30 dias). A fêmea, depois de ingurgitada, vai ao solo, onde faz a postura contínua de 2 mil a 3 mil ovos. Após 20 a 60 dias, dependendo das condições de temperatura e umidade, as larvas eclodem.

Sobrevivência
- As larvas não alimentadas podem sobreviver até 8 meses e meio
- As ninfas sobrevivem 6 meses
- Os adultos sobrevivem até 19 meses.

Importância em Medicina Veterinária e Saúde Pública
- É comum em cães
- Grandes infestações provocam desde leve irritação até anemia pela ação espoliadora de sangue
- O carrapato pode atacar qualquer região do corpo, porém é mais frequente nos membros anteriores (Figura 4.14) e nas orelhas (Figura 4.15)
- É considerado o principal vetor da babesiose canina e a transmissão da doença pode ser por via transovariana ou transestadial. Pode também transmitir vírus e bactérias e atacar o ser humano, causando dermatites.

Controle
- Aplicação de banhos carrapaticidas nos cães, repetindo-se o tratamento 2 ou 3 vezes, com intervalos de 14 dias, ou utilização de produtos sistêmicos *spot on* em intervalos de 30 a 45 dias
- Manter o ambiente limpo e com vegetação baixa para que os ácaros não tenham refúgio e a incidência dos raios solares desseque as larvas
- Higiene e aplicação de acaricidas nas paredes, teto e piso das instalações
- Higiene e isolamento dos cães.

Espécie *Rhipicephalus (Boophilus) microplus*

Atualmente, após sequenciamento genético, o gênero *Boophilus* passou a ser subgênero de *Rhipicephalus*, sendo então denominado *Rhipicephalus (Boophilus) microplus*.

Características morfológicas
- Base do gnatossoma hexagonal com rostro (hipostômio + quelíceras) e palpos curtos, com o último segmento (3º) do palpo fazendo uma aba na junção com o 2º segmento (Figura 4.16)
- Escudo sem ornamentação

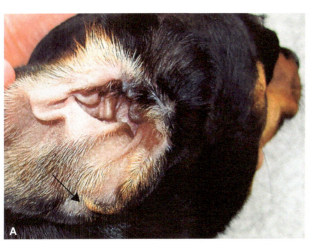
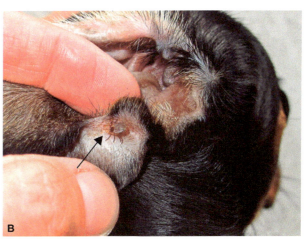

Figura 4.15 Infestação por *Rhipicephalus sanguineus* na dobrinha da pele da orelha de um cão.

- Olhos presentes
- Festões ausentes
- Estigmas arredondados ou ovais (Figura 4.17)
- Machos apresentam dois pares de placas adanais desenvolvidas, geralmente com prolongamento caudal (Figura 4.18).

Hospedeiros. Bovídeos, mas pode ser encontrado em outros hospedeiros domésticos e silvestres.

Ciclo biológico (Figura 4.19)

- O *R. (B.) microplus* é um carrapato de um só hospedeiro (monoxeno). A fase parasitária (de larva a fêmea) é, em média, de 21 dias
- As fêmeas ingurgitadas (teleóginas) e prestes a darem início à oviposição desprendem-se naturalmente do hospedeiro e, no solo, procuram um lugar apropriado para a postura
- A oviposição pode durar vários dias. As teleóginas realizam posturas de 3 mil a 4 mil ovos, que permanecem aglutinados. As larvas, que têm seis patas, eclodem no ambiente, sobem no hospedeiro, ingurgitam, passam para metalarva e mudam para ninfas (adquirem mais um par de patas), que ingurgitam, passam a metaninfa e se transformam em adultos machos (chamados de neandros quando impúberes e gonandros quando púberes) ou fêmeas (neóginas). As fêmeas, quando aptas para a cópula, são chamadas de partenóginas e, depois de copuladas, começam a ingurgitar e recebem o nome de teleóginas. Para ovipor, se soltam do hospedeiro e se escondem no ambiente em locais sombreados para fazer a postura. Após terminar a oviposição, a teleógina morre e então é chamada de quenógina
- A duração do ciclo não parasitário varia muito dependendo das condições climáticas, sendo 27°C e 80% de umidade as condições ideais para o desenvolvimento do ciclo.

Importância em Medicina Veterinária e Saúde Pública

- A lesão causada pela picada do carrapato provoca irritação local e perda de sangue que favorece a formação de miíases no local
- A pele irritada predispõe a infecções secundárias
- Cada fêmea suga, em toda a sua vida, 1,5 mℓ de sangue, o que provoca no hospedeiro anemia e diminuição na produtividade de carne e leite
- Desvio de energia: há um esforço do animal para compensar os danos causados pelo carrapato, o que representa um desvio de energia que seria convertida para a produção

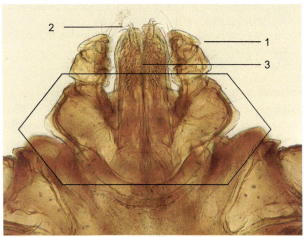

Figura 4.16 Aparelho bucal hexagonal de *Rhipicephalus* (*Boophilus*) *microplus*. Palpos (1), quelíceras (2) e hipostômio (3).

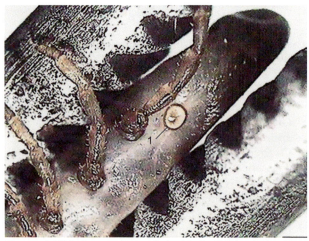

Figura 4.17 Estigma arredondado (1) de *Rhipicephalus* (*Boophilus*) *microplus*.

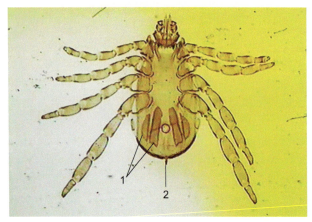

Figura 4.18 Macho de *R. (B.) microplus*, face ventral com dois pares de placas adanais (1) e prolongamento caudal (2).

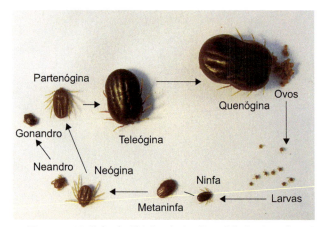

Figura 4.19 Ciclo de *Rhipicephalus* (*Boophilus*) *microplus*.

- A picada produz lesões que causam a desvalorização do couro
- Durante a sucção, os carrapatos injetam substâncias tóxicas prejudiciais à saúde dos bovinos
- Os ácaros transmitem protozoários do gênero *Babesia* e a riquétsia *Anaplasma*. Esses agentes, juntos, são responsáveis pela tristeza parasitária bovina
- O ácaro também pode transmitir vírus e outras bactérias.

Controle
Nas pastagens
- Limpeza das pastagens: a mudança de vegetação por meio de calagem e gradagem do solo diminui consideravelmente a quantidade de larvas na pastagem. A limpeza, com corte de pastos e de arbustos (abrigos naturais das larvas), contribui para a diminuição da infestação dos rebanhos
- Rotação das pastagens: consiste na mudança dos rebanhos para novas pastagens em épocas estratégicas, de acordo com a biologia do carrapato. A pastagem deve permanecer em descanso no período da primavera e verão (pelo menos 60 dias no verão) até que as larvas morram por falta de alimentação
- Queima das pastagens: não é 100% eficaz, pois algumas larvas não morrem, já que penetram no solo ou nas partes mais profundas da vegetação.

No hospedeiro
- Banho de imersão: é utilizado em propriedades com grande número de animais, pois o custo das instalações e o gasto com produtos químicos são inviáveis para o pequeno produtor
- Aspersão ou *spray*: é econômico e prático, utilizado em pequenas propriedades. Os resultados dependem muito da habilidade e do cuidado do operador. O jato deve molhar o animal no sentido oposto à implantação dos pelos. O animal deve ficar totalmente molhado (4 a 5 ℓ por vaca). É mais seguro que o banho de imersão para animais novos e vacas prenhes. Não é recomendado para propriedades com muitos animais, pois a bomba costal é pesada e cansativa, o que pode resultar em banhos ineficazes, já que o operador pode molhar apenas superficialmente os animais. Deve-se seguir à risca as instruções dos fabricantes dos carrapaticidas quanto às diluições e ao uso dos produtos, para evitar a criação de resistência. Há também a opção de bombas motorizadas e bretes de aspersão para a realização dos banhos nos animais.

Recomendações na aplicação dos banhos
- Verificar o nível da suspensão ou emulsão no tanque carrapaticida, ajustando o volume com adição de água ou de carrapaticida
- Homogeneizar a emulsão ou suspensão, revolvendo o sedimento antes de banhar o gado
- Fazer a recarga do banheiro de acordo com as instruções do fabricante
- Banhar os animais descansados e sem sede
- Banhar os animais nas horas mais frescas do dia
- Evitar exposição dos animais ao sol após o banho
- Evitar banhar os animais em dias de chuva e não deixar que entrem em açudes após o banho

- Enviar ao laboratório amostras do banho para medir a concentração do medicamento.

Vacinação
As vacinas existentes à venda no Brasil para o controle do carrapato *R. (B.) microplus* foram desenvolvidas com a extração de proteínas recombinantes do intestino dessa mesma espécie de carrapato. A eficácia das vacinas varia de região para região, pois há variação genética entre as populações de carrapato, o que pode produzir uma resposta excelente em algumas localidades e baixa em outras. Além disso, o controle do carrapato obtido pela vacina é a longo prazo e não se tem mortalidade rápida dos ácaros.

Produtos *pour on* de aplicação dorsal
Há várias formulações de uso *pour on*. As vantagens são a rápida aplicação e o pouco estresse. Como desvantagens, há o custo e a resistência dos carrapatos a alguns compostos pelo uso indiscriminado dos produtos.

Produtos injetáveis
São formulados a partir da fermentação de um fungo (*Streptomyces avermitilis*) e pertencem ao grupo das lactonas macrocíclicas. São amplamente utilizados para o controle de nematoides e artrópodes parasitos. Por serem de fácil uso e ampla ação e apresentarem efeito residual superior a 30 dias, são amplamente utilizados, o que confere resistência dos ácaros aos produtos em várias regiões do Brasil pelo uso indiscriminado e, muitas vezes, sem orientação.

Raças resistentes: as raças zebuínas são naturalmente mais resistentes aos carrapatos do que as europeias. Com isso, uma maneira de controlar o carrapato é estimular o cruzamento das raças e selecionar o rebanho por meio da eliminação dos animais mais suscetíveis e do cruzamento entre os mais resistentes.

Controle biológico
Há vários microrganismos utilizados para o controle de carrapatos. Para consultar mais informações sobre o assunto, ver Capítulo 28 | Controle Biológico de Parasitos.

Gênero *Amblyomma* (pronúncia: Ambliôma)
Características morfológicas
- Gnatossoma mais longo do que largo e presença de olhos no escudo (Figura 4.20)
- Geralmente com escudo ornamentado (de cor diferente do resto do corpo e muitas vezes com desenhos; Figura 4.21)
- Festões presentes, placas adanais ausentes no macho e presença de estigmas em forma de vírgula ou triângulo (Figura 4.22).

Espécies
Existem 33 espécies de *Amblyomma* no Brasil, entre elas:
- *Amblyomma cajennense* (chamado de carrapato-estrela)
- *A. tigrinum*
- *A. ovale*
- *A. aureolatum*.

Hospedeiros. Parasita a maioria dos animais domésticos e silvestres; pode parasitar o ser humano.

Ciclo biológico

- É um carrapato que exige três hospedeiros para completar seu ciclo de vida (trioxeno), pois todas as mudas – de larva para ninfa (Figura 4.23) e de ninfa para adulto macho ou fêmea (Figura 4.24) – são feitas fora do hospedeiro. O ciclo é trioxeno, semelhante ao do *R. sanguineus*
- A fêmea põe de 6 mil a 8 mil ovos em uma única postura.

Importância em Medicina Veterinária e Saúde Pública

Pode transmitir vários agentes patogênicos, como *Borrelia* (agente da doença de Lyme) e *Rickettsia rickettsi* (causadora da febre maculosa), e sua picada pode originar ferimentos na pele de cura demorada.

Controle

Como esse gênero é encontrado preferencialmente em áreas silvestres, ao frequentar ambientes com florestas, parques e áreas rurais, devem ser adotadas medidas preventivas, como utilizar acaricidas nos sapatos, usar roupas que cubram o corpo e, se for observada a presença de carrapatos na pele, removê-los o mais rapidamente possível para diminuir a possibilidade de transmissão de patógenos. Em áreas urbanas infestadas, recomenda-se o mesmo controle do *Rhipicephalus sanguineus*, tratando o animal e o ambiente.

Gênero *Dermacentor* (pronúncia: Dermacêntor; sinonímia: *Anocentor*)

Características morfológicas

- Gnatossoma com rostro e palpos relativamente curtos (Figura 4.25)
- Estigmas circulares (parece um *dial* de telefone; Figura 4.26)
- Escudo sem ornamentação (Figura 4.27)
- Apresenta sete festões

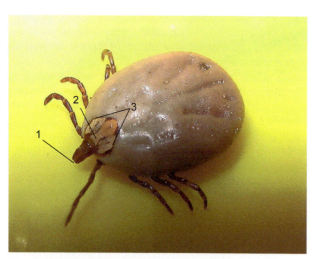

Figura 4.20 Fêmea de *Amblyomma* sp. Aparelho bucal (1), escudo ornamentado incompleto (2) e olhos (3).

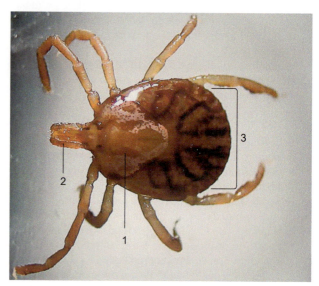

Figura 4.21 Fêmea de *Amblyomma* sp. Escudo ornamentado (1), gnatossoma (2) e festões (3).

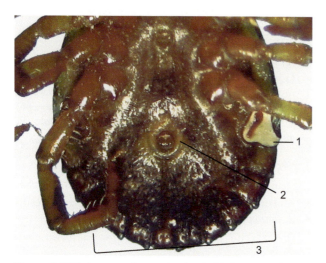

Figura 4.22 Estigma em forma de vírgula (1), ânus (2) e festões (3) de *Amblyomma* sp.

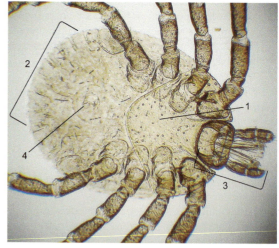

Figura 4.23 Ninfa de *Amblyomma* montada em lâmina. Escudo incompleto (1), festões (2), gnatossoma (3) e ânus (4).

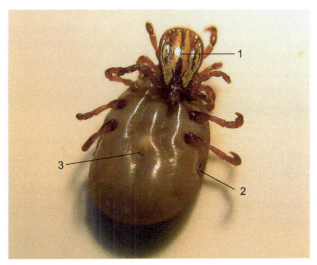

Figura 4.24 Macho com escudo completo (1) e fêmea ingurgitada de *Amblyomma*. Estigma respiratório (2), ânus (3).

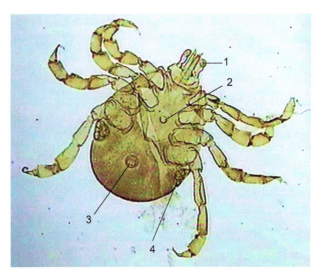

Figura 4.25 Gnatossoma (1), abertura genital (2), ânus (3) e estigma (4) de *Dermacentor nitens*.

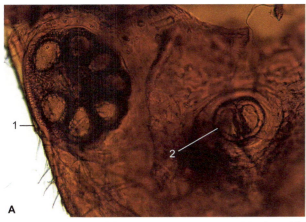
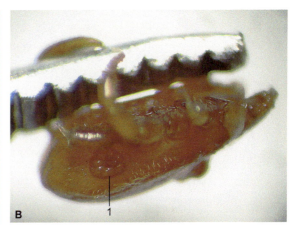

Figura 4.26 Visão ventral do (**A**) estigma respiratório (1) e ânus (2) de *Dermacentor nitens* clarificado e montado em lâmina. (**B**) Vista lateral de *Dermacentor nitens* mostrando o estigma em forma de *dial* de telefone (1).

- Coxas com aumento progressivo de tamanho, sendo as IV muito maiores que as demais
- Machos sem placas adanais.

Espécie *Dermacentor nitens* (sinonímia: *Anocentor nitens*)

Hospedeiros. Equídeos.
Localização. Por todo o corpo, mas prefere o pavilhão auricular, o divertículo nasal e a região da cauda do equino.

Ciclo biológico

- Esses ácaros são monoxenos, e o ciclo é semelhante ao do *R. (B.) microplus*. As larvas sobem no animal, ingurgitam e passam a ninfas (Figura 4.28), que ingurgitam e se transformam em machos ou fêmeas (ver Figura 4.27) sobre o hospedeiro. A fêmea só vai ao solo para ovipositar
- As fêmeas põem, em média, 3 mil ovos no ambiente e morrem após a postura
- Dos ovos, eclodem as larvas, que podem resistir mais de 2 meses sem se alimentar quando as condições ambientais são favoráveis.

Importância em Medicina Veterinária e Saúde Pública

- Pode transmitir para os equinos agentes patogênicos, como a *Babesia equi* e a *B. caballi*
- Sua picada pode originar ferimentos na pele que favorecem o aparecimento de miíases com lesões e até a perda da orelha, relato comum nos equinos do Brasil central.

Controle

- Esse carrapato é, muitas vezes, difícil de controlar por encontrar-se em locais escondidos, como o interior do pavilhão auricular, embaixo da cauda e no divertículo nasal dos equinos. Os tratamentos em regiões endêmicas devem ser realizados por meio da pulverização com produtos acaricidas todo o corpo dos equinos, inclusive dentro do divertículo nasal e da região auricular, em intervalos de 24 dias, por um período de, pelo menos, 4 meses ininterruptos do ano, na primavera e/ou no verão. Após o tratamento, os animais devem voltar para o mesmo pasto. A repetição dos tratamentos acaricidas e o retorno dos animais para o mesmo pasto promovem uma limpeza das pastagens, reduzindo o número de carrapatos que atingirão a fase adulta

- Roçar a pastagem no verão, expondo o solo, reduz a população de carrapatos, pois a falta de abrigos faz com que as larvas dessequem pela ação do sol.

Gênero *Ixodes* (pronúncia: Ixódes)
Características morfológicas
- A principal característica para identificação é a presença de sulco anal anterior (Figura 4.29)
- Palpos mais largos na junção dos segmentos 2 e 3
- Escudo dorsal não ornamentado (Figura 4.30)
- Ausência de olhos e de festões
- Estigmas respiratórios circulares ou ovais.

Hospedeiros. É encontrado principalmente em animais silvestres. Não apresenta especificidade parasitária; pode parasitar animais de pequeno porte, como aves e roedores, que apresentam principalmente formas imaturas do carrapato, e animais de grande porte, nos quais costumam ser encontradas também as formas adultas.

Espécies *Ixodes*
Há registro de 46 espécies de *Ixodes*, sendo 38 exclusivamente neotropicais.

No Brasil, há oito espécies descritas: *I. amarali* (Fonseca, 1935); *I. aragaoi* (Fonseca, 1935); *I. auritulus* (Neumann, 1904); *I. fuscipes* (Koch, 1844); *I. loricatus* (Neumann, 1899); *I. luciae* (Senevet, 1940); *I. paranaensis* (Barros-Battesti, Arzua, Pichorim e Keirans, 2003); e *I. schulzei* (Aragão e Fonseca, 1951).

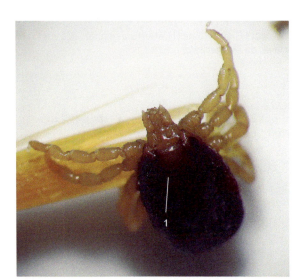

Figura 4.27 Fêmea de *Dermacentor nitens*. Escudo incompleto sem ornamentação (1).

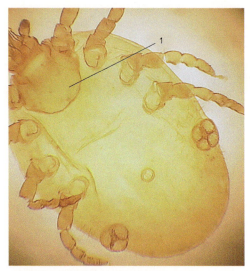

Figura 4.28 Ninfa de *Dermacentor nitens* com escudo incompleto (1) e ausência de abertura genital.

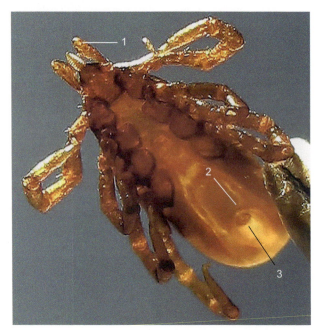

Figura 4.29 Ixodes ventral. Palpos dilatados na junção do segundo com o terceiro segmentos (1), sulco anal anterior (2) e ânus (3).

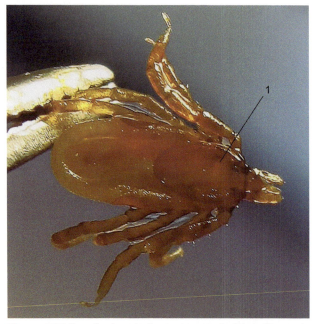

Figura 4.30 Escudo dorsal não ornamentado (1) de fêmea de *Ixodes*.

Ciclo biológico

São carrapatos heteroxenos com ciclo trioxeno, semelhante ao do R. sanguineus e do Amblyomma (ver Figura 4.9).

Importância em Medicina Veterinária e Saúde Pública

Esse carrapato é um importante veiculador de patógenos e pode causar zoonoses, sendo o principal transmissor de doença de Lyme na América do Norte e na Europa. Também pode ser vetor de Babesia e viroses.

Diagnóstico

É realizado por meio da remoção do parasito e da observação, em lupa, do sulco anal anterior e dos palpos dilatados na junção do segundo com o terceiro segmentos.

Controle

Como é um carrapato de animais silvestres, o controle é semelhante ao do Amblyomma.

Gênero Haemaphysalis (pronúncia: Emafisális)

Características morfológicas

- Segundo segmento do palpo com projeção lateral (Figura 4.31)
- Base do gnatossoma retangular (Figura 4.31)
- Não tem olhos
- Escudo não ornamentado (Figura 4.31)
- Com festões (Figuras 4.31 e 4.32)
- Sulco anal posterior (Figura 4.32).

Hospedeiros. Coelhos e lebres silvestres, veados, pequenos mamíferos e aves.

Espécies Haemaphysalis leporispalustris | H. juxtakochi e H. cinnabarina

Principais características:
- Raramente parasita o ser humano e animais domésticos
- Encontrado principalmente em lagomorfos silvestres, motivo pelo qual é conhecido como carrapato do coelho.
- Ciclo biológico: ciclo trioxeno (ver Figura 4.9).

Importância em Medicina Veterinária e Saúde Pública

Há poucos estudos no Brasil com esse carrapato e não se conhece a transmissão de doenças para humanos; porém, já foram isolados patógenos causadores de febre maculosa e tularemia.

Diagnóstico

Remoção do ácaro e visualização em lupa da principal característica, que é a projeção do segundo segmento do palpo.

Controle

Como é um carrapato de animais silvestres, o controle é semelhante ao do Amblyomma.

Família Argasidae

Características morfológicas

- Não apresentam escudo e, por isso, são chamados de carrapatos moles
- Gnatossoma ventral nos adultos (machos e fêmeas) e nas ninfas e anterior nas larvas
- Palpos livres
- Fêmeas sem áreas porosas na base do capítulo
- Tegumento coriáceo, rugoso e granuloso
- O estigma respiratório se abre entre o 3º e o 4º par de coxas (Figura 4.33)
- Dimorfismo sexual pouco acentuado. Nas fêmeas, a abertura genital localiza-se ventralmente, entre o primeiro e o segundo pares de coxas, tem forma de fenda e é grande (Figura 4.33A), indo quase de uma coxa a outra. No macho, é arredondada e pequena.

Os gêneros mais frequentemente encontrados são: Argas, Ornithodorus e Otobius.

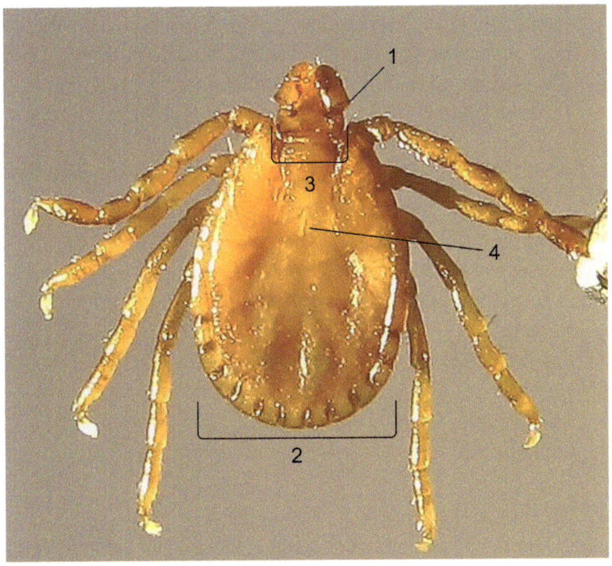

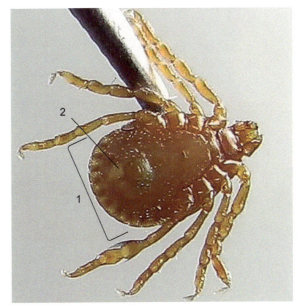

Figura 4.31 Vista dorsal de Haemaphysalis. Segundo segmento do palpo com projeção lateral (1). Onze festões (2), base do gnatossoma retangular (3) e escudo dorsal não ornamentado (4).

Figura 4.32 Haemaphysalis vista ventral. Festões (1) e sulco anal posterior ao ânus (2).

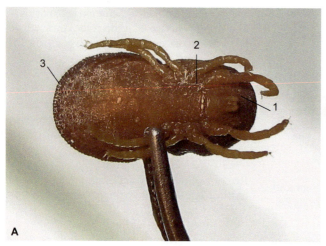
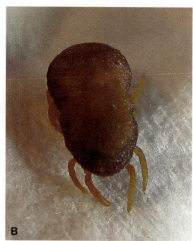

Figura 4.33 Fêmea de *Argas*. Faces ventral (**A**) – aparelho bucal (gnatossoma) (1), abertura genital (2) e borda lateral (3) – e (**B**) dorsal de *Argas* sp.

Gênero *Argas* (pronúncia: Árgas)
Espécie *Argas miniatus*
Características morfológicas

- Face dorsal separada da ventral por uma borda lateral nítida (Figura 4.33A)
- Corpo achatado dorsoventralmente (Figura 4.33B)
- Aparelho bucal na face ventral (Figuras 4.33A e 4.34).

Hospedeiros. A maioria das espécies parasita aves, como galinha, peru, pombo e aves silvestres. É um carrapato encontrado comumente em galinheiros.

Ciclo biológico

- Durante o dia, os adultos permanecem escondidos em buracos e frestas, sob cascas de árvores e lugares protegidos da luz
- À noite, as ninfas e os adultos saem dos esconderijos e sobem nas aves para sucção de sangue, a qual dura, em média, 30 min. As larvas permanecem fixadas no hospedeiro, alimentando-se, durante 7 a 10 dias

- Após a repleção de sangue (ingurgitamento), as ninfas e os adultos voltam para os esconderijos, onde as fêmeas se preparam para a postura
- Cada sucção de sangue da fêmea corresponde a uma postura de 120 a 180 ovos
- A fêmea põe, ao todo, cerca de 600 ovos
- O período de incubação dos ovos é de 3 semanas, dependendo da temperatura e da umidade
- As larvas hexápodes atacam as aves, fixando-se, geralmente, na pele do peito e sob as asas, onde sugam durante 5 a 10 dias e, depois disso, retornam ao esconderijo, onde mudam a cutícula, transformando-se em N1 (ninfas 1 ou protoninfas). Estas procuram o hospedeiro e alimentam-se por 30 a 60 min. Depois, regressam ao abrigo e mudam para N2 (ninfas 2 ou deutoninfas), as quais sobem no hospedeiro, alimentam-se e sofrem nova ecdise, tornando-se adultos (machos ou fêmeas). O ciclo biológico, em condições favoráveis de temperatura e umidade, completa-se em 2 meses. Os adultos copulam fora do hospedeiro, nos esconderijos, e alimentam-se várias vezes, principalmente antes da cópula e das oviposições. As fêmeas só realizam postura após o repasto sanguíneo.

Importância em Medicina Veterinária e Saúde Pública

- Esses carrapatos têm importância pela sua ação espoliadora, que leva à anemia e à mortalidade de aves, principalmente as jovens
- A alimentação do carrapato produz lesões hemorrágicas na pele
- Os carrapatos irritam as aves, que bicam a pele; consequentemente, há diminuição da postura
- Há desenvolvimento retardado das aves novas
- Serve como transmissor de microrganismos (borreliose).

Diagnóstico

No hospedeiro, as ninfas e os adultos são encontrados somente à noite, pois, de dia, estão em esconderijos no ambiente. As larvas podem ser encontradas a qualquer hora do dia, principalmente embaixo das asas.

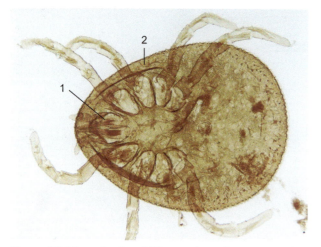

Figura 4.34 Aparelho bucal (1) ventral e estigma respiratório (2) de *Argas* sp. Clarificado e montado em lâmina.

Controle
- Evitar a entrada de aves parasitadas no galinheiro, procurando os ácaros principalmente embaixo das asas
- Limpeza e uso de acaricidas nas instalações e destruição dos ninhos do ácaro.

Gênero *Ornithodorus* (pronúncia: Ornitodórus)
Espécies
Registradas no Brasil e seus hospedeiros:
- *Ornithodorus rostratus*: parasita várias espécies animais
- *O. talaje*: parasita várias espécies animais
- *O. brasiliensis*: parasita várias espécies animais
- *O. marinkellei*: parasita morcegos
- *O. hasei*: parasita morcegos.

Características morfológicas
- Argasidae sem limitação das faces dorsal e ventral (Figura 4.35)
- Formato de corpo suboval com margens arredondadas
- Aparelho bucal bem desenvolvido (Figura 4.35)
- As larvas apresentam placa dorsal, cujo formato é importante para o diagnóstico
- Os ovos são escuros e isolados (Figura 4.36).

Ciclo biológico
- Vivem em solo arenoso, em áreas sombreadas, ao redor de árvores

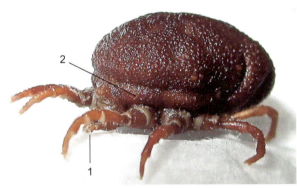

Figura 4.35 *Ornithodorus* sp. Aparelho bucal (1), corpo sem borda lateral (2).

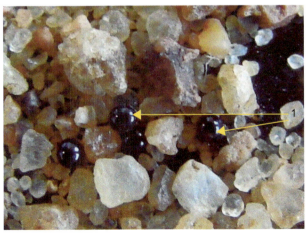

Figura 4.36 Ovos de *Ornithodorus* sp. Foto: João Fábio Soares.

- As fêmeas depositam os ovos em lotes de 100 sobre a areia. Em cerca de 8 dias, eclodem as larvas, que mudam para ninfas e passam por vários estágios ninfais até chegarem a adultos, machos ou fêmeas. Todos os estágios são hematófagos (Figura 4.37).

Importância em Medicina Veterinária e Saúde Pública
- Transmissor da *Borrelia burgdorferi*, agente da doença de Lyme
- São hematófagos e provocam grande irritação nos hospedeiros.

Controle
Destruição dos esconderijos e aplicação de acaricidas nas instalações.

Gênero *Otobius* (pronúncia: Otóbius)
Características morfológicas
- Argasidae com tegumento granuloso no estágio adulto
- Olhos ausentes
- Nas ninfas, o tegumento é estriado e contém vários espinhos
- Hipostômio bem desenvolvido na ninfa e vestigial nos adultos (Figura 4.38).

Hospedeiros
- Equinos
- Ruminantes
- Suínos
- Caninos
- Ser humano.

Espécie *Otobius megnini*
Principais características:
- Vive nos estágios larvais e ninfais nas orelhas de equídeos, bovinos, ovinos e outras espécies
- Os adultos não são parasitos
- Todas as mudas são realizadas no hospedeiro
- As larvas e as ninfas localizam-se na orelha, sugando sangue e causando irritação, que resulta em inflamações.

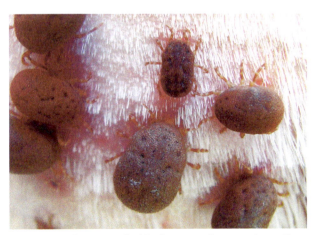

Figura 4.37 Carrapato *Ornithodorus* sp. alimentando-se. Foto: João Fábio Soares.

32 Parasitologia na Medicina Veterinária

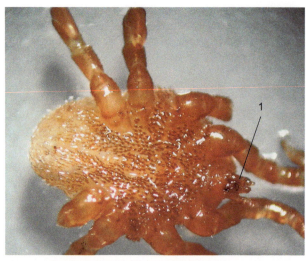

Figura 4.38 Aparelho bucal (1) e espinhos no corpo de uma ninfa de *Otobius* sp.

comum de ser vista e os carrapatos podem sobreviver vários meses sem se alimentar
- Após deixarem o hospedeiro, transformam-se em adultos de vida livre e vão para lugares altos e secos, onde vivem em esconderijos, como galhos de árvores. Nesses locais, ocorrem a cópula e a postura. Os adultos não se alimentam e podem sobreviver mais de 2 anos no ambiente.

Importância em Medicina Veterinária e Saúde Pública

Os humanos e os animais podem sofrer grave infestação no canal auditivo. Os animais de produção perdem peso e tornam-se irritados, balançando constantemente a cabeça. A presença do ácaro produz infecções e serve como porta de entrada para miíases. *O. megnini* pode ser vetor de *Coxiella burnetti*, causador da febre Q, e de *Francisella tularensis*, causador de tularemia.

Diagnóstico

Otoscopia para visualização das larvas e das ninfas.

Ciclo biológico

- As fêmeas podem depositar até 1.500 ovos em um período de 2 semanas. As larvas hexápodes, que medem 0,5 mm, eclodem em 3 a 8 semanas, vão até o hospedeiro (orelha) e, após sugarem sangue por 5 a 15 dias, passam a ninfas 1, que têm em torno de 4 mm. Nesse primeiro estágio, permanecem alimentando-se no canal auditivo e mudam, em 7 a 10 dias, para o segundo estágio, no qual se alimentam por 1 a 7 meses, crescendo até 8 mm. Essa é a fase mais

Controle

- Pode-se fazer o controle da infestação com o uso de fipronil aplicado nas orelhas. Outros produtos à base de organofosforados, ivermectina e abamectina são efetivos
- Deve-se tratar o ambiente com acaricidas, borrifando cantos e frestas das instalações. Tratamentos repetidos em intervalos semanais podem ser necessários dependendo do produto utilizado e do tamanho da infestação.

Na Figura 4.39, observam-se os carrapatos mais comuns em animais domésticos.

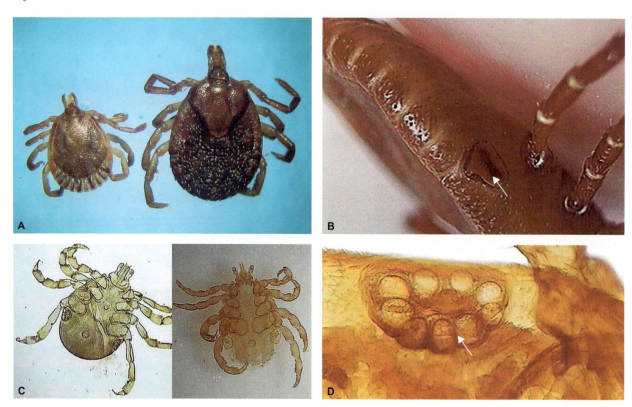

Figura 4.39 Carrapatos ixodídeos encontrados frequentemente nos animais domésticos. *Amblyomma* sp. macho (menor) e fêmea (maior; **A**), estigma de *Amblyomma* sp. (**B**; seta); *Dermacentor nitens* fêmea e macho (**C**), estigma de *D. nitens* (**D**; seta); *(continua)*

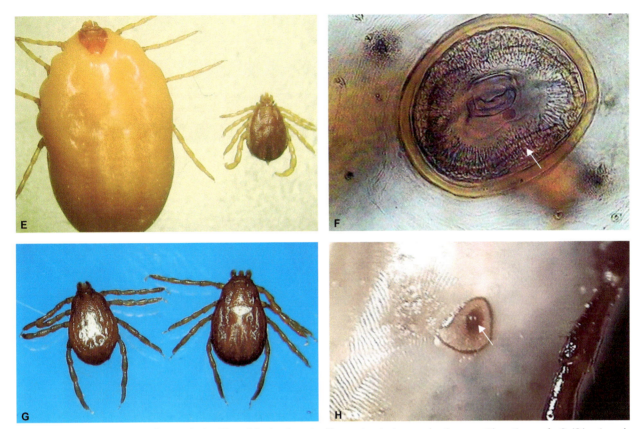

Figura 4.39 (*Continuação*); *Rhipicephalus* (*Boophilus*) *microplus* fêmea (maior) e macho (menor; **E**), estigma de *R.* (*B.*) *microplus* (**F**; seta); *Rhipicephalus sanguineus* macho (menor) e fêmea (maior; **G**), estigma de *R. sanguineus* (**H**; seta).

LEITURAS RECOMENDADAS

BARRIGA, O. O. *Enfermedades Parasitarias de los Animales Domésticos en la América Latina*. Santiago do Chile: Germinal, 2002. 260 p.

BARROS-BATTESTI, D. M.; ARZUA, M.; BECHARA, G. H. *Carrapatos de importância Médico-veterinária da Região Neotropical*. São Paulo: Vox/ICTTD-3/Butantan, 2006. 223 p.

BOWMAN, D. *Georgis' Parasitology for Veterinarians*. Philadelphia: W. B. Saunders, 1999.

BORCHERT, A. *Parasitologia Veterinária*. Zaragoza: Acribia, 1975.

EVANS, D. E.; MARTINS, J. R.; GUGLIELMONE, A. A. A Review of the Ticks (Acari, Ixodida) of Brazil, Their Hosts and Geographic Distribution – 1. *The State of Rio Grande do Sul, Southern Brazil*, v. 95, n. 4, p. 453-470, 2000.

FLECHTMANN, C. H. W. *Ácaros de Importância Médico-veterinária*. São Paulo: Nobel, 1973. 192 p.

FORTES, E. *Parasitologia Veterinária*. 4. ed. São Paulo: Ícone, 2004. 600 p.

GONZALES, J. C. *O Controle do Carrapato dos Bovinos*. Passo Fundo: Universidade de Passo Fundo, 2003.

GUIMARÃES, J. H.; TUCCI, E. C.; BARROS-BATTESTI, D. M. *Ectoparasitos de Importância Veterinária*. São Paulo: Plêiade/FAPESP, 2001. 218 p.

HENDRIX, C. M. *Diagnostic Veterinary Parasitology*. 2. ed. St Louis: Morby, 1998.

LABRUNA, M. B.; JORGE, R. D. S. P.; SANA, D. A. et al. Ticks (Acari: Ixodida) on wild carnivores in Brazil. *Experimental Applied Acarology*, v. 36, p. 149-163, 2005.

LEVINE, N. *Tratado de Parasitologia Veterinária*. Zaragoza: Acribia, 1978.

MARCONDES, C. B. *Entomologia Médica e Veterinária*. São Paulo: Atheneu, 2001.

MAYBERRY, C. Spinose ear tick (Otobius megnini). *Department of Agriculture and the State of Western Australia*. n. 1. p. 1443-7783, 2003.

NEMESÉRI, L. *Diagnóstico Parasitológico Veterinário*. Zaragoza: Acribia, 1961.

OLIVEIRA, R. A.; BORGES, L. M. F. *Biologia e Controle de Carrapatos em Equinos no Brasil*. Disponível em: <http://www.agrolink.com.br/saudeanimal/artigos_pg_detalhe_noticia.asp?cod = 52132>; 2007 (Artigo técnico).

ONOFRIO, V. C.; BARROS-BATTESTI, D. M.; LABRUNA, M. B.; FACCINI, J. L. H. Diagnoses of and illustrated key to the species of Ixodes Latreille, 1795 (Acari: Ixodidae) from Brazil. *Syst Parasitol*. v. 72, p. 143-157, 2009.

PEREIRA, M. C.; LABRUNA, M. B.; SZABO, M. P. I.; KLAFKE, G. M. *Rhipicephalus* (*Boophilus*) *microplus*: *Biologia, controle, resistência*. São Paulo: Ed. MEDVET, 2010. 192 p.

RICH, G. B. The ear tick, Otobius megnini (duges) (Acarina: Argasidae), and its record in British Columbia. *Canadian Journal of Comparative Medicine*, v. 12, p. 415-418, 1957.

SERRA-FREIRE, N. M.; MELLO, R. P. *Entomologia e Acarologia na Medicina Veterinária*. Rio de Janeiro: L. F. Livros, 2006. 199 p.

SOULSBY, E.J. L. *Helminths, Arthropods & Protozoa of Domesticated Animals*. London: Bailliére Tindal & Cassel, 1969.

SOUZA, A. P. *Variação Populacional dos Principais Ixodídeos Parasitas de Bovinos e Equinos em Diferentes Condições de Manejo, nos Municípios de Paracambi e Itaguaí no Estado do Rio de Janeiro*. Rio de Janeiro: UFRRJ, 1990. 81 p. Tese (Doutorado em Ciências em Medicina Veterinária) – Departamento de Medicina Veterinária, Universidade Federal Rural do Rio de Janeiro, 1990.

TAYLOR, M. A.; COOP, R. L.; WALL, R. L. *Parasitologia Veterinária*. 3 ed. Rio de Janeiro: Guanabara Koogan, 2010. 743 p.

URQUHART, G. M.; ARMOUR, J.; DUNCAN, J. L. *Parasitologia Veterinária*. 2. ed. Rio de Janeiro: Guanabara Koogan, 1998. 273 p.

Astigmata | Sarnas

5

Silvia Gonzalez Monteiro

FILO ARTHROPODA
Classe Arachnida | Subclasse Acari
Superordem Acariformes | Ordem Sarcoptiformes
Subordem Oribatida | Coorte Astigmatina = Astigmata

Principais características:
- Ácaros sem estigmas respiratórios (trocas gasosas pela pele)
- Os machos têm edeago (órgão copulador) para a cópula (Figura 5.1)
- Coxas fundidas à face ventral do corpo
- Quelíceras com quelas (tesourinhas; Figura 5.2)
- Corpo pouco quitinizado
- Tarsos com empódio unciforme ou em forma de ventosa (Figura 5.3)
- Olhos ausentes.

Na Tabela 5.1, estão listadas as principais sarnas encontradas em animais no Brasil.
- Transmissão: ocorre quando os ácaros são transferidos para um hospedeiro suscetível por contato direto entre os animais e os fômites
- Período de incubação: depende da espécie, da suscetibilidade do hospedeiro, do número de ácaros transferidos e do local de transferência. Varia de 2 a 6 semanas
- Estágios de desenvolvimento: ovos, larvas, duas gerações de ninfas e adultos (machos ou fêmeas).

Ciclo completo:
- Sarcoptidae: 10 a 20 dias
- Psoroptidae: 8 a 20 dias.

Família Sarcoptidae | Escavadores
- Escavam galerias na pele (intradérmicas), nas quais penetram profundamente, provocando um espessamento da pele
- Corpo globoso
- Rostro curto e largo
- Patas curtas e grossas
- Patas posteriores encaixadas total ou parcialmente no idiossoma (corpo do ácaro)

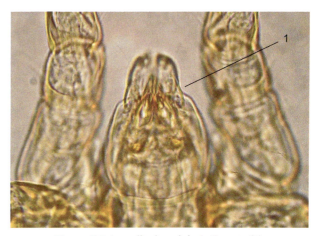

Figura 5.2 Aparelho bucal de Astigmata (1).

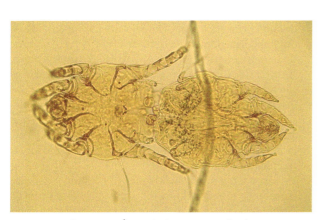

Figura 5.1 Ácaro Astigmata em cópula.

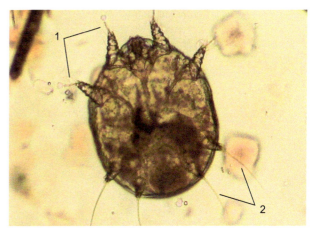

Figura 5.3 Patas com tarsos que contêm ventosas (1) ou empódio unciforme (2).

36 Parasitologia na Medicina Veterinária

Tabela 5.1 Principais sarnas dos animais domésticos.

Família	Gênero	Hospedeiro vertebrado	Espécie
Sarcoptidae (ácaros escavadores)	*Sarcoptes*	Homem Equinos Cães Suínos Bovinos Ovinos Caprinos	*Sarcoptes scabiei* var. *hominis* *S. scabiei* var. *equi* *S. scabiei* var. *canis* *S. scabiei* var. *suis* *S. scabiei* var. *bovis* *S. scabiei* var. *ovis* *S. scabiei* var. *caprae*
	Notoedres	Gatos Coelhos Ratos	*Notoedres cati* *N. cuniculi* *N. muris*
Cnemidocoptidae (ácaros escavadores)	*Cnemidocoptes* (sarna podal das aves)	Galiformes Galiformes Canários Periquitos	*Cnemidocoptes gallinae* *C. mutans* *C. jamaicensis* *C. pilae*
Psoroptidae (ácaros superficiais)	*Psoroptes*	Equinos Coelhos Ovinos Bovinos Caprinos	*Psoroptes ovis*
	Chorioptes	Ruminantes Equinos Coelhos	*Chorioptes bovis*
	Otodectes	Cão, gato e outros carnívoros	*Otodectes cynotis*
Listrophoridae	*Leporacarus* *Chirodiscoides*	Coelho Preá e cobaia	*Leporacarus gibbus* *Chirodiscoides caviae*
Myocoptidae	*Myocoptes*	Roedores	*Myocoptes musculinus*
Analgidae	*Megninia*	Aves	*Megninia ginglymura* *M. cubitalis* *M. columbae*

- Machos sem ventosas copuladoras adanais
- Gêneros: *Sarcoptes* e *Notoedres*.

Gênero *Sarcoptes* (pronúncia: Sarcópites)

Espécies e hospedeiros

- *Sarcoptes scabiei*: var. *hominis*: ser humano
- *S. scabiei* var. *canis*: cães
- *S. scabiei* var. *cuniculi*: coelhos
- *S. scabiei* var. *caprae*: caprinos
- *S. scabiei* var. *ovis*: ovinos
- *S. scabiei* var. *suis*: suínos
- *S. scabiei* var. *bovis*: bovinos
- *S. scabiei* var. *equi*: equinos.

Características morfológicas

- Tamanho de 0,2 a 0,5 mm
- Gnatossoma cônico, tão longo quanto largo (Figura 5.4)
- Corpo estriado com áreas escamosas e espinhos curtos e grossos na face dorsal (Figura 5.5)
- Machos com ventosas nas patas I, II e IV
- Fêmeas com ventosas nas patas I e II
- Ânus terminal
- Pedicelo longo e não segmentado (Figura 5.6)
- Corpo globoso.

Importância em Medicina Veterinária e Saúde Pública

- Presença de pus, crostas e escamas, alopecia, prurido e engrossamento da pele
- Uma das características principais dessa parasitose é o prurido que aparece à noite, quando o hospedeiro vai dormir. Nas lesões cutâneas iniciais, observam-se áreas eritematosas, pápulas foliculares e vesículas. A maioria dos sintomas cutâneos decorre de infecções secundárias. Há indicações de que a primeira infestação pelo ácaro não determina coceira imediata. Depois de cerca de 1 mês, aparece o prurido (coceira); o paciente tornou-se então sensível ao ácaro. Após ter sido infestado uma vez, ao se reinfestar, a inflamação ocorre em poucas horas
- Os animais acometidos apresentam coceira intensa, e as lesões costumam aparecer inicialmente na cabeça, podendo atingir todo o corpo. Com o avançar da parasitose, há espessamento da pele (já que os ácaros estão fazendo túneis na epiderme) e perda de pelo
- No cão, a sarna sarcóptica (Figura 5.7) costuma se iniciar na cabeça, ao redor do focinho, dos olhos e da concha das orelhas. Quando se desconfia que um cão está atacado por sarna, sempre se deve examinar a parte inferior da margem posterior das orelhas. Nessa região, a sarna

provoca grande número de pequenas saliências, do tamanho de grãos de areia, de modo que, ao apertar e passar essa região entre os dedos, tem-se uma sensação de aspereza. O animal costuma ter muita coceira e perda de pelo
- Em bovinos é rara; geralmente, aparece na parte interna das coxas, na face inferior do pescoço e na base da cauda. Nos humanos, a sarna sarcóptica é muito contagiosa. A transmissão das fêmeas do ácaro ocorre principalmente por contato direto dos hospedeiros ou fômites (roupas de cama, vestuário) e quase sempre é noturna. O ácaro localiza-se na epiderme, sob a camada córnea, frequentemente entre os dedos, nos cotovelos, axilas, mamas, escroto e coxas, podendo estender-se para todo o corpo. Raramente aparece no rosto. O papel patogênico não reside somente na lesão produzida pelo ácaro, mas também na contaminação secundária e nas escoriações provocadas pelo indivíduo ao se coçar
- Apesar de não ser frequente, há relatos, na literatura, de infestações de *Sarcoptes scabiei* em gatos, mas a sarna comumente encontrada nessa espécie animal é a do gênero *Notoedres*
- Ácaros das sarnas sarcópticas dos animais podem infestar o ser humano, porém os ácaros não escavam a pele e não se multiplicam. Ocorre apenas uma erupção papular avermelhada, com prurido que desaparece em poucas semanas
- Os ácaros que causam a sarna sarcóptica dos animais domésticos são estruturalmente semelhantes à espécie que causa a escabiose humana, mas representam subespécies de *S. scabiei*.

Gênero *Notoedres* (pronúncia: Notoédres)
Espécies e hospedeiros
- *Notoedres cati*: gato
- *N. muris*: rato
- *N. cuniculi*: coelho.

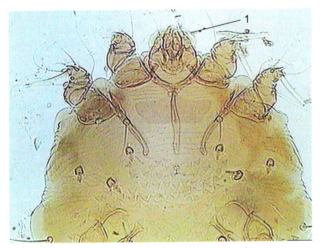

Figura 5.4 Aparelho bucal de *Sarcoptes* sp. tão longo quanto largo (1).

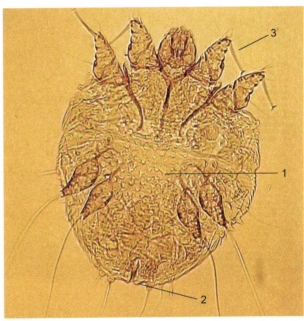

Figura 5.5 Espinhos de *Sarcoptes* sp. (1) Ânus (2) e pedicelo (3).

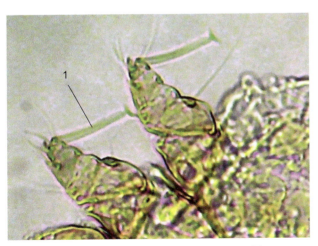

Figura 5.6 Pedicelo liso de *Sarcoptes* sp. (1).

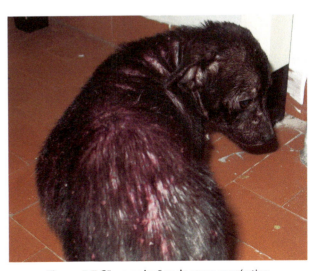

Figura 5.7 Cão com lesões de sarna sarcóptica.

Notoedres cati

Sarna da cabeça do gato. A sarna notoédrica (sarna felina) é uma dermatose pruriginosa e formadora de crostas nos gatos. O ácaro pode infestar cães e causar lesões transitórias nos seres humanos em contato com os animais infestados. A sarna notoédrica é muito contagiosa e geralmente é transmitida por contato direto. O ácaro pode sobreviver fora do hospedeiro por alguns dias.

Características morfológicas
- Ânus dorsal (Figura 5.8)
- Corpo globoso
- Tamanho de 0,1 a 0,25 mm
- Machos com ventosas nas patas I, II e IV
- Fêmeas com ventosas nas patas I e II (Figura 5.9)
- Face dorsal com aparência de escamas (Figura 5.8).

Importância em Medicina Veterinária e Saúde Pública
- Em gatos, localiza-se principalmente nas orelhas e na cabeça do animal (Figura 5.10), podendo estender-se para outras partes do corpo, sobretudo em torno dos órgãos genitais. Os sintomas incluem coceira e formação de crostas, que se espessam, endurecem e se desenvolvem à custa de exsudações de soro e extravasamento de sangue. Eventualmente, pode se transferir para humanos
- Em coelhos, ocorre prurido nos lábios e na região nasal. Essa sarna é cefálica; inicia-se nas orelhas e depois desce pela parte ventral do pescoço, podendo estender-se às patas e à região dos órgãos genitais. As lesões iniciais constituem-se de pequenas pápulas, que vão formando cadeias, principalmente na borda das orelhas, deformando o contorno destas; em seguida, aparecem crostas cinzento-amareladas, que provocam queda dos pelos.

Ciclo biológico dos gêneros *Sarcoptes* e *Notoedres* (Figura 5.11)

Em seu ciclo evolutivo, passam pelas fases de ovo, larva, duas fases de ninfa, macho, fêmea imatura e fêmea adulta ou ovígera. A transformação da fêmea imatura em adulta ocorre após a fertilização. A fêmea fertilizada escava galerias na epiderme, onde se nutre de linfa. À medida que escava seu túnel, faz a postura dos ovos, que vão surgindo com 2 a 3 dias de intervalo e se sucedem durante 2 meses, ficando para trás os mais velhos. A fêmea demora cerca de 30 min para atravessar a camada córnea da pele. O trajeto das galerias pode ser reconhecido pelo aspecto irritativo e pelas excreções enegrecidas que a fêmea vai deixando. Em 5 dias, os ovos geram larvas hexápodes, que passam para a superfície da pele, onde procuram alimento e abrigo e passam por uma ecdise, surgindo as ninfas octópodes. Após nova muda de pele, surgem os machos e as fêmeas imaturas; os primeiros procuram estas últimas para a fertilização. Passados alguns dias, a fêmea imatura, já fertilizada, passa por nova ecdise, o que resulta na mudança para fêmea adulta, que procura penetrar na pele, recomeçando o ciclo. Assim, o ciclo se completa em 10 a 20 dias.

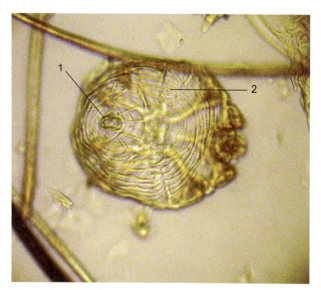

Figura 5.8 *Notoedres* sp., ânus dorsal (1), face dorsal com aparência de escamas (2).

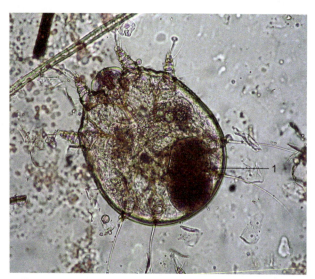

Figura 5.9 Fêmea de *Notoedres* sp. com ovo (1) no interior.

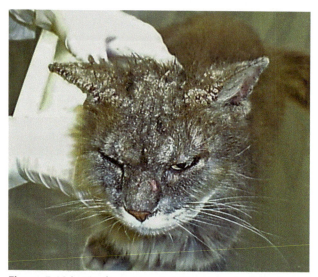

Figura 5.10 Lesão de sarna notoédrica em gato. Foto: Daniel Roulim Stainki.

Família Cnemidocoptidae

Gênero *Cnemidocoptes* ou *Knemidocoptes* (pronúncia: Quinemidocóptes)

Espécies e hospedeiros
- *Cnemidocoptes mutans*: galináceos
- *C. gallinae*: galináceos
- *C. jamaicensis*: canários
- *C. pilae*: periquitos.

Características morfológicas
- Não apresentam espinhos na face dorsal
- Corpo estriado; face dorsal com linhas que parecem impressões digitais (Figura 5.12)
- Na base dos palpos, há duas barras longitudinais, que chegam até o nível das patas (Figuras 5.12 e 5.13)
- Gnatossoma mais largo do que longo (Figura 5.12)
- Fêmeas sem ventosas nas patas. Epímeros do primeiro par de patas unidos, formando um U (Figura 5.12)
- Machos com cerdas longas e ventosas em todas as patas. Epímeros do 1º par de patas unidos, formando um Y (Figura 5.13)
- Pedicelos não segmentados
- Ânus terminal com uma cerda de cada lado (Figura 5.13).

Ciclo biológico
- As fêmeas, que são ovovivíparas (Figura 5.14), não produzem galerias, como fazem as do gênero *Sarcoptes*; permanecem sedentárias e sua presença determina uma proliferação epidérmica acompanhada de aumento da substância córnea. Essa proliferação é bem marcada nas patas, resultado de um tecido alveolar tomado por numerosas pequenas câmaras, repletas de ácaros em todos os estágios de desenvolvimento. O ácaro invade ativamente a epiderme, danificando-a em direção à derme. Ao mesmo tempo, os bordos da depressão por onde penetrou reagem produzindo uma substância córnea que recobre totalmente a depressão, transformando-a em uma pequena bolsa fechada. No estágio seguinte, as células epidérmicas entram em proliferação, englobando o ácaro. No interior da câmara, o ácaro permanece separado do estrato germinativo da pele por uma fina camada de queratina. Pouco a pouco, a câmara se aprofunda na derme. Todo o desenvolvimento do ácaro se verifica no interior dessas bolsas. A bolsa primitiva dá origem, por meio de um mecanismo semelhante ao brotamento, a uma bolsa secundária, que acaba por se separar da bolsa-mãe

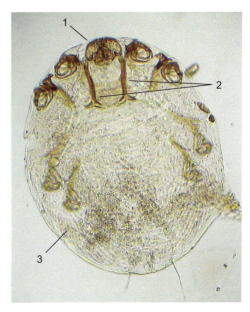

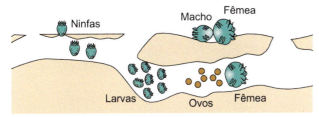

Figura 5.11 Desenvolvimento da sarna sarcóptica e notoédrica na epiderme.

Figura 5.12 Fêmea de *Cnemidocoptes* sp. Gnatossoma mais largo que longo (1). Barras longitudinais (2) saindo do gnatossoma. Corpo com estrias, com a aparência de impressões digitais (3).

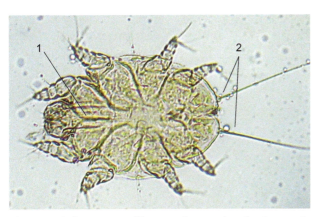

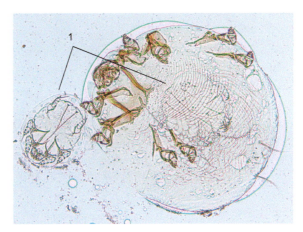

Figura 5.13 Gnatossoma (1) com epímeros do primeiro par de patas de macho de *Cnemidocoptes* sp. formando um Y. Presença de um par de cerdas ao lado do ânus (2).

Figura 5.14 *Cnemidocoptes* fêmea e larvas com três pares de patas (1).

- Apenas na fase inicial da invasão das camadas superficiais da epiderme pelo ácaro estabelece-se uma reação inflamatória. Logo que o ácaro se instala mais profundamente na epiderme, a inflamação desaparece e se desenvolve um tecido esponjoso.

Importância em Medicina Veterinária e Saúde Pública

- As aves andam com dificuldade, têm prurido moderado, patas com aspecto engrossado e descamação da pele. Em animais jovens, há deformação das patas
- Não tem importância em Saúde Pública.

Família Psoroptidae | Ácaros não escavadores

Principais características:

- São ácaros superficiais e produzem formação de crostas espessas
- Corpo ovoide
- Face dorsal sem espinhos
- Rostro longo e cônico

- Machos com ventosas (copuladoras) adanais
- Patas longas e espessas. O quarto par de patas nos machos é menor que o terceiro.

Gêneros *Psoroptes*, *Otodectes* e *Chorioptes*

Gênero *Psoroptes* (pronúncia: Pisorópites)

Espécies *Psoroptes ovis*

Hospedeiros. Equinos, bovinos, ovinos, caprinos e coelhos.

Características morfológicas

- Corpo ovoide
- Tamanho de 0,5 a 0,8 mm
- Gnatossoma mais longo que largo (Figura 5.15)
- Patas grossas e longas, que terminam em longos pedicelos trissegmentados (Figura 5.16)
- Fêmeas com ventosas nas patas I, II e IV (Figura 5.17)
- Machos com ventosas nas patas I, II e III (Figura 5.18)
- Machos apresentam duas ventosas copulatórias ao lado do ânus e o 4º par de patas reduzido (Figura 5.18)
- Apresentam ânus terminal.

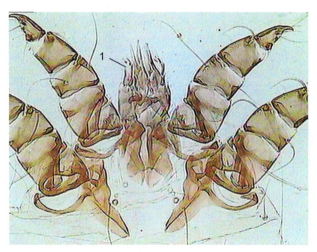

Figura 5.15 Aparelho bucal (1) de *Psoroptes* sp.

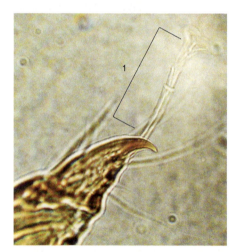

Figura 5.16 Pedicelo trissegmentado (1) de *Psoroptes* sp.

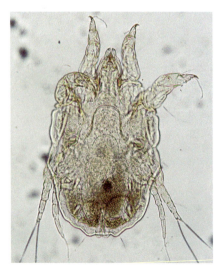

Figura 5.17 Fêmea de *Psoroptes* sp.

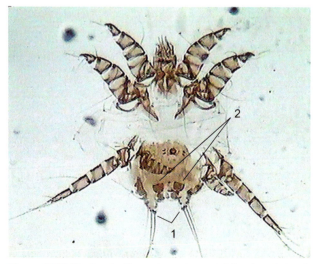

Figura 5.18 Macho de *Psoroptes* sp. com tubérculos abdominais (1) e ventosas copulatórias (2).

Importância em Medicina Veterinária e Saúde Pública

- Em bovinos, os primeiros sintomas são: coceira intensa na cernelha, na base da cauda e no pescoço. Pode se alastrar pelo dorso e pelos flancos do animal, atingindo todo o corpo. À medida que os ácaros se multiplicam, produzem uma série de pequenos ferimentos na pele, seguidos de coceira, formação de pápulas, inflamação e exsudação de soro. O soro que vem à superfície mistura-se com sujeira, formando escamas amarelo-acinzentadas. Inicialmente, as escamas têm cerca de 0,5 cm de diâmetro; à medida que os ácaros vão passando para o restante de pele sadia, a lesão gradativamente aumenta. Com o avançar da parasitose, há uma extensa área com perda de pelo e recoberta de crostas. A pele espessa-se, a coceira é intensa e o animal fica constantemente irritado
- Em caprinos, a parasitose tem desenvolvimento idêntico ao observado na espécie bovina. Pode aparecer em qualquer parte do corpo; porém, tem preferência pelas orelhas, de modo que produz sarna auricular, que pode causar surdez, perda de apetite e, em casos extremos, a morte do animal
- Em ovinos, ocorre a perda de qualidade do couro e da lã. Nesses animais, a parasitose é tão grave que chega a matá-los. A irritação é grave, e os animais costumam se coçar e morder
- Em equinos, é semelhante à descrita para bovinos, sendo as primeiras lesões observadas na cabeça
- Em coelhos, inicia-se no pavilhão auricular (sarna auricular não penetrante) e pode infestar outras partes da cabeça, o pescoço e até mesmo as patas. Ocorrem hiperemia e formação de crostas avermelhadas no pavilhão auricular. A infecção bacteriana do ouvido médio é frequente e a presença de ácaros nesse local pode ocasionar distúrbios nervosos. Os animais parasitados costumam sacudir a cabeça e raspar as orelhas com as patas, produzindo ferimentos
- Não tem importância em Saúde Pública.

Gênero *Otodectes* (pronúncia: Otodéquites)

Sarna auricular de cães e gatos.

Espécie *Otodectes cynotis*

Hospedeiros. Cães, gatos, raposas, furões e outros carnívoros silvestres.

Características morfológicas

- Tamanho de 0,3 a 0,5 mm
- Ventosas com pedicelos curtos e simples, sem segmentação (Figura 5.19)
- Corpo ovoide (Figura 5.20)
- O 4º par de patas das fêmeas é muito pequeno
- Gnatossoma em forma de cone
- Fêmeas com ventosas nas patas I e II (Figura 5.20)
- Epímeros convergentes (Figura 5.21)
- Machos com ventosas em todas as patas (Figura 5.21)
- Machos com ventosas copulatórias e sem tubérculos abdominais.

Importância em Medicina Veterinária e Saúde Pública

- Essa espécie determina irritação no conduto auditivo, principalmente de cães e gatos. Não faz galerias no tegumento, mas se alimenta de fluidos tissulares na profundidade do canal auditivo, próximo do tímpano. Da porção média do conduto auditivo para o tímpano, aparecem crostas; o tímpano pode mostrar-se hemorrágico. Em virtude da intensa irritação provocada pelo ácaro, o conduto inflama e produz cerume escuro. Frequentemente, ambos os ouvidos são afetados
- Em casos de parasitoses intensas, os animais mostram sinais de distúrbios nervosos, frequentemente se movendo em círculos ou sacudindo a cabeça. O ato de coçar, muitas vezes, produz hematomas na orelha. Infecções bacterianas secundárias podem resultar em inflamações do ouvido médio e mesmo das meninges
- Não tem importância em Saúde Pública.

Gênero *Chorioptes* (pronúncia: Coriópites)

Espécies e hospedeiros

- *Chorioptes bovis*: bovinos, equinos, ovinos, caprinos e coelhos
- *C. texanus*: ruminantes
- Chamada de sarna das partes baixas dos ruminantes.

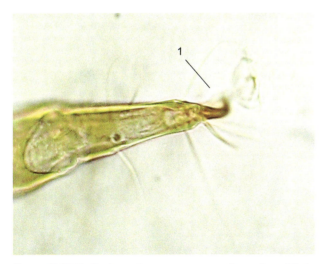

Figura 5.19 Pedicelo curto com uma grande ventosa (1) de *Otodectes* sp.

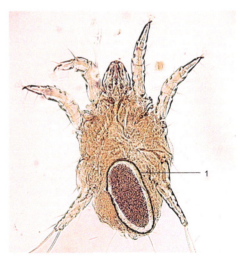

Figura 5.20 Fêmea de *Otodectes* sp. Ovo (1).

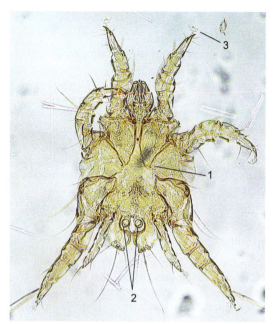

Figura 5.21 Macho de *Otodectes* sp. com epímeros convergentes (1), ventosas copulatórias (2) e ventosas nas patas (3).

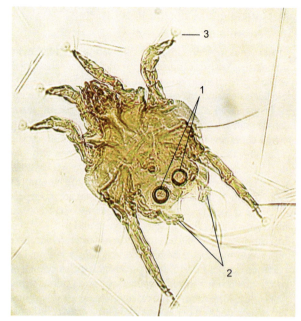

Figura 5.22 Ventosas copulatórias (1) e tubérculos abdominais (2) do macho de *Chorioptes* sp. Pedicelo e ventosa (3).

Características morfológicas

- Tamanho de 0,3 a 0,6 mm
- Machos com ventosas em todas as patas e com tubérculos abdominais (Figura 5.22)
- Pedicelo curto e simples, sem segmentação (Figura 5.22)
- Gnatossoma arredondado tão longo quanto largo (Figura 5.23)
- Fêmeas com ventosas nas patas I, II e IV (Figura 5.23).

Importância em Medicina Veterinária e Saúde Pública

- Em ruminantes, ataca os pés e as patas, subindo até a face interna das coxas, a região escrotal dos machos e as mamas das fêmeas. As regiões parasitadas se recobrem de crostas e produzem prurido bastante intenso
- Em coelhos, produz uma parasitose quase indistinguível da sarna auricular não penetrante, causada por *Psoroptes*; no entanto, é bem menos séria
- Em equinos, determina uma parasitose semelhante à causada por *Psoroptes*, mas, geralmente, as lesões estão confinadas às partes inferiores das patas, principalmente os boletos
- Não tem importância em Saúde Pública.

Ciclo biológico dos gêneros *Psoroptes*, *Otodectes* e *Chorioptes*

Essas sarnas superficiais apresentam as fases evolutivas de ovo, larva, ninfa 1, ninfa 2 e adultos machos ou fêmeas. Após a cópula, a fêmea inicia a postura de seus ovos na superfície da pele, colocando de 1 a 5 ovos por dia. A fêmea vive em torno de 40 dias. As larvas eclodem e passam para ninfas 1, ninfas 2, machos ou fêmeas. Todas as fases evolutivas picam a pele, causando irritação, descamação e exsudação de soro. Alimentam-se de linfa e descamações e vivem e multiplicam-se sob a descamação. A atividade contínua dos ácaros provoca o agravamento das lesões.

Família Myocoptidae: ácaros superficiais

Palpos desenvolvidos, 3º e 4º pares de patas modificados para fixação nos pelos. Parasitos de roedores.

Gênero *Myocoptes* (pronúncia: Miocópites)

Espécie e hospedeiros. *Myocoptes musculinus* – roedores.

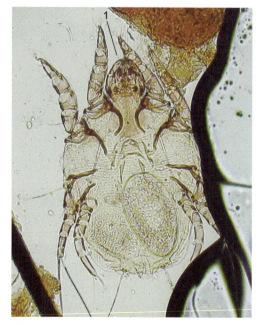

Figura 5.23 Fêmea de *Chorioptes* sp. Gnatossoma arredondado (1).

Características morfológicas
- Fêmeas alongadas e estriadas medem em torno de 300 μc. O 3º e o 4º par de patas são modificados para fixação nos pelos do hospedeiro (Figura 5.24)
- Os machos são menores que as fêmeas e têm o 4º par de patas bem maior que o 3º, porém sem garras para fixação ao pelo (Figura 5.25)
- A extremidade posterior do macho é bilobada, com duas ventosas copulatórias adanais.

Ciclo biológico
As larvas que têm três pares de patas dão origem às ninfas octópodas, muito semelhantes às fêmeas adultas. O parasito passa toda a vida sobre o hospedeiro, alimentando-se de tecido na base dos pelos e colando seus ovos sobre estes.

Importância em Medicina Veterinária e Saúde Pública
Os ácaros causam lesões de pele em ratos silvestres e de laboratório. Mesmo que estejam bem disseminados sobre o corpo, são de pouco significado patogênico. Em colônias com muitos animais confinados em condições de estresse, pode ocorrer inflamação, eritema e prurido, que vão levar à perda de pelo.

Não há relatos de patogenicidade ao ser humano.

Família Listrophoridae | Ácaros superficiais
Palpos e patas I e II modificados para apreensão dos pelos. Terceiro e 4º pares de patas podem ter o tarso com uma unha com esporões. Espécies alongadas, encontradas nos pelos de mamíferos.

Gênero *Leporacarus* (pronúncia: Leporácarus; sinonímia: *Listrophorus*)

Espécie *Leporacarus gibbus*
Hospedeiros. Coelhos.

Características morfológicas
- Parte anterior de coloração marrom, pernas curtas e direcionadas para a porção ventral do corpo (Figura 5.26)
- Os machos têm um órgão proeminente na parte posterior do corpo.

Ciclo biológico
O ciclo de vida do parasito se desenvolve totalmente sobre o hospedeiro e compreende as fases de ovo, larva, dois estágios de ninfa e adultos.

Importância em Medicina Veterinária e Saúde Pública
A infestação por *L. gibbus* é associada aos sinais clínicos de alopecia, dermatite, pústulas úmidas, escamação, prurido, eritema e formação de crostas. No entanto, alguns autores sugerem que as lesões cutâneas ocasionadas pelo ácaro decorrem da associação com *Cheyletiella parasitivorax*.

O caráter zoonótico ainda não está bem esclarecido, pois alguns pesquisadores afirmam que esse parasito é responsável por lesões em humanos, enquanto outros não o consideram responsável por zoonose.

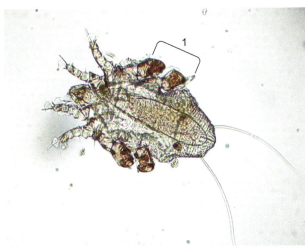

Figura 5.24 Terceiro e 4º pares de patas modificados (1) de fêmea de *Myocoptes musculinus*.

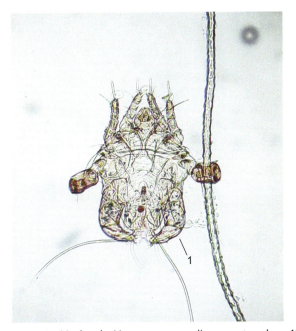

Figura 5.25 Macho de *Myocoptes musculinus* mostrando o 4º par de patas modificado (1), bem maior do que os demais.

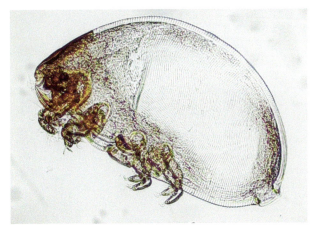

Figura 5.26 *Leporacarus gibbus*, ácaro do pelo do coelho.

Gênero *Chirodiscoides* (pronúncia: Quirodiscoides; sinonímia: *Campylochirus, Indochirus*)

Espécie *Chirodiscoides cavia*

Hospedeiros. Porquinho-da-índia e preá.

Características morfológicas

- As patas I e II são bastante modificadas para o ácaro se prender ao pelo (Figura 5.27)
- As fêmeas e os machos medem em torno de 500 e 400 μc, respectivamente
- Macho com a parte posterior do corpo de formato triangular; fêmea com a parte posterior do corpo de formato oval
- O gnatossoma é distintamente triangular (Figura 5.28)
- O corpo é achatado dorsoventralmente.

Ciclo biológico

Similar ao de *M. musculinus*.

Importância em Medicina Veterinária e Saúde Pública

- Localiza-se principalmente sobre a região pélvica (anca) e a fossa paralombar (flanco)
- Somente em grandes infestações observam-se prurido e perda de pelo
- Não é patogênico ao ser humano.

Família Analgidae | Ácaros superficiais

Gênero *Megninia* (pronúncia: Meguinínia)

Conhecidos como ácaros das penas.

Espécies

- *Megninia ginglymura*
- *M. cubitalis*
- *M. columbae*.

Hospedeiros

Aves.

Características morfológicas

- Os machos e as fêmeas apresentam pedicelo curto e com ventosas nas quatro patas

- Primeiro par de patas de formato sinuoso
- Na altura do segundo par de patas, há um par de cerdas longas (Figuras 5.29 e 5.30)
- Terceira e 4ª patas da fêmea são menos desenvolvidas que a 1ª e a 2ª (Figura 5.29)
- O 3º par de patas dos machos é mais desenvolvido e há ventosas copulatórias ao lado do ânus (Figura 5.30).

Ciclo biológico

Os adultos e as formas jovens passam toda a sua vida sobre a ave, e as fêmeas ovopositam nas penas. O ciclo contém os estágios de ovo, larva, protoninfa, deutoninfa e adulto. Em temperatura baixa (0 a 9°C), o ácaro não se desenvolve. Em 10 a 15°C, o ciclo é de 12 dias e, em 16 a 20°C, é de 7 dias. Na

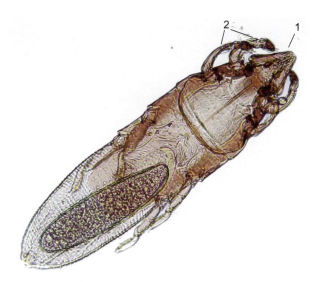

Figura 5.28 Aparelho bucal de *Chirodiscoides cavia* em formato de triângulo (1). Patas I e II modificadas para apreensão (2).

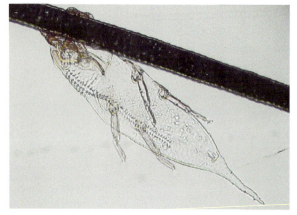

Figura 5.27 Ácaro *Chirodiscoides cavia* preso ao pelo de um preá.

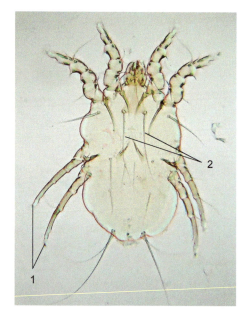

Figura 5.29 *Megninia* fêmea. Terceira e 4ª patas menos desenvolvidas (1); um par de cerdas na altura do 2º par de patas (2).

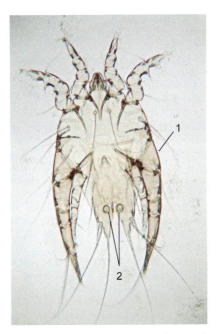

Figura 5.30 *Megninia* macho. Terceiro par de patas bem desenvolvido (1) e ventosas copulatórias (2).

primavera e no verão, com temperatura acima de 20°C, o ciclo completa-se em 5 dias; é a época em que há maior infestação.

Importância em Medicina Veterinária e Saúde Pública

Causa prurido, estresse e diminuição da postura nas aves. As bárbulas ficam rarefeitas, os folículos, inchados e vermelhos e o canhão das penas, coberto de detritos.

Controle

Tratamento das aves com acaricida tópico ou ivermectina oral.

DIAGNÓSTICO DAS SARNAS

A confirmação do diagnóstico é obtida fazendo-se um raspado do material cutâneo para a obtenção de exemplares do ácaro e por meio da observação microscópica.

Diagnóstico clínico das sarnas

- *Sarcoptes* e *Notoedres*: é feito por meio da coleta de material suspeito; para ácaros que penetram profundamente, como *Sarcoptes* e *Notoedres*, deve-se fazer uma dobra na pele, colocar um pouco de óleo mineral no local ou mergulhar a lâmina de bisturi (sem fio, usada, gasta) no óleo mineral e raspar sobre a prega de pele, mantendo um ângulo reto da lâmina com a pele até produzir um leve sangramento (escarificação). Colocar o material entre lâmina e lamínula e olhar no microscópio óptico em aumento de 100 vezes
- *Cnemidocoptes*: amolecer as crostas das patas ou do bico com água morna e óleo mineral. Remover as crostas soltas, macerar e olhar no microscópio entre lâmina e lamínula em 100 aumentos. Não puxar as crostas que não estiverem frouxas ou soltas, pois causam lesões

- *Psoroptes*, *Chorioptes*, *Otodectes*, *Myocoptes*, *Leporacarus* e *Chirodiscoides*: deve-se coletar alguns pelos e raspar as crostas soltas. Guardar em pote bem fechado. Macerar algumas crostas com óleo mineral e colocar em uma lâmina. Pode-se clarificar com uma gota de lactofenol. Observar no microscópio entre lâmina e lamínula em aumento de 100 vezes.

Controle das sarnas

Separação dos animais infestados, alimentação adequada, condições de higiene do recinto satisfatórias, esterilização do material de uso nos animais (arreios e coleiras) com acaricida, sendo melhor não utilizá-los antes de 14 a 17 dias.

Identificação das principais sarnas dos animais domésticos

- Primeiro passo:
  - Identificar se a sarna é superficial ou penetrante:
    - Todas as sarnas penetrantes têm o 1° par de patas pequeno, o qual não ultrapassa ou levemente ultrapassa o aparelho bucal (ver Figura 5.13)
  - As sarnas superficiais têm patas bem longas, que ultrapassam o aparelho bucal (ver Figura 5.17)
- Segundo passo: identificar qual o gênero da sarna.

Penetrantes

Sarcoptidae

- *Sarcoptes*: tem espinhos na face dorsal e no ânus terminal (ver Figura 5.5)
- *Notoedres*: não tem espinhos, e sim impressões digitais, e o ânus é dorsal (ver Figura 5.8).

Cnemidocoptidae

- *Cnemidocoptes*: a forma mais fácil de identificá-la é pelo gnatossoma, que é mais largo do que alto (ver Figura 5.12). Na família Sarcoptidae, a largura e a altura do gnatossoma são proporcionais.

Demodecidae

- *Demodex*: além de ter patas curtas, o formato do corpo é alongado, parecendo um charutinho. Atenção: se estiver morta e a lâmina não for observada com atenção, pode passar despercebida, pois a coloração dela e a do material que sai no raspado são muito semelhantes.

Superficiais

Psoroptidae

- *Psoroptes*: no final de algumas patas de todas as sarnas, há um pedicelo e, na ponta dele, uma ventosa. Nesse gênero, o pedicelo é longo e triarticulado, característico dessa sarna (ver Figura 5.16)
- *Otodectes*: o pedicelo é curto e, no final dele, há uma grande ventosa transparente; os epímeros são convergentes (ver Figura 5.21)
- *Chorioptes*: o pedicelo é muito curto e difícil de ver; no final dele, há uma grande ventosa transparente, e os epímeros são divergentes (ver Figura 5.23).

Myocoptidae

- *Myocoptes*: pata III modificada para apreensão no pelo (ver Figura 5.25).

Listrophoridae

- *Leporacarus*: aparelho bucal em forma de cone, coloração marrom e patas curtas (ver Figura 5.26)
- *Chirodiscoides*: patas I e II modificadas para apreensão no pelo, corpo alongado e aparelho bucal triangular (ver Figura 5.28).

Analgidae

- *Megninia*: primeiro par de patas de formato sinuoso; na altura do 2º par de patas, há um par de cerdas longas (ver Figura 5.29).

LEITURAS RECOMENDADAS

AIELLO, S. E. *Manual Merck de Veterinária*. 8. ed. São Paulo: Roca, 2001. 1861 p.

ARENDS, J. J. Epidemiology of mange mites: life cycle, diagnosis and prevalence. Pfizer Symposium, Birmingham. *15 IPVS Congress*, p. 9-11, 1998.

AUJLA, R. S.; SINGLA, L. D.; JUYAL, P. D.; GUPTA, P. P. Prevalence and pathology of mange-mite infections in dogs. *J. Vet. Parasitol.*, v. 14, p. 45-49, 2000.

BARRIGA, O. O. *Enfermedades Parasitarias de los Animales Domésticos en la América Latina*. Santiago do Chile: Germinal, 2002. 260 p.

BATES, P. G. The biology of *Psoroptes ovis*, the sheep scab mite. Proceedings of the Conference on Sheep Scab (Psoroptic Mange), Tralee, Co Kerry, Ireland 1996, p. 4-6.

BOWMAN, D. *Georgi's Parasitology for Veterinarians*. 8. ed. St Louis: Saunders, 2003. 422 p.

CANADIAN COUNCIL ON ANIMAL CARE. *Guide to the care and use of experimental animals*. Ottawa: CCAC, 1984.

CHESNEY, C. J. Demodicosis in the cat. *Journal of Small Animal Practice*, v. 30, p. 689-695, 1989.

CREMORS, H. J. The incidence of *Chorioptes bovis* (Acarina – Psoroptidae) on the feet of horses, sheep and goats in the Netherlands. *Veterinary Quarterly*, v. 7, p. 283-289, 1985.

DORN, PETER. *Manual de Patologia Aviar*. Editora: Acribia, 1973. 346 p.

FEDERICO, L. Canine notoedric mange: a case report. *Veterinary Dermatology*, v. 18, n. 2, p. 127-129, 2007.

FLECHTMANN, C. H. *Ácaros de Importância Médico-veterinária*. São Paulo: Nobel, 1975. 192 p.

FORTES, E. *Parasitologia Veterinária*. 4. ed. Rio Grande do Sul: Ícone Editora, 2004. 600 p.

HAWKINS, J. A.; MCDONALD, R. K.; WOODY, B. J. *Sarcoptes scabiei* infestation in a cat. *J. Am. Vet. Med. Assoc.*, v. 190, n. 12, p. 1572-1573, 1987.

HOCHLEITNER, M. Diagnosis and Treatment of Avian Skin Diseases. *Waltham Focus*, v. 4, n. 2, p. 23-30, 1992.

LARSSON, M. H. M. A. Evidências epidemiológicas da ocorrência de escabiose em humanos causada pelos *Sarcoptes scabiei* (DEGEER, 1778) var. canis (BOURGUIGNON, 1853). *Ver. Saúde Publ.*, v. 12, p. 333-339, 1978.

MARCONDES, C. B. *Entomologia Médica e Veterinária*. São Paulo: Atheneu, 2001.

MALIK, R.; MCKELLAR, S. K.; SOUSA, C. A. *et al.* Crusted scabies (sarcoptic mange) in four cats due to Sarcoptes scabiei infestation. *J. Feline Med. Surg.*, v. 8, n. 5, p. 327-339, 2006.

MEINTJES, T.; FOURIE, L. J.; HORAK, I. G. Host preference of the sheep scab mite, *Psoroptes ovis*. *Journal of the South African Veterinary Association*, v. 73, n. 3, p. 135-136, 2002.

MELLO, R. P.; REZENDE, H. E. B.; ARAÚJO, J. L. B. *et al. Zoologia Médica e Parasitologia I (Entomologia e Acarologia Médica e Veterinária). Roteiro de Aulas Práticas*. Rio de Janeiro: Imprensa Universitária UFRRJ, 1976. 130 p.

SARIDOMICHELAKIS, M. N.; FARMAKI, R.; LEONTIDES, L. S. Aetiology of canine otitis externa: a retrospective study of 100 cases. *Veterinary Dermatology*, v. 18, n. 5, p. 341-347, 2007.

SCOTT, D. W.; MILLER, W. H.; GRIFFIN, C. E. *Muller and Kirk's Small Animal Dermatology*. 6. ed. Philadelphia: W.B. Saunders, 2001. p. 465-469.

SERRA-FREIRE, N. M.; MELLO, R. P. *Entomologia e Acarologia na Medicina Veterinária*. Rio de Janeiro: L. F. Livros, 2006. 200 p.

SOULSBY, E. J. L. *Helminths, Arthropods and Protozoa of Domesticated Animals*. 7. ed. Philadelphia: Lea and Febiger, 1982.

SWEATMAN, G. K. Biology of *Otodectes cynotis*, the ear canker mite of carnivores. *Can. J. Zool.*, v. 36, p. 849-862, 1958.

SWEATMAN, G. K. Life history, non-specificity, and revision of the genus *Chorioptes*, a parasitic mite of herbivores. *Can. J. Zool.*, v. 35, n. 6, 1957.

THODAY, K. L. Skin disease in the cat. *In: Practice*, v. 3, p. 27-35, 1981.

URQUHART, G. M.; ARMOUR, J.; DUNCAN, J. L. *Parasitologia Veterinária*. 2. ed. Rio de Janeiro: Guanabara Koogan, 1998. 273 p.

VALIM, M. P.; AMORIM, M.; SERRA-FREIRE, N. M. Parasitismo por Acari e Phthiraptera em cobaios [*Cavia Porcellus* (Linnaeus, 1758)] de ambientes rural e urbano nos municípios de Silva Jardim e Duque de Caxias, Rio de Janeiro, Brasil. *Brazilian Journal of Veterinary Research and Animal Science*, v. 41, p. 240-246, 2004.

YERUHAM, I.; ROSEN, S.; HADANI, A. Chorioptic mange (Acarina: Psoroptidae) in domestic and wild ruminants in Israel. *Experimental Applied Acarology*, v. 23, p. 861-869, 1999.

ZAHLER, M.; HENDRIK, W. M. L.; ESSIG, A. Species of the genus Psoroptes (Acari: Psoroptidae): A taxonomic consideration. *Experimental and Applied Acarology*, v. 24, n. 3, p. 213-225, 2000.

Actinedida | Prostigmata

Silvia Gonzalez Monteiro

FILO ARTHROPODA
Classe Arachnida | Subclasse Acari
Superordem Acariformes | Ordem Trombidiformes | Subordem Prostigmata = Actinedida

Principais características:

- Estigmas respiratórios, quando presentes, situados anteriormente na base do aparelho bucal (gnatossoma), próximo às quelíceras ou na margem da parte anterior do corpo (propodossoma). São de difícil visualização
- Ausência de escudo esternal
- Fases do ciclo: ovo – larva – protoninfa – deutoninfa – adultos
- Principais famílias: Cheyletidae, Myobiidae, Demodecidae e Trombiculidae.

Família Cheyletidae

Gênero *Cheyletiella* (pronúncia: Queiletiéla)

A queiletielose é uma dermatose descamante ou papulocrostosa, causada pelo ácaro superficial *Cheyletiella*. As espécies desse ácaro podem acometer várias espécies de hospedeiros, incluindo o ser humano. Os ácaros são habitantes da superfície, vivem na camada de queratina da epiderme e se alimentam de restos de tecido e linfa.

Espécies

- *Cheyletiella yasguri*: comumente encontrada em cães
- *C. blakei*: comumente encontrada em gatos
- *C. parasitovorax*: comumente encontrada em coelhos.

Todas as espécies podem ser transmitidas a outros animais e aos humanos.

Hospedeiros. Coelhos, cães e gatos.

Características morfológicas

- Os ácaros têm em torno de 385 μm (Figura 6.1)
- Os ovos ficam presos em fios do pelo
- Apresentam aparelho bucal diferente, com palpos que parecem outro par de patas com uma garra na extremidade (Figura 6.1).

Ciclo biológico

- O ciclo de vida, que compreende as fases de ovo, larva, ninfa 1, ninfa 2 e adultos, passa-se totalmente sobre a superfície do hospedeiro e completa-se em 21 a 35 dias
- Os adultos podem sobreviver fora do hospedeiro por 2 a 14 dias, por isso a infestação pode ser adquirida no ambiente (p. ex., cama) ou por contato direto
- Os ovos são similares aos de piolho, porém são bem menores (120×80 μm) e são presos aos pelos por uma rede de finos fios, ao contrário do piolho, em que a lêndea é cimentada fortemente ao pelo ou ao cabelo.

Importância em Medicina Veterinária e Saúde Pública

- Provoca caspa, dermatite descamante
- No ser humano, causa irritação na pele (dermatite) e coceira de gravidade variável. É difícil o diagnóstico em humanos, pois o parasito não se reproduz neles, mas costuma se alimentar e ir embora

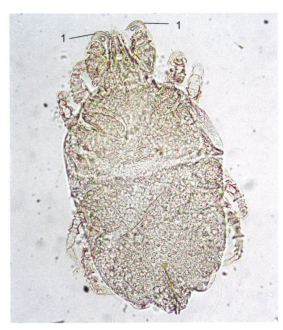

Figura 6.1 Ácaro *Cheyletiella* sp. Observam-se os palpos diferenciados em garras na extremidade (1).

- Pelo grande número de ácaros brancos movendo-se sobre a superfície da pele, a dermatose é chamada de "caspa ambulante".

Diagnóstico

- O histórico de recente contato com outros animais, seguido do início de uma seborreia, é sugestivo de *Cheyletiella*. A presença do ácaro na pele e no pelo do animal confirma a parasitose. Isso pode ser feito arrancando alguns fios, grudando uma fita adesiva sobre a raiz do pelo ou passando um pente fino no pelo do animal, e levando esses materiais ao microscópio ou à lupa
- Como os animais se coçam, muitas vezes ingerem ácaros e ovos do ácaro, que podem ser visualizados em exames de fezes de rotina. Os ovos são bem maiores que os de helmintos, têm em torno de 230 μm de comprimento, enquanto um ovo de nematoide do gênero *Ancylostoma* tem em torno de 75 μm.

Controle

- Isolar e tratar os animais infestados. Os ácaros são facilmente mortos com o uso de produtos acaricidas. Xampus antisseborreicos auxiliam na remoção das crostas e devem ser usados antes do acaricida. Se utilizados nos banhos, devem ser repetidos semanalmente por 4 a 6 semanas
- Produtos tópicos mensais também são utilizados no tratamento e no controle da parasitose
- Não se esquecer de limpar muito bem o ambiente, pois os ácaros podem sobreviver nele por 1 a 2 semanas.

Gênero *Cheyletus* (pronúncia: Queilétus)

Espécies

- *Cheyletus eruditus*
- *C. malaccensis*
- *C. fortis.*

Hospedeiros

Esse gênero de ácaro é considerado de vida livre, presente na poeira, em ninhos de animais e comumente encontrado em alimentos estocados e ambientes úmidos, mas também é descrito parasitando, produzindo dermatite pruriginosa em humanos e animais.

Características morfológicas

- Tamanho entre 400 e 600 μm
- Palpos com ganchos nas extremidades (Figura 6.2).

Ciclo biológico

Esses ácaros são de vida livre, de ampla distribuição mundial, comumente encontrados predando outros artrópodes em grãos estocados. São comuns em poeira de granjas e armazéns. Os ácaros fazem a postura de ovos no ambiente. O ciclo de vida, que consiste nas fases de ovo, larva, protoninfa, deutoninfa e adultos (macho ou fêmea), é completado em 18 a 30 dias em temperatura de 28 a 32°C.

Importância em Medicina Veterinária e Saúde Pública

Apesar de serem conhecidos pela atividade predatória de outros artrópodes, há relatos de algumas espécies parasitando humanos e animais, causando lesões com intenso prurido (Figura 6.3).

Diagnóstico

Aspirar o ambiente, grudar fita adesiva ou coletar poeira nos locais suspeitos e levar ao microscópio ou estereomicroscópio para visualização dos ácaros.

Controle

Pulverização do ambiente com acaricidas. Evitar contato com grãos estocados, ninhos de animais e feno.

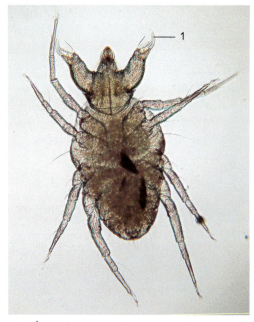

Figura 6.2 Ácaro do gênero *Cheyletus*. Gancho na extremidade do palpo (1).

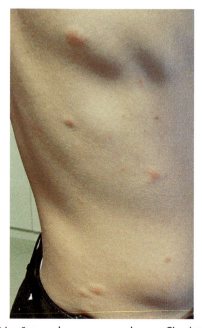

Figura 6.3 Lesões em homem causadas por *Cheyletus eruditus*.

Família Myobiidae

Gênero *Myobia* (pronúncia: Mióbia)

Espécie *Myobia musculi*

Hospedeiros. Ratos, camundongos e roedores de laboratório.

Características morfológicas

- Adultos medem em torno de 350 a 500 μm de comprimento
- Primeiro par de patas modificado (Figura 6.4) para fixação no hospedeiro
- Apresentam um alargamento nas laterais do corpo com estriações transversais
- Cerdas na extremidade posterior do corpo (Figura 6.4)
- Os machos e as fêmeas de *Myobia musculi* são semelhantes em aparência, embora o sexo feminino seja ligeiramente mais longo e mais largo que o masculino. *Myobia* se assemelha a *Radfordia*, mas *Myobia* tem uma garra única (Figura 6.5) no 2º par de patas, enquanto *Radfordia* tem duas garras.

Ciclo biológico

Os ácaros são transmitidos por contato. O ciclo completa-se em torno de 12 dias e é semelhante ao de *Cheyletiella*.

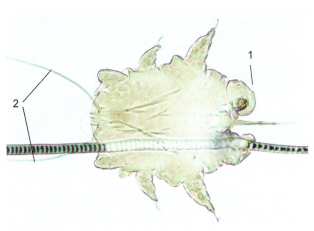

Figura 6.4 *Myobia* sp., ácaro de roedores. Primeiro par de patas modificado (1). Duas cerdas na região posterior do corpo (2).

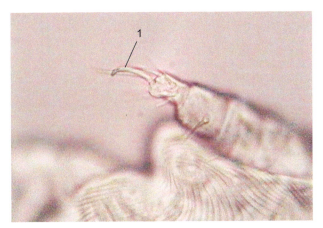

Figura 6.5 *Myobia* sp. com uma garra no 2º par de patas (1).

Importância em Medicina Veterinária e Saúde Pública

- É chamado de sarna dos roedores
- Os sinais clínicos associados com *Myobia* incluem prurido, alopecia e descamação (Figura 6.6). O autotrauma pode resultar em dermatite ulcerativa crônica. *Debris* de pele e ácaros podem ser visualizados na pele e na base dos pelos. Infecções bacterianas secundárias são comuns
- Em camundongos, pode causar amiloidose secundária.

Controle

Manter a higiene, empregar alimentação adequada, tratar os animais doentes, evitar contato com outros animais e esterilizar fômites.

Gênero *Radfordia*

Espécies *Radfordia ensifera* e *R. affinis*

Características morfológicas

Radfordia (Figura 6.7) é muito semelhante ao gênero *Myobia* (Figura 6.4), porém apresenta duas garras no 2º par de patas (Figura 6.8). A espécie *R. ensifera* tem duas garras no 2º par de patas de mesmo tamanho, e a espécie *R. affinis* tem as garras do 2º par de patas de tamanhos desiguais.

Hospedeiros. Roedores.

Ciclo biológico

Semelhante ao de *Myobia*.

Importância em Medicina Veterinária e Saúde Pública

Semelhante à de *Myobia*.

Controle

O mesmo utilizado para *Myobia*.

Família Demodecidae

Gênero *Demodex* (pronúncia: Demodéx)

Espécies e hospedeiros

- *Demodex canis*: cão (Figura 6.9)
- *D. phylloides*: suíno

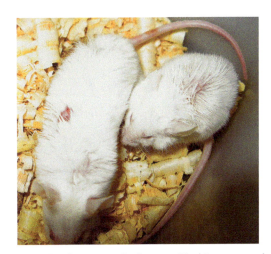

Figura 6.6 Roedores parasitados por *Myobia* com perda de pelo e lesões na pele.

- *D. bovis*: bovinos
- *D. caprae*: caprinos
- *D. cati*: felinos – muito raro, com localização periocular e palpebral
- *D. equi*: equinos
- *D. cuniculi*: coelhos – muito raro
- *D. folliculorum*: ser humano – localizam-se nos folículos pilosos do rosto (ver Figura 6.6)
- *D. brevis*: ser humano – localizam-se nas glândulas sebáceas.

Características morfológicas
- Ácaros muito pequenos com 100 a 400 μm de comprimento
- Patas curtas (Figura 6.9)
- Dois estágios ninfais
- Os machos têm o pênis localizado na face dorsal do corpo, entre as coxas I e II
- As fêmeas têm um orifício genital longitudinal na face ventral do corpo, entre as coxas IV
- Respiram por um par de estigmas respiratórios localizados na face ventral, bem na base do gnatossoma
- Corpo (idiossoma) de aspecto vermiforme dividido em uma parte anterior curta e uma posterior alongada com estriações (Figuras 6.9 e 6.10).

Ciclo biológico
Os ácaros vivem na derme, dentro do folículo piloso e nas glândulas sebáceas, onde se alimentam de células epiteliais.

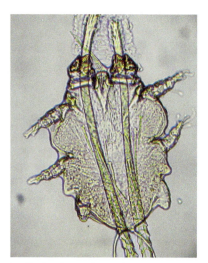

Figura 6.7 *Radfordia*, ácaro de roedores muito semelhantes ao gênero *Myobia*.

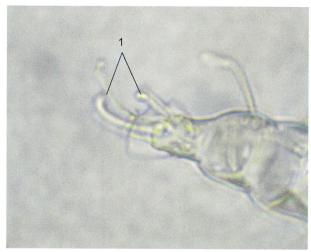

Figura 6.8 As duas garras (1) de *Radfordia* sp. no 2º par de patas, que o diferenciam de *Myobia* sp., que tem somente uma garra.

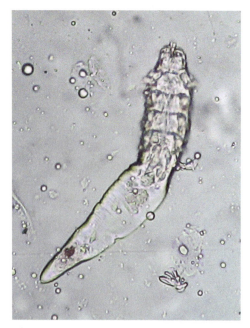

Figura 6.9 *Demodex canis*, ácaro da sarna vermelha do cão.

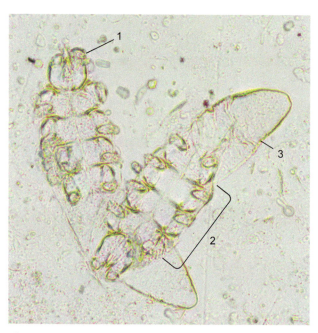

Figura 6.10 *Demodex* sp., ácaro presente em glândulas sebáceas e folículos pilosos do ser humano. Aparelho bucal (1), patas curtas (2) e porção posterior estriada (3).

Fêmeas fazem a postura dos ovos nesses locais, onde, após alguns dias, ocorre a eclosão das larvas. Estas passam para a fase ninfal chamada protoninfa e depois para deutoninfa; em seguida, ocorre a diferenciação para machos ou fêmeas, os quais vão para a superfície da pele a fim de copularem (fase de contaminação). Após a cópula, as fêmeas ovígeras (já fecundadas) e os machos voltam para o folículo piloso. Pode ocorrer o rompimento do folículo e o ácaro pode mover-se para outros órgãos (p. ex., fígado, linfonodos), mas não há danos nesses locais.

Importância em Medicina Veterinária e Saúde Pública

- Em grandes animais, localiza-se na cabeça e no pescoço, mas a demodicose não é frequente
- A espécie mais patogênica é a de cães, *D. canis*
- Em cães, o estabelecimento da doença está relacionado com a imunidade. Normalmente, acomete filhotes de 3 a 6 meses. Aparecem áreas circunscritas de alopecia na cabeça, ao redor dos olhos e na parte inferior da pata. Há formação de crostas e pontos vermelhos, além de queda acentuada de pelos (Figuras 6.11 e 6.12)
- Não há evidência de prurido
- Animais sadios podem ter o ácaro sem apresentar a doença. É um parasito que só causa lesões quando ocorre redução da imunidade do hospedeiro, o que ocasiona uma proliferação muito grande do ácaro, com destruição dos folículos e das glândulas
- A maioria dos casos é branda e a recuperação espontânea, mas, em alguns casos, pode levar à morte
- Tipos de demodicose em cães:
  - Seca: pouco eritema, mas há alopecia difusa e presença de crostas superficiais. Geralmente, é inicial e passa para o estado úmido
  - Úmida: a pele torna-se enrugada, espessada e com pústulas, das quais extravasam soro, sangue e pus (infecção secundária bacteriana). Os cães apresentam um odor fétido (ranço). Nesse estágio, é chamada de sarna vermelha dos cães.

Diagnóstico

Por meio da anamnese e da coleta de material: mergulhar uma lâmina de bisturi em óleo mineral, fazer, com a mão, uma prega na pele suspeita e raspar com a parte sem fio da lâmina, mantendo um ângulo reto até produzir um leve sangramento (escarificação).

Controle

Como é um ácaro de ocorrência natural na pele, costuma produzir doença em animais imunodeprimidos, causando uma reprodução descontrolada do ácaro que origina as lesões. Deve-se pesquisar a causa da imunodepressão (mudança de casa ou de alimentação, estresse), revertê-la e tratar os animais. O tratamento com produtos tópicos (banhos) deve ser repetido várias vezes, pois, como o ácaro localiza-se na derme, o acesso do produto é difícil.

Família Trombiculidae

Gêneros *Eutrombicula, Trombicula* e *Apolonia*

Hospedeiros

- A preferência desses parasitos é por aves, répteis, roedores e outros pequenos mamíferos. Entretanto, podem parasitar qualquer animal e os humanos, se estes estiverem no hábitat dos ácaros
- Ninfas e fases adultas não são parasitos, apenas as larvas se alimentam de linfa.

Principais características

- Larvas com 200 a 600 μm de comprimento e muitas cerdas ramificadas nas patas
- Conhecidas como micuim
- Coloração alaranjada brilhante
- Escudo com cerdas ramificadas
- Quelíceras pontiagudas.

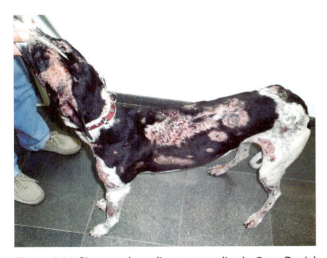

Figura 6.11 Cão com demodicose generalizada. Foto: Daniel Roulim Stainki.

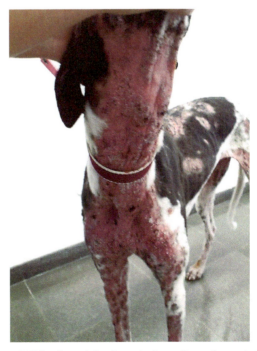

Figura 6.12 Lesões originadas pelo ácaro *Demodex canis*. Foto: Daniel Roulim Stainki.

Ciclo biológico

São ácaros de vida livre. Ninfas e adultos vivem e alimentam-se em matéria orgânica. No solo, as fêmeas põem os ovos em áreas abrigadas e, em 1 semana, eclodem as larvas parasitas, que têm três pares de patas. Quando um animal ou um humano se aproxima, as larvas laranja-amareladas ou laranja-avermelhadas rastejam na superfície de terra, ativadas pelo CO_2 da respiração, fixam-se, alimentam-se no animal e depois vão ao solo, onde mudam para ninfas e, posteriormente, para adultos. Adultos normalmente vivem em lugares protegidos e ficam mais ativos na primavera. A ninfa, como o ácaro adulto, tem oito patas. O corpo apresenta muitas cerdas. As ninfas e os adultos alimentam-se de pequenos insetos ou outros organismos.

O ciclo de vida inteiro pode requerer de 2 meses a 1 ano, e uma a cinco gerações podem ser produzidas por ano, fato que depende da temperatura, da umidade e da localização. As larvas ficam 15 dias no hospedeiro e causam dermatite intensa, pois inoculam saliva tóxica com enzimas digestivas que digerem o tecido do qual se alimentam.

Importância em Medicina Veterinária e Saúde Pública

- Podem transmitir riquétsias para os animais e os humanos
- A picada das larvas causa dermatite com prurido intenso.

Controle

- Evitar o ambiente infestado. Gramados bem adubados e ensolarados costumam ser um excelente hábitat para esses ácaros
- Uso de repelentes para evitar o ataque das larvas.

LEITURAS RECOMENDADAS

ARLIAN, L. G. Arthropod allergens and human health. *Annual Review of Entomology 47*, p. 395-433, 2002.

BAKER, A. *Mites and Ticks of Domestic Animals – An Identification Guide and Information Source*. London: The Stationery Office, 1999.

BOWMAN, D. D.; LYNN, R. C.; EBERHARD, M. L. *et al. Parasitologia Veterinária De Georgis*. Barueri: Manole, 2006.

COOK, R. Murine Manges: The control of *Myocoptes musculinus* and *Myobia musculi* Infestations. *Brit. Vet. J.*, v. 109, p. 113-116, 1953.

DA SILVA EZEQUIEL, O.; GAZÊTA, G. S.; AMORIM, M.; SERRA-FREIRE, N. M. Evaluation of the acarofauna of the domiciliary ecosystem in Juiz de Fora, State of Minas Gerais, Brazil. *Mem. Inst. Oswaldo Cruz*, v. 96, n. 7, p. 911-916, 2001.

DESCH JR., C. E.; STEWART, T. B. *Demodex gatoi*: new species of hair follicle mite (Acari: Demodecidae) from the domestic cat (Carnivora: Felidae). *Journal of Medical Entomology*, v. 36, p. 167-170, 1999.

CHESNEY, C. J. Demodicosis in the cat. *Journal of Small Animal Practice*, v. 30, p. 689-695, 1989.

CUBAS, Z. S.; SILVA, J. C. R.; CATÃO-DIAS, J. L. *Tratado de Animais Selvagens Medicina Veterinária*. São Paulo: Roca, 2007.

GRIEVE, R. B. Parasitic infections. *The Veterinary Clinics of North America*, v. 17, n. 6, p. 1235-1546, 1987.

FAIN, A.; BOCHKOV, A.V. A review of the genus Cheyletus Latreille, 1776 (Acari: Cheyletidae). *Bull. Inst. R. Sci. Nat. Belg.* v. 71, p. 83-114, 2001b.

FLETCHTMANN, C. H. W. *Ácaros de Importância Médico-veterinária*. São Paulo: Nobel, 1973. 192 p.

LANE, R. S.; SHACHTER, S. P.; KEH, B. *Cheyletiella blakei*, an Ectoparasite of cats, as cause of cryptic arthropod infestations affecting humans. *West. J. Med.*, v. 146, n. 2, p. 192-194, 1987.

MARCONDES, C. B. *Entomologia Médica e Veterinária*. São Paulo: Atheneu, 2001.

NATIONAL RESEARCH COUNCIL. *Diseases of Mice and Rats*. National Academies Press, 1991. 397 p.

PERIPOLLI L., TECCHIO M. Z. SCHEID L. A., SANTURIO J. M., ALVES S. H. Dermatose causada por *Cheyletus* sp: relato de um caso. *Revista Brasileira Análises Clínicas*, vol. 37(2): 69-70, 2005.

SCOTT, D. W. Canine demodicosis. *Vet. Clin. North. Am.*, v. 9, p. 79-92, 1979.

SCOTT, D. W.; MILLER, W. H.; GRIFFIN, C. E. Parasitic skin disease. *Muller & Kirk's Small Animal Dermatology*. Philadelphia: WB Saunders, 2001. p. 423-516.

SLOSS, M. W.; KEMP, R. L.; ZAJAC, A. M. *Parasitologia Clínica Veterinária*. Barueri: Manole, 1999.

SOULSBY, E. J. L. *Helminths, Arthropods and Protozoa of Domesticated Animals*. 7. ed. Philadelphia: Lea and Febiger, 1982.

URQUHART, G. M.; ARMOUR, J.; DUNCAN, J. L. *et al. Parasitologia Veterinária*. 2. ed. Rio de Janeiro: Guanabara Koogan, 1998. 273 p.

WAGGIE, K. S. *Manual of Microbiologic Monitoring of Laboratory Animals*. National Center for Research Resources (US). DIANE Publishing, 1994. 226 p.

WILKINSON, G. T. Demodicosis in a cat due to a new mite species. *Feline Practice*, v. 13, p. 32-36, 1983.

Acari Oribatida ou Cryptostigmata

7

Aníbal Ramadan Oliveira

FILO ARTHROPODA
Classe Arachnida | Subclasse Acari
Superordem Acariformes | Ordem Sarcoptiforme | Subordem Oribatida ou Cryptostigmata

Durante mais de 50 anos, o ciclo de vida de cestódeos Anoplocephalidae consistiu em um dos mais enigmáticos problemas em Parasitologia, até que Horace W. Stunkard, em 1937, descobriu que ácaros oribatídeos poderiam atuar como hospedeiros intermediários de *Moniezia expansa*. Atualmente, o papel dos Oribatida como vetores/transmissores de Anoplocephalidae para mamíferos domésticos e silvestres é bem-conhecido, uma vez que muitas espécies desses cestódeos utilizam ácaros oribatídeos para o desenvolvimento de cisticercoides. Quase 100 espécies de Oribatida têm sido relatadas como hospedeiras intermediárias de uma dezena de Anoplocephalidae parasitos de bovinos, equinos e ovinos, a maioria de *Moniezia* spp. Em razão, principalmente, da importância da monieziose em ovinos, o reconhecimento e o estudo dos ácaros oribatídeos que agem na transmissão de cisticercoides revestem-se de particular interesse.

Aspectos gerais dos Oribatida

Os ácaros da subordem Oribatida ou Cryptostigmata, em um sentido clássico, são constituídos por aproximadamente 9 mil espécies, em cerca de 170 famílias, classificadas nos seguintes grupos: Palaeosomata, Enarthronota, Parhyposomata, Mixonomata, Desmonomata e Brachypylina. Os cinco primeiros são comumente denominados "inferiores", e os Brachypylina, com mais de 75% de todas as espécies de Oribatida, "superiores". Os Brachypylina, por sua vez, são tradicionalmente classificados em picnonóticos (ou apterogasterinos) e poronóticos (ou pterogasterinos), sendo o último o grupo de maior interesse como transmissores de Anoplocephalidae.

Os Oribatida variam, em tamanho, de 0,1 a 3 mm, embora a maioria apresente de 0,3 a 0,7 mm. São de movimentação lenta, geralmente bem esclerotizados e escuros na fase adulta, variando, em coloração, do castanho-claro até vários tons de marrom ou preto, motivo pelo qual também são denominados "ácaros besouros" ou "ácaros de armadura" em inglês (Figura 7.1).

O corpo dos ácaros oribatídeos é caracteristicamente dividido por um sulco transversal (sejugal), completo ou incompleto, em duas regiões, o proterossoma (anterior) e o histerossoma (posterior; Figura 7.2). A porção dorsal do sulco transversal (dorsossejugal), que pode ser contínua ou interrompida medialmente, delimita as regiões generalizadamente denominadas prodorso (que recobre o proterossoma) e notogáster (que recobre o histerossoma). Em cada uma dessas regiões, ocorrem cerdas ou "setas" de número, localização, tamanho e forma variáveis. O prodorso, tipicamente, apresenta um par de tricobótrios (estrutura composta de uma seta diferenciada denominada sensilo, implantada em uma concavidade dorsolateral denominada botrídio), além de outros três pares de setas principais (rostral, lamelar e interlamelar). O prodorso, comumente, prolonga-se para a frente na forma de uma aba protetora (tecto rostral), que recobre as quelíceras, que geralmente são quelado-denteadas e recobertas ventralmente pelas rutelas, localizadas no subcapítulo junto com os palpos (Figuras 7.3 e 7.4).

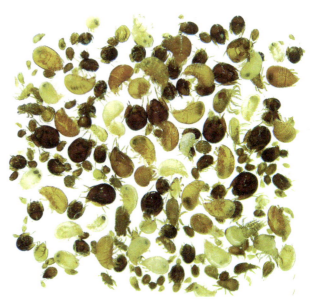

Figura 7.1 Ácaros oribatídeos adultos e imaturos coletados de uma amostra de solo de 10 cm². Observa-se o alto grau de esclerotização e pigmentação, além da grande variação em tamanho, cores e formas, característica desses ácaros.

54 Parasitologia na Medicina Veterinária

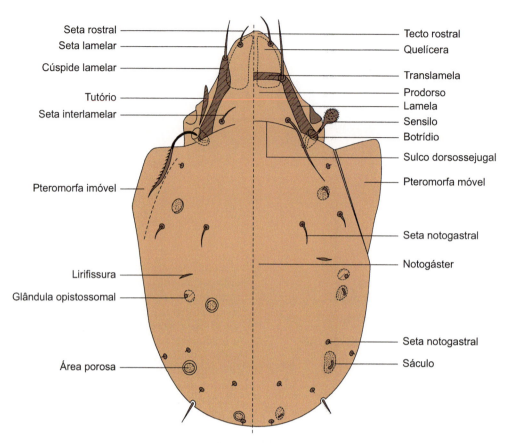

Figura 7.2 Esquema representativo das estruturas morfológicas de um ácaro oribatídeo Brachypylina poronótico (ou pterogasterino), generalizado em vista dorsal. Os lados direito e esquerdo da ilustração estão diferentes para mostrar a variação estrutural. Pernas removidas.

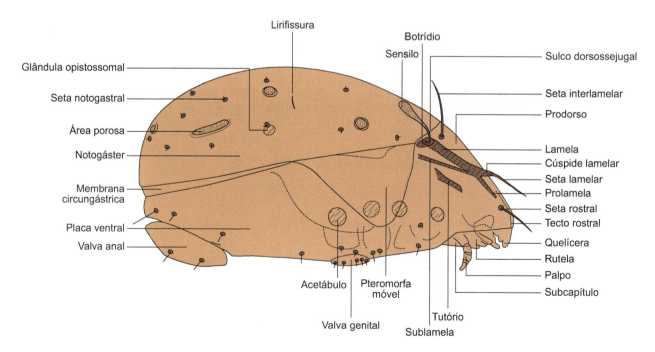

Figura 7.3 Esquema representativo das estruturas morfológicas de um ácaro oribatídeo Brachypylina poronótico (ou pterogasterino), generalizado em vista lateral. Pernas removidas.

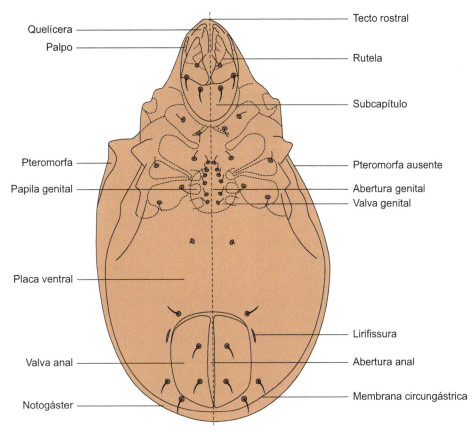

Figura 7.4 Esquema representativo das estruturas morfológicas de um ácaro oribatídeo Brachypylina poronótico (ou pterogasterino), generalizado em vista ventral. Os lados direito e esquerdo da ilustração estão diferentes para mostrar a variação estrutural. Pernas removidas.

Expansões cuticulares em forma de quilhas, carenas, lamelas, abas e tectos protetores de tamanho e forma variáveis podem estar presentes no prodorso, no notogáster e em outras regiões do corpo. São comuns, no prodorso, as lamelas (que podem ter uma cúspide – extremidade anterior em forma de ponta sobressalente), translamelas (ligando as lamelas), prolamelas (estendendo-se anteriormente às lamelas), sublamelas (laterais, abaixo das lamelas) e tutórios. No notogáster dos Oribatida Brachypylina poronóticos, pode haver quatro pares (geralmente) de áreas porosas típicas ou sáculos (áreas porosas invaginadas), além de um par de abas laterais em forma de asas (pteromorfas), móveis ou imóveis.

Nos ácaros oribatídeos mais esclerotizados, as aberturas genital e anal são protegidas, cada uma, por um par de placas móveis (valvas) portadoras de setas em número variável (Figura 7.4). As pernas, compostas de cinco artículos (trocanter, fêmur, genu, tíbia e tarso), geralmente apresentam uma ou três "garras" (raramente duas; Figura 7.5). As aberturas respiratórias se localizam no interior dos acetábulos, concavidades laterais do corpo onde se articulam os trocanteres das pernas, ou no sulco sejugal, característica que deu origem ao nome Cryptostigmata ("estigmas escondidos").

Tipicamente, o ciclo biológico dos Oribatida apresenta uma pré-larva (inativa, que sofre a primeira muda ainda dentro do ovo), uma larva (com três pares de pernas e abertura genital ausente), três ninfas (protoninfa, deutoninfa e tritoninfa, já com abertura genital e quatro pares de pernas)

e o adulto. Os estágios imaturos, em geral, são bastante diferentes dos adultos. Geralmente, os imaturos desse tipo de ácaro têm corpo mole, pouco esclerotizado e pigmentado, muitas vezes lembrando ácaros Astigmatina (porém com tricobótrias prodorsais, que estão ausentes nos Astigmata). Nas ninfas e nos adultos, podem ser observados internamente, na região da abertura genital, um (protoninfa), dois (deutoninfa) ou três (tritoninfa e adulto) pares de papilas genitais (Figura 7.4).

O dimorfismo sexual é mínimo, em geral representado por machos menores do que as fêmeas. Internamente, na região posterior à abertura genital, as fêmeas podem ser reconhecidas pela presença de um ovipositor em forma de

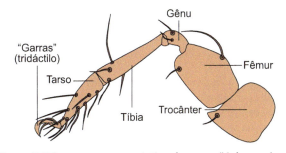

Figura 7.5 Esquema representativo da perna IV de um ácaro oribatídeo Brachypylina poronótico (ou pterogasterino) generalizado em vista lateral.

tromba, grande e de paredes duplas plissadas, ausente nos imaturos. A fecundação é geralmente indireta, por meio de espermatóforos.

Os Oribatida são ácaros de vida livre. A maioria habita as camadas superficiais do solo, constituindo, geralmente, o grupo dominante de artrópodes edáficos, sobretudo em solos com alto teor de matéria orgânica. Embora a densidade de indivíduos no solo seja muito variável, o número de ácaros oribatídeos geralmente encontra-se entre alguns milhares e centenas de milhares de indivíduos por m^2 na maioria dos ambientes, podendo alcançar uma densidade superior a 400 mil indivíduos por m^2 em solos ricos em matéria orgânica de regiões temperadas. Em virtude de sua grande abundância, riqueza de espécies e alta adaptabilidade, podem se desenvolver sob a maioria das condições ecológicas, colonizando todos os ambientes terrestres, particularmente florestas, pradarias e pastagens naturais, que compõem grande parte das áreas de criação de bovinos, equinos e ovinos no mundo.

Os Oribatida são principalmente saprófagos e micófagos comedores de material particulado, mas muitas espécies podem ingerir ovos de platelmintos e nematoides inteiros, entre outros alimentos. Em sua busca constante por alimento e em resposta principalmente à umidade e à temperatura na superfície do solo, várias espécies edáficas de Oribatida podem migrar regularmente para a vegetação, às vezes em ritmo diário.

Ácaros oribatídeos como hospedeiros intermediários de Anoplocephalidae

Muitas espécies de Anoplocephalidae parasitos de bovinos, equinos e ovinos utilizam ácaros oribatídeos como hospedeiros intermediários para o desenvolvimento de cisticercoides. Habitando as camadas superficiais do solo em pastagens, os Oribatida transmissores de Anoplocephalidae ingerem vários itens alimentares, inclusive ovos de cestódeos liberados das proglótides eliminadas com as fezes no pasto. As formas imaturas do cestódeo se desenvolvem na hemocele dos ácaros, transformando-se nos estágios infecciosos (cisticercoides). Ao subirem pelas hastes do capim em suas migrações periódicas, os ácaros infectados são ingeridos por bovinos, equinos e ovinos. No trato digestório destes, ocorrem o rompimento do ácaro e a liberação do cestódeo, que vai se transformar no adulto e parasitar os animais.

Quase 100 espécies de Oribatida têm sido relatadas no mundo como transmissoras de cisticercoides de interesse veterinário dos seguintes Anoplocephalidae (hospedeiro definitivo entre parênteses): *Anoplocephala magna* (*Equus caballus*), *Anoplocephala perfoliata* (*E. caballus*), *Anoplocephaloides mamillana* (*E. caballus*), *Avitellina lahorea* (*Ovis aries*), *Moniezia benedeni* (*Bos taurus*, *O. aries*), *Moniezia expansa* (*B. taurus*, *O. aries*), *Moniezia newmanni* (*O. aries*), *Stilesia globipunctata* (*O. aries*), *Thysaniezia giardi* (*O. aries*) e *Thysaniezia ovila* (*O. aries*).

Cerca de 80% das espécies de Oribatida associadas a esses Anoplocephalidae pertencem ao grupo dos Brachypylina poronóticos. Quase todas as outras são de Brachypylina picnonóticos, de modo que a participação de grupos não braquipilinos como transmissores de Anoplocephalidae em pastagens parece inexpressiva. Embora cerca de 25 famílias de ácaros oribatídeos tenham sido relacionadas a cestódeos, mais da metade de todas as espécies transmissoras pertence a apenas

quatro famílias: Galumnidae, Scheloribatidae, Oribatulidae e Ceratozetidae.

Os gêneros *Galumna*, *Pergalumna*, *Scheloribates*, *Oribatula*, *Zygoribatula* e *Ceratozetes* e as espécies *Scheloribates pallidulus* (= *Scheloribates latipes*), *Galumna elimata* e *Scheloribates laevigatus* são os grupos mais citados na literatura mundial sobre o assunto. Infelizmente, inexistem registros publicados de espécies de Oribatida hospedeiras intermediárias de Anoplocephalidae no Brasil, embora os gêneros *Scheloribates* e *Galumna* já tenham sido relatados como hospedeiros de *M. expansa* nos Estados de São Paulo e Rio de Janeiro.

Apesar de a incidência de infestações naturais de ácaros oribatídeos ser geralmente baixa, raramente excedendo 2 a 4% dos indivíduos presentes nas pastagens, a relevância dos Oribatida como hospedeiros de cestódeos deve-se à sua abundância. Apesar de existir grande variação na densidade de ácaros em diferentes pastagens, esta geralmente é da ordem de alguns milhares a dezenas de milhares de indivíduos por m^2, o que é, em geral, suficiente para manter as infecções. No entanto, a grande maioria dos estudos sobre a atuação de Oribatida como hospedeiros intermediários de Anoplocephalidae de bovinos, equinos e ovinos no mundo não foi realizada sob condições naturais, mas em laboratório, principalmente com *M. expansa*, e mais de 70% de todas as espécies de Oribatida hoje apontadas como hospedeiras de Anoplocephalidae também servem a essa espécie de cestódeo.

Técnicas básicas de estudo de Oribatida para análise parasitológica

A seguir, serão apresentados alguns procedimentos gerais úteis no estudo, principalmente para finalidade didática, de ácaros oribatídeos como hospedeiros intermediários de *M. expansa* em pastagens (embora também possam ser utilizados em investigações com outros Anoplocephalidae). Para descrição detalhada dos diversos métodos existentes e informação sobre aspectos importantes a serem considerados em estudos científicos, sugere-se a consulta de literaturas especializadas.

Coleta de amostras de solo para extração de ácaros oribatídeos

É importante que a coleta seja feita em uma pastagem com ovinos reconhecidamente infestados por *Moniezia*, para aumentar as chances de extração de ácaros oribatídeos com cisticercoides. Amostras dos 5 cm superficiais do solo, de 20 a 30 cm de diâmetro, podem ser colhidas com o auxílio de uma pá ou de outro instrumento cortante. Parte da cobertura vegetal, desde que não seja muito espessa, pode ser mantida, mas o importante é que as amostras sejam removidas da pastagem o mais intactas possível (sem desestruturação do solo). Cada amostra deve ser embalada em um saco plástico ou acondicionada em uma caixa plástica com tampa, evitando-se a compactação do solo e a exposição ao sol durante o transporte ao laboratório.

Extração dos Oribatida

Muitos métodos podem ser utilizados para a remoção de ácaros oribatídeos de amostras de solo, mas o método mais simples e tradicional de extração é o funil de Berlese-Tullgren, de uso comum em estudos acarológicos e entomológicos. Existem muitas variações, tamanhos e formas desse equipamento, mas o princípio de funcionamento é quase sempre o mesmo. A amostra de solo intacta é depositada, com a face superior original (das gramíneas) voltada para baixo, sobre uma tela ou peneira posicionada na extremidade de maior diâmetro de um funil. A superfície da amostra oposta à da tela é então submetida a uma fonte de luz e calor (lâmpada incandescente), que desidrata a amostra aos poucos, de cima para baixo, e faz com que os ácaros e outros organismos do solo se dirijam para baixo, fugindo da luz, da dessecação e do calor. Ao atravessarem a tela, os ácaros caem e são conduzidos a frascos coletores posicionados na extremidade inferior do funil contendo uma solução de álcool etílico (70%).

Triagem dos Oribatida

O material extraído das amostras de solo deve ser transferido, em álcool etílico (70%), para placas de Petri, a fim de ser analisado em um estereomicroscópio. Os Oribatida podem ser separados de impurezas e de outros organismos por meio de pincéis, pipetas Pasteur ou de estiletes confeccionados com alfinetes entomológicos bem finos com a ponta recurvada em forma de gancho. Pequenas alças, de tamanho variável, confeccionadas com filamentos finos de cobre retorcido, são ferramentas excelentes para esse fim.

Para a análise com finalidade didática de ácaros oribatídeos com cisticercoides, convém selecionar, na triagem, espécimes adultos pertencentes aos Brachypylina poronóticos, que podem ser reconhecidos ao estereomicroscópio pela presença, na maioria dos grupos, de pteromorfas. A coleta de indivíduos médios a grandes, maiores do que 0,5 mm, também é conveniente, uma vez que ácaros oribatídeos menores do que isso não apresentam volume corpóreo suficiente para o desenvolvimento de cisticercoides. Na medida do possível, devem-se separar os Oribatida selecionados em grupos de espécimes morfologicamente distintas, observando tamanho, forma, cor, tipo de pteromorfa, forma do sensilo e o que mais puder ser diferenciado ao estereomicroscópio. Alguns exemplares de cada grupo devem ser transferidos para microtubos do tipo Eppendorf (0,5 mℓ) com cerca de 0,1 mℓ de álcool etílico (70%), a fim de que sejam reservados para identificação após a análise parasitológica dos demais indivíduos do mesmo grupo.

Procura por cisticercoides

Em primeiro lugar, é importante ressaltar que quem se propõe a examinar ácaros oribatídeos à procura de cisticercoides não deve ficar desestimulado se registrar um pequeno número de indivíduos infectados, em razão das taxas geralmente baixas de infecção natural, mesmo em pastagens infestadas.

Grupos de aproximadamente dez ácaros de cada espécie morfologicamente distinta podem ser montados em duas gotas de solução fisiológica entre uma lâmina e uma lamínula e examinados em um estereomicroscópio ou microscópio com aumento mínimo. Os ácaros devem ser esmagados com uma leve pressão na lamínula, e o número de cisticercoides por ácaro deve ser determinado. Como os Oribatida são quebradiços, em geral podem ser esmagados sem aparente danificação dos cestódeos. Os cisticercoides, com aproximadamente 0,2 mm de diâmetro, dependendo da espécie, podem ser removidos com uma pipeta capilar. Além da solução fisiológica, pode-se usar também meio de Hoyer ou ácido láctico para montagem, porém a clarificação excessiva promovida por esses meios poderá distorcer os cisticercoides e torná-los por demais transparentes com o tempo.

Os vermes podem estar em diversos estágios de desenvolvimento dentro dos hospedeiros, e um único cestódeo geralmente ocupa de 20 a 40% do volume corpóreo do ácaro, dependendo de seu tamanho. Também dependendo das dimensões do hospedeiro, de um a vários cisticercoides podem estar presentes. No final de 4 semanas, as larvas de *M. expansa* têm de 0,06 a 0,09 mm de diâmetro e, com 6 semanas, medem de 0,07 a 0,1 mm. Nessa fase, alongam-se e tornam-se mais largas em uma das extremidades. Com aproximadamente 8 semanas, as larvas têm de 0,08 a 0,13 mm de comprimento e de 0,06 a 0,1 mm de largura. Com 10 semanas, tornam-se móveis, e os limites das ventosas podem ser reconhecidos. Ao final de 15 a 16 semanas, o cisticercoide está totalmente formado. É esférico, com aproximadamente 0,18 mm de diâmetro e apresenta um escólex claramente visível. O trabalho de Massard *et al.* (1973), realizado no Rio de Janeiro, apresenta boas fotos de *Galumna* e *Scheloribates* infectados ao microscópio.

Identificação dos Oribatida

Para identificação dos grupos de Oribatida em que foram encontrados cisticercoides na análise parasitológica devem ser utilizados os indivíduos adultos intactos (não esmagados) do mesmo grupo, previamente separados nos microtubos Eppendorf.

No preparo dos espécimes para a identificação, os Oribatida fixados em álcool etílico (70%) devem ser clarificados, acrescentando-se cerca de 0,1 mℓ de ácido láctico puro ao álcool dos microtubos. Os frascos devem ser mantidos abertos, protegidos de poeira, durante um mínimo de 2 dias até um máximo de 2 semanas (dependendo do grau de pigmentação e esclerotização dos espécimes) para propiciar a clarificação. Com a evaporação do álcool e o aumento gradual da concentração de ácido láctico, os ácaros são clarificados lentamente. Após a clarificação, os espécimes podem ser armazenados em uma solução de ácido láctico diluído com água (2:1) até a identificação.

Para o estudo morfológico, os espécimes devem ser transferidos para uma gota de ácido láctico puro em uma lâmina escavada (Figura 7.6). A escavação deve ser parcialmente coberta com uma lamínula, de modo que os exemplares possam ser movimentados dentro das escavações (possibilitando o exame sob vários ângulos) durante a observação ao microscópio óptico comum, sem contraste de fases. Os ácaros podem ser posicionados bem encaixados, em vista dorsal, ventral ou lateral, na borda da escavação, entre a concavidade da lâmina e a lamínula, com o auxílio de um pequeno fio de cabelo acoplado a uma haste. Movimentando-se levemente a lamínula com os dedos durante a observação ao microscópio, pode-se alterar a posição dos ácaros.

Os espécimes identificados podem ser incorporados em uma coleção de referência de duas maneiras: preservados em álcool etílico (70%) ou montados em lâminas de microscopia com glicerina diluída com água (1:1). No entanto, para evitar a ruptura dos espécimes sob a pressão da lamínula, deve ser feita uma escavação prévia na lâmina para posicionamento do ácaro. As escavações podem ser realizadas por brocas para vidro de diferentes diâmetros, acopladas a uma furadeira elétrica. O diâmetro da broca utilizada e a profundidade de cada escavação devem ser adequados ao tamanho dos espécimes.

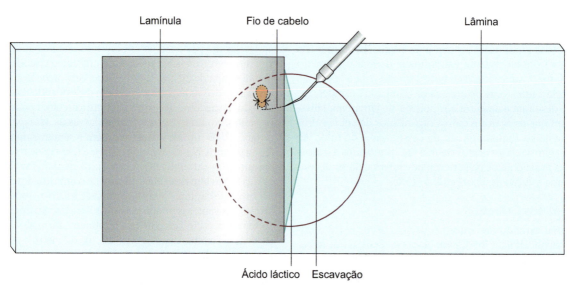

Figura 7.6 Esquema representativo da montagem de um ácaro oribatídeo em lâmina escavada para observação ao microscópio.

Na montagem de cada lâmina, uma gota de glicerina diluída deve ser depositada sobre a escavação, devendo-se ter o cuidado de não deixar formar bolhas de ar. Depois de a lamínula ser depositada sobre a gota de glicerina, aquela deve ser deslocada para um dos lados da lâmina, de modo a expor parte da escavação central (Figura 7.7). Os ácaros oribatídeos podem ser transferidos diretamente do ácido láctico para a concavidade com uma alça de filamento de cobre retorcido ou outra ferramenta, e depois a lamínula deve ser deslocada novamente para o centro da lâmina, cobrindo o espécime. Uma vantagem de preparar uma coleção com espécimes assim preservados é que os exemplares se mantêm disponíveis para observação ao microscópio. Outra vantagem é que os ácaros podem ser movimentados dentro das escavações (possibilitando o exame sob vários ângulos) ou ainda ser transferidos diretamente para o ácido láctico, para observação em lâmina escavada convencional. As lâminas devem ser armazenadas em bandejas horizontais, em ambiente com umidade do ar não muito baixa, para que a glicerina não seque. Um pouco de glicerina diluída pode ser adicionado às bordas das lamínulas sempre que necessário.

Caracterização morfológica dos principais grupos de Oribatida associados a Anoplocephalidae

As características apresentadas, a seguir, aplicam-se a adultos das famílias e gêneros de Oribatida Brachypylina poronóticos mais comumente associados a Anoplocephalidae de bovinos, equinos e ovinos em pastagens no mundo. Para identificação de outros grupos de ácaros oribatídeos, recomenda-se a consulta dos livros de János Balogh e Peter Balogh, além do capítulo sobre Oribatida do *A Manual of Acarology*, editado por Gerald W. Krantz e David E. Walter.

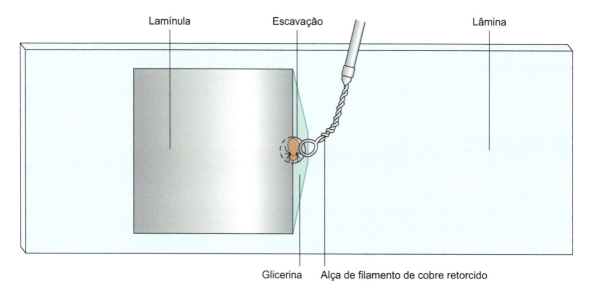

Figura 7.7 Esquema representativo do preparo de uma lâmina para a coleção de referência de Oribatida.

Brachypylina poronóticos

- Notogáster com pteromorfas e/ou áreas porosas e/ou sáculos (ver Figura 7.2)
- Aberturas genital e anal bem separadas, nunca se tocando (ver Figura 7.4)
- Gênu morfologicamente diferente da tíbia, distintamente mais curto do que esta (ver Figura 7.5).

Família Galumnidae

- Tamanho médio a grande (0,3 a 1,1 mm)
- Geralmente bem pigmentados e esclerotizados (Figura 7.8)
- Lamela ausente, vestigial, representada, no máximo, por uma fina carena alongada (linha L)
- Tutório ausente ou reduzido a uma simples linha alongada (S)
- Sulco dorsossejugal aparente ou não
- Quelícera robusta, quelado-denteada
- Notogáster com 10 a 14 pares de setas, geralmente reduzidas aos alvéolos, e com áreas porosas geralmente bem desenvolvidas
- Pteromorfa móvel, grande, em forma de orelha, estendendo-se anteriormente e posteriormente, além de sua articulação com o notogáster
- Seis pares de setas genitais.

Gênero *Galumna*

- Tamanho médio a grande (0,5 a 1 mm)
- Corpo aproximadamente circular
- Linhas L e S presentes, mais ou menos curvas e paralelas
- Seta lamelar que se origina lateralmente à linha L, ou seja, entre as linhas L e S (frequentemente, a seta lamelar é pequena, de modo que sua posição é mais bem observada em vista dorsolateral)
- Sensilo geralmente capitado ou fusiforme na extremidade distal
- Notogáster com dez pares de setas, reduzidas aos alvéolos, e com três a quatro pares de áreas porosas
- Pernas tridáctilas.

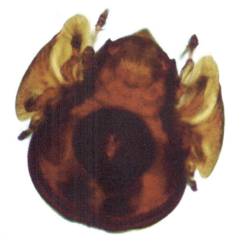

Figura 7.8 Ácaro oribatídeo adulto do gênero *Pergalumna* (Galumnidae). Observa-se o alto grau de esclerotização e pigmentação, além das pteromorfas móveis em forma de orelha, características dessa família de Oribatida.

Gênero *Pergalumna*

- Tamanho pequeno a grande (0,3 a 0,9 mm)
- Corpo aproximadamente circular
- Linhas L e S presentes, mais ou menos curvas e paralelas
- Seta lamelar que se origina medialmente à linha L, ou seja, não entre as linhas L e S (frequentemente, a seta lamelar é pequena, de modo que sua posição é mais bem observada em vista anterodorsal)
- Sensilo geralmente filiforme, com pequenas farpas, não expandido na extremidade distal
- Notogáster com dez pares de setas, reduzidas aos alvéolos, e com três a quatro pares de áreas porosas
- Pernas tridáctilas.

Família Scheloribatidae

- Tamanho pequeno a médio (0,2 a 0,7 mm)
- Bordo do tecto rostral liso, sem formação de dentes
- Lamela e sublamela presentes, porém sem cúspide livre ou translamela
- Prolamela frequentemente presente
- Tutório ausente
- Notogáster com 10 a 14 pares de setas, com dois a quatro pares de áreas porosas ou sáculos
- Pteromorfa imóvel ou projeção umeral em geral presentes (se ausentes, notogáster com sáculos)
- Quatro pares de setas genitais, raramente com um, três ou cinco pares
- Pernas monodáctilas, bidáctilas ou tridáctilas.

Gênero *Scheloribates*

- Tamanho pequeno a médio (0,3 a 0,7 mm)
- Geralmente, pouco esclerotizados e pigmentados, indo do amarelo ao castanho. Prolamela geralmente presente
- Sulco dorsossejugal presente. Notogáster com dez (excepcionalmente 11) setas curtas ou representadas apenas pelos alvéolos, com quatro pares de sáculos
- Pteromorfa imóvel, de contorno arredondado (forma de meia-lua em vista lateral)
- Quelícera robusta, quelado-denteada
- Quatro pares de setas genitais
- Pernas tridáctilas (Figura 7.9).

Família Oribatulidae

- Tamanho pequeno a grande (0,3 a 0,9 mm)
- Sensilo com a extremidade distal expandida, pedúnculo curto ou fusiforme, nunca septiforme
- Prolamela, sublamela e tutório ausentes
- Quelícera robusta, quelado-denteada
- Sulco dorsossejugal presente ou ausente
- Notogáster geralmente com quatro pares de áreas porosas, mas, em alguns, esse número pode estar reduzido
- Pteromorfa ou projeção umeral ausentes
- Notogáster com 10 a 14 pares de setas
- Quatro ou cinco pares de setas genitais (excepcionalmente menos)
- Pernas tridáctilas.

Gênero *Oribatula*

- Lamelas geralmente largas, dispostas mais próximo do centro do prodorso do que dos bordos, com frequência se expandindo anteriormente

- Cúspide livre ausente
- Translamela ausente, mas, excepcionalmente, um primórdio desta pode se insinuar
- Sulco dorsossejugal completo, nunca interrompido medialmente
- Notogáster com 11 a 14 pares de setas, com quatro pares de áreas porosas
- Quatro pares de setas genitais (Figura 7.10).

Gênero *Zygoribatula*
- Lamelas presentes, bem desenvolvidas ou não, mas sempre com translamela
- Sulco dorsossejugal completo, nunca interrompido medialmente
- Notogáster com 11 a 14 pares de setas, com quatro pares de áreas porosas
- Quatro pares de setas genitais (Figura 7.11).

Família Ceratozetidae
- Tamanho médio a grande (0,3 a 1 mm)
- Geralmente bem esclerotizados e pigmentados, indo do amarelo ao castanho-escuro, quase negro
- Bordo anterior do tecto rostral liso ou com dentes
- Lamelas geralmente bem desenvolvidas, em geral não fundidas ao nível da base das cúspides
- Cúspides lamelares presentes, mas não cobrindo totalmente o tecto rostral
- Tutório presente, com extremidade anterior podendo projetar-se como uma ponta sobressalente
- Quelícera robusta, quelado-denteada
- Notogáster com 10 a 15 pares de setas, reduzidas ou longas, com áreas porosas ou sáculos
- Pteromorfa, em geral, bem desenvolvida, móvel ou imóvel, projetando-se ventralmente, nunca em forma de orelha
- Seis pares de setas genitais.

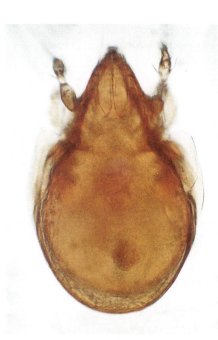

Figura 7.9 Ácaro oribatídeo adulto do gênero *Scheloribates* (Scheloribatidae). Observa-se a presença de lamelas marginais no prodorso, além das pteromorfas pequenas e imóveis, de contorno arredondado, não em forma de orelha. Também se observa que não existe translamela ou cúspide lamelar, estruturas ausentes em Scheloribatidae.

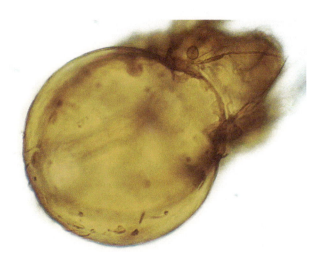

Figura 7.10 Ácaro oribatídeo adulto do gênero *Oribatula* (Oribatulidae). Observa-se a presença de lamelas dorsolaterais no prodorso e de áreas porosas na região posterolateral do notogáster. Também não existem translamela, cúspide lamelar ou pteromorfa, estruturas ausentes em *Oribatula*.

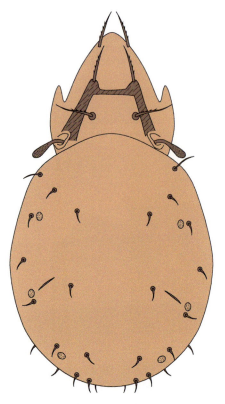

Figura 7.11 Esquema de ácaro oribatídeo adulto do gênero *Zygoribatula* (Oribatulidae). Observa-se a presença de lamelas com traslamela no prodorso e de três pares de áreas porosas arredondadas dorsolaterais no notogáster (4° par posterior não representado). Também não existe pteromorfa, ausente em Oribatulidae.

Gênero *Ceratozetes*

- Tamanho pequeno a médio (0,3 a 0,7 mm)
- Tecto rostral geralmente com um a três dentes
- Translamela normalmente ausente
- Cúspide presente, sobressalente e mais ou menos pontiaguda, com seta lamelar na ponta
- Pteromorfa imóvel
- Notogáster com 10 a 11 pares de setas ou alvéolos, com quatro pares de áreas porosas ou, excepcionalmente, quatro pares de sáculos
- Seis pares de setas genitais
- Pernas geralmente tridáctilas (Figura 7.12).

CONSIDERAÇÕES FINAIS

Uma vez que o controle de ácaros oribatídeos vetores de Anoplocephalidae de importância veterinária em pastagens é praticamente impossível, o estudo das espécies envolvidas e da dinâmica das infestações pode ser de particular interesse em regiões do mundo onde o uso de drogas anti-helmínticas é ainda muito caro ou não prático, a fim de que estratégias de manejo possam ser sugeridas. Esse é o caso de grande parte do território brasileiro, mas, ironicamente, ainda não existe registro de uma espécie sequer de Oribatida hospedeira de Anoplocephalidae no Brasil. Assim, espera-se que as informações apresentadas neste capítulo sirvam de estímulo para que pesquisadores brasileiros das áreas de Acarologia e Parasitologia Veterinária se interessem por esse tema.

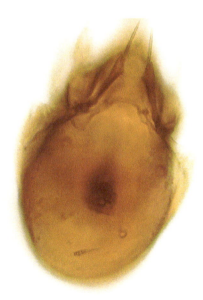

Figura 7.12 Ácaro oribatídeo adulto do gênero *Ceratozetes* (Ceratozetidae). Observa-se a presença de lamelas dorsolaterais no prodorso, com cúspides proeminentes na extremidade anterior portando as setas lamelares. Também se observam as pteromorfas imóveis curvadas para baixo, de contorno triangular em vista lateral, não em forma de orelha.

LEITURAS RECOMENDADAS

BALOGH, J.; BALOGH, P. *Oribatid Mites of the Neotropical Region I*. Amsterdam: Elsevier, 1988.

BALOGH, J.; BALOGH, P. *Oribatid Mites of the Neotropical Region II*. Amsterdam: Elsevier, 1990.

BALOGH, J.; BALOGH, P. *The Oribatid Mites Genera of the World*. Budapest: Hungarian Natural History Museum, 1992. 2 vol.

DENEGRI, G. M. Review of oribatid mites as intermediate hosts of tapeworms of the Anoplocephalidae. *Exp. Appl. Acarol.*, v. 17, p. 567-580, 1993.

DENEGRI, G.; BERNADINA, W.; PEREZ-SERRANO, J.; RODRIGUEZ-CAABEIRO, F. Anoplocephalid cestodes of veterinary and medical significance: a review. *Folia Parasitol.*, v. 45, p. 1-8, 1998.

FLECHTMANN, C. H. W. *Elementos de Acarologia*. São Paulo: Nobel, 1975.

FLECHTMANN, C. H. W. *Ácaros de Importância Médico-Veterinária*. 2. ed. São Paulo: Nobel, 1977.

HAQ, M. A. An Appraisal on oribatid vectors. *In*: ANANTHASUBRAMANIAN, K. S.; VENKATESAN, P.; SIVARAMAN, S. (eds). *Proceedings of the International Conference on Biological Control of Vectors with Predaceous Arthropods (BICOVAS*, vol 1), 1988 Jan 7-10. Madras (India): P.G. Research Department of Zoology, Loyola College (Autonomous), 1988. p. 93-108.

KASSAI, T.; MAHUNKA, S. Studies on tapeworms in ruminants. II. Oribatids as intermediate hosts of Moniezia species. *Acta Vet.*, v. 15, p. 227-249, 1965.

KRANTZ, G. W.; WALTER, D. E. *A Manual of Acarology*. 3. ed. Lubbock: Texas Tech University Press, 2009.

MASSARD, C. L.; ARAUJO, J. L. B.; PIMENTEL-NETO, N. Ácaros oribatídeos (Acarina: Cryptostigmata) hospedeiros intermediários de Moniezia expansa (RUDOLPHI, 1805) (Cestoda: Anoplocephalidae) na baixada fluminense. *Arq. Univ. Federal Rural do RJ*, v. 3, p. 1-6, 1973.

NORTON, R. A. Acarina: Oribatida. *In*: DINDAL, D. L. (ed). *Soil Biology Guide*. New York: Wiley, 1990. p. 779-803.

OLIVEIRA, A. R. *Diversidade de Ácaros Oribatídeos (Acari: Oribatida) Edáficos e Plantícolas do Estado de São Paulo*. São Paulo: USP, 2004. Tese (Doutorado). Instituto de Biociências, Universidade de São Paulo, 2004.

PÉREZ-IÑIGO, C. *Acari, Oribatei, Poronota*. Madrid: Museo Nacional de Ciencias Naturales/CSIC, 1993.

PUTZ, F. S.; SÁ, AJUDARTE-NETO, F.; CUNHA, F. C.; GRAZIANO-NETO, F. Estudo sobre vermes em ovinos: hospedeiro intermediário de Moniezia expansa em São Paulo, Brasil. *O Solo*, v. 63, p. 39, 1971.

SCHNEIDER, K.; RENKER, C.; SCHEU, S.; MARAUN, M. Feeding biology of oribatid mites: a minireview. *Phytophaga*, v. 14, p. 247-256, 2004.

SENGBUSCH, H. G. Review of oribatid mite-anoplocephalan tapeworm relationships (Acari; Oribatei: Cestoda; Anoplocephalidae). *In*: DINDAL, D. L. (ed). *Biology of Oribatid Mites*. Syracuse: State University of New York, College of Environmental Science and Forestry, 1977. p. 87-102.

SUBÍAS, L. S. Listado sistemático, sinonímico y biogeográfico de los ácaros oribátidos (Acariformes, Oribatida) del mundo (1758-2002). *Graellsia*, v. 60, p. 1-305, 2004.

TRAVÉ, J.; ANDRÉ, H. M.; TABERLY, G.; BERNINI, F. *Les Acariens Oribates*. Wavre: AGAR/SIALF, 1996.

Insecta

8

Silvia Gonzalez Monteiro

FILO ARTHROPODA | CLASSE INSECTA

Morfologia externa

Os insetos são artrópodes com o corpo dividido em três regiões bem distintas: cabeça, tórax e abdome. Por terem três pares de pernas, são também conhecidos por hexápodes.

Adultos geralmente apresentam um ou dois pares de asas. Alguns insetos são ápteros.

A respiração é traqueal.

O orifício genital está situado na extremidade posterior do abdome, e o corpo tem simetria bilateral.

Apresentam um par de antenas, divididas em escapo (parte articulada na cabeça), pedicelo e flagelo (um a dez segmentos). Pode ou não existir arista nos flagelos.

Os olhos compostos (omátides) são formados por centenas de omatídeos, que tornam a visão dos insetos bastante ampla. Alguns têm dois a três ocelos auxiliares na parte dorsal da cabeça, entre os olhos compostos.

O aparelho bucal é constituído por um par de mandíbulas, um par de maxilas (pode ter palpos maxilares), um labro dorsal, um lábio ventral e uma hipofaringe.

Na extremidade da probóscida, existe um par de labelas, que variam de tamanho conforme o tipo de aparelho bucal (mastigador – mandíbulas desenvolvidas – ou picador – estiletes perfurantes).

O tórax é dividido em três segmentos: protórax, mesotórax e metatórax, compostos de quatro regiões: uma região dorsal (noto), duas regiões laterais (pleura) e uma região ventral (esterno).

Cada par de patas é inserido em um segmento torácico. A pata é dividida em coxa, trocanter, fêmur, tíbia e tarso.

Os tarsos são divididos em três a cinco segmentos e, neles, estão as garras e as estruturas membranosas chamadas de empódios, que podem ou não ter dois apêndices posteriores, chamados de pulvilos.

Asas

Os insetos de importância em medicina veterinária podem ser ápteros (sem asas, como as pulgas e os piolhos) ou dípteros (com um ou dois pares de asas, como as moscas). As asas são estruturas membranosas com escamas, cerdas ou espinhos. São compostas de nervuras ou veias, e suas características identificam as famílias ou gêneros (ver Figura 14.19, no Capítulo 14 | Brachycera Muscomorpha | Moscas.)

- Nervura costa (C): completa ou incompleta
- Nervura subcosta (SC)
- Nervura radial (R)
- Nervura mediana (M): bifurcação da nervura radial
- Nervura cubital (Cu)
- Nervura anal (A).

Deve-se ressaltar que cada área delimitada por nervuras chama-se célula. Esta pode ser apical e fechada ou discal. As nervuras costa e subcosta não se ramificam.

Abdome

É composto de segmentos em anéis, sem apêndices e com cerdas. É onde está a abertura genital. Apresenta, na região pleural (lateral), os estigmas respiratórios ou espiráculos. Essa região é menos quitinizada para possibilitar a distensão abdominal. Os três últimos anéis não apresentam espiráculos. Há insetos com espiráculos no tórax.

Morfologia interna dos insetos

Sistema digestivo

Nos insetos, o sistema digestivo é em forma de um tubo, que se estende da boca até o ânus. Está dividido em três regiões:

- Intestino anterior, ou estomodeu
- Intestino médio, ou mesêntero
- Intestino posterior, ou proctodeu.

Estomodeu

Inicia-se na cavidade bucal e vai até o tórax. Está dividido nos seguintes segmentos: faringe, esôfago, papo e proventrículo. A faringe dos insetos sugadores funciona como uma bomba de sucção. Em alguns insetos, esse tubo, na altura do tórax, se dilata, formando o papo. Ao papo segue-se o proventrículo, que pode apresentar dentes e espinhos.

Função do estomodeu

Armazenar os alimentos e triturá-los, iniciando a digestão pelas enzimas presentes no seu interior. As enzimas variam de acordo com a alimentação do inseto.

Mesêntero, ou estômago

Varia de forma dependendo do tipo de inseto.

Funções do mesêntero

É a região do corpo do inseto que faz a principal função de digestão e absorção dos alimentos. Alguns insetos apresentam cecos gástricos na parte anterior do mesêntero.

Proctodeu

Pode estar dividido em três partes:

- Intestino delgado, ou íleo

- Intestino grosso, ou cólon
- Reto.

Glândulas salivares

Na cavidade bucal, abre-se o ducto das glândulas salivares situadas no tórax ou no abdome. Dependendo do grupo de insetos, podem ser simples, lobadas ou simétricas.

Natureza da secreção salivar

Depende do tipo de alimentação do inseto. Espécies que se alimentam de sangue de vertebrados produzem secreção salivar que contém uma substância anticoagulante.

Sistema excretor

Nos insetos, a excreção é realizada principalmente pelos tubos de Malpighi, cujo número e tamanho variam de inseto para inseto. Consistem em túbulos alongados fechados na extremidade livre e que se abrem na luz intestinal pela outra extremidade.

A urina, que é filtrada pelas células contidas nos túbulos, escoa para o intestino, onde é misturada com as fezes. Antes de ser eliminada pelo ânus, uma grande quantidade de água é reabsorvida pelas glândulas retais e retida no organismo do inseto.

Sistema respiratório

Os insetos respiram por tubos chamados de traqueias. Estas se abrem para o exterior por meio de orifícios laterais localizados nos segmentos torácicos e abdominais, chamados estigmas ou espiráculos respiratórios. Os estigmas regulam a entrada e a saída do ar no corpo do inseto. Existem em torno de dez pares de estigmas: um par no mesotórax, um no metatórax e um par em cada um dos primeiros sete ou oito segmentos do abdome.

Alguns insetos aquáticos apresentam brânquias.

Sistema circulatório

A hemolinfa ("sangue dos insetos") circula pelo corpo através de apenas um vaso, chamado de vaso dorsal, que se estende dorsalmente do tórax ao abdome.

Hemolinfa

A função predominante é de transporte de alimento, hormônios e metabólitos. Secundariamente, há transporte de gases para as partes do corpo não providas de traqueias. Em geral, esse sangue é amarelado ou esverdeado; raramente é vermelho. As células da hemolinfa são chamadas de hemócitos.

Hemócitos

Têm função semelhante à dos leucócitos dos mamíferos.

Alguns fagocitam células estranhas ao organismo e são especialmente ativos nos processos de mudas e metamorfoses.

Às vezes, os hemócitos se congregam ao redor de corpos estranhos ou de larvas de filarídeos.

Sistema nervoso

Cérebro ou gânglio supraesofágico:

- Localiza-se na cabeça do inseto

- As células nervosas se comunicam por meio das sinapses com ação de neurotransmissores, como a acetilcolina, e os impulsos são transmitidos por meio de mudanças na carga elétrica nas sinapses
- As células sensoriais captam estímulos do ambiente e os transmitem para o sistema nervoso central. Um interneurônio recebe essa informação e a passa para outro neurônio, como os neurônios motores, que transmitem o impulso para os músculos
- Os insetos têm órgãos especiais para visão, audição, paladar e olfato. O complexo das células sensoriais é conhecido por sensilia.

Sistema reprodutor

A maioria dos insetos é dioica, ou seja, apresenta sexos separados.

Aparelho genital feminino

- Inclui dois ovários, que têm ovidutos, um em cada ovário, os quais constituem o oviduto comum, cuja parte posterior é a vagina
- Na parte posterior da vagina, há uma câmara genital em forma de saco, a espermateca, onde ficam armazenados os espermatozoides. Próximas à vagina estão as glândulas anexas, que fornecem o material para o revestimento do ovo.

Aparelho genital masculino

Apresenta dois testículos, dos quais se originam os ductos eferentes. Os ductos eferentes reunidos formam o ducto ejaculatório, que se abre para o exterior. O ducto ejaculatório termina pelo edeago, que é o órgão copulador.

Desenvolvimento e metamorfose

Os insetos são, na maioria, ovíparos, porém existem algumas espécies vivíparas.

Os ovos são ovais, esféricos ou alongados, mas há fêmeas que põem ovos em forma de tonel ou de disco. A casca que envolve o ovo varia em espessura, forma e cor, dependendo da ordem do inseto.

Postura. É realizada em locais propícios para o desenvolvimento das formas imaturas. Algumas espécies põem ovos isolados uns dos outros, enquanto outras põem os ovos aglomerados.

Mudas. Durante o desenvolvimento do ovo até o estágio adulto, o inseto sofre uma série de transformações, com eliminação e renovação da cutícula (ecdise), fenômeno conhecido por metamorfose.

Exúvia. A cutícula eliminada é denominada exúvia. Antes de chegar à fase adulta, o inseto muda várias vezes de cutícula.

Estágio. É a forma dos insetos entre duas mudas. Para o inseto crescer, tem que mudar a cutícula do estágio anterior.

Ametabolia. Ocorre quando os insetos se desenvolvem sem apresentar transformações substanciais. As formas jovens são semelhantes às formas adultas, diferindo apenas na dimensão. Esse tipo de desenvolvimento é chamado de ametabolia e os insetos são chamados de ametábolos.

Formas imaturas dos insetos

Na forma imatura, são chamados de ninfas ou larvas. Os dois tipos de metamorfose mais frequentes no desenvolvimento dos insetos são:

- Metamorfose incompleta, ou hemimetabolia
- Metamorfose completa, ou holometabolia.

Metamorfose incompleta | Hemimetabolia

Nesse tipo de metamorfose, os estágios jovens, que são ninfas, são semelhantes aos adultos. As principais diferenças observadas entre as formas imaturas e os adultos são o tamanho e as proporções do corpo, o tamanho das asas, a ausência de aparelho genital e a forma das antenas e peças bucais.

Incluem-se nesse tipo de metamorfose os insetos de importância em Medicina Veterinária das ordens Hemiptera e Phthiraptera.

Os insetos desse grupo são conhecidos por hemimetábolos ou hemimetabólicos.

Metamorfose completa | Holometabolia

Os estágios jovens são muito diferentes dos adultos, tanto do ponto de vista morfológico quanto do ponto de vista dos hábitos.

O indivíduo recém-eclodido é a larva, e o estágio posterior é chamado de pupa. A pupa não se alimenta.

Os insetos desse tipo são conhecidos por holometábolos ou holometabólicos. Nesse grupo, incluem-se os insetos de importância em Medicina Veterinária das ordens Diptera e Siphonaptera (pulgas).

Classificação

A classe Insecta compreende 26 ordens, das quais as seguintes incluem espécies de interesse em Medicina Veterinária:

- Ordem Diptera (moscas e mosquitos)
- Ordem Hemiptera (barbeiros e percevejos)
- Ordem Siphonaptera (pulgas)
- Ordem Phthiraptera (piolhos).

LEITURAS RECOMENDADAS

ALMEIDA, L. M.; RIBEIRO-COSTA, C. S.; MARINONI, L. *Manual de Coleta, Conservação, Montagem e Identificação de Insetos*. Ribeirão Preto: Holos, 1998. 78 p.

BORROR, D.; DELONG, D. M. *Introdução ao Estudo dos Insetos*. São Paulo: Edgard Blucher, Edusp, 1969. 635 p.

BOWMAN, D. D. *Georgis Parasitology for Veterinarians*. 8 ed. Philadelphia: Saunders, 2003. 422 p.

BUZZI, Z. J.; MIYAZAKI, R. D. *Entomologia Didática*. Curitiba: Editora UFPR, 1993. 262 p.

CARREIRA, M. *Entomologia para Você*. São Paulo: Edart, 1967. 182 p.

COSTA LIMA, A. *Insetos do Brasil*. n. 2. Rio de Janeiro: Escola Nacional de Agronomia, 1938. 470 p. (Série Didática).

FISHER, M. S.; SAY, R. *Manual of Tropical Veterinary Parasitology*. Minist. Cooperation et du Development French, Paris, 1989.

FREITAS, M. G.; COSTA, H. M. A.; COSTA, J. O.; LIDE, P. *Entomologia e Acarologia Médica e Veterinária*. 4. ed. Minas Gerais: Editora da UFMG, 1978. 396 p.

GUIMARÃES, J. H.; TUCCI, E. C.; BARROS-BATTESTI, D. M. *Ectoparasitos de Importância Veterinária*. 7. ed. São Paulo: Fapesp, Editora Plêiade. 213 p.

SERRA-FREIRE, N. M.; MELLO, R. P. *Entomologia & Acarologia na Medicina Veterinária*. Rio de Janeiro: Ed. L. F. Livros, 2006. 200 p.

SOULSBY, E. J. L. *Helminths – Artropods & Protozoa of Domesticated Animals*. 7 ed. Philadelphia: Lea & Febirger, 1982. 809 p.

CORREIA, T. R. *Zoologia médica e parasitologia I IV401*. Universidade Federal Rural do Rio de Janeiro, 2015. Disponível em: http://r1.ufrrj.br/wp/iv/files/2015/11/APOSTILA-DIDATICA-IV401.pdf.

Phthiraptera | Piolhos

Silvia Gonzalez Monteiro

FILO ARTHROPODA | CLASSE INSECTA
Ordem Phthiraptera

Os piolhos pertencem à ordem Phthiraptera e são parasitos de aves e mamíferos. Dependendo do tipo de alimentação, classificam-se em piolhos mastigadores (também chamados de malófagos) ou sugadores (hematófagos).

A maneira mais fácil de diferenciá-los é observar o tamanho da cabeça em relação ao tórax. Os piolhos mastigadores têm a cabeça mais larga do que o tórax e os piolhos sugadores, a cabeça mais estreita do que o tórax.

Seus ovos operculados são chamados de lêndeas e são presos por uma substância cimentante aos pelos, aos cabelos ou às penas (Figura 9.1).

São divididos em quatro subordens (Figura 9.2):
- Amblycera: piolhos mastigadores com antenas escondidas (Tabela 9.1)
- Ischnocera: piolhos mastigadores com antenas livres (Tabela 9.1)
- Anoplura: piolhos sugadores
- Rynchophthirina – parasito de elefantes com uma espécie, *Haematomyzus elephantis*.

Piolhos mastigadores (malófagos)

Principais características:
- Apresentam muitas cerdas pelo corpo
- Ausência de asas

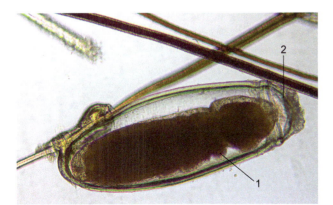

Figura 9.1 Lêndea de piolho fixada em um cabelo. Ninfa no interior (1), opérculo (2).

- Passam toda a vida no hospedeiro, agarrados aos pelos ou às penas
- Metamorfose incompleta (hemimetábolos)
- Maior infestação de piolhos no inverno pela aglomeração de indivíduos (por causa da temperatura)
- A fêmea produz uma substância cimentante nas suas glândulas coletéricas que possibilita que os ovos fiquem colados aos pelos ou penas
- Ciclo biológico: ovo – ninfa 1 – ninfa 2 – ninfa 3 – adulto.

Ciclo biológico geral

Após 1 semana da postura, os ovos dão origem às ninfas, que são parecidas com os adultos, porém menores, pouco quitinizadas, com segmentos abdominais e torácicos não tão visíveis e sem edeago (órgão copulador) ou gonopódios. O desenvolvimento de todo o ciclo se dá em torno de 20 dias.

Os piolhos mastigadores se alimentam de bárbulas de penas e de células de descamação da pele. Algumas espécies ingerem sangue que aflora à superfície da pele.

A disseminação é feita por meio de contato direto; fora do hospedeiro morrem em 3 a 7 dias. Sobre o hospedeiro podem viver de 20 a 40 dias.

Especificidade

São muito específicos; um mesmo hospedeiro pode ser parasitado por várias espécies de malófagos, mas dificilmente uma espécie adapta-se a outro hospedeiro que não o seu. Os piolhos também têm preferência por determinadas regiões do corpo.

Importância em Medicina Veterinária e Saúde Pública

Os animais se coçam, não se alimentam bem, ficam irritados e com má aparência e podem aparecer infecções secundárias, o que provoca perda de peso e queda na produtividade.

As espécies que infestam aves são mais daninhas do que aquelas que parasitam os mamíferos.

Quando a infestação é muito grande, o animal espoja-se na terra, coça-se muito, não descansa e pouco se reproduz. De tanto se coçarem, acabam arrancando as penas ou os pelos, escarificando a pele, o que resulta em ferimentos agravados por invasão bacteriana.

68 Parasitologia na Medicina Veterinária

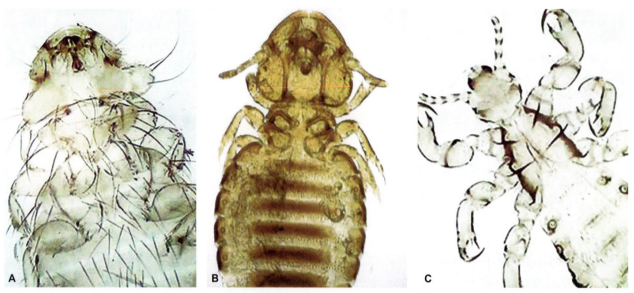

Figura 9.2 Morfologia das subordens de piolho. (**A**) Amblycera, (**B**) Ischnocera e (**C**) Anoplura.

A espécie *Trichodectes canis* pode servir como hospedeiro intermediário do *Dipylidium caninum*, um cestódeo parasito do cão e ocasionalmente do ser humano (que se infecta ao ingerir o piolho contendo a larva do cestódeo).

As espécies que vivem rente à pele das aves podem causar sérios prejuízos. *Menacanthus stramineus* (piolho de aves) irrita a pele, provocando descamação epitelial e afloramento de sangue, do qual se alimenta.

Criações de aves em galpões cobertos e sombreados diminuem as infestações por piolhos mastigadores, já que os ovos dependem de luz solar para a eclosão das ninfas.

Os piolhos mastigadores de animais não causam lesões em humanos.

Controle dos piolhos mastigadores

Tratar e manter os animais isolados e em boas condições de higiene.

Como os malófagos passam toda a sua vida entre as penas e os pelos de seus hospedeiros, onde põem seus ovos, deve-se tratar os animais com inseticidas, repetindo a aplicação após 10 a 14 dias.

Subordem Amblycera (piolhos mastigadores com antenas escondidas)

Características morfológicas:

- Palpos maxilares presentes (Figura 9.3)

Tabela 9.1 Chaves para identificação das famílias de piolhos mastigadores de interesse em Medicina Veterinária, segundo Pinto (1938).

1	Antenas formadas por segmentos inteiramente diferentes e com a extremidade distal dilatada. Com fossetas antenais e palpos maxilares (subordem Amblycera)	2
1a	Segmentos antenais do mesmo tipo cilíndricos. Antenas livres, extremidade não dilatada. Ausência de palpos maxilares (subordem Ischnocera)	5
2	Tarsos dos dois últimos pares de patas sem garras ou com uma única garra. Palpos labiais com um segmento. Parasitos de roedores. Família Gyropidae	
2a	Tarsos de todas as patas com duas garras. Palpos labiais com um ou dois segmentos	3
3	Com cinco pares de estigmas abdominais. Palpos labiais com dois segmentos. Mesotórax muito reduzido e aparentemente reunido ao protórax. Olhos ausentes. Parasitos de roedores e marsupiais. Família Trimenoponidae	
3a	Com seis pares de estigmas respiratórios abdominais. Palpos labiais com um segmento. Mesotórax distinto do protórax. Olhos presentes	4
4	Estigmas respiratórios nos segmentos abdominais 2 a 7. Antenas com cinco artículos. Hipopígio do macho com um grande saco acessório. Parasitos de marsupiais e cães. Família Boopidae	
4a	Estigmas respiratórios nos segmentos abdominais 3 a 8. Antenas com quatro artículos, raramente com cinco. Sem saco acessório no hipopígio do macho. Parasitos de aves. Família Menoponidae	
5	Tarsos com uma unha. Parasitos de mamíferos. Família Trichodectidae	
5a	Tarsos com duas unhas. Parasitos de aves. Família Philopteridae	

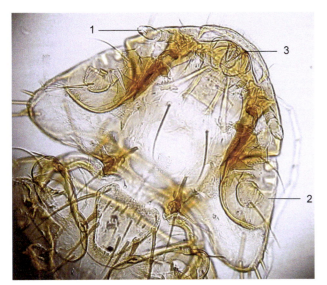

Figura 9.3 Morfologia de Amblycera. Presença de palpos maxilares (1), fossetas antenais (2), onde ficam guardadas as antenas, e aparelho bucal (3).

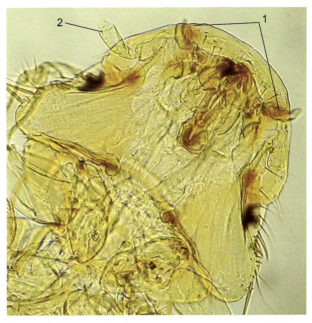

Figura 9.4 Cabeça de *Menopon* sp. sem processo espinhoso. Palpos (1) e antenas (2).

- Antenas com quatro segmentos
- Fossetas antenais (depressão para guardar as antenas; Figura 9.3).

Principais famílias
- Menoponidae
- Boopidae
- Gyropidae
- Laemobothriidae
- Ricinidae
- Trimenoponidae.

Família Menoponidae
Gênero *Menopon* (pronúncia: Menôpon)
Espécie *Menopon gallinae*
Hospedeiros. Aves.

Características morfológicas
- Não apresenta processo espinhoso na cabeça (Figura 9.4)
- Apresenta, na face ventral, dois tufos de cerdas em um dos segmentos no abdome (Figura 9.5)
- Mede em torno de 2 mm de comprimento
- Antenas com quatro segmentos
- Ápteros
- Abdome com uma fileira de cerdas em cada segmento dorsal (Figura 9.5)
- Tarsos apresentam duas garras.

Localização. Tem preferência pelas penas do peito, ao longo das hastes. Em grandes infestações, as penas do peito ficam bastante danificadas.

Gênero *Menacanthus* (pronúncia: Menacântus)
Espécies
- *Menacanthus stramineus*

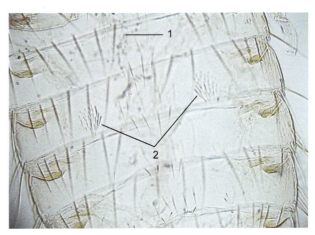

Figura 9.5 Abdome de *Menopon* sp. com uma fileira de cerdas em cada segmento abdominal (1) e os dois tufos de cerdas característicos do gênero (2).

- *M. pallidulus*
- *M. cornutus*.

Têm como hospedeiras as aves. É parasito de galinhas, perus, faisões e, excepcionalmente, pombos.

Características morfológicas
- Duas fileiras de cerdas longas e curtas nos segmentos abdominais dorsais (Figura 9.6)
- Cabeça com dois espinhos (Figura 9.7)
- Antenas com quatro segmentos
- Apresentam palpos maxilares.

Têm como preferência de localização a região da cloaca, onde podem provocar micro-hemorragias. Já *M. pallidulus* prefere a região da cabeça. A postura dos ovos é feita na base das penas (Figura 9.8).

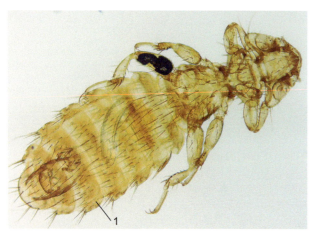

Figura 9.6 *Menacanthus* sp. com dupla fileira de cerdas em cada segmento abdominal (1).

Família Boopidae

Gênero *Heterodoxus* (pronúncia: Heterodóxus)

Espécie *Heterodoxus spiniger*

Hospedeiro. Cão.

Características morfológicas

- Cabeça subtriangular
- Palpos maxilares com quatro artículos (Figura 9.9)
- Duas garras nos tarsos (Figura 9.10)
- Têmporas estreitas, não salientes
- Cabeça com dois espinhos na face ventral e implantados junto à base dos palpos maxilares
- Protórax livre
- Uma fileira de cerdas longas no abdome, com tergitos e pleuritos bem quitinizados (Figura 9.11).

Família Gyropidae

Os tarsos têm somente uma unha vestigial ou há ausência de unhas.

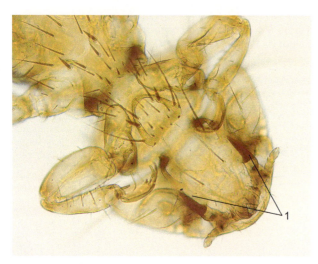

Figura 9.7 Cabeça de *Menacanthus* sp., piolho de aves, contendo dois espinhos (1).

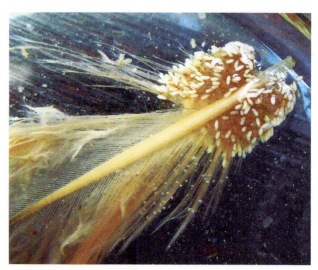

Figura 9.8 Pena contendo ovos de *Menacanthus* sp. na base.

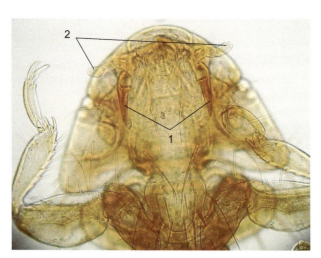

Figura 9.9 Cabeça de *Heterodoxus* sp., piolho de cão, com espinhos (1) e palpos maxilares (2).

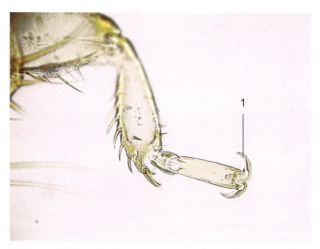

Figura 9.10 Pata de *Heterodoxus* sp., onde se observam as duas garras (1).

Capítulo 9 • Phthiraptera | Piolhos 71

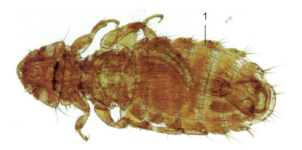

Figura 9.11 *Heterodoxus spiniger*, piolho Amblycera de cão. Uma fileira de cerdas em cada segmento abdominal (1).

Gênero *Gliricola* (pronúncia: Glirícola)
Espécies
- *Gliricola distinctus*
- *G. lindolphoi*
- *G. porcelli*

Hospedeiros
Porquinho-da-índia, preá e outros roedores.

Características morfológicas
- Patas sem unhas no tarso (Figura 9.12)
- Cinco pares de estigmas respiratórios
- Palpos com dois segmentos
- Cabeça mais longa do que larga.

Gênero *Gyropus* (pronúncia: Girópus)
Espécie *Gyropus ovalis*
Hospedeiros. Cobaias e outros roedores.

Características morfológicas
- Palpos com quatro segmentos
- Segundo e 3º pares de patas com tarsos em forma de unha adaptados para apreensão dos pelos
- O 1º par de patas é mais delicado e menor do que o 2º e o 3º par
- Cabeça com largura e altura semelhantes.

Subordem Ischnocera (piolhos mastigadores com antenas aparentes)
Características morfológicas
- Palpos maxilares ausentes
- Antenas filiformes (apresentam três segmentos nos piolhos parasitos de mamíferos e cinco segmentos nos parasitos de aves)
- Sem fossetas antenais (antenas livres).

Família Trichodectidae
Características morfológicas
- Três segmentos antenais
- Uma garra no tarso para fixação no hospedeiro.

Gênero *Trichodectes* (pronúncia: Tricodéquites)
Espécie *Trichodectes canis*
Hospedeiro. Cão.

Características morfológicas
- Adultos com, em média, 0,15 cm
- Cabeça escura e corpo claro (Figura 9.13)
- Cabeça hexagonal (Figuras 9.14 e 9.15)
- Apresentam uma só garra nas patas (Figura 9.14)
- Têmporas sem lobos posteriores
- Machos com edeago bem desenvolvido (Figura 9.14)
- Dimorfismo sexual pelas antenas – machos têm o primeiro segmento aumentado (Figuras 9.15 e 9.16)
- Estigmas respiratórios do 2º ao 7º segmentos (seis pares)
- Cerdas abdominais longas
- Antenas com três segmentos (Figura 9.16).

Gênero *Bovicola* (pronúncia: Bovícola; sinonímia: *Damalinia*)
Espécies
- *Bovicola caprae*
- *B. bovis*
- *B. ovis*
- *B. equi*.

Hospedeiros. Ruminantes e equinos.

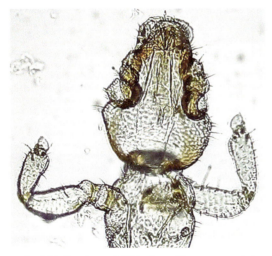

Figura 9.12 Piolho de preá *Gliricola* sp. Uma característica desse piolho é a ausência de unhas nas patas.

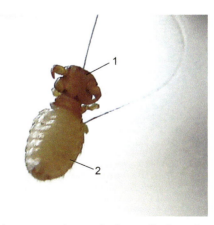

Figura 9.13 *Trichodectes* agarrado ao pelo de um cão. Esse piolho tem a cabeça escura (1) e o corpo claro (2).

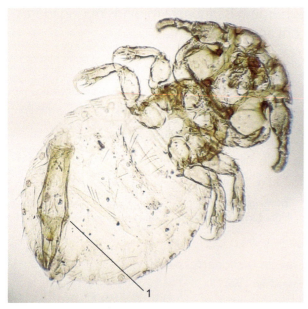

Figura 9.14 Edeago (1) do macho de *Trichodectes* sp., piolho de cão.

Características morfológicas
- Cabeça arredondada com a "bochecha" repartida (Figura 9.17)
- Cabeça tão larga quanto longa (Figura 9.17)
- Cerdas abdominais curtas, iguais e em filas transversais (Figura 9.18)
- Manchas nos tergitos (placas dorsais; Figura 9.18).

Gênero *Felicola* (pronúncia: Felícola)

Espécie *Felicola subrostratus*

Hospedeiros. Felinos.

Características morfológicas
- Tem em torno de 0,13 cm de comprimento
- Cabeça com aspecto pentagonal (Figura 9.19), olhos atrás das antenas
- Cerdas abdominais muito curtas
- Três pares de estigmas respiratórios abdominais (Figura 9.19)
- Abdome do macho com pequena saliência posterior formada pelo último segmento (Figura 9.20)
- Antenas com três segmentos e sem dimorfismo sexual (Figuras 9.19 e 9.20).

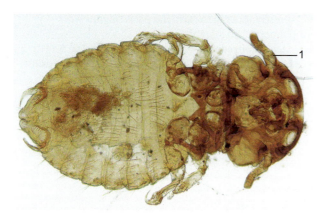

Figura 9.15 Fêmea de *Trichodectes* sp. Primeiro segmento da antena semelhante ao segundo e ao terceiro (1).

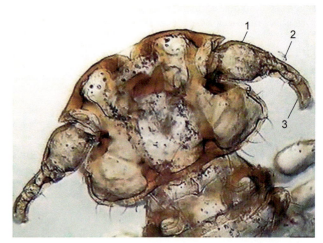

Figura 9.16 Cabeça de um macho de *Trichodectes* sp. Primeiro segmento da antena aumentado (1), segundo segmento (2) e terceiro segmento (3).

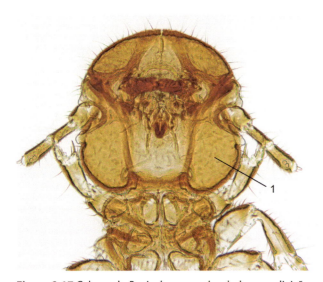

Figura 9.17 Cabeça de *Bovicola* sp. arredondada, com divisões que parecem bochechas (1).

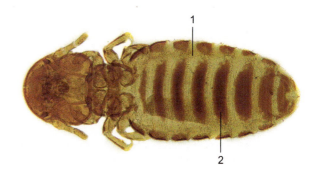

Figura 9.18 Cerdas curtas nos segmentos abdominais de *Bovicola* sp. (1); manchas nos tergitos (2).

Capítulo 9 • Phthiraptera | Piolhos

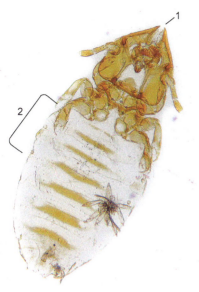

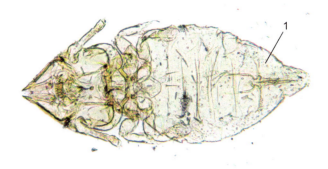

Figura 9.20 Macho de *Felicola subrostratus*. Órgão copulador, edeago (1).

Figura 9.19 Fêmea de *Felicola subrostratus*, piolho de gato. Cabeça pentagonal (1) e os três pares de estigmas respiratórios (2).

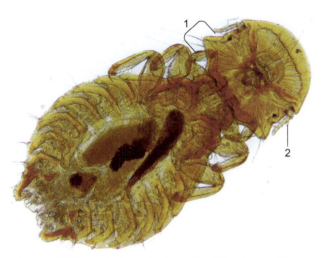

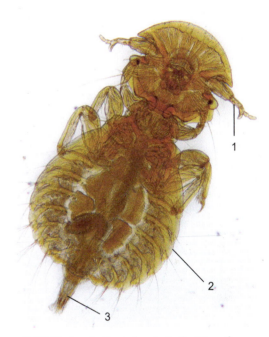

Figura 9.21 Fêmea de *Goniodes dissimilis*, piolho de aves. Têmporas com apenas um processo tubercular com duas cerdas longas (1). Essa espécie apresenta dimorfismo sexual nas antenas (2).

Figura 9.22 Macho de *Goniodes dissimilis*. Dimorfismo sexual evidenciado pelas antenas (1). Segmentos abdominais superpostos (2) e órgão copulador, edeago (3).

Família Philopteridae

Cinco segmentos antenais com duas garras para fixação nos hospedeiros.

Gênero *Goniodes* (pronúncia: Goniódes)

Espécies
- *Goniodes gigas*
- *G. dissimilis*

Hospedeiros. Aves.

Características morfológicas
- Cabeça semelhante a um chapéu com cerdas longas nas extremidades laterais (Figura 9.21)
- Tarsos com duas garras
- Antenas com cinco segmentos nos dois sexos; último segmento não clavado (Figura 9.22)

- *G. dissimilis*: têmporas com apenas um processo tubercular e duas longas cerdas na margem posterior de cada lobo (Figura 9.21)
- *Goniodes gigas*: têmporas com dois processos tuberculares e três longas cerdas na margem posterior de cada lobo (Figura 9.23)
- Ambas as espécies são conhecidas como grande piolho marrom das aves. Tamanho entre 0,2 e 0,5 cm (Figura 9.24).

Gênero *Goniocotes* (pronúncia: Goniocotes)

Espécie *Goniocotes gallinae*

Hospedeiros. Aves.

Características morfológicas
- Conhecido como pequeno piolho das plumas. Tamanho em torno de 0,15 cm de comprimento

- Cabeça com têmporas levemente arredondadas contendo 2 cerdas longas (Figura 9.25)
- Antenas com cinco segmentos.

Gênero *Chelopistes* (pronúncia: Quelopistes)
Espécie *Chelopistes meleagridis* (= *Goniodes meleagridis*)

Hospedeiro. Perus.

Características morfológicas
- Grande piolho dos perus, com tamanho que varia entre 0,3 e 0,5 cm de comprimento (Figura 9.27)
- Cabeça com lobos temporais agudos terminando em estiletes dotados de uma única cerda (Figura 9.28)
- Antenas com cinco segmentos (Figura 9.28).

Gênero *Lipeurus* (pronúncia: Lipêurus)
Espécie *Lipeurus caponis*

Hospedeiro. Galinhas.

Características morfológicas
- Tamanho entre 0,2 a 0,4 cm
- Corpo e cabeça alongados (Figura 9.29)

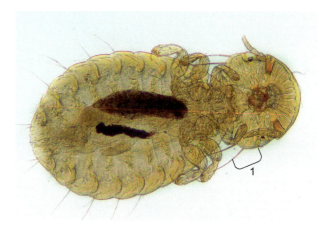

Figura 9.25 *Goniocotes* fêmea. Têmporas arredondadas com duas longas cerdas (1).

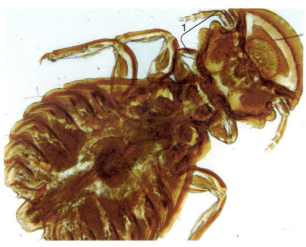

Figura 9.23 Macho de *Goniodes gigas*. Têmporas com dois processos tuberculares e três longas cerdas (1).

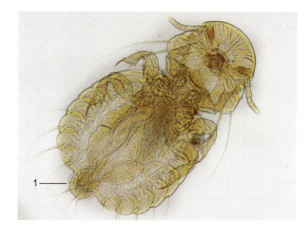

Figura 9.26 *Goniocotes* macho. Sem dimorfismo sexual nas antenas. Edeago (1).

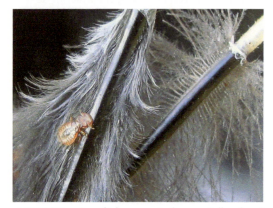

Figura 9.24 Pena de galinha parasitada por piolho do gênero *Goniodes*.

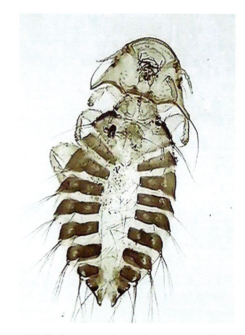

Figura 9.27 *Chelopistes meleagridis*, grande piolho de perus.

- Cabeça mais longa que larga
- Fronte larga, arredondada no ápice (Figura 9.29)
- Mancha mediana no tórax
- Antenas com dimorfismo sexual; no macho, o primeiro artículo é bem mais longo (Figura 9.30)
- Piolho cinza e alongado (Figura 9.31).

Gênero *Columbicola* (pronúncia: Columbícola)
Espécie *Columbicola columbae*
Hospedeiros. Pombos.

Características morfológicas
- Tamanho de 0,15 a 0,25 cm
- Corpo e cabeça alongados (Figura 9.32)
- Macho com dimorfismo sexual nas antenas (Figura 9.32)
- Cabeça exibindo duas cerdas em sua extremidade anterior (Figura 9.33).

Gênero *Struthiolipeurus* (pronúncia: Istrutiolipeurus)
Espécies
- *Struthiolipeurus rheae*
- *S. struthionis*
- *S. nandu.*

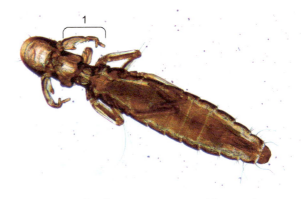

Figura 9.30 Macho de *Lipeurus*. Antena diferenciada, com o primeiro segmento bem maior que os demais, e bífida na extremidade (1).

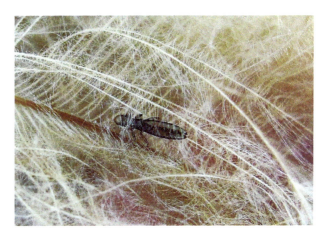

Figura 9.31 *Lipeurus caponis*, piolho cinza alongado de galinhas.

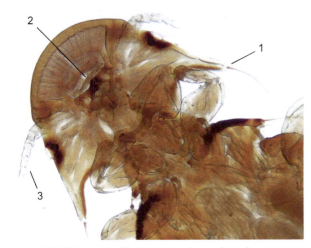

Figura 9.28 Cabeça de *Chelopistes meleagridis*. Lobos temporais com uma única cerda (1), maxilas (2), antenas (3).

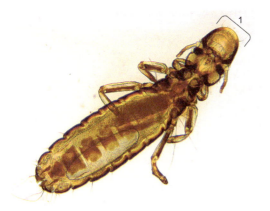

Figura 9.29 Fêmea de *Lipeurus*. Cabeça com o ápice em formato arredondado (1).

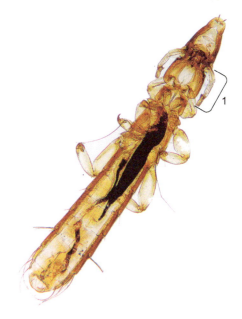

Figura 9.32 Macho de *Columbicola columbae*, piolho de pombos. Macho com antenas diferenciadas, com último segmento bífido (1).

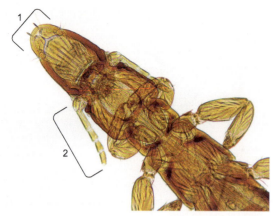

Figura 9.33 Cabeça de fêmea de *Columbicola columbae*. Duas cerdas na extremidade (1) e antenas (2).

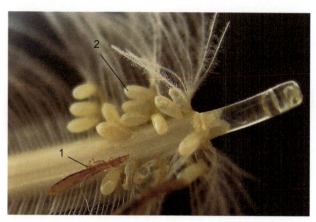

Figura 9.34 Pena de pombo parasitada por *Columbicola*. (1) Ovos na base da pena (2).

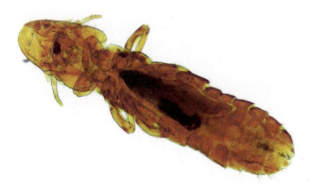

Figura 9.35 *Struthiolipeurus* fêmea.

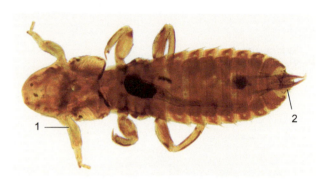

Figura 9.36 Macho de *Struthiolipeurus*. Antenas com primeiro segmento aumentado e com o último bífido (1) e presença de órgão copulador (2).

Hospedeiros. Avestruz e ema.

Características morfológicas
- Tamanho dos adultos de 0,3 a 0,4 cm
- Cabeça grande com corpo estreito e alongado (Figura 9.35)
- Macho com dimorfismo sexual nas antenas (Figura 9.36).

Subordem Anoplura (piolhos picadores – hematófagos)

Características morfológicas
- Com garras grandes nos tarsos
- Cabeça menor do que o tórax
- Antenas com cinco segmentos
- Parasitos de mamíferos
- Sugadores de sangue.

Família Pediculidae

Gênero *Pediculus* (pronúncia: Pedículus)

Espécies e localização

Pediculus humanus com duas subespécies:
- *Pediculus humanus humanus*: corpo
- *P. humanus capitis*: cabeça

Hospedeiros. Humanos.

Características morfológicas
- O tamanho varia de 0,2 a 0,4 cm de comprimento
- Olhos grandes e simples (Figura 9.37)
- Cinco segmentos nas antenas (Figura 9.37)
- Presença de um rostelo ou dentes pré-estomais para cortar a pele
- Corpo alongado, cabeça ovoide (Figura 9.38)
- Tórax sem segmentos aparentes
- Abdome com sete segmentos
- Placas pleurais bem quitinizadas (Figura 9.38)
- Garras das patas de tamanho semelhante.

Ciclo biológico

A fêmea põe ovos operculados nas bases dos pelos/cabelos (Figura 9.39) ou nos fios das vestimentas (conforme a espécie). A fixação do ovo se dá por uma substância secretada por glândulas especiais (glândulas coletéricas). Cada fêmea põe cerca de 7 a 10 ovos diariamente (lêndeas). O período de incubação dos ovos é de 8 a 9 dias em condições ideais de temperatura e umidade [33 a 40°C e 90% de umidade relativa (UR)].

São hemimetabólicos, ou seja, apresentam metamorfose incompleta. Suas fases de vida são: ovo – ninfa (três mudas) – adultos (macho e fêmea). Cada piolho adulto vive, em média, 9 a 10 dias sobre o hospedeiro.

O ciclo completo de ovo a ovo se dá, em média, em 18 dias (em condições favoráveis de temperatura e umidade).

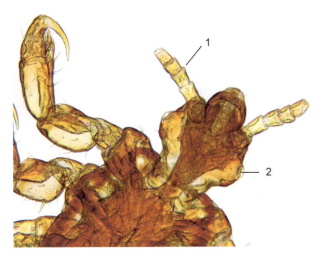

Figura 9.37 Segmentos da antena (1) e olho (2) de *Pediculus* sp.

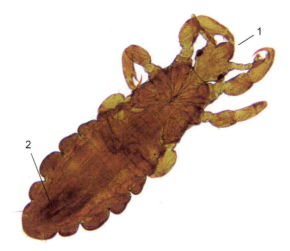

Figura 9.38 Cabeça arredondada (1) e edeago (2) de um macho de *Pediculus* sp.

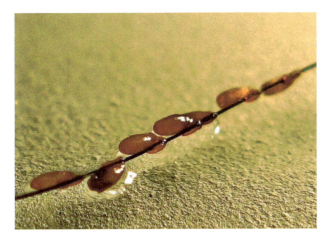

Figura 9.39 Fio de cabelo com lêndeas (ovos) de *Pediculus*.

Picam o homem intermitentemente (a picada dura de 3 a 10 min). São mais ativos à noite ou durante o descanso do paciente.

Importância em Medicina Veterinária e Saúde Pública

As picadas provocam prurido e erupções na pele, agravadas pela invasão de agentes secundários. Há correlação entre o grau de infestação e o comprimento dos cabelos (as mulheres são mais parasitadas do que os homens). Esse piolho não se desenvolve em animais.

Doenças que transmitem | Tifo exantemático

Causado pela *Rickettsia prowasekii*. Os piolhos se infectam ao sugarem sangue de um indivíduo doente. O principal transmissor é o piolho humano do corpo, *Pediculus humanus* (mais raramente pelo piolho dos cabelos, *P. capitis*).

A transmissão da infecção se dá pela contaminação de feridas da pele com as fezes dos piolhos ou pelo esmagamento do conteúdo intestinal em áreas em abrasão. O período de incubação no ser humano é de 10 a 14 dias. As bactérias se reproduzem no interior de células endoteliais que revestem os vasos sanguíneos, causando inflamação dos vasos.

Os piolhos morrem da infecção em poucos dias (invade os tecidos dos piolhos, destruindo as células). O ato de esmagar o piolho com os polegares possivelmente ocasiona a infecção. As riquétsias podem permanecer, nas fezes ou no cadáver do piolho no ambiente, vivas e virulentas durante 66 dias.

Doenças que transmitem | Febre das trincheiras

Transmitida pela *Bartonella quintana* (= *Rickettsia quintana*). O nome surgiu porque a doença apareceu entre os soldados que combatiam nas trincheiras durante a Primeira Guerra Mundial (mais de 1 milhão de casos). O doente apresenta febre com dores generalizadas somente durante 5 dias, por isso é denominada quintana, originada de "quinto". O sangue, porém, é infectante por quase 2 meses. Não é injuriosa aos piolhos (se multiplica no lúmen intestinal). As principais fontes de infecção são as fezes, mas há relatos de transmissão pela picada. Fezes secas conservam poder infectante durante muito tempo, de modo que a infecção pode ser transmitida também por inalações.

Doenças que transmitem | Febre recorrente

Transmitida pela *Borrelia recurrentis* (uma espiroqueta que se desenvolve na hemocele do inseto). O ser humano se infecta pelo esmagamento do inseto e pela liberação do conteúdo da hemocele em qualquer ferimento da pele.

Família Pthiridae

Gênero *Pthirus* (pronúncia: Pitírus)

Espécie

Pthirus pubis. É chamado de "chato" por causa do formato achatado do corpo.

Hospedeiros. Humanos.
Localização. Púbis, axilas, sobrancelhas e cílios.

Características morfológicas

- O tamanho varia de 0,15 a 0,2 cm de comprimento
- Garras das patas 2 e 3 enormes e fortemente recurvadas (Figura 9.40)

- Tórax mais largo do que o abdome (Figura 9.40)
- Pernas robustas
- O primeiro par de patas é menos desenvolvido (Figura 9.40)
- Abdome com os cinco primeiros segmentos fusionados
- O abdome apresenta, lateralmente, quatro tubérculos salientes com cerdas nas extremidades (Figura 9.40)
- Os espiráculos 3, 4 e 5 estão na mesma linha transversal.

Ciclo biológico

Não é de muita atividade, permanece preso aos pelos durante vários dias, quase sempre com as peças bucais fixadas na pele do hospedeiro. Além da região pubiana, pode ser encontrado em regiões densamente pilosas (cabeça, sobrancelhas, axilas etc.).

Após a cópula, que se realiza no hospedeiro, a fêmea põe ovos nos pelos da região pubiana e outras áreas do corpo. O período de incubação é de 7 a 8 dias, após os quais emergem as ninfas. Passam por três fases de ninfa. O ciclo de ovo a ovo é de, em média, 30 dias, com longevidade dos adultos de 30 dias sobre o hospedeiro. Precisam da temperatura corporal para sobreviver. Adultos e ninfas sobrevivem 2 a 3 dias fora do hospedeiro.

Importância em Medicina Veterinária e Saúde Pública

A transmissão ocorre principalmente por via sexual. Também por meio de toalhas, roupas, assentos de vasos sanitários etc. Não se conhece transmissão de doenças, mas sua presença causa prurido mais ou menos intenso, que incomoda o indivíduo. As picadas produzem manchas azuladas na pele, decorrente da saliva das glândulas reniformes.

A espécie *Pthirus gorillae* parasita gorilas.

Família Haematopinidae

Gênero *Haematopinus* (pronúncia: Ematopínus)

Espécies e hospedeiros

- *Haematopinus eurysternus* – bovinos:
  - Ocorre com maior frequência em animais adultos
  - As principais regiões corporais em que se localiza são: pescoço, base da cauda e chifres. Em grandes infestações, a parasitose se generaliza por todo o corpo
- *Haematopinus quadripertusus* – bovinos:
  - É a espécie prevalente nos trópicos
  - Fêmeas põem ovos quase exclusivamente nos pelos da cauda do animal
  - As ninfas sobem para regiões da cabeça e do pescoço, onde se tornam adultos
- *Haematopinus suis* – suínos:
  - Muito comuns no Brasil
  - Regiões mais frequentes onde são encontrados: dobras do pescoço, base das orelhas e entre as pernas
- *H. asini* – equídeos: localizam-se principalmente na base da crina e na base da cauda
- *H. tuberculatus* – búfalos: podem parasitar bovinos.

Características morfológicas

- Cabeça estreita e alongada (Figura 9.41)
- Sem olhos e com tubérculos pós-antenais (Figura 9.41)
- Antenas com cinco segmentos (Figura 9.41)
- Coxim tibial entre a base da tíbia e o tarso
- Abdome alargado (Figura 9.42)
- Todas as patas iguais (Figura 9.42)
- Placas pleurais e parapleurais (Figura 9.42)
- Tamanho entre 0,3 e 0,5 cm de comprimento (Figura 9.42).

Ciclo biológico

Ectoparasitos de animais domésticos, com ciclo biológico parecido com o do gênero *Pediculus*.

O período de pré-oviposição é, em média, de 3 dias; depois disso, a fêmea inicia a postura, que dura vários dias. As fêmeas põem os ovos nos pelos dos hospedeiros, fixando-os com uma substância cimentante. O número de ovos varia conforme a espécie (1 a 4 por dia); por exemplo, *H. suis* põe mais ou menos 90 ovos, cerca de 3 a 6 por dia.

O período de incubação é de 9 a 19 dias, dependendo da espécie, das condições de temperatura e umidade e do meio

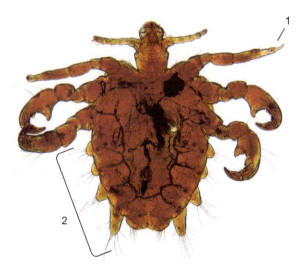

Figura 9.40 *Pthirus pubis*, primeiro par de patas reduzido (1) e tubérculos abdominais (2).

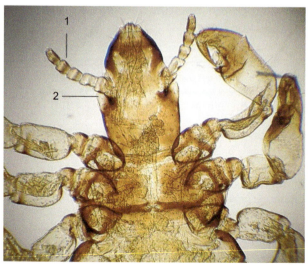

Figura 9.41 *Haematopinus* sp. com antena contendo cinco segmentos (1) e tubérculo pós-antenal (2).

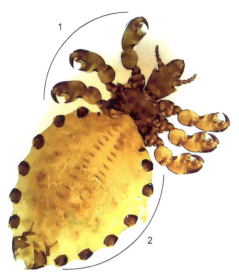

Figura 9.42 Fêmea de *Haematopinus* sp. montada em lâmina. Todas as garras do mesmo tamanho (1) e corpo bem quitinizado, com placas pleurais (2).

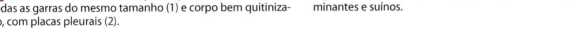

Figura 9.43 *Haematopinus* sp.: grande piolho de equinos, ruminantes e suínos.

em que são mantidos os animais (os ovos não se desenvolvem em temperatura inferior a 25°C).

Há três estágios ninfais e cada estágio se desenvolve em 3 a 4 dias. Os adultos vivem 30 dias.

O ciclo completa-se em 20 a 40 dias, dependendo da espécie e dos fatores ambientais.

Importância em Medicina Veterinária e Saúde Pública

Leva à perda de produtividade dos animais. A picada do piolho, com inoculação de saliva irritante, provoca prurido, obrigando o animal a se coçar e a morder o local da picada para se livrar do inseto. O ato de coçar pode provocar ferida, que se agrava pela invasão de patógenos, com evidente prejuízo para a saúde dos animais. A pele pode se tornar seca, com aspecto de sarna. Os animais parasitados, lesionados permanentemente pelos piolhos, não se alimentam direito e não descansam, o que origina queda de produção e prejuízo para os fazendeiros.

Não têm importância em Saúde Pública.

Família Linognathidae

Gênero *Linognathus* (pronúncia: Linoguinátus)

Espécies e hospedeiros

- *Linognathus vituli*: bovinos – sobretudo os de leite e os animais jovens. Essa espécie é encontrada principalmente no pescoço, nas barbelas, nas espáduas e no períneo
- *L. pedalis*: ovinos
- *L. setosus*: cães – mais comum em cães de pelos longos do que nos de pelagem curta.

Características morfológicas

- Cinco segmentos nas antenas (Figura 9.44)
- Duas fileiras de cerdas em cada segmento abdominal
- Abdome membranoso, sem placas quitinizadas (Figura 9.45)
- O 1º par de patas é menor que o 2º e o 3º (Figura 9.45).

Biologia

- Parecida com a do *Haematopinus*
- As fêmeas depositam os ovos nos pelos do hospedeiro
- Três estágios ninfais
- Duração do ciclo de 30 a 40 dias (depende da espécie).

SAZONALIDADE DOS PIOLHOS EM GERAL

O aparecimento dos piolhos é mais frequente no inverno, pois o pelo cresce e forma um micro-hábitat. Por causa do frio, os animais ficam mais próximos uns dos outros ou são estabulados, o que facilita a transmissão.

IMPORTÂNCIA DOS PIOLHOS EM GERAL

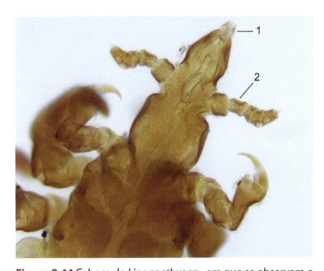

Figura 9.44 Cabeça de *Linognathus* sp., em que se observam o aparelho bucal picador (1), os cinco segmentos das antenas (2) e a ausência de olhos.

80   Parasitologia na Medicina Veterinária

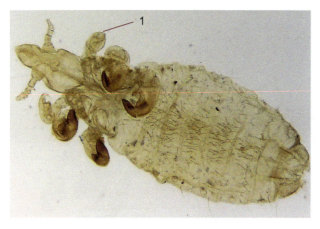

Figura 9.45 Corpo de *Linognathus* sp., muito pouco quitinizado e com o primeiro par de patas reduzido (1).

Os piolhos hematófagos (anopluras) são mais patogênicos do que os mastigadores, pois provocam perda de sangue, têm capacidade de transmitir agentes patogênicos, abrem uma porta de entrada para infecções secundárias, causam enfraquecimento dos animais e irritações na pele. A Figura 9.46 apresenta os principais gêneros de piolhos encontrados no Brasil.

CONTROLE DOS PIOLHOS EM GERAL
- Uso de produtos químicos em banhos de imersão ou aspersão com pressão. Repetir em 10 a 14 dias
- Uso de pente fino
- Aplicação de inseticida em pó nos ninhos
- Limpeza e esterilização dos fômites
- Produtos *pour on*
- Ivermectinas para sugadores.

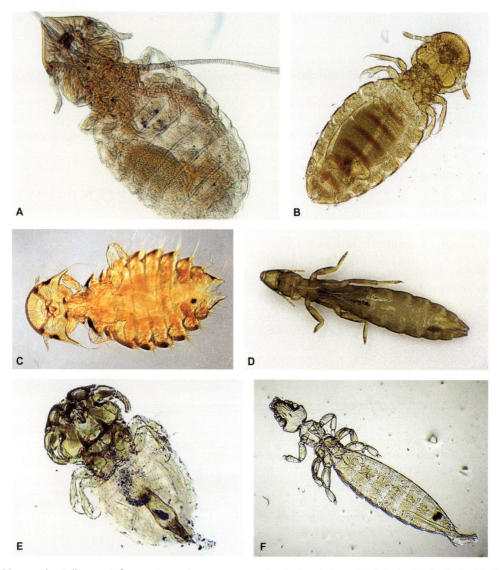

Figura 9.46 Gêneros de piolhos mais frequentes no homem e em animais domésticos. (**A**) *Felicola*; (**B**) *Bovicola*; (**C**) *Chelopistes*; (**D**) *Columbicola*; (**E**) *Trichodectes*; (**F**) *Gliricola*. (*continua*)

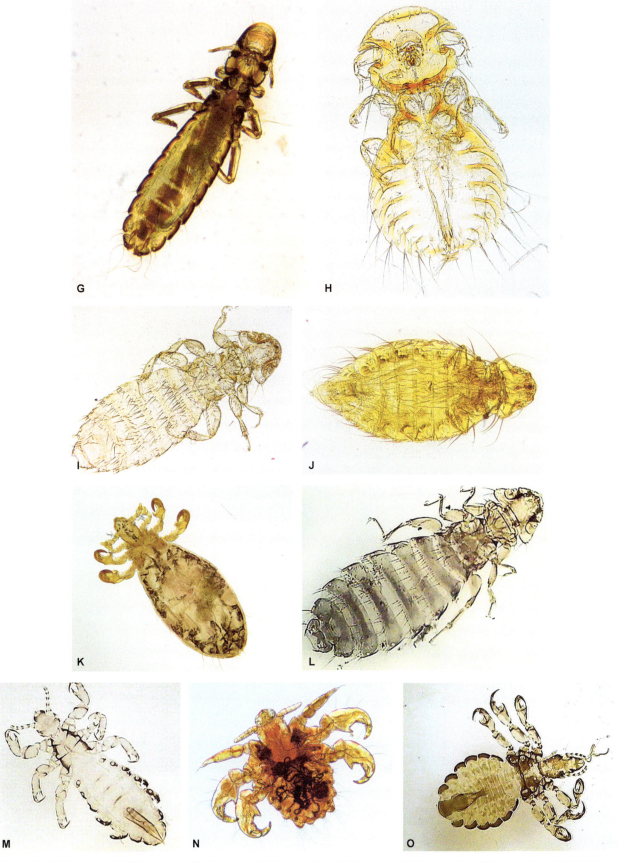

Figura 9.46 (*Continuação*) (**G**) *Lipeurus*; (**H**) *Goniodes*; (**I**) *Menacanthus*; (**J**) *Menopon*; (**K**) *Linognathus*; (**L**) *Heterodoxus*; (**M**) *Pediculus*; (**N**) *Pthirus*; (**O**) *Haematopinus*.

LEITURAS RECOMENDADAS

BARRIGA, O. O. *Enfermedades Parasitarias de los Animales Domésticos en la América Latina*. Santiago do Chile: Editorial Germinal, 2002. 260 p.

BOWMAN. D.; RANDY, C. L.; EBERHARD, M. L.; ALCARAZ, A. *Parasitologia Veterinária de Georgis*. 8. ed. Barueri: Manole, 2006. 422 p.

CADMUS, E. K. Mallophaga. *In*: Parker SP (editor). *Synopsis and classification of living organisms*. New York: McGraw-Hill Inc, p. 409-415, 1982.

CASTRO, D. C. Y.; CICCHINO, A. Las especies del género Gyropus Nitzsch, 1818 (Phthiraptera: Gyropidae) parásitas de Octodontidae (Mammalia: Rodentia). *Rev. Chil. Hist. Nat.*, v. 75, n. 2, p. 293-298, 2002.

CLAY, T. A key to the genera of the Menoponiidae (Amblycera: Mallophaga: Insecta). *Bulletin of the British Museum of Natural History Entomology*, v. 24, p. 3-26, 1969.

CLAY, T. The Amblycera (Phthiraptera: Insecta). *Bulletin of the British Museum of Natural History Entomology*, v. 25, p. 75-98, 1970.

COSTA LIMA, A. *Insetos do Brasil*. Rio de Janeiro: Escola Nacional de Agronomia, 1938. 470 p.

FIGUEIREDO, S. M.; GUIMARÃES, J. H.; GAMA, N. M. S. Q. Biologia e ecologia de malófagos (Insecta: Phthiraptera) em aves de postura de granjas industriais. *Revista Brasileira de Parasitologia Veterinária*, v. 2, n. 1, p. 45-51, 1993.

FORTES, E. *Parasitologia Veterinária*. 4. ed. Porto Alegre: Ícone, 2004. 600 p.

FREIRE, C. G.; MATTOS JR., D. G.; AMARAL, J. A. *et al*. Infestação mista de piolhos em peru (*Meleagridis gallopavo*, Linnaeus, 1758) em uma criação doméstica. *PUBVET*, v. 2, n. 15, abr. 2008. Disponível em: <www.pubvet.com.br/texto.php?id=199>.

JOHNSON, K. P.; CLAYTON, D. H. The biology, ecology, and evolution of chewing lice. *In*: The chewing lice: world checklist and biological overview. PRICE, R. D.; JOHNSON, K. P.; CLAYTON, D. H. *et al*. *Illinois Natural History Survey Special Publication*, p. 449-476, 2003.

KO, C. J.; ELSTON, D. M. Pediculosis. *J. Am. Acad. Dermatol.*, v. 50, n. 1, p. 1-12, 2004.

LINARDI, P. M. Piolhos (sugadores e mastigadores). *In*: MARCONDES, C. B. *Entomologia Médica e Veterinária*. São Paulo: Atheneu, 2001. p. 183-238.

MELLO, R. P.; REZENDE, H. E. B.; ARAÚJO, J. L. B. *et al*. *Zoologia Médica e Parasitologia I (Entomologia e Acarologia Médica e Veterinária)*. Rio de Janeiro: Imprensa Universitária UFRRJ, 1976. 130 p. (Roteiro de aulas práticas).

PEDROSO DE PAIVA, D. Principais parasitos externos de aves. Concórdia- EMBRAPA-CNPSA-Circular técnica 18.1996. 22 p.

PINTO, C. *Zooparasitos de Interesse Médico e Veterinário*. Rio de Janeiro: Pimenta de Mello & Cia, 1938. 380 p.

PRICE, M. A.; GRAHAM, O. H. Chewing and sucking lice as parasites of mammals and birds. *USDA Agricultural Research Service Technical Bulletin*, nº 1.849, Washington, 1997. 257 p.

SANTOS, S. B.; CANÇADO, P. H. D.; PIRANDA, E. M.; FACCINI, J. L. H. Infestações por *Linognathus africanus* (Linognathidae) e *Bovicola caprae* (Trichodectidae) em rebanho caprino no Estado do Rio de Janeiro, Brasil. *Revista Brasileira de Parasitologia Veterinária* (Seropédica), v. 15, n. 1, p. 41-43, 2006.

SERRA-FREIRE, N. M.; MELLO, R. P. *Entomologia e Acarologia na Medicina Veterinária*. Rio de Janeiro: L. F. Livros, 2006. 200 p.

SOULSBY, E. J. L. *Parasitology y Enfermidade Parasitária en los Animales Domésticos*. 7. ed. Rio de Janeiro: Interamericana, 1983.

TUFF, D. W. A key to the lice of man and domestic animals. *Texas Journal of Science*, v. 28, n. 1 a 4, p. 145-160, 1977.

URQUHART, G. M.; ARMOUR, J.; DUNCAN, J. L. *et al*. *Parasitologia Veterinária*. 2. ed. Rio de Janeiro: Guanabara Koogan, 1998. 273 p.

WEEMS, H. J.; FASULO. T. R. Crab Louse, *Pthirus pubis* (Linnaeus) (Insecta: Phthiraptera (Anoplura): Pediculidae). University of Florida, *Institute of Food and Agricultural Sciences* (UF/IFAS). EENY-103 p. 1-4.

WERNECK, F. L. *Os Malófagos de Mamíferos*. Amblycera e Ischnocera (Philopteridae e parte de Trichodectidae). Rio de Janeiro: Editora Revista Brasileira de Biologia, 1948. 243 p.

Hemiptera | Barbeiros e Percevejos

Silvia Gonzalez Monteiro

FILO ARTHROPODA
Classe Insecta | Ordem Hemiptera
Conceitos

O tamanho desses insetos varia de poucos milímetros até 10 cm de comprimento. São achatados dorsoventralmente e têm olhos bem grandes.

Alimentação: podem ser hematófagos (Figura 10.1) com rostro (aparelho bucal) curto e reto com três segmentos. Podem ser predadores ou entomófagos (Figura 10.2), que têm rostro curvo com três segmentos e se alimentam de hemolinfa, ou fitófagos (Figura 10.3), que se alimentam de seiva vegetal e têm rostro longo com quatro segmentos.

Geralmente, apresentam dois pares de asas: um par anterior inserido no mesotórax, do tipo hemiélitro (Figura 10.4), que consiste em uma asa dividida em uma parte apical membranosa e uma parte basal coriácea (dura), e um par de asas posteriores membranosas (destinadas ao voo), inseridas no metatoráx, que ficam protegidas pelo par de asas em hemiélitro quando o inseto está em repouso.

São hemimetabólicos (fazem metamorfose incompleta): ovo – ninfa (cinco fases) – adulto (Figura 10.5).

Subordem Cryptocerata

Apresentam antenas curtas, que podem estar escondidas em sulcos na cabeça. São insetos aquáticos. Por exemplo, barata-d'água (família Belostomatidae).

Subordem Gimnocerata

Apresentam antenas livres. Nessa subordem, estão as famílias Reduviidae e Cimicidae, que têm importância em Medicina Veterinária e Humana.

Família Reduviidae | Subfamília Triatominae

Membros dessa família apresentam cabeça longa e fina, aparelho bucal trissegmentado e asas mesotorácicas em hemiélitro.

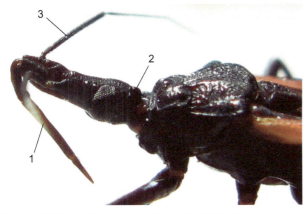

Figura 10.1 Aparelho bucal curto e reto (1) de hemíptero hematófago. Olho (2); antena (3).

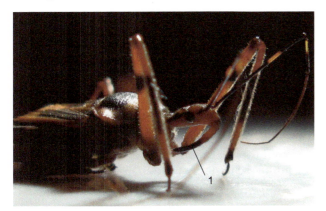

Figura 10.2 Aparelho bucal curto e curvo (1) de hemíptero predador.

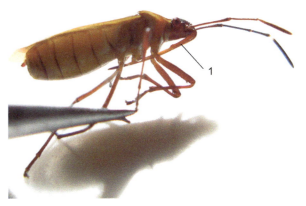

Figura 10.3 Aparelho bucal longo e reto (1) de hemíptero fitófago.

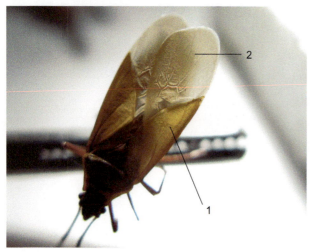

Figura 10.4 Asa em hemiélitro, característica de insetos da ordem Hemiptera. (1) Porção coriácea; (2) porção membranosa.

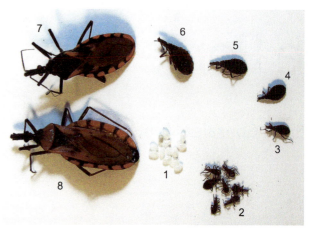

Figura 10.5 Fases de vida do barbeiro. Ovos (1), N1 (2), N2 (3), N3 (4), N4 (5), N5 (6); macho (7) e fêmea (8).

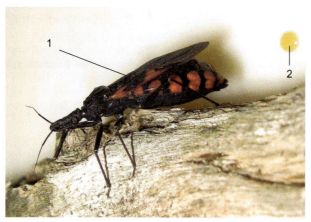

Figura 10.6 *Triatoma rubrovaria*, ingurgitada (1), e suas fezes após a alimentação (2).

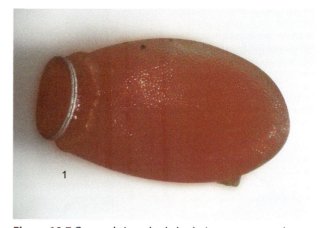

Figura 10.7 Ovo embrionado de barbeiro, em que se observa o opérculo (1).

A subfamília Triatominae é conhecida vulgarmente como barbeiros. Trata-se de hematófagos em todos os estágios de evolução (ninfas, fêmeas e machos). Após a alimentação, costumam defecar (Figura 10.6).

Ciclo biológico

Esses insetos são de hábito noturno; de dia, ficam escondidos em ninhos no ambiente. Evoluem de ovo para ninfa e adultos (machos ou fêmeas). Fêmeas e machos copulam sem precisar de alimentação prévia. A fêmea copula apenas uma vez e faz postura parcelada (1 a 40 ovos em cada postura), em um total de quase 200 ovos em toda a sua vida. O macho copula várias vezes com várias fêmeas. Os ovos recém-postos são brancos e operculados e, após 1 semana, quando o embrião está formado, ficam rosados (Figura 10.7). Período de incubação: 15 a 30 dias.

As fêmeas dos gêneros *Triatoma* e *Panstrongylus* colocam seus ovos soltos e as do gênero *Rhodnius* aderem seus ovos ao substrato.

Do ovo eclode a primeira fase de ninfa (N1), que se alimenta de sangue e segue sua evolução passando a ninfa 2 (N2), ninfa 3 (N3), ninfa 4 (N4) e ninfa 5 (N5). Todas as fases de ninfa são hematófagas e são muito semelhantes aos adultos, diferindo por serem menores e não terem asas e aparelho genital (Figura 10.5).

A duração do ciclo, em média de 180 a 300 dias, depende de temperatura, alimentação, umidade relativa e espécie de barbeiro.

Gêneros

Há três gêneros de importância em Medicina Veterinária e Humana nessa família: *Rhodnius*, *Triatoma* e *Panstrongylus*. São diferenciados principalmente pela inserção do tubérculo antenífero (Figura 10.8).

Assim, o gênero *Panstrongylus* tem o tubérculo inserido bem próximo aos olhos compostos (omatídeos; Figura 10.9); o tubérculo do *Triatoma* localiza-se na porção medial da cabeça, entre os olhos e o rostro (Figura 10.10); e o de *Rhodnius* fica próximo ao rostro (Figura 10.11).

Gênero *Panstrongylus* (pronúncia: Panstrôngilus)

A espécie de maior importância na transmissão de *T. cruzi* é a *P. megistus*.

Apesar de existirem várias espécies de *Panstrongylus*, poucas têm papel importante na transmissão da doença de Chagas, pois o barbeiro tem hábitos peridomiciliares e defeca logo após se alimentar, já que o *Trypanosoma cruzi* é transmitido pelo inseto por meio de suas fezes contaminadas com a forma tripomastigota.

Características morfológicas
- Tamanho grande, em torno de 3 cm de comprimento
- Cabeça curta e robusta (Figuras 10.9 e 10.12)
- Tubérculo antenal inserido bem próximo ao olho (Figuras 10.9 e 10.12)
- Conexivo de cor variada, dependendo da espécie (Figura 10.12).

Gênero *Triatoma* (pronúncia: Triatôma)

Espécies
São importantes na transmissão de *Trypanosoma cruzi*:
- *Triatoma infestans*
- *T. brasiliensis*
- *T. pseudomaculata*
- *T. rubrofasciata*
- *T. sordida*
- *T. rubrovaria*
- *T. circummaculata.*

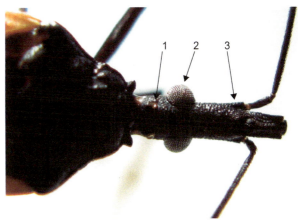

Figura 10.10 Cabeça de barbeiro do gênero *Triatoma* sp., em que se observam o ocelo (1), olho composto (2) e a inserção do tubérculo antenal (3).

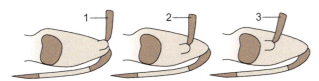

Figura 10.8 Diferenciação dos gêneros de barbeiro pela inserção da antena na cabeça. *Rhodnius* com antena inserida próximo ao aparelho bucal (1). *Triatoma*, com antena inserida entre o aparelho bucal e o olho (2). *Panstrongylus* com antena inserida próximo ao olho (3).

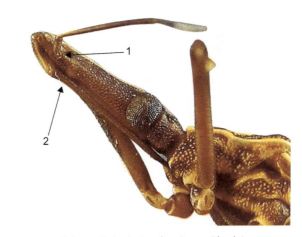

Figura 10.11 Cabeça de barbeiro do gênero *Rhodnius* sp., em que se observa a inserção do tubérculo antenal (1) próximo ao aparelho bucal (2).

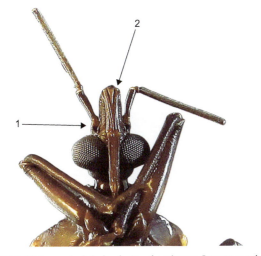

Figura 10.9 Vista ventral de barbeiro do gênero *Panstrongylus* sp. Tubérculo antenal (1) e rostro (2).

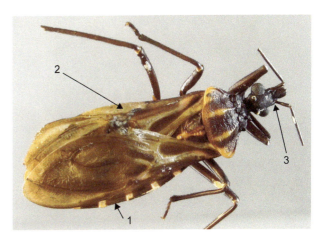

Figura 10.12 Vista dorsal de *Panstrongylus* sp. Conexivo (1), asas em hemiélitro (2) e tubérculo antenal (3).

Distribuição

- *T. infestans* já foi o vetor mais importante pela sua ampla distribuição geográfica e domicilização. No Brasil, era encontrado em muitos Estados, do Rio Grande do Sul até Paraíba e no Piauí. Sua presença já foi amplamente registrada nas Américas do Norte e Central. Atualmente, depois de um controle intensivo para erradicação dessa espécie pelo ministério da saúde, há poucos focos desse inseto, restritos aos Estados da Bahia e do Rio Grande do Sul
- *T. brasiliensis* e *T. pseudomaculata* vivem dentro e fora dos domicílios, predominantemente no Nordeste; e *T. sordida* tem ampla distribuição do Rio Grande do Sul ao Piauí. *T. brasiliensis* é o principal vetor de *T. cruzi* nas áreas semiáridas do Nordeste do Brasil, e *T. rubrovaria* nas áreas rurais do Rio Grande do Sul, seguido por *T. circummaculata*.

Características morfológicas

- Tamanho em torno de 2 a 3 cm de comprimento
- O conexivo (parte dorsal que a asa não cobre) varia de coloração e desenho conforme a espécie de *Triatoma* (Figura 10.13)
- Tubérculo da antena inserido entre o olho e o aparelho bucal (ver Figura 10.10).

Gênero *Rhodnius* (pronúncia: Ródinius)

Espécies importantes na transmissão de *T. cruzi*:

- *Rhodnius prolixus*
- *R. neglectus*
- *R. robustus*.

Distribuição

- *R. prolixus* é a espécie vetora mais importante da Colômbia e da Venezuela, onde tem hábito doméstico, sendo responsável pela transmissão natural da doença de Chagas. Também é importante em algumas partes da América Central, como em El Salvador, Guatemala e Honduras. No Brasil, é vetora da doença de Chagas em Amazonas, Pará e Goiás. No ambiente domiciliar, *R. prolixus* alimenta-se principalmente de sangue humano e de aves, embora utilize também, como fonte alimentar, cães e gatos. No ambiente silvestre, alimenta-se comumente em marsupiais e roedores
- *R. neglectus* é uma espécie do Brasil central, distribuindo-se nos seguintes Estados: Bahia, Minas Gerais, São Paulo, Goiás e Mato Grosso. É ornitófila, encontrada em palmeiras de macaubeira, ouricuri, buriti e babaçu, associada aos ninhos de aves
- *R. robustus* é ornitófila e distribui-se nos Estados do Amazonas e Pará.

Características morfológicas

- Tamanho em torno de 2 cm de comprimento
- Coloração castanho-clara
- Tubérculo antenal bem próximo do rostro (Figura 10.11)
- Cabeça muito longa e delgada, mais longa do que o tórax
- Conexivo de cor amarelada com manchas oblongas (retangulares com os cantos arredondados) negras (Figura 10.14).

Importância em Medicina Veterinária e Saúde Pública

Vários gêneros dessa subfamília servem de hospedeiro intermediário para o agente causador da doença de Chagas (*Trypanosoma cruzi*, que é transmitido pelas fezes do barbeiro ou quando o inseto é triturado com alimentos, como o açaí e a cana-de-açúcar, e ingerido) em animais e humanos. Uma vez infectados pelo protozoário, os hospedeiros podem permanecer com o agente até o final de sua vida.

Existem espécies de barbeiro que são peridomiciliares, chegam próximo às casas, mas não conseguem ovopositar.

O maior problema é causado pelas espécies domiciliares de barbeiro, pois estas têm capacidade de colonizar a habitação humana (principalmente casas mal construídas).

Deve-se ressaltar que apenas algumas espécies pertencentes a esses gêneros transmitem *Trypanosoma cruzi*, pois, para serem transmissoras, devem ter a capacidade de domicialização, eliminar grande quantidade de formas metacíclicas de *T. cruzi*, formar grandes colônias de insetos e defecar

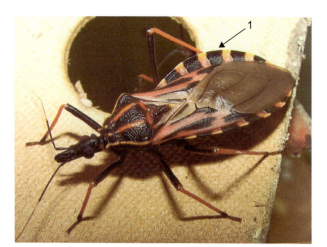

Figura 10.13 Conexivo amarelado (1) de *Triatoma* sp. Foto: João Fábio Soares.

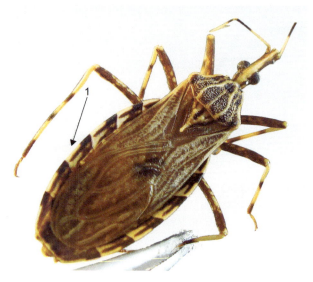

Figura 10.14 Conexivo do gênero *Rhodnius* com manchas negras alongadas (1).

rapidamente após se alimentarem (se demorarem muito, provavelmente defecarão no seu esconderijo, e não sobre o hospedeiro, eliminando a possibilidade de transmissão do *T. cruzi* pelas fezes). Com a erradicação do *T. infestans* em vários Estados brasileiros, espécies de barbeiro consideradas secundárias na transmissão do *T. cruzi* estão ocupando o seu lugar, o que mantém a população em risco.

Habitat

Habitam locais escondidos (toca de tatu, copas de árvores, frestas na casa) e têm hábito noturno.

Controle

Algumas espécies de barbeiros vivem nos domicílios rurais de baixa qualidade, como as casas de pau a pique, e próximos aos domicílios, como em galinheiros, currais e depósitos. As paredes de barro racham, criando fendas estreitas e escuras, nas quais os barbeiros se escondem durante o dia, saindo à noite para se alimentar de sangue. O controle desses insetos pode ser feito com o uso de inseticidas, melhoria nas moradias humana e animal, colocação de telas nas janelas e destruição dos ninhos dos barbeiros próximos às casas.

Família Cimicidae

Chamados de percevejos da cama.

Características

- Corpo bem menor do que o dos barbeiros (em torno de 1 cm)
- Asas mesotorácicas atrofiadas e ausência de asas metatorácicas
- Fazem seus ninhos perto dos hospedeiros e saem à noite para se alimentar
- Olhos bem pronunciados e ausência de ocelos.

Gênero *Cimex* (pronúncia: Címex)

Espécies

- *Cimex hemipterus*
- *C. lectularius.*

Hospedeiros. Morcego, ser humano e aves.

Características morfológicas

- Pronoto bem desenvolvido, com a parte anterior côncava, onde se encaixa a cabeça (Figura 10.15)

- Antenas com quatro segmentos
- Rostro (aparelho bucal) com três segmentos
- Um par de cerdas no ângulo posterior do protórax
- Ápteros.

Ciclo biológico

A cópula desse parasito é do tipo traumático, que ocorre quando o macho perfura a parede abdominal da fêmea e lança os seus espermatozoides no interior do abdome dela. Ocorrem, então, a migração desses espermatozoides até os órgãos genitais internos e a consequente fecundação. A fêmea põe de 1 a 5 ovos por dia. Pode ser fecundada várias vezes e pôr um total de 80 ovos quando bem alimentada e em temperaturas superiores a 28°C. O número de ovos aumenta conforme a quantidade de cópulas. Os ovos são pegajosos quando recém-postos e aderem ao objeto no qual são colocados. A incubação ocorre em 6 a 17 dias.

Ninfas recentemente eclodidas alimentam-se imediatamente quando há comida disponível. As ninfas mudam cinco vezes (trocam a pele externa ou exoesqueleto para crescerem) até alcançarem a maturidade, quando se tornam machos ou fêmeas. Alimentam-se entre cada muda. Pode haver três ou mais gerações por ano. Esses insetos podem viver durante várias semanas sem se alimentar se a temperatura estiver amena e durante vários meses se a temperatura estiver baixa. Os percevejos vivem, em média, 10 meses com alimentação disponível. Um adulto ingurgita-se com sangue em aproximadamente 10 a 15 min, e um jovem (ninfa) em 3 a 5 min. Após estarem repletos, retornam para o seu esconderijo, onde digerem o sangue. Fazem vários repastos sanguíneos durante a sua vida. O desenvolvimento de ovo a adulto ocorre em aproximadamente 30 dias (Figura 10.16).

Gênero *Ornithocoris* (pronúncia: Ornitocóris)

Espécie *Ornithocoris toledoi*

Hospedeiros. Aves.

Características morfológicas

- Pronoto com a parte anterior mais estreita que a posterior, parecendo uma figura trapezoidal (Figura 10.17).

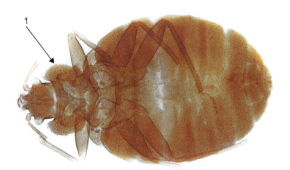

Figura 10.15 Percevejo do gênero *Cimex* montado entre lâmina e lamínula. Pronoto (1).

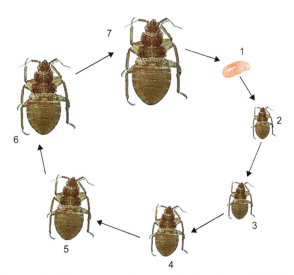

Figura 10.16 Fases de vida do percevejo. Ovo (1), N1 (2), N2 (3), N3 (4), N4 (5), N5 (6), macho ou fêmea (7).

- Dois pares de cerdas nos ângulos posteriores do protórax
- O rostro alcança a coxa 1
- Antenas com terceiro e quarto artículos mais delgados que os dois primeiros.

Ciclo biológico

Após a alimentação (hematófagos), que dura 5 min, ocorre a cópula. Para cada postura, a fêmea copula uma vez. O período de pré-postura é, em média, de 7 dias. Entre as posturas, há um intervalo de 7 a 10 dias, após o qual a fêmea copula outra vez. Em cada postura, são postos, em média, até 50 ovos. Há também cinco estágios ninfais. Cada estágio de ninfa realiza cerca de três repastos sanguíneos antes de nova ecdise. O ciclo completo varia de 40 a 90 dias, e os adultos podem viver até 200 dias.

Importância dos percevejos em Medicina Veterinária e Saúde Pública

Em virtude da picada (Figura 10.18), causam irritação e incomodam os humanos e os animais, perturbando a sua tranquilidade. Podem provocar anemia.

Já foram isolados desses insetos vários microrganismos, como bactérias, riquétsias, protozoários e vírus, mas não há relato de transmissão natural desses agentes para humanos ou animais.

Controle

Deve ser feita minuciosa inspeção do local infestado para encontrar o ninho dos percevejos, que pode estar em frestas na casa, em ninhos de pássaros no telhado, no forro, em tomadas de instalações elétricas, em colchões e em qualquer outro local que possa servir de esconderijo para o inseto. Após ser encontrado o abrigo do parasito, este deve ser destruído com o uso de inseticidas.

LEITURAS RECOMENDADAS

ALPERT, G. D. Bed bug information (identification, biology, and control). *University Operations Services, 2005.* Disponível em: <www.uos.harvard.edu/ehs/pes_bedbug.shtml>. Acesso em: 11/05/2008.

ARGOLO, A. M. Doença de chagas e seus principais vetores no Brasil. Rio de Janeiro: Imperial Novo Milênio, Fundação Oswaldo Cruz, Fundação Carlos Chagas Filho de Amparo à Pesquisa do Estado do Rio de Janeiro, 2008.

CARCAVALLO, R. U.; GALÍNDEZ-GIRÓN, I.; JURBERG, J.; LENT, H. *Atlas of Chagas Disease Vectors in the Americas.* Rio de Janeiro: Fiocruz, 1998/1999. 1217 p.

COURA, J. R. Tripanosomose, doença de Chagas. *Cienc. Cult. [online],* v. 55, n. 1, 2003. Disponível em: <http://cienciaecultura.bvs.br/scielo.php?script=sciarttext&pid=S0009-67252003000100022&lng=en&nrm=iso>.

ESPÍNOLA, H. N.; DIOTAIUTI, L. Hemiptera. *In:* NEVES, D. P.; RZEZINSKI, P. C. (eds.). *Parasitologia Humana.* 8. ed. Rio de Janeiro: Atheneu, 1991. p. 332-349.

FASULO, T. R. *Bloodsucking Insects.* Disponível em: <http://www.discoverlife.org/mp/20q?go>; <http://pests.ifas.ufl.edu/software/det_bugs.htm>, 2002. UF/IFAS SW 156.

FERRAZ, D. M.; FERREIRA, E.; RICCIARDI, I.; NASCIMENTO, C. G. Chave ilustrada dos triatomíneos transmissores da doença de Chagas, no Brasil. *Revista Brasileira de Malariologia e Doenças Tropicais,* v. 26/27, p. 131-138, 1975.

FORATTINI, O. P. Biogeografia, origem e distribuição da domiciliação de triatomíneos no Brasil. *Rev. Saúde Pública,* v. 14, p. 265-299, 1998.

FORATTINI, O. P. Os cimicídeos e sua importância em saúde pública (Hemiptera-Heteroptera; Cimicidae). *Rev. Saúde Pública,* v. 24, p. 1-37, 1990.

GALVÃO, C. (org). Vetores da doença de chagas no Brasil [online]. Curitiba: Sociedade Brasileira de Zoologia. *Zoologia: guias e manuais de identificação series.* 2014. Disponível em: <http://books.scielo.org>.

JORGE, T. C. A.; CASTRO, S. L. (orgs). Doença de chagas: manual para experimentação animal [online]. Rio de Janeiro: Fiocruz. *Antropologia e Saúde collection.* 2000. Disponível em: <http://books.scielo.org>.

JURBERG, J.; RODRIGUES, J. M. S.; MOREIRA, F. F. F.; DALE, C.; CORDEIRO, I. R. S.; LAMAS, J. R. V. D. et al. *Atlas Iconográfico dos triatomíneos do Brasil – vetores da doença de Chagas.* Rio de Janeiro: Fiocruz, 2014.

MARCONDES, C. B. *Entomologia Médica e Veterinária.* São Paulo: Atheneu, 2001.

MARTINS, L. P. A.; ROSA, J. A.; CASTANHO, R. E. P. et al. Suscetibilidade de *Rhodnius neglectus, Rhodnius robustus* e *Triatoma infestans* (Hemiptera, Reduviidae, Triatominae) à infecção por duas cepas de *Trypanosoma cruzi* (Kinetoplastida, Trypanosomatidae) utilizando xenodiagnóstico artificial. *Revista da Sociedade Brasileira de Medicina Tropical,* v. 33, n. 6, p. 559-563, 2000.

POTTER, M. F. *Bed Bugs.* University of Kentucky Entomology FactSheets, 2004. Disponível em: <http://www.uky.edu/Agriculture/Entomology/entfacts/struct/ef636.htm>. Acesso em: 15/05/2008.

REBELO, J. M. M.; BARROS, V. L. L.; MENDES, W. A. Espécies de Triatominae (Hemiptera: Reduviidae) do Estado do Maranhão, Brasil. *Caderno de Saúde Pública,* v. 14, p. 1, 1998.

REINHARDT, K.; SIVA-JOTHY, M. T. Biology of the bed bugs (Cimicidae). *Annu. Rev. Entomol.,* v. 52, p. 351-374, 2007.

SCHAEFER, C. W.; PANIZZI, A. R. *Heteroptera of Economic Importance.* Boca Raton: CRC, 2000. 828 p.

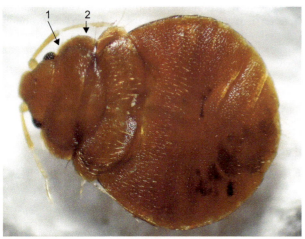

Figura 10.17 Percevejo do gênero *Ornithocoris* com a parte cranial (1) do pronoto menor que a parte caudal (2).

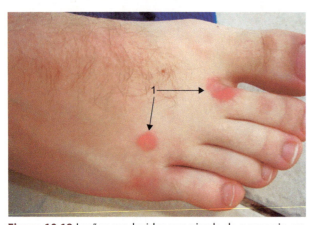

Figura 10.18 Lesões produzidas por picada de percevejo em homem (1). Foto: Luciano Schmitt.

Siphonaptera | Pulgas

Silvia Gonzalez Monteiro

FILO ARTHROPODA
Classe Insecta
Ordem Siphonaptera (*Siphon* = sifão; *A* = ausência; *Pteros* = asas)

Principais características
- Nome vulgar: pulgas
- Não têm asas
- Achatadas lateralmente, o que facilita o andar pelos animais
- Corpo revestido de espessa quitina escorregadia e cerdas voltadas para trás, que auxiliam a pulga a deslizar entre as penas e os pelos dos hospedeiros e a impossibilitam de andar para trás
- Pernas longas, principalmente as posteriores, adaptadas para o salto
- Antena com três segmentos (escapo, pedicelo e clava) e sulco antenal que divide a cabeça em fronte (parte anterior) e occipício (atrás do sulco antenal)
- O aparelho bucal das larvas é mastigador e, nos adultos, é picador-sugador (hematófago)
- Abdome formado por dez segmentos (urômeros) imbricados. Os segmentos 2 a 7 apresentam um estigma de cada lado
- O nono metâmero apresenta, em ambos os sexos, uma placa sensorial chamada de sensilium, que auxilia na cópula e é um órgão sensorial que funciona detectando vibrações e mudanças de temperatura para encontrar o hospedeiro
- Têm três segmentos torácicos (pronoto, mesonoto e metanoto). Algumas pulgas apresentam mesonoto rachado
- Podem apresentar ctenídios (dentes quitinosos), que são cerdas espiniformes, dispostas como dentes de um pente, cuja localização, número, tamanho, forma e disposição são importantes na taxonomia
- Os machos são menores e têm a parte posterior do abdome elevada (Figura 11.1), enquanto as fêmeas têm a parte posterior do abdome arredondada (Figura 11.2). Na cópula, a fêmea sobe no macho e o ato pode durar várias horas
- São holometábolos (metamorfose completa), com as seguintes fases: ovo – larva (2 a 3 ínstares) – pupa – imago ou adulto
- São ectoparasitos obrigatórios periódicos. Somente os adultos permanecem transitoriamente no corpo do hospedeiro para a sucção do sangue, deixando-o após o repasto.

Ciclo biológico das pulgas em geral
O desenvolvimento do ciclo de vida depende das condições de temperatura e umidade, mas, no verão, completa-se em 21 dias. As fêmeas podem ser copuladas por vários machos e, depois de alimentarem-se de sangue, fazem a postura diária de 3 a 18 ovos. O número total de ovos pode chegar a centenas, dependendo da espécie. Os ovos das pulgas são brancos, grandes (0,3 a 0,7 mm) e visíveis a olho nu sobre fundo escuro. A postura é parcelada e preferencialmente ocorre nos lugares onde os hospedeiros costumam se deitar. Quando os ovos são postos nos pelos ou nas penas do hospedeiro, não se fixam e caem ao solo. As larvas eclodem, em média, em 5 dias, e saem do ovo por uma abertura na cápsula cefálica. As larvas (Figura 11.3) são vermiformes, esbranquiçadas, ápodas e apresentam aparelho mastigador. Alimentam-se de sangue digerido, seco, eliminado com as dejeções das pulgas adultas, de matéria orgânica e de microrganismos presentes no ambiente.

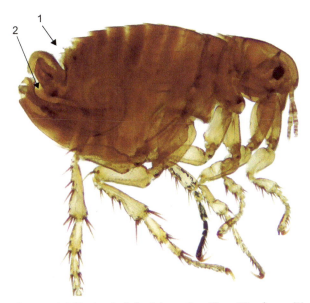

Figura 11.1 Macho de *Pulex irritans*. Sensilium (1); edeago (2).

Em condições favoráveis de temperatura e umidade, a larva transforma-se em pupa em 7 a 15 dias, mas, no inverno ou na falta de alimento, esse estágio pode prolongar-se por até 200 dias. A primeira muda ocorre entre o 3 º e o 7º dia após a eclosão, e a segunda muda em 3 a 4 dias. Após 1 a 2 semanas de vida, a larva tece um casulo viscoso (com cerca de 4 mm de comprimento), que, no ambiente, fica camuflado pela poeira, sendo essa a terceira e última muda, chamada de pupa. A fase de pupa dura de 5 a 10 dias, mas pode chegar a mais de 1 ano se as condições ambientais forem desfavoráveis. As pulgas adultas permanecem no casulo até sentirem a presença do hospedeiro por meio da liberação de gás carbônico e de vibrações. Após saírem da pupa, algumas espécies de pulgas adultas podem sobreviver até 125 dias sem alimento e 513 dias com alimento disponível. Costumam alimentar-se 2 a 3 vezes/dia e cada repasto dura em torno de 10 min.

Classificação das pulgas

No mundo, são descritas 15 famílias e mais de 3 mil espécies de pulgas. Das oito famílias de pulgas existentes no Brasil (Ceratophyllidae, Ctenophthalmidae, Ischnopsyllidae, Pulicidae, Rhopalopsyllidae, Stephanocircidae, Tungidae e Leptopsyllidae), três apresentam importância médica e/ou veterinária: Pulicidae, com os gêneros *Pulex*, *Xenopsylla* e *Ctenocephalides*; Rhopalopsyllidae, com o gênero *Polygenis*; e Tungidae, com os gêneros *Tunga* e *Hectopsylla*.

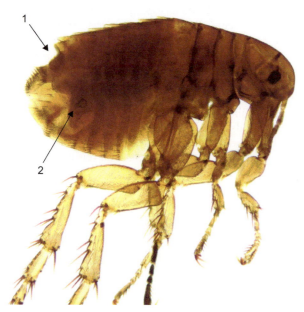

Figura 11.2 Fêmea de *Pulex irritans*. Sensilium (1); espermateca (2).

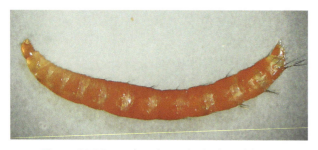

Figura 11.3 Larva de pulga retirada do ambiente.

Família Tungidae | Subfamília Tunginae (penetrantes)

Gênero *Tunga* (pronúncia: Tunga)

É vulgarmente chamado de bicho de pé. As espécies e os hospedeiros de ocorrência no Brasil são:

- *Tunga penetrans*: preferem humanos e suínos, mas há relatos em bovinos, caninos, felinos, tatus e roedores
- *T. terasma*: tatus
- *T. travassosi*: tatus
- *T. bondari*: tamanduá e seriema
- *T. caecata*: roedores.

Características morfológicas

- Quase não tem tórax: os três segmentos torácicos juntos são menores que um segmento abdominal (Figura 11.4)
- Duas mandíbulas (lacínias) retilíneas, serrilhadas e longas
- Palpos labiais com dois segmentos pouco quitinizados
- A parte anterior da cabeça tem uma saliência semelhante a um nariz arrebitado (Figura 11.4)
- São as menores pulgas que existem (1 mm de comprimento)
- Não apresentam ctenídios.

Ciclo biológico

Essas pulgas costumam ser frequentes em ambientes secos e arenosos.

As fêmeas, somente depois de fecundadas, introduzem-se na pele (pode ser em qualquer lugar, mas a preferência são os dedos do pé, junto ao canto das unhas) do hospedeiro e deixam apenas a região posterior do abdome em contato com o meio externo, onde se encontra a abertura do ovipositor (Figura 11.5). Após a fêmea sugar sangue do hospedeiro, inicia-se o desenvolvimento dos ovos (em torno de 100), que

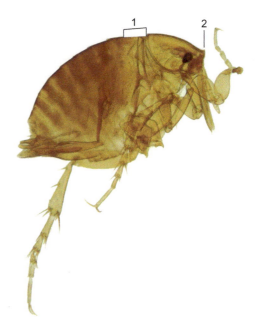

Figura 11.4 Macho de *Tunga penetrans*, em que se observam os três segmentos torácicos do tamanho de um segmento abdominal (1) e a fronte arrebitada (2).

Capítulo 11 • Siphonaptera | Pulgas

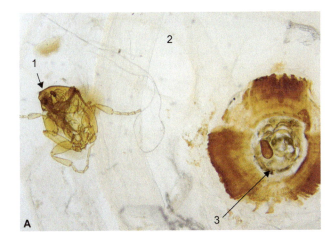

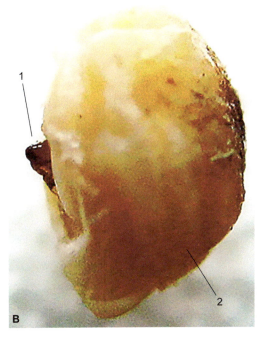

Figura 11.5 Fêmea de *Tunga penetrans* retirada da pele de um hospedeiro. **A.** Montada em lâmina. Cabeça e patas (1), abdome (2) e ovipositor (3). **B.** Sem montagem. Cabeça (1) e abdome (2).

permanecem no abdome da pulga até que ela alcance o tamanho de uma ervilha (Figura 11.5). Os ovos são expelidos para o meio externo pela abertura do ovipositor. Depois de ovipositar, a pulga murcha e cai ao solo ou é expelida pelo processo inflamatório que se forma no local da penetração. Dos ovos, após 3 a 4 dias, eclodem as larvas, que passam a pupas, que, por sua vez, tornam-se adultos em 2 a 3 semanas. Ciclo completo: em torno de 30 dias. Machos e fêmeas não fertilizadas sugam intermitentemente seu hospedeiro.

Importância em Medicina Veterinária e Saúde Pública

No início da penetração, ocorre um leve prurido, mas, com o intumescimento do abdome do inseto, surge a sensação dolorosa. A *Tunga* provoca feridas que propiciam o desenvolvimento de tétano (*Clostridium tetani*), gangrena gasosa (*Clostridium perfringens*) e micoses.

A presença da fêmea no interior do tecido dos pés provoca dificuldade de locomoção, podendo causar alterações articulares e evolução do quadro para necrose, gangrena e amputação de dedos e pés.

Em animais, há relatos de automutilação decorrente do desconforto produzido pelos insetos.

Em bovinos, há descrição dessas pulgas penetrando em casco de vacas leiteiras, produzindo lesões e dor local.

Controle

Hospedeiros

- Deve ser feita a retirada do inseto por meios mecânicos. Usa-se uma agulha esterilizada, procurando alargar a abertura da cavidade onde está o inseto para que ele saia inteiro. A destruição no interior da pele pode causar uma infecção
- Depois da retirada da pulga, o local deve ser tratado com iodo
- O uso de calçados e a orientação da população são meios importantes para reduzir a infestação.

Ambiente

- Produtos químicos devem ser aplicados preferencialmente com máquinas de pressão, com o jato da pistola aberto em leque
- A pulverização deve ser feita nos locais ao redor das casas onde há solo de areia ou argila
- Como a maioria dos produtos químicos só matam larvas e adultos (ovos e pupas não são atingidos), as pulverizações devem ser repetidas a cada 15 dias para cortar o ciclo do parasito (três a quatro aplicações)
- O controle deverá ser realizado em todas as casas, inclusive nas desabitadas, em terrenos baldios e em ruas para evitar a presença de focos que possam vir a desencadear nova infestação.

Subfamília Hectopsyllinae (semipenetrantes)

Gênero *Hectopsylla* = *Rhynchopsyllus* (pronúncia: Ectopsila)

Espécies

- *Hectopylla pulex* – parasita morcegos
- *H. psittaci* – parasita aves.

Principais características

Esses insetos são parasitos obrigatórios. São encontradas fêmeas semipenetrantes sobre o hospedeiro, aderidas apenas pelas lacínias da maxila, ficando o tórax e o abdome descobertos (Figura 11.6).

Características morfológicas

Apresentam maxilas e lacínias bastante desenvolvidas (Figura 11.7).

Importância em Medicina Veterinária e Saúde Pública

A sua importância decorre da reação inflamatória que a pulga produz ao se inserir na pele. Os orifícios formados por sua introdução no corpo do hospedeiro tornam-se vias de acesso para agentes oportunistas, determinando infecções secundárias. Não há informações sobre transmissão de doenças ou infestação dessa pulga em seres humanos.

Família Pulicidae

Gênero Ctenocephalides
(pronúncia: Quitenocefálides)

Espécies *Ctenocephalides canis* e *C. felis*

Hospedeiros

Já foram relatadas em várias espécies animais, mas têm preferência por cão e gato, sendo a espécie mais encontrada em ambos a *C. felis*.

Características morfológicas

- Têm olhos
- Apresentam ctenídios pronotal e genal (Figura 11.8)
- A cabeça de *C. canis* tem a fronte arredondada e mais alta que a de *C. felis*. O primeiro segmento do ctenídio genal é mais curto que os demais (Figura 11.8)
- A cabeça de *C. felis* tem fronte oblíqua, mais longa e baixa que a de *C. canis*. Há oito segmentos do ctenídio genal, e o primeiro pode ser levemente menor que os demais ou do mesmo tamanho (Figura 11.9).

Ciclo biológico

Os machos e as fêmeas copulam. A fêmea tem uma espermateca (Figura 11.10), onde armazena os espermatozoides, o que possibilita que ela, com apenas uma cópula, faça várias posturas. A forma da espermateca é utilizada para identificação de espécie. A oviposição é feita tanto no hospedeiro quanto no ambiente e, neste, eclodem as larvas, que permanecem no solo se alimentando de detritos e fezes das pulgas adultas (as larvas não são hematófagas). As larvas produzem uma substância gosmenta, que formará o pupário, e essa pupa é o processo de transição de larva para adulto. A pupa não se alimenta. Dela originam-se os adultos machos e fêmeas, que são hematófagos. Quanto mais quente, mais acelerado é o ciclo (pode ser de 21 a 150 dias).

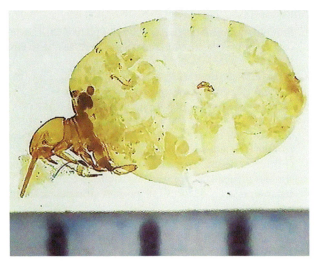

Figura 11.6 Pulga semipenetrante *Hectopsylla pulex* retirada de um morcego.

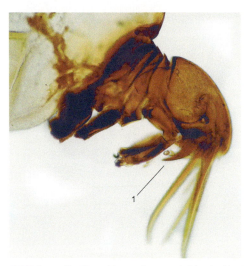

Figura 11.7 Aparelho bucal bem desenvolvido de *Hectopsylla pulex*. Maxilas (1).

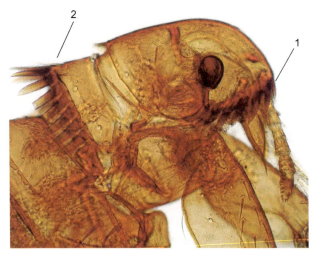

Figura 11.8 Primeiro dente do ctenídio genal (1) e ctenídio pronotal (2) de *Ctenocephalides canis*.

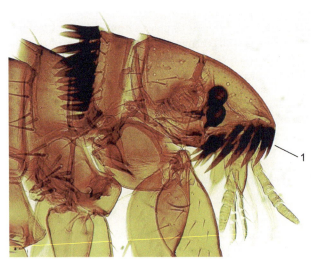

Figura 11.9 Primeiro dente (1) do ctenídio genal de *Ctenocephalides felis*.

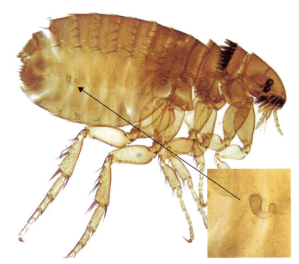

Figura 11.10 *Ctenocephalides* fêmea. Espermateca (seta).

As pulgas têm grande resistência à inanição (podem ficar cerca de 30 a 50 dias sem se alimentar) e têm preferências, mas não especificidade.

Importância em Medicina Veterinária e Saúde Pública

A ação irritante da saliva do inseto pode causar reação alérgica cutânea em hospedeiros sensíveis.

Essas pulgas são hospedeiras intermediárias de cestódios, como *Dipylidium* e *Hymenolepis*. Podem transmitir os nematoides *Dipetalonema reconditum* e *Dirofilaria immitis*.

Já foram isolados vários organismos patogênicos desse inseto, como riquétsias, bactérias e vírus.

Controle

- Deve-se tratar não só o animal, mas também o ambiente, pois em torno de 95% das pulgas estão no ambiente e 5% no hospedeiro
- Aspirar bem o piso, tapetes e carpetes e despejar a poeira no vaso sanitário ou queimar o saco. É importante aspirar o ambiente para capturar o maior número de ovos e pupas, que não são atingidos pela maioria dos produtos químicos
- Se houver tapetes, passar o aspirador de pó e expor ao sol durante 1 h
- Refazer a vedação do assoalho e dos rodapés, locais onde a pulga pode fazer seu ninho
- Lavar o ambiente infestado com inseticida para matar as larvas e os adultos
- Banhar o animal com inseticida para eliminar as pulgas adultas presentes e, após o banho, utilizar um produto antipulgas com período residual de pelo menos 1 mês (produtos *spot on*, orais)
- Todo material que entrar em contato com o animal, como mantas, paninhos e almofadas, deve ser lavado, fervido ou substituído.

Gênero *Pulex* (pronúncia: Púlex)
Espécie *Pulex irritans*
Hospedeiros

Têm preferência pelo ser humano, mas já foram relatados em várias espécies animais, como canídeos, felinos, aves e roedores.

Características morfológicas

- Não apresentam ctenídios genal e pronotal
- Têm cerda anterior ao olho e uma cerda occipital (Figura 11.11).

Ciclo biológico

A fêmea fertilizada vai procurar o hospedeiro para sugar sangue até distender o seu abdome (fica parecendo uma ervilha); depois disso, ela libera os ovos no ambiente. Os ovos passam a larvas, pupas e adultos, machos ou fêmeas (ver Figuras 11.1 e 11.2), os quais só permanecem no hospedeiro para se alimentar. Essa pulga utiliza estábulos para colonização e ocorre principalmente em ambientes onde as condições de higiene são precárias.

Importância em Medicina Veterinária e Saúde Pública

Além do incômodo ocasionado pela picada, enzimas contidas na saliva da pulga podem produzir uma reação alérgica nos hospedeiros sensíveis, causando muito prurido.

Pode ser vetor de uma variedade de doenças e, embora não seja o principal gênero responsável por transmitir a peste bubônica, a pulga humana é capaz de transmitir o patógeno.

Também pode transmitir tifo, tularemia e *Taenia* sp., mas são consideradas ocorrências relativamente raras.

Controle

- Semelhante ao recomendado para *Ctenocephalides* sp.
- Limpeza das habitações, com retirada do acúmulo de poeira e detritos de frestas no assoalho, carpetes e tapetes e vedação de frestas no piso e rodapé
- Higiene das pessoas e tratamento dos animais.

Gênero *Xenopsylla* (pronúncia: Chenôpissila)
Espécies *Xenopsylla cheopis* e *X. brasiliensis*
Hospedeiros

Roedores.

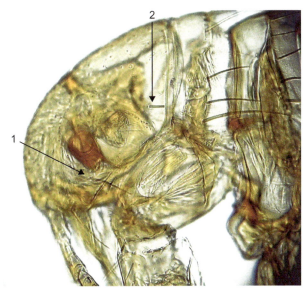

Figura 11.11 Cerda anterior ao olho (1) e cerda occipital (2) da cabeça de *Pulex irritans*.

Características morfológicas
- Não apresentam ctenídios
- Apresentam fileira de cerdas no occipício, em forma de "V", e sutura mesopleural (Figura 11.12).

Importância em Medicina Veterinária e Saúde Pública

A morte de ratos dissemina para o ambiente as pulgas contaminadas com a bactéria *Yersinia pestis*, agente da peste bubônica. Quando os roedores adoecem da peste e morrem, as pulgas abandonam o cadáver e vão alimentar-se em outro animal ou no ser humano. A bactéria fica no proventrículo do estômago da pulga, onde se reproduz, ocasionando obstrução parcial ou total do tubo digestivo. As pulgas nessa condição não conseguem se alimentar direito e ficam permanentemente com fome, atacando vorazmente os animais. O proventrículo parcialmente bloqueado (pulga semibloqueada) faz com que haja refluxo de sangue contido no estômago; então, quando se alimenta, a pulga regurgita, para o interior do corpo do animal, sangue infectado com bacilos.

A pulga semibloqueada é importante na dispersão da doença porque consegue ingerir algum nutriente e, por isso, sobrevive mais tempo, mas está sempre com fome, picando vários hospedeiros e transmitindo a bactéria. Com o passar do tempo, fica com o proventrículo bloqueado e morre.

Controle

Além das medidas higiênicas utilizadas no controle de *Ctenocephalides* sp., deve-se:
- Remover o lixo diariamente e manter os ambientes limpos para evitar a presença de ratos
- Combater os roedores.

LEITURAS RECOMENDADAS

BICHO, C. L.; RIBEIRO, P. B. Chave pictórica para as principais espécies de Siphonaptera de importância médica e veterinária, no Brasil. *Rev. Bras. Parasitol. Vet.*, v. 7, n. 1, p. 47-51, 1998.

CARRERA, M. *Insetos de Interesse Médico e Veterinário*. Curitiba: UFPR, 1991. 227 p.

DRYDEN, M. W. Biology of fleas of dogs and cats. *Comp. Cont. Educ. Pract. Vet.*, v. 15, p. 567-579, 1993.

DRYDEN, M. W.; RUST, M. K. The cat flea: biology, ecology and control. *Vet. Parasitol.*, v. 52, p. 1-19, 1994.

GUIMARÃES, J. H.; TUCCI, E. C., BARROS, D. M. *Ectoparasitos de importância veterinária*. São Paulo: Plêiade/Fapesp, 2001. 218 p.

HASTRITER, M. W.; MÉNDEZ, E. A review of the flea genera *Hectopsylla* Frauenfeld and *Rhynchopsyllus* Haller (Siphonaptera: Pulicidae). *Proc. Entomol. Soc. Wash.*, v. 103, p. 613-624, 2000.

LINARDI, P. M.; GUIMARÃES, L. R. *Sifonápteros do Brasil*. São Paulo: Museu de Zoologia USP, Fapesp, 2000. 291 p.

LINARDI, P. M. Checklist de Siphonaptera (Insecta) do Estado de São Paulo. *Biota Neotrop.*, v. 11, supl. 1, 2011. Disponível em: <http://dx.doi.org/10.1590/S1676-06032011000500027>.

LUZ, J. L.; COSTA, L. M.; GOMES, L. A. C.; ESBÉRARD, C. E. L. The chiggerflea Hectopsylla pulex (Siphonaptera: Tungidae) as an ectoparasite of free-tailed bats (Chiroptera: Molossidae). *Mem. Inst. Oswaldo Cruz*, v. 104, n. 4, Rio de Janeiro, July 2009. Disponível em: <http://dx.doi.org/10.1590/S0074-02762009000400005>.

MARCONDES, C. B. *Entomologia Médica e Veterinária*. São Paulo: Atheneu, 2001. 432 p.

MONTEIRO, S. G.; HERRMANN, G. P.; LUCHESE F. C.; MOTTIN, V. D. Primeiro registro de *Rhynchopsyllus pulex* (Siphonaptera: Tungidae) em *Nyctinomops laticaudatus* (Chiroptera: Molossidae) no Brasil. *Ciência Rural*, v. 35, n. 4, p. 956-957, 2005.

PINTO, C. *Zoo-parasitos de Interesse Médico e Veterinário*. Rio de Janeiro: Scientífica, 1945. 461 p.

RIBEIRO, J. C. V. C.; COELHO, S. C.; RUAS, J. R. M. et al. Infestação de *Tunga penetrans siphonaptera*: Tungidae em cascos de vacas leiteiras Holandês-Zebu. *Arq. Bras. Med. Vet. Zootec.*, v. 59, n. 2, p. 520-522, 2007.

SERRA-FREIRE, N. M.; MELLO, R. P. *Entomologia e Acarologia na Medicina Veterinária*. Rio de Janeiro: L.F. Livros de Veterinária, 2006. 199 p.

SILVA, L. A. F.; SANTANA, A. P.; BORGES, G. T. et al. Aspectos epidemiológicos e tratamento da *Tungiase* bovina no município de Jataí, estado de Goiás. *Cien. Anim. Bras.*, v. 2, p. 65-67, 2001.

WALL, R. L.; SHEARER, D. Veterinary Ectoparasites: Biology, Pathology and Control. 2. ed. London: Wiley-Blackwel, 2001. 304 p.

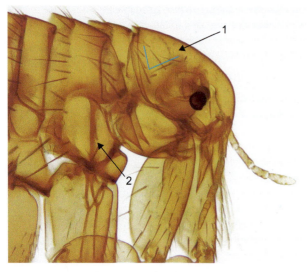

Figura 11.12 Cerdas em V (1) da cabeça de *Xenopsylla* sp. e sutura na mesopleura (2).

Nematocera | Mosquitos

12

Cláudia Lúcia Guimarães da Silva e Silvia Gonzalez Monteiro

FILO ARTHROPODA

Classe Insecta

Ordem Diptera | Subordem Nematocera

Família Culicidae

Principais características:

- Sem ocelos
- Antenas com 15 a 16 segmentos
- Pernas longas
- Conhecidos como mosquitos
- As fêmeas hematófagas sugam sangue à noite
- Os machos alimentam-se de sucos vegetais
- As fêmeas colocam seus ovos em locais úmidos (plantas flutuantes) ou água
- Há quatro estádios larvais e um estádio pupal, ambos aquáticos, com características físicas e bioecológicas diferentes dos adultos, o que classifica os membros dessa família como insetos holometábolos, assim como os demais dípteros.

A classificação da subordem Nematocera, com as principais espécies de importância em Medicina Veterinária e Saúde Pública, pode ser vista na Tabela 12.1.

Subfamília Anophelinae

Características morfológicas

- Adultos com escamas abundantes
- Probóscida bem desenvolvida e palpos retos
- Olhos grandes
- Antenas plumosas nos machos.

Tribo Anophelini

Gênero *Anopheles* (pronúncia: Anófeles)

Características morfológicas

- Primeiro tergito abdominal sem escamas
- Coxa posterior mais curta do que a largura do mesoepímero
- Fêmeas com palpos delgados e do mesmo comprimento da probóscida (Figura 12.1)
- Machos com os últimos segmentos do palpo dilatados e pilosos, dando aspecto de clava
- Escama com franja completa
- Ovos providos de flutuadores e postos isoladamente
- Larvas sem sifão respiratório (Figura 12.2)
- Larvas horizontais na superfície da água
- Pupas com trompa respiratória de forma cônica curta e de abertura larga.

Tabela 12.1 Posição taxonômica dos principais Nematocera de importância em Medicina Veterinária e Saúde Pública.

Classificação de Nematocera							
Filo	**Classe**	**Ordem**	**Subordem**	**Família**	**Subfamília**	**Tribo**	**Gênero**
Arthropoda Tubo digestivo completo Patas articuladas Celoma repleto de hemolinfa	*Insecta* Díceros Três pares de patas Corpo dividido em cabeça, tórax e abdome	*Diptera* Um par de asas Holometábolos Aparelho bucal picador-sugador ou lambedor	*Nematocera* Um par de antenas longas e articuladas Fêmeas parasitas Olhos compostos O adulto emerge do pupário através de fenda dorsal em "T"	*Culicidae* (mosquitos) As antenas nos machos são plumosas Probóscida bem desenvolvida	*Anophelinae* Palpo da fêmea = probóscida	*Anophelini*	*Anopheles*
					Culicinae Palpo da fêmea < probóscida	Culicini Aedini	*Culex* *Aedes*
				Ceratopogonidae			*Culicoides* (pólvora)
				Simulidae			*Simulium* (borrachudo)
				Psychodidae			*Phlebotomus* *Lutzomyia* (palha)

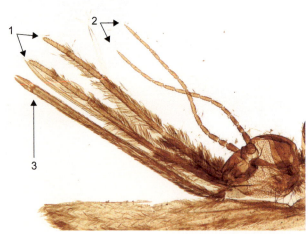

Figura 12.1 *Anopheles* sp. fêmea. Palpos (1), antenas (2), probóscida (3).

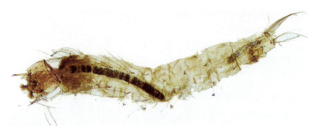

Figura 12.2 Larva de *Anopheles* sp. sem sifão respiratório.

Ciclo biológico

Os criadouros são constituídos, em geral, por lagoas, rios, lagos e represas, ou seja, grandes coleções de água com pouca correnteza, nas quais se desenvolvem os estágios imaturos. Algumas espécies desenvolvem-se em águas salobras e paradas ou mesmo em criadouros temporários.

Anopheles darlingi, importante vetor da malária, é um mosquito bem-adaptado a grandes coleções de água limpa e iluminada (são heliófilos). No entanto, são capazes de adaptar-se a coleções líquidas menores, formadas durante a estação chuvosa, além de apresentarem hábitos antropofílicos e comportamento endófilo, o que é de importância relevante na epidemiologia da malária.

Anopheles albitarsis é o anofelino mais bem distribuído no Brasil e corresponde à espécie de maior ecletismo em todos os aspectos de seus hábitos. Essa espécie pode utilizar criadouros transitórios ou permanentes, naturais ou artificiais, e podem ter comportamento umbrófilo ou heliófilo. Com relação à alimentação, são ativos durante todo o ano e podem picar indistintamente animais e humanos, ainda que seu comportamento seja mais zoofílico e exofílico, em comparação com *A. darlingi*.

Apresentam hábito crepuscular e noturno. Quando em repouso, esses mosquitos formam um ângulo quase reto ao substrato, por isso são chamados de mosquitos-prego (Figura 12.3).

Importância em Medicina Veterinária e Saúde Pública

Veiculador da malária (após o ciclo esporogônico no vetor, os esporozoítos do *Plasmodium* sp. migram para a glândula

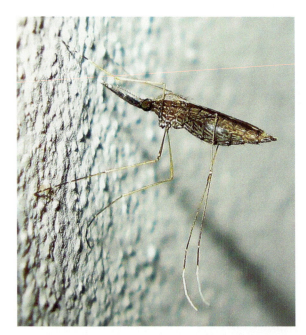

Figura 12.3 *Anopheles* fêmea quase em ângulo reto na parede.

salivar do inseto, sendo então transmitidos para o hospedeiro durante o repasto sanguíneo).

Controle

O controle de anofelinos não é fácil. Em virtude das características bioecológicas das principais espécies vetoras no Brasil (*A. darlingi* e *A. aquasalis*), os métodos mais eficazes visam à proteção individual contra os mosquitos vetores, como uso de mosquiteiros, telagem em janelas, uso de inseticidas no interior de residências, assim como a conscientização individual da população de evitar e erradicar possíveis criadouros e a seleção de espécies mais bem adaptadas a eles.

Subfamília Culicinae

As principais tribos dessa subfamília são:

- Tribo Culicini
- Tribo Aedini.

Características morfológicas

- Lobo pronotal menor do que o meronotal
- Escamas com franjas, em geral, completas, com ou sem espiraculares
- Ovos desprovidos de flutuadores e postos isolados ou em jangada
- Larvas com sifão respiratório (Figura 12.4)
- Dispõem-se perpendicularmente ou obliquamente na superfície líquida, permanecendo com o corpo mergulhado (Figura 12.5)
- Pupa com trompa respiratória de forma tubulosa, mais ou menos cilíndrica, alongada e de abertura estreita (Figura 12.6)
- Fêmeas com palpos curtos de comprimento menor do que a probóscida (Figura 12.7)

- Os palpos dos machos são longos, mas os últimos segmentos não são dilatados e são maiores do que a probóscida. Antenas plumosas (Figura 12.8)
- Quando em repouso, esses mosquitos ficam com o corpo paralelo à superfície (Figuras 12.7 e 12.8).

Tribo Aedini

Gênero *Aedes* (pronúncia: Édes)

Espécies *Aedes aegypti* e *A. albopictus*

Principais características:

- Medem em torno de 2 a 10 mm de comprimento, e os machos são 20% menores do que as fêmeas. Enquanto as fêmeas têm antenas com poucas cerdas, os machos têm muitas cerdas (Figuras 12.9 e 12.10)
- O *Aedes aegypti* adulto tem um desenho em forma de lira no tórax – duas linhas retas e duas linhas curvas nas extremidades (Figura 12.10)
- O *Aedes albopictus* adulto tem uma linha branca no tórax (Figura 12.11)
- As larvas dessas duas espécies são muito semelhantes; ambas têm sifão respiratório curto e um tufo de cerdas no sifão (Figura 12.12). Uma maneira de diferenciar as espécies é observar as seguintes características: o *A. aegypti* tem espinhos bem desenvolvidos no tórax e o *A. albopictus* tem espinhos pequenos. As escamas presentes no oitavo segmento abdominal da larva de *A. aegypti* têm três espinhos bem marcados, e as de *A. albopictus* têm apenas um espinho bem marcado (Figuras 12.13 e 12.14)
- Os hábitos de *A. aegypti* são urbanos (são encontrados no interior de residências) e os de *A. albopictus* silvestres (são encontrados em jardins de residências e áreas rurais)
- O *A. aegypti* é o principal transmissor de dengue no mundo. O *A. albopictus* é o principal transmissor de dengue em algumas regiões, porém geralmente é um vetor secundário.

Ciclo biológico

Após a cópula, as fêmeas necessitam fazer repastos sanguíneos para a maturação dos ovos. Os ovos são depositados separadamente, em vários lotes, postos em intervalos de

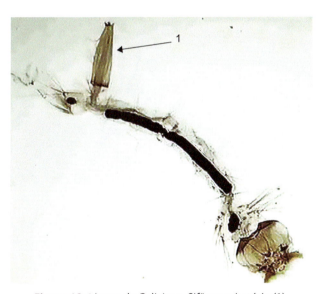

Figura 12.4 Larva de Culicinae. Sifão respiratório (1).

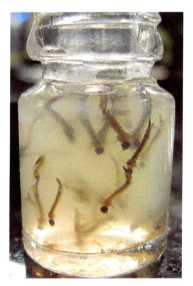

Figura 12.5 Posição das larvas de Culicinae em criatórios.

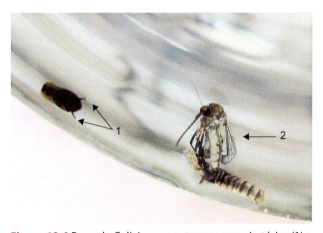

Figura 12.6 Pupa de Culicinae com trompas respiratórias (1) e mosquito adulto saindo da pupa (2).

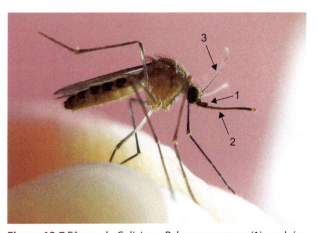

Figura 12.7 Fêmea de Culicinae. Palpos pequenos (1), probóscida (2) e antenas (3).

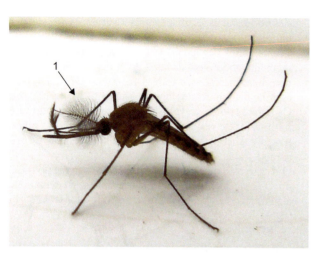

Figura 12.8 Macho de Culicinae. Antenas com muitas cerdas (1).

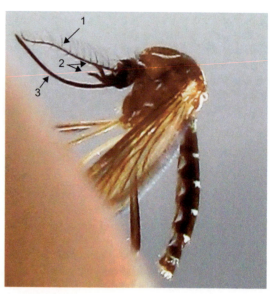

Figura 12.9 Fêmea de *Aedes aegypti*. Antena (1), palpos (2), probóscida (3).

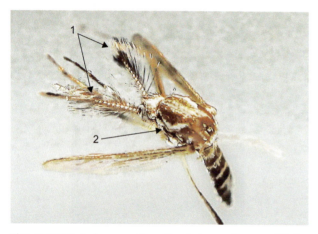

Figura 12.10 *Aedes aegypti* macho. Antenas plumosas (1), lira no tórax (2).

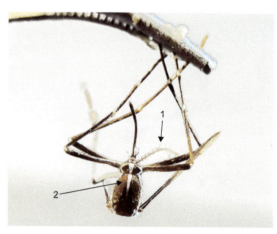

Figura 12.11 *Aedes albopictus* fêmea. Antena com poucas cerdas (1), linha branca no tórax (2).

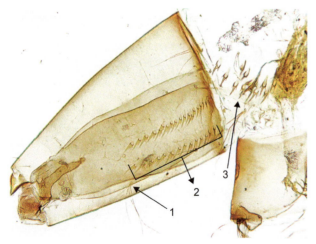

Figura 12.12 Larva de *Aedes aegypti* com um tufo de cerdas no sifão respiratório (1). Pécten do sifão (2). Escamas do oitavo segmento abdominal (3).

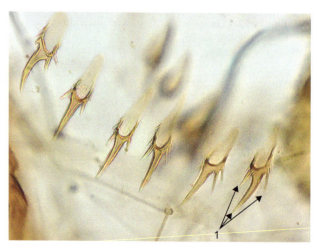

Figura 12.13 Formato das escamas do oitavo segmento abdominal de *A. aegypti* com três pontas bem marcadas (1).

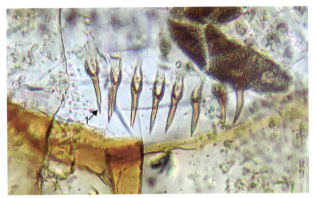

Figura 12.14 Formato das escamas do oitavo segmento abdominal de *A. albopictus* com uma ponta bem marcada (1).

1 ou mais dias (Figura 12.15). Resistem à dessecação por vários meses, podendo ser viáveis por período superior a 365 dias.

A fêmea, após ter feito a postura de seus ovos, morre rapidamente. Em condições normais, uma fêmea pode fazer 12 ou mais repastos sanguíneos em 1 mês, o que é de grande importância na transmissão da febre amarela e da dengue. Cada fêmea põe de 70 a 150 ovos.

As larvas se alimentam de microrganismos contidos na água e apresentam sifão respiratório com um tufo de cerdas. São bastante ativas, fazendo movimentos serpenteantes na coluna de água. No entanto, quando em repouso, assumem uma postura perpendicular à superfície da água, o que, entre outras características, possibilita o diagnóstico diferencial de *Culex* sp. nos criadouros. São fototrópicas negativas, preferem locais escuros. Após as fases de larva, passam a pupa (Figura 12.16), que vai originar os adultos.

As fêmeas têm hábitos diurnos, são mais ativas em temperatura mais elevada e raramente picam quando a temperatura fica abaixo de 23°C, fato importante na epidemiologia da febre amarela urbana e da dengue.

A cópula se processa 12 a 24 h após o nascimento do imago e estimula o desejo de sugar sangue. As fêmeas virgens dificilmente sugam sangue. Após sugarem sangue, as fêmeas fazem a postura dos ovos em poucos dias; se forem alimentadas apenas com líquidos açucarados, não fazem postura.

O *A. aegypti* é um mosquito sinantrópico e doméstico; nas horas de repouso (noite) costuma se esconder atrás ou debaixo de móveis.

O ciclo dura 11 a 18 dias em temperatura de 26°C.

Em laboratório, uma fêmea teve longevidade de até 154 dias.

Importância em Medicina Veterinária e Saúde Pública

Transmite a febre amarela e a dengue. A alta densidade vetorial estimulada pelo imenso número de criadouros espalhados por toda a cidade do Rio de Janeiro, reflexo do crescimento desordenado da cidade e do descaso com a educação sanitária e ambiental, associada a altas temperaturas, umidade elevada e períodos de chuva forte e prolongada, foi responsável pela epidemia de dengue de maior índice de mortalidade dos últimos anos.

Controle

A maneira mais eficaz de combate ao *A. aegypti* e ao *A. albopictus* é a eliminação dos criadouros, sendo essa também a melhor maneira de combater a dengue e evitar a reintrodução da febre amarela urbana. Medidas simples, como manter hermeticamente fechadas caixas-d'água, tonéis e barris; manter garrafas com o gargalo para baixo; manter o lixo em local apropriado, ensacado e em recipientes bem fechados; não deixar água acumulada em reservatórios de plantas, pratos e pneus; manter ralos fechados após o uso etc., são fundamentais para evitar criadouros.

Por ser responsável pela transmissão da dengue, maior problema de Saúde Pública no Brasil, o controle químico do *A. aegypti*, preconizado pela Fundação Nacional de Saúde, tem

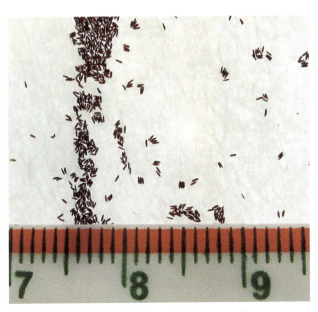

Figura 12.15 Ovos de *Aedes aegypti*.

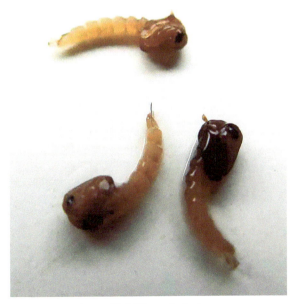

Figura 12.16 Pupa de *Aedes* sp.

sido feito com o piretroide cipermetrina. No entanto, estudos recentes demonstraram resistência dessa espécie de mosquitos à cipermetrina em algumas localidades do Rio de Janeiro.

O controle biológico com *Bacillus thuringiensis* var. *israelensis* tem sido utilizado também no controle de larvas. Do mesmo modo, tem sido preconizado, pela Organização Mundial da Saúde (OMS), o uso de um hormônio juvenil, o hormônio regulador de crescimento de insetos (IGR) metoprene, para tratar água potável, como procedimento alternativo no controle de *A. aegypti*.

Gênero *Culex* (pronúncia: Cúlex)

Principais características:

- Mosquitos de coloração marrom
- Fêmeas com palpos curtos e antenas com poucas cerdas (Figura 12.17)
- Machos com palpos longos e antenas com muitas cerdas (Figura 12.18)
- Doméstico de hábito noturno
- As fêmeas depositam seus ovos em água estagnada pura ou impura nas imediações dos domicílios
- Os ovos, postos verticalmente, são aglutinados, formando uma jangada
- As fêmeas são antropofílicas
- É encontrado principalmente nos dormitórios, sobre o teto, móveis e roupas
- Após a desova, a fêmea morre ou sobrevive por poucos dias
- As larvas apresentam sifão respiratório com vários tufos de cerdas (Figura 12.19). Quando em repouso, costumam assumir posição oblíqua em relação à superfície da água (Figura 12.5), distinguindo-se, assim, facilmente das larvas de *A. aegypti*, as quais são encontradas, muitas vezes, nos mesmos criadouros
- O ciclo dura, em média, 10 a 11 dias.

Importância em Medicina Veterinária e Saúde Pública

A *Culex quinquefasciatus* transmite *Wuchereria bancrofti* (filária, agente etiológico da elefantíase, ou filariose linfática).

Essa espécie é bastante eclética no que se refere ao seu comportamento ecológico, pois, além de ser bastante antropofílica e endófila, adaptou-se muito bem a diversos tipos de criadouros, permanentes ou temporários, de águas limpas ou sujas, podendo-se encontrar seus estágios imaturos desde em pequenos recipientes com água limpa até em valas negras de esgoto, pobres em oxigênio.

Outras espécies de *Culex* são responsáveis pela transmissão de encefalite equina nas Américas do Norte e Central.

Controle

Os mesmos cuidados para evitar criadouros de *A. aegypti* devem ser tomados para evitar criadouros de *Culex* sp.

No controle de mosquitos, tem-se utilizado, além de métodos com inseticidas químicos no combate aos adultos, controle biológico com a utilização de bactérias, como o *Bacillus thuringiensis* e o *Bacillus sphaericus*. Outros agentes de controle biológico, como nematódeos, fungos, protozoários, vírus e predadores, têm sido estudados, mas, até o momento, não foram considerados métodos efetivos e de baixo custo no controle desses artrópodes. Em ambientes naturais ou

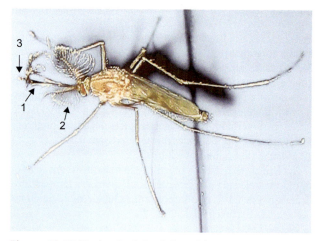

Figura 12.18 Macho de *Culex*. Palpos (1), antena (2) e probóscida (3).

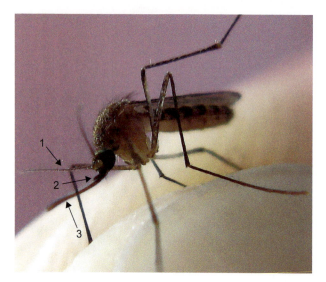

Figura 12.17 Fêmea de *Culex*. Antena (1), palpo (2) e probóscida (3).

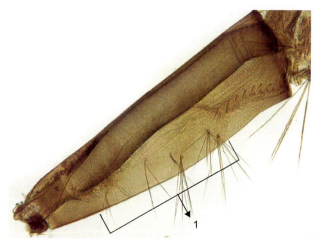

Figura 12.19 *Culex* sp. (1) Vários tufos de cerdas no sifão respiratório da larva.

artificiais, no entanto, comunidades de peixes e artrópodes planctônicos fazem o controle biológico natural das larvas de culicídeos.

Deve-se considerar a necessidade de saneamento básico no controle da densidade populacional de mosquitos.

Biologia da Família Culicidae

Alimentação

Machos e fêmeas alimentam-se de sucos vegetais, ricos em carboidratos, necessários ao metabolismo energético. Os carboidratos são, inicialmente, armazenados no divertículo ventral, sendo degradados gradativamente no estômago.

Em geral, as fêmeas alimentam-se de sangue (hematofagismo), pois têm necessidade de que se processe a maturação dos ovos. Ao fazer o repasto sanguíneo, o sangue chega até o estômago, e inicia-se a formação da membrana peritrófica, secretada pelas células do estômago e permeáveis a enzimas digestivas. A membrana peritrófica, assim como em outros insetos hematófagos, tem grande importância na relação do vetor com o parasito por ele veiculado. O sangue não é necessário para sua subsistência, pois, em laboratório, sobrevivem apenas com água e açúcar. Os machos alimentam-se de sucos de frutas e néctar de flores.

Cópula

Nos mosquitos de hábitos crepusculares (anofelinos), a cópula ocorre momentos antes de se dirigirem para as casas. Há a chamada "dança nupcial", em que os mosquitos ficam voando em largos círculos, e efetua-se então a cópula. Os machos e as fêmeas saem dos criadouros e, em geral, copulam no ar. Essa cópula ocorre de duas maneiras: no *Aedes aegypti*, o macho fica sob a fêmea, fixando-a por meio de duas pinças laterais, e o ato dura de 4 a 5 segundos; no *Anopheles*, macho e fêmea se prendem pela extremidade posterior, ficando em linha. Um macho pode copular com várias fêmeas, e uma fêmea pode ser copulada por vários machos.

Postura e ovos

Uma vez alimentada, quando está com seus ovos amadurecidos, a fêmea precisa fazer a postura, e o lugar da postura varia de espécie para espécie.

Anopheles

Gostam de fazer a postura em grandes coleções de água parada, água com leve correnteza ou em água colhida de bromélias. Os ovos de *Anopheles* não resistem à dessecação, não aguentam 3 dias em lugar seco.

Os ovos de anofelinos são postos isoladamente na superfície da água e apresentam flutuadores laterais.

Aedes

A postura é realizada preferencialmente na superfície da parede de recipientes que contenham água limpa, como em barris, potes de barro, vasos, cacos de garrafa, tampinhas de garrafa, latas, copos descartáveis etc. É um mosquito muito bem-adaptado aos criadouros temporários resultantes do consumo humano. Evaporando-se a água, os ovos aderem-se às paredes do vaso e resistem ali por vários meses; quando chove, há a eclosão das larvas. Isso explica a disseminação desses mosquitos para todos os lugares. Os ovos de *Aedes* são postos isoladamente, mas não apresentam flutuadores.

Culex

Os ovos de *Culex* são colocados sempre em posição vertical, formando jangadas capazes de flutuar.

Larvas

As larvas são encontradas na água, ainda que possam sobreviver algum tempo em ambiente úmido.

O período larvário representa a fase de crescimento do inseto, durante a qual a larva troca de pele, o que corresponde às mudas ou ecdises, em número de três. Há quatro estágios larvais (L1, L2, L3 e L4). As larvas se alimentam de microrganismos e pequenos invertebrados que fazem parte do zooplâncton. São vermiformes e desprovidas de patas e asas.

O corpo da larva é constituído de cabeça, tórax e abdome. A respiração é feita por um sifão respiratório na extremidade final do abdome. *Anopheles* não apresenta sifão respiratório.

Pupas

Na ecdise do último estágio larval (L4), a larva transforma-se em pupa, com a forma de uma vírgula. A pupa é móvel, porém não se alimenta. O corpo das pupas de mosquitos é constituído de duas partes: cefalotórax e abdome, na extremidade do qual há palhetas natatórias que auxiliam na locomoção.

As pupas da família Culicidae também se localizam na água. Após a saída do mosquito adulto, este fica em cima da pele da pupa que acabou de deixar para que ocorra a quitinização (endurecimento da quitina em contato com o ar atmosférico).

Família Ceratopogonidae

Sinonímia: mosquito-pólvora, maruins.

Gênero *Culicoides* (pronúncia: Culicoides)

Além do gênero *Culicoides*, que é, sem dúvida, o gênero da família com maior número de espécies registradas até o momento e com maior distribuição geográfica, há também os gêneros *Forcipomyia* e *Leptoconops*, entre os 125 gêneros descritos (Mellor *et al.*, 2000).

Características morfológicas

- Bem pequeno; varia de 1 a 3 mm
- Peças bucais curtas, pungitivas e sugadoras nas fêmeas (Figura 12.20)
- Asas hialinas com manchas claras e escuras recobertas de curta pilosidade (Figura 12.21)
- Antenas longas com 14 segmentos com formato de contas de rosário (Figura 12.20), plumosas nos machos.

Ciclo biológico

Ovos

São alongados e levemente encurvados; o período de incubação é de 2 a 7 dias, dependendo das condições do ambiente.

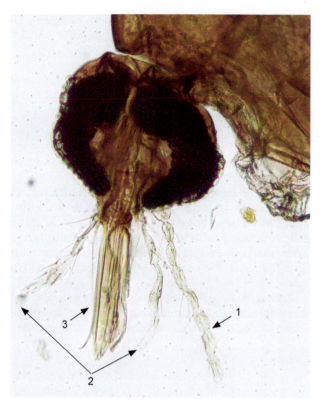

Figura 12.20 Cabeça de *Culicoides*. Antena (1), palpos (2) e probóscida (3).

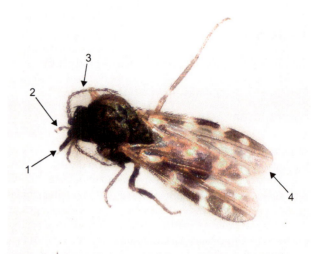

Figura 12.21 *Culicoides* sp. Aparelho bucal curto (1), palpos (2), antenas (3) e asas manchadas (4).

Larvas

Há quatro estágios larvais. As larvas, de aspecto vermiforme, apresentam 12 segmentos abdominais. Desenvolvem-se em meio aquático ou semiaquático, isto é, em terrenos lodosos ou de muita umidade, tanto em água doce como salobra. Os ecossistemas de manguezais são considerados hábitats preferenciais. O período de desenvolvimento larval varia de 4 a 5 dias até várias semanas, dependendo das condições de temperatura e umidade. Em países temperados, esse período pode estender-se consideravelmente, porque as larvas de quarto estágio entram em diapausa. As larvas nadam com agilidade e alimentam-se de vegetais em decomposição ou são predadoras de pequenos nematódeos, rotíferos, protozoários e pequenos artrópodes.

Pupas

Correspondem a um breve estágio de desenvolvimento (2 a 3 dias), que pode, ocasionalmente, estender-se por 3 a 4 semanas, dependendo da espécie e das condições de temperatura. Podem ser encontradas livres, flutuando na água ou fixas ao substrato.

Adultos

São encontrados em mangues e zonas de marés, voam pouco e não se afastam muito do lugar onde habitam. Machos e fêmeas reúnem-se em grandes enxames, nos quais ficam voando em turbilhão para a cópula. As fêmeas fixam-se ao corpo de outros insetos e sugam-lhes a hemolinfa. Os machos não são hematófagos. Se o macho não fugir após a cópula, a fêmea nutre-se dele. As fêmeas são hematófagas e atacam vorazmente o ser humano. Podem matar se atacarem em bandos. Têm hábito crepuscular, mas podem sugar à noite ou até de dia. Sobrevivem por aproximadamente 20 a 30 dias, mas, excepcionalmente, podem sobreviver por longos períodos (44 a 90 dias).

Características bioecológicas

- Vive nos mangues e em terrenos pantanosos, pois se desenvolvem em certo grau de salinidade
- Ocorrem em todas as massas de terra, exceto em regiões polares, na Antártida, na Nova Zelândia e nas ilhas do Havaí, desde os trópicos até a tundra, do nível do mar até 4.000 m de altitude. São mais prevalentes em áreas temperadas e tropicais
- Há mais de 1.400 espécies distribuídas em todo o mundo
- Os ovos são postos em água doce ou salgada
- As fêmeas fazem a postura em pedras, pedaços de pau etc. encontrados nos criadouros.

Importância em Medicina Veterinária e Saúde Pública

Os ceratopogonídeos são vetores de protozoários e filarídeos para humanos, aves e mamíferos. Causam dermatite alérgica em cavalos. Transmitem viroses a humanos e animais, como o vírus do Oropouche (para humanos) nas Américas e o vírus da língua azul (para bovinos e ovinos).

A dor da picada é semelhante à de um fósforo aceso no braço, faz formações bolhosas na pele que, não raro, complicam-se com infecção secundária pelo ato de coçar. Causa dermatite em equinos, com perda de pele. A picada produz lesões eczematosas urticarianas.

Controle

O controle de ceratopogonídeos é bastante difícil. Normalmente, recomenda-se a proteção individual, com o uso de roupas apropriadas e repelentes. Como são muito pequenos, nem sempre a telagem das casas fornece bons resultados, e os inseticidas geralmente são ineficazes para combater esses insetos fora das residências. Alguns autores preconizam a alteração de ambientes naturais, como aterramento de manguezais, para combater os ceratopogonídeos. No entanto, isso não deve ser feito, uma vez que envolve impacto ambiental gravíssimo, por alterar o ecossistema que é reconhecidamente berçário da vida marinha.

Família Psychodidae | Subfamília Psychodinae
Gênero *Psychoda* (pronúncia: Pissicóda)
Chamada de "mosca dos banheiros" e de "mosquitinho dos banheiros" (Figura 12.22).

Espécies
Há descrição de 250 espécies de *Psychoda*, sendo as mais frequentes a *P. alternata* e a *P. albipennis*.

Características morfológicas
São insetos pequenos, com menos de 5 mm e escuros; o corpo apresenta muitas cerdas. A identificação das espécies é feita pelo número e pelo formato dos segmentos das antenas dos insetos adultos.

Ciclo biológico
A fêmea deposita seus ovos em matéria orgânica presente nas paredes dos ralos dos banheiros, próximo à superfície da água. As larvas (Figura 12.23) eclodem e costumam sair pelos ralos, sendo visíveis a olho nu no box do banheiro. Depois, ocorre a fase de pupa (Figura 12.24), na qual se formam os insetos adultos. O hábitat para postura é muito semelhante ao de *Lutzomyia*, transmissora da leishmaniose; o inseto não se desenvolve em água, e sim em ambiente úmido, rico em matéria orgânica.

Importância em Medicina Veterinária e Saúde Pública
Sem importância em medicina veterinária. Há alguns relatos de miíase urogenital em humanos. A miíase urogenital é comumente associada com pessoas e ambientes com pouca higiene, a baixo nível educacional e a pessoas com problemas urogenitais. Os indivíduos com miíase urogenital apresentam hematúria, coceira, disúria, febre e presença de larvas na urina, e a gravidade da miíase depende da localização das larvas, da lesão e do grau de inflamação produzido pelas larvas no tecido.

Controle
Para acabar com os focos desse inseto, devem-se fechar os ralos, a fim de evitar a ovipostura. Despejar água sanitária ou água fervente nos ralos diariamente também diminui a incidência do inseto.

Subfamília Phlebotominae
Principais gêneros de importância Médico-veterinária
- Gênero *Phlebotomus* (encontrado na Europa)
- Gênero *Lutzomyia* (encontrado nas Américas): chamado de mosquito-palha, tatuquira e cangalhinha.

Gênero *Lutzomyia* (pronúncia: Lutizomía)
Características morfológicas
- Olhos compostos, que ocupam grande parte da cabeça
- Ocelos ausentes
- Antenas tão longas quanto o comprimento da cabeça e tórax com densa pilosidade (Figura 12.25), o que confere uma característica peculiar ao grupo
- São dípteros muito pequenos, medem cerca de 4 a 5 mm, no máximo

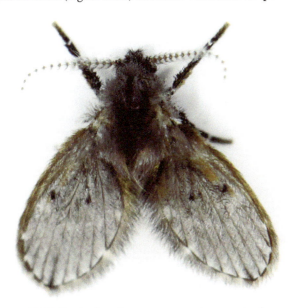

Figura 12.22 *Psychoda*, gênero comumente encontrado em banheiros.

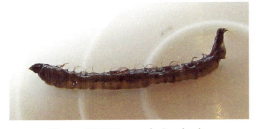

Figura 12.23 Larva de *Psychoda*.

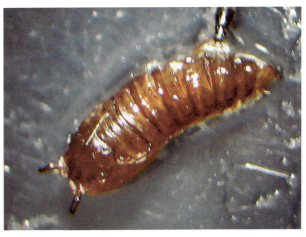

Figura 12.24 Pupa de *Psychoda*.

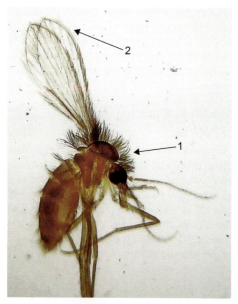

Figura 12.25 *Lutzomyia* sp. Tórax densamente piloso (1) e asas com formato lanceolado, com muitas cerdas (2).

- Palpos maiores que a probóscida, com 3 a 5 artículos
- Asa com formato lanceolar e com nervuras longitudinais e paralelas (Figura 12.25)
- Cerdas longas pelo corpo
- Abdome com dez segmentos; do oitavo em diante, os segmentos se modificam e formam as peças do aparelho genital.

Ciclo biológico

Ovos

Os ovos dos psicodídeos são alongados, pardo-escuros; são depositados em ambientes aquáticos, semiaquáticos ou, ainda, terrestres, porém com alto teor de umidade, isoladamente ou em grupos. Em condições ótimas de temperatura e umidade, desenvolvem-se em aproximadamente 1 semana, quando ocorre, então, a eclosão larval.

Larvas

Há quatro estádios larvais. As larvas são vermiformes e ápodas e têm a cabeça não retrátil e com duas manchas escuras no lugar dos olhos. Após a ecdise, somente se movimentam depois do endurecimento da quitina, e seu deslocamento é semelhante ao deslocamento de larvas de lepidópteros. O desenvolvimento larval da família Psychodidae ocorre na água, em matéria vegetal em decomposição, nos buracos de árvores cheios de folhas apodrecidas, em excrementos encontrados com restos vegetais e em alimentos em tocas de animais. O desenvolvimento larval se dá em 30 dias e, depois de quatro mudas de pele, passam a pupa. As larvas nunca se desenvolvem em ambiente inteiramente aquático, mas em lugares de muita umidade (não resistem à dessecação), em que a luz raramente incide, com abundante matéria orgânica que lhes sirva de nutrição (são vorazes, ingerem quantidade significativa de matéria orgânica) e onde haja oxigênio disponível para a respiração. Nas florestas, as larvas se desenvolvem embaixo da camada de folhas mortas que reveste o solo, nas frestas das rochas e nas tocas que servem de abrigo a animais silvestres.

Pupas

Ainda que se possa distinguir o cefalotórax e o abdome das pupas, elas mostram cabeça distinta e pernas e asas unidas ao corpo. Na cabeça podem ser vistos alguns processos que resultarão na formação de antenas, olhos e aparelho bucal. Tais processos, no entanto, podem ser vistos de maneira gradativa e são mais facilmente observados quanto mais próximo elas estiverem da emergência do adulto. Há nove segmentos abdominais. Antes de entrar na pupação, a larva cessa a alimentação e busca um substrato mais sólido, onde normalmente se fixa. As pupas geralmente não se locomovem, salvo algumas contrações que ocorrem no pupário em decorrência de alguma perturbação externa. Em comparação com os ovos e as larvas, são mais resistentes à dessecação. Não se alimentam e respiram, por meio de espiráculos respiratórios. A fase de pupa transcorre entre 10 e 15 dias, ao final dos quais emerge o adulto por uma fenda longitudinal mediana na face dorsal da pupa.

Adultos

Na conformação geral do corpo, parece um pequeno mosquito. O aparelho bucal das fêmeas é adaptado para sugar sangue, elemento essencial para a maturação dos ovos. Os machos nutrem-se de sucos vegetais. A grande maioria dos psicodídeos de importância em Saúde Pública habita as florestas, em lugares sombrios próximos a pequenas porções de água. Algumas espécies aparecem, eventualmente, no interior de habitações humanas ou de abrigos de animais domésticos, escondendo-se em cantos escuros durante o dia e saindo à noite em busca de alimento. Algumas espécies podem sugar sangue de dia. Habitações próximas a matas estão sujeitas a receber a visita desses mosquitos. Atualmente, a especulação imobiliária tem atraído o assentamento humano próximo a áreas desmatadas, tornando iminente o contato entre o ser humano e os psicodídeos, atraídos pela luz das lâmpadas. Em regiões áridas do Nordeste brasileiro, esses mosquitos são encontrados em tocas de animais silvestres, onde se encontram restos de alimentos, pelos, excretas e excrementos dos animais, o que mantém um teor de umidade elevado, indispensável ao desenvolvimento larval. Os mosquitos flebotomíneos têm pouca capacidade de voo. Não procuram alimento a mais de 200 m de distância. A longevidade dos adultos é de 27 dias.

Estenobiose ou diapausa

A duração do período larval depende da temperatura e da umidade; em baixa temperatura, esse período pode prolongar-se em virtude de uma fase de hibernação que a larva sofre depois da terceira muda.

Em certas espécies, porém, independentemente dessas condições, sem que se verifiquem diminuição da temperatura e alteração do teor de umidade, a larva hiberna e sua evolução se interrompe. Assim, em uma postura pode haver ovos que evoluem até a fase adulta e outros que ficam em hipobiose por meses.

Importância em Medicina Veterinária e Saúde Pública

Os flebotomíneos são hospedeiros de agentes causadores de doenças que afetam humanos e animais domésticos. São transmissores da *Leishmania* sp., o agente etiológico da leishmaniose visceral, cutânea e cutaneomucosa.

Atualmente, observa-se um aumento no número de casos de leishmaniose em metrópoles como o Rio de Janeiro, em áreas próximas ou pertencentes ao maciço do rio da Prata, área de floresta atlântica, onde há psicodídeos.

Transmitem também muitos vírus, entre os quais o responsável pela febre dos 3 dias (febre papatasi), muito conhecida na Europa. Podem veicular, ainda, o vírus da estomatite vesicular, doença séria em bovinos, cavalos e suínos.

Controle

O tipo de controle que se faz com relação aos psicodídeos está intimamente relacionado à epidemiologia da leishmaniose e, portanto, deve-se proceder a estudos sobre as espécies vetoras, densidade vetorial, dispersão das espécies, grau de antropofilia e exofilia e infecção natural. A partir disso, poderá ser feito o controle dos mosquitos no domicílio e peridomicílio utilizando-se inseticidas, preferencialmente de poder residual, em paredes do domicílio, canis, paióis etc., com piretroides, carbamatos e organofosforados, a critério da vigilância sanitária. Orienta-se também o uso de proteção individual, como mosquiteiros, repelentes, calças compridas, roupas de mangas compridas, meias e sapatos e telagem de janelas.

A construção de residências a uma distância mínima de 200 a 300 m de áreas florestadas também é uma forma de controle dos psicodídeos no domicílio e peridomicílio.

Família Simuliidae

Mosquitos conhecidos como borrachudos ou piuns.

Gênero *Simulium* (pronúncia: Simûlium)

Características morfológicas

- O adulto lembra uma pequena mosca (Figura 12.26), apresenta corpo pequeno, com 1,5 a 4 mm de comprimento, é robusto e tem coloração escura ou negra. Apresenta asas hialinas com nervuras em apenas uma parte; a antena assemelha-se a um chifre, devido ao flagelo curto, com disposição de 11 segmentos achatados, como moedas empilhadas, sem cerdas nas articulações (Figuras 12.27 e 12.28)
- Seu corpo é revestido de fina e curta pilosidade aveludada, escura nas fêmeas e colorida nos machos
- Olhos compostos, separados nas fêmeas e juntos nos machos
- Probóscida curta (Figura 12.27)
- Tórax giboso
- Pernas curtas e fortes.

Ciclo biológico

Os machos vivem sugando flores, ao contrário das fêmeas, que são sugadoras de sangue de vertebrados, tendo, para isso, uma probóscida pungitiva.

A desova dos simulídeos se dá na água de rios e riachos com bastante correnteza, depositada sobre a vegetação marginal ou sobre rochas pouco submersas; geralmente, a postura efetua-se quando a fêmea voa rente à superfície da água ou pousa sobre ela. Cada fêmea pode depositar até 500 ovos, expelindo também uma substância gelatinosa que mantém os ovos aglomerados. Depois de 5 a 7 dias de incubação, surgem as larvas.

Larvas e pupas ficam abaixo do nível das águas e as larvas apresentam ventosa posterior (para fixação), escova oral (para captar nutrientes rapidamente), pseudópodes (por isso é chamada de semifixa) e glândulas salivares – estas produzem um fio pegajoso do qual são tecidas as pupas em forma de cone com filamentos traqueais (para absorção de O_2).

O ciclo se completa em 4 a 8 semanas em condições ideais de temperatura e umidade.

A longevidade dos adultos é de 2 a 3 semanas.

As larvas (Figura 12.29) têm corpo liso, cabeça bem diferenciada, parte posterior do corpo dilatada e com uma estrutura que serve para sua fixação. A larva fica posicionada

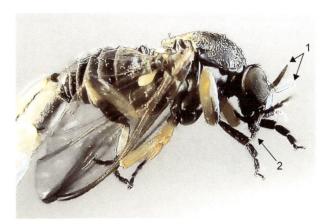

Figura 12.27 *Simulium* sp. Antenas (1), probóscida (2).

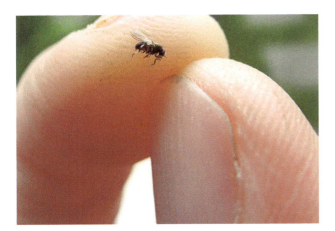

Figura 12.26 Pequeno mosquito silvestre do gênero *Simulium*, vulgarmente chamado de borrachudo.

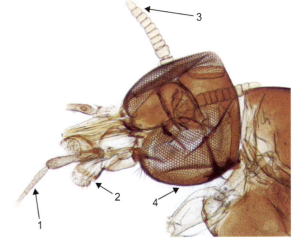

Figura 12.28 *Simulium* sp. Detalhe da cabeça com antenas. Palpo (1), lábio (2), antena (3), olho (4).

verticalmente em relação ao solo, fixada ao substrato e se nutre de microrganismos encontrados na água. A apreensão dos microrganismos é feita por penachos situados um em cada lado da cabeça (Figura 12.30). Após seis mudas, tecem um casulo cônico (com a secreção das glândulas salivares), fixo na base e aberto em cima, e passam a pupa.

As pupas (Figura 12.31) apresentam, em cada lado do tórax, brânquias respiratórias constituídas de expansões filamentosas. Depois de completo o desenvolvimento da pupa, o pupário enche-se de ar, formando uma bolha; à medida que a bolha aumenta, o inseto adulto se insinua para o seu interior e a bolha se desprende do pupário, sobe à tona, desfaz-se e põe em liberdade o imago.

Os machos adultos (Figura 12.27) costumam reunir-se em grandes enxames, geralmente ao entardecer, para aguardar que alguma fêmea entre no voo nupcial; quando isso acontece, logo um casal se afasta para a cópula. Habitam áreas de cachoeiras e rios, pois só se desenvolvem em águas correntes, apresentam hábitos diurnos (crepusculares) e atacam em bandos.

Importância em Medicina Veterinária e Saúde Pública

A picada, no início, é imperceptível; quando é sentida, a fêmea já está no final do repasto sanguíneo. No local da picada, fica um pequeno ponto hemorrágico (Figura 12.32) e uma leve sensação de dor, que se transforma em prurido. Transmitem filarídeos (elefantíase, oncocercose) e o *Leucocytozoon* para aves. O *Simulium* (borrachudo) é confundido, pela dor da picada, com o *Culicoides* (pólvora), porém o primeiro é bem maior e tem asas transparentes e antenas curtas, enquanto o segundo é muito pequeno e tem asas manchadas e antenas longas (Figura 12.33)

A mais importante parasitose transmitida por esse mosquito é a *Onchocerca volvulus*, que pode ocasionar cegueira. Os adultos dessa filária formam nódulos subcutâneos em

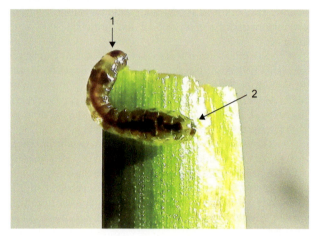

Figura 12.29 Larva de *Simulium* encontrada em vegetação aquática. Cabeça (1) e parte dilatada do corpo onde a larva se fixa ao substrato (2).

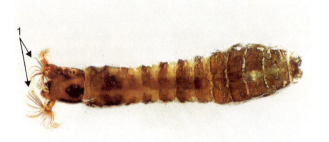

Figura 12.30 Cerdas de larva de *Simulium* sp. em forma de penacho na cabeça (1), as quais servem para apreensão do alimento.

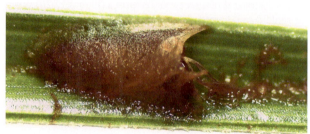

Figura 12.31 Pupa de *Simulium* sp. aderida à vegetação.

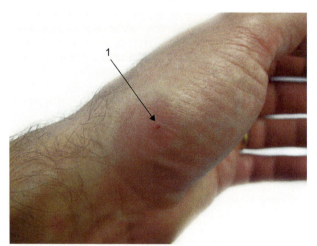

Figura 12.32 Picada de borrachudo (*Simulium*), mostrando o ponto hemorrágico (1) que se forma no local da picada.

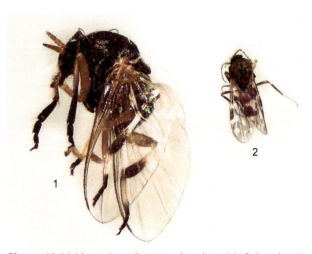

Figura 12.33 Mosquitos silvestres. *Simulium* (1); *Culicoides* (2).

várias partes do corpo humano; nesses nódulos, a filária se reproduz, originando as microfilárias, que migram para a periferia do corpo, onde o mosquito as ingere ao sugar sangue. Quando o mosquito vai sugar outra pessoa, inocula as microfilárias, que migram pelo corpo e, muitas vezes, instalam-se no globo ocular, causando cegueira.

Controle

Povoar lagos com peixes que se alimentam desses mosquitos e fazer controle biológico por *Bacillus thuringiensis*. Evitar a poluição dos rios, que acaba com os peixes.

LEITURAS RECOMENDADAS

BARBOSA, R. M. R.; SOUTO, A.; EIRAS, A. E.; REGIS, L. Laboratory and field evaluation of an oviposition trap for *Culex quinquefasciatus* (Diptera: Culicidae). *Mem. Inst. Oswaldo Cruz*, v. 102, p. 523-529, 2007.

BARGHINI, A.; URBINATTI, P. R.; NATAL, D. Atração de mosquitos (Diptera: Culicidae) por lâmpadas incandescentes e fluorescentes. *Entomol. Vect.*, v. 11, p. 611-622, 2004.

BARRETT, A. D. T.; HIGGS, S. Yellow fever: a disease that has yet to be conquered. *Annu. Rev. Entomol.*, v. 52, p. 209-229, 2007.

BRAGA, I. A.; MELLO, C. M.; PEIXOTO, A. A.; VALLE, D. Evaluation of Methoprene effect of *Aedes aegypti* (Diptera: Culicidae) in laboratory conditions. *Mem. Inst. Oswaldo Cruz*, v. 100, p. 435-440, 2005.

BUSH, A. O.; FERNÁNDEZ, J. C.; ESCH, G. W.; SEED, J. R. *Parasitism: the Diversity and Ecology of Animal Parasites*. Cambridge: Cambridge University Press, 2001.

CALDERÓN-ARGUEDAS, O.; TROYO, A.; SOLANO, M. E. Diversidad larval de mosquitos (Diptera: Culicidae) en contenedores artificiales procedentes de una comunidad urbana de San José, Costa Rica. *Parasitol. Latinoam.*, v. 59, p. 132-136, 2004.

CHAPMAN, R. F. *The Insects: structure and function*. 4. ed. Cambridge: Cambridge University Press, 1998.

CONSOLI, R. A. G. B.; OLIVEIRA, R. L. *Principais Mosquitos de Importância Sanitária no Brasil*. Rio de Janeiro: Fiocruz, 1994.

DA-CUNHA, M. P.; LIMA, J. P. B.; BROGDOM, W. G. *et al*. Monitoring of resistance to the pyretroid cypermethrin in Brazilian *Aedes aegypti* (Diptera: Culicidae) populations collected between 2001 and 2003. *Mem. Inst. Oswaldo Cruz*, v. 100, p. 441-444, 2005.

DURDEN, L. A. *Medical and Veterinary Entomology*. 3. ed. Academic Press, 2002. p. 100-149.

FORATINI, O. P. *Entomologia Médica*. São Paulo: Edgar Blucher/Edusp, 1976. v. 1-4.

FORATTINI, O. P. *Culicidologia Médica: Identificação, Biologia, Epidemiologia*. São Paulo: Edusp, 2002. v. 2.

FUNASA/MS. *Manual de Controle da Leishmaniose Tegumentar Americana*. Brasília: NED/ASCOM/Funasa, 2000.

GUIMARÃES, J. H.; TUCCI, E. D.; BARROS-BATTESTI, D. M. *Ectoparasitos de Importância Veterinária*. São Paulo: Plêiade/Fapesp, 2001.

HALSTEAD, S. B. Dengue virus-mosquito interations. *Annu. Rev. Entomol.*, v. 53, p. 273-291, 2008.

LANE, J. *Neotropical Culicidae*. São Paulo: Gráfica Siquiera/USP, 1953. v. 1-2.

MARCONDES, C. B. *Entomologia Médica e Veterinária*. São Paulo: Atheneu, 2001.

MELLOR, P. S.; BOORMAN, J.; BAYLIS, M. *Culicoides* biting midges: their role as arbovirous vectors. *Ann. Rev. Ent.*, v. 45, p. 307-340, 2000.

MILLER, B. R.; BALLINGER, M.E. *Aedes albopictus* mosquitoes introduced into Brazil: vector competence for yellow fever and dengue viruses. *Trans R Soc Trop Méd Hyg*. v. 82, n. 3, p. 476-477, 1988.

REGIS, L.; FURTADO, A. F.; OLIVEIRA, C. M. F. *et al*. Controle integrado do vetor da filariose com participação comunitária, em uma área urbana do Recife, Brasil. *Cad. Saúde Publ.*, v. 12, p. 473-482, 1994.

REGIS, L.; MONTEIRO, A. M.; MELO-SANTOS, M. A. V. *et al*. Developing new approaches for detecting and preventing *Aedes aegypti* populations outbreaks: basis for surveillance, alert and control system. *Mem. Inst. Oswaldo Cruz*, v. 103, p. 50-59, 2008.

REY, L. *Parasitologia*. 3. ed. Rio de Janeiro: Guanabara Koogan, 2001.

RUA, G. L.; QUIÑONES, M. L.; VÉLES, I. D. *et al*. Laboratory estimation of the effects of increasing temperatures on the duration of gonotrophic cycle of *Anopheles albimanus* (Diptera: Culicidae). *Mem. Inst. Oswaldo Cruz*, v. 100, p. 515-520, 2005.

RUAS-NETO, A. L.; SILVEIRA, S. M.; COLARES, E. R. C. Mosquito control based on larvicides in State of Rio Grande do Sul, Brazil: Choice and the control agent. *Cad. Saúde Publ.*, v. 10, p. 222-230, 1994.

TRINDADE, R. L.; GORAYEB, I. S. Maruins (Ceratopogonidae: Diptera) do estuário do rio Pará e do litoral do estado do Pará, Brasil. *Entomol. Vect.*, v. 12, n. 1, p. 61-74, 2005.

VEZZANI, D.; VELASQUEZ, S. M.; SCHWEIGMANN, N. Seasonal pattern of abundance of *Aedes aegypti* (Diptera: Culicidae) in Buenos Aires City, Argentina. *Mem. Inst. Oswaldo Cruz*, v. 99, p. 351-356, 2004.

YONES, D. A.; BAKIR H. Y.; HAMEED, D. A. Human Urogenital Myiasis Caused by Psychoda Species Larvae: Report of Five Cases and Morphological Studies. The Journal of Advances in Parasitology. v. 1, n. 2, p. 12-20. Disponível em: <http://dx.doi.org/10.14737/journal.jap/2014/1.2.12.20>. 2014.

Brachycera Tabanomorpha | Mutucas

Silvia Gonzalez Monteiro

FILO ARTHROPODA
Classe Insecta
Ordem Diptera | Subordem Brachycera | Infraordem Tabanomorpha

Família Tabanidae
Principais características:

- O tamanho varia de 0,6 a 3 cm
- Chamados vulgarmente de mutucas ou moscas do cavalo
- Dípteros robustos
- A maioria das fêmeas apresenta aparelho bucal lambedor e sugador (de aspecto curto e grosso)
- O mecanismo principal para achar os hospedeiros é a visão; assim, os olhos grandes servem bem para essa função
- O CO_2 eliminado pelo hospedeiro atua como uma fonte de atração para algumas espécies
- Os olhos são coloridos e usados para atrair o sexo oposto. A coloração varia entre as espécies, sendo unicoloridos ou horizontalmente coloridos em *Tabanus* (Figura 13.1), manchados em *Chrysops* (Figura 13.2) e com faixas em zigue-zague em *Haematopota*
- Os olhos são holópticos (juntos) nos machos (Figura 13.3) e dicópticos (separados) nas fêmeas (Figura 13.4)
- Alguns tabanídeos apresentam ocelos entre os olhos, estruturas que servem para verificar a intensidade e a direção da luz, porém não formam imagens
- As antenas contêm três segmentos (escapo, pedicelo e flagelo); e o flagelo tem anelações projetadas para a frente (Figura 13.1)
- Há mais de 3 mil espécies conhecidas de tabanídeos
- Os três gêneros de importância principais são: *Chrysops*, *Tabanus* e *Haematopota*
- Cabeça semiesférica ou semilunar
- Mesonoto bem desenvolvido (segmento do meio do tórax)
- Asa com nervuras radiais R4 e R5, formando uma bifurcação (Figura 13.5)
- Machos desprovidos de mandíbulas e não hematófagos
- Presença de mandíbulas nas fêmeas para cortar a pele (Figura 13.6).

Ciclo biológico
É completo, holometabólico: ovo – larva – pupa e imago (adultos). Em climas quentes, o ciclo dura em torno de 4 meses. Após o repasto, as fêmeas põem lotes de centenas de ovos.

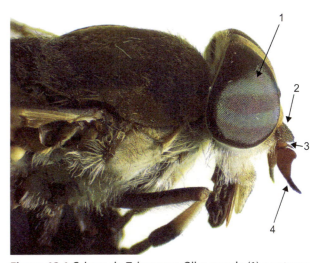

Figura 13.1 Cabeça de *Tabanus* sp. Olho grande (1) e antenas com três segmentos: escapo (2), pedicelo (3) e flagelo (4).

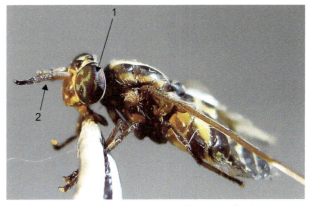

Figura 13.2 Cabeça de *Chrysops* sp. Olhos manchados (1) e antenas longas (2).

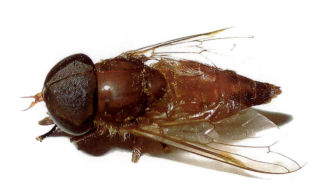

Figura 13.3 Macho de Tabanidae com olhos holópticos (juntos).

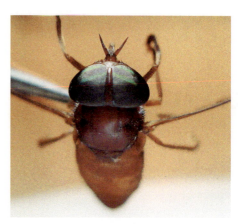

Figura 13.4 Fêmea de Tabanidae com olhos dicópticos (separados; 2).

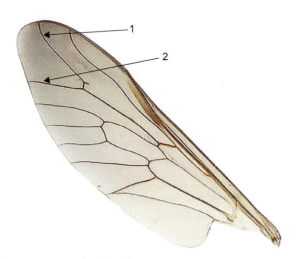

Figura 13.5 Asa de tabanídeo, em que se observam as nervuras radiais R4 (1) e R5 (2) formando uma bifurcação.

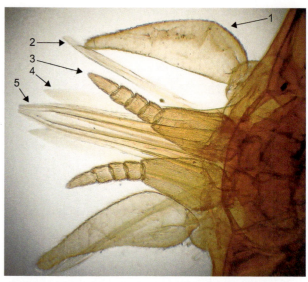

Figura 13.6 Aparelho bucal e antena de fêmea de Tabanidae, com palpo maxilar (1), mandíbula (2), antena (3), maxila (4) e labro (5).

Ovos

Os ovos dos tabanídeos são alongados, medem de 1 a 2 mm de comprimento e têm coloração branca cremosa ou acinzentada. São postos em grandes massas, que variam de 200 a 1 mil ovos, e a oviposição varia com o gênero do díptero.

A postura ocorre tanto em ambiente aquático como úmido (pântanos, troncos podres). Os ovos não são postos diretamente na água, mas em vegetação pendente, pedras e escombros (sobre plantas aquáticas; sobre o musgo que recobre as pedras marginais dos rios, córregos e lagoas; em troncos de árvores cheios de detritos vegetais).

O período de incubação varia de 10 dias a 8 meses, dependendo da temperatura e da espécie de Tabanidae.

Larvas

As larvas, que são longas e têm cabeça pouco diferenciada do corpo, ao eclodirem, caem na água e completam o seu desenvolvimento no lodo do fundo da água (se enterram). São predadoras e alimentam-se de pequenos invertebrados ou insetos, os quais elas matam inoculando uma substância tóxica.

Caso não encontrem alimentação suficiente, tornam-se canibais de larvas de tabanídeos menores. As larvas apresentam aparelho bucal mastigador e, na falta de alimento, podem atacar animais e humanos que estão na água. Passam por até oito estágios larvares e o tempo de desenvolvimento é bem variável em razão de espécie, clima e quantidade de alimento.

O local de desenvolvimento para a larva depende do gênero e pode ser dividido em hábitats distintos. A divisão é principalmente baseada no conteúdo de água do substrato no qual a larva se desenvolve. As larvas de *Chrysops* são hidrobiontes, preferem substrato com maior conteúdo de água. Já as de *Tabanus* são encontradas em substratos um pouco mais secos e têm uma distribuição mais ampla; essas larvas são chamadas semi-hidrobiontes.

As fases larvais podem durar vários meses. O desenvolvimento varia de 10 a 11 semanas em temperaturas elevadas e até 42 semanas em baixas temperaturas (hibernam).

O primeiro ínstar larval eclode e passa para o segundo, que apresenta fototropismo positivo, fazendo com que se mova pela superfície do substrato. Esse segundo ínstar não se alimenta; em 3 a 6 dias, ele passa ao terceiro ínstar larval, que tem fototropismo negativo, e se enterra no substrato. O principal alimento da larva de *Chrysops* é material orgânico encontrado no substrato. A larva de *Tabanus* é carnívora e se alimenta de outras larvas de inseto, crustáceos, caracóis e nematódeos, sendo estes também canibais; a consequência disso é que essas larvas são achadas com baixa densidade populacional no substrato, o que contrasta com as densidades larvais de *Chrysops* no substrato, as quais podem ser muito altas.

Pupa

O período pupal é curto, varia de 1 a 3 semanas. As pupas são parecidas com a crisálida (pupário) das borboletas. A pupação se dá no mesmo lugar das larvas, porém as pupas procuram locais menos encharcados, próximos à superfície do lodo.

Nutrição

Os machos nutrem-se de néctar e seiva de plantas. As fêmeas também sobrevivem com esses alimentos, porém precisam de sangue para a maturação dos ovos. Localizam sua presa pela visão e sua picada é profunda e dolorosa. As fêmeas, muitas vezes, não conseguem terminar o repasto sanguíneo, já que o animal ou pessoa se sente bastante incomodado e as retira do local onde estavam sugando. As maxilas e as mandíbulas são usadas para cortar o couro ou esfolar com uma ação do tipo tesoura. Do corte resultante extravasa o sangue, e o labro ingere o sangue exposto. Em virtude da natureza cortante da picada, o díptero está frequentemente sendo espantado e ainda querendo alimentar-se; quando espantado, o tabanídeo voa a uma distância pequena e então retorna. Costumam se alimentar a cada 3 h em horário diurno, e o completo ingurgitamento de sangue demora de 20 a 60 min.

Acasalamento

A prioridade para o tabanídeo recentemente emergido é acasalar. Isso acontece durante as primeiras horas da manhã. Machos e fêmeas entram juntos em enxames; a cópula é iniciada no ar e terminada no solo, sendo realizada em torno de 5 min. O reconhecimento de fêmeas por machos é feito por meio da visão, embora se acredite que um feromônio de agregação produza os enxames matutinos de machos. O macho morre pouco tempo depois da cópula; as fêmeas podem viver 2 meses.

Hábitat

Esses insetos são silvestres e raramente encontrados nos domicílios. Apresentam hábito diurno e surgem nos meses mais quentes do ano.

Principais subfamílias de Tabanidae

- Tabaninae
- Pangoniinae
- Chrysopsinae.

Subfamília Tabaninae

Basicosta (Figura 13.7; projeção próxima à base da nervura costal) com cerdas (tribo Tabanini) ou sem cerdas (tribo Diachlorini). Não apresentam ocelos desenvolvidos.

Tribo Tabanini

Basicosta densamente revestida de cerdas e labelas densamente pilosas.

Gênero Tabanus (pronúncia: Tabânus)
Características morfológicas

- Antenas com os dois primeiros segmentos curtos e o terceiro (flagelo) com quatro anéis (Figura 13.8)
- Sem esporão tibial na pata III
- Ausência de ocelos funcionais
- Asas claras ou levemente castanhas (Figura 13.9)
- Probóscida raramente mais longa que a altura da cabeça; geralmente, é curta e robusta.

Tribo Diachlorini

Apresentam basicosta, em geral, sem cerdas, labelas esclerosadas e vestígios de ocelos.

Gêneros

- *Diachlorus*
- *Chlorotabanus*
- *Catachlorops* (Figura 13.10).

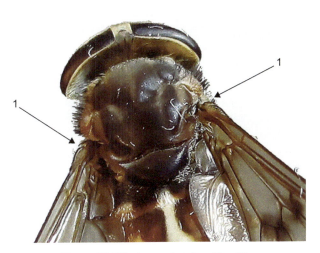

Figura 13.7 Basicosta de tabanídeo (1).

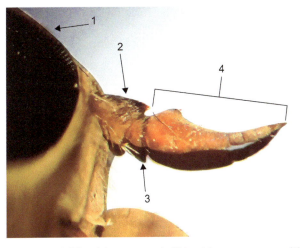

Figura 13.8 Olho (1) e antena de Tabanidae com escapo (2), pedicelo (3) e flagelo (4) contendo quatro anéis (4).

Subfamília Pangoniinae

Principais características:

- Presença de ocelos funcionais
- Com esporão tibial na pata III
- Terceiro artículo das antenas (flagelo) formado de anéis justapostos sempre em número superior a cinco
- Divide-se em tribo Scionini, tribo Scepsidini e tribo Pangoniini.

Tribo Scionini

Apresentam olhos pilosos, aparelho bucal longo e ocelos bem destacados.

Gênero *Fidena* (pronúncia: Fidena)

Características morfológicas

Medem de 11 a 18 mm; têm corpo coberto por curta pilosidade; a superfície dos olhos é recoberta de finos pelos; têm probóscida em estilete muito longa, maior que o comprimento da cabeça (Figura 13.11).

Tribo Scepsidini

- Apresentam peças bucais vestigiais
- Gênero *Scepsis*.

Tribo Pangoniini

Apresentam olhos sem pelos e aparelho bucal não muito longo.

Gêneros

- *Esembeckia*
- *Protosilvius*.

Subfamília Chrysopsinae

Presença de ocelos.

Tribo Chrysopsini

Gênero *Chrysops* (pronúncia: Crísops)

Características morfológicas

- Raramente são maiores que 10 mm
- Suas asas apresentam faixa transversal escura mediana (Figura 13.12)
- O primeiro anel do terceiro artículo antenal é tão longo quanto os quatro seguintes reunidos.

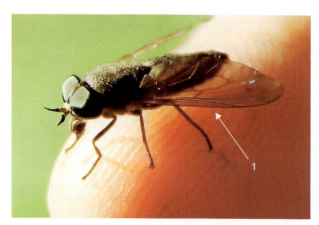

Figura 13.9 Mutuca do gênero *Tabanus* de coloração marrom e asas hialinas (1).

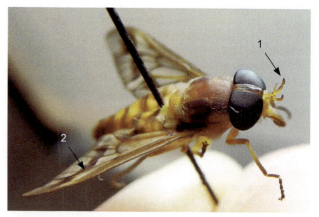

Figura 13.10 Mutuca do gênero *Catachlorops* apresentando espinho dorsal no flagelo (1) e asas manchadas (2).

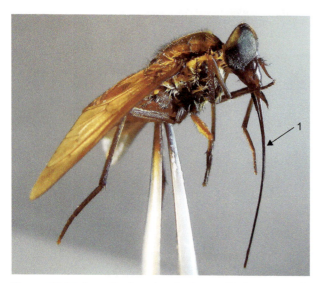

Figura 13.11 Aparelho bucal muito longo (1) de mutuca do gênero *Fidena*.

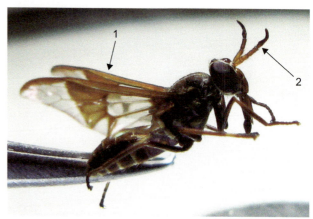

Figura 13.12 Mutuca do gênero *Chrysops* em que se observam asas manchadas (1) e flagelo (último segmento da antena) longo e sem espinho dorsal (2).

IMPORTÂNCIA EM MEDICINA VETERINÁRIA E SAÚDE PÚBLICA

As fêmeas são excelentes transmissoras de patógenos, pois:

- Necessitam de repasto sanguíneo para maturação dos ovos
- Fazem telmofagia (rasgam a pele até alcançar o vaso sanguíneo, com extravasamento de sangue) e, dessa maneira, infectam-se por um agente presente tanto no sangue como na pele
- São agressivas, atacando qualquer um, sem especificidade de hospedeiro
- Fazem alimentação interrompida – hábito que pode transmitir eventuais patógenos para vários hospedeiros
- Necessitam de grande repasto sanguíneo para se saciarem, o que aumenta a chance de transmissão de microrganismos
- Têm grande capacidade de voo – procuram vários hospedeiros para satisfazer a sua alimentação. Podem voar até 20 km
- Sua picada é dolorosa, o que faz com o que o hospedeiro esteja constantemente se debatendo e afaste o inseto, que vai à procura de novos hospedeiros, propiciando a transmissão de doenças
- Esse díptero transmite várias doenças de modo mecânico (por meio da picada), como anaplasmose, anemia infecciosa equina, estomatite vesicular, encefalite, leucose bovina, peste suína e tripanossomíase, para equinos, bovinos, suínos e cães
- Os tabanídeos também são transportadores de microrganismos, já tendo sido isoladas, na superfície do corpo desses insetos, em torno de 24 espécies diferentes de bactérias, como *Serratia marcescens*, *Escherichia coli* e *Staphylococcus aureus*
- A dor da picada é bastante incômoda, estressa os animais e os humanos, e a lesão produzida serve como porta de entrada para infecções bacterianas secundárias e miíases.

CONTROLE DAS MUTUCAS

- Deve-se eliminar o hábitat de criação de larvas (como terrenos mal drenados), pois os adultos permanecem em regiões próximas ao desenvolvimento das larvas
- O controle químico deve ser feito com inseticida de contato com efeito residual nos estábulos e nos animais
- Manter os animais afastados de zonas de bosques nas horas mais quentes do dia, pois é próximo a esses locais que elas se reproduzem
- Fitas escuras adesivas colocadas nos estábulos funcionam como armadilhas para capturar esses insetos
- Telar portas e janelas
- As do gênero *Chrysops* costumam picar a pessoa ou o animal mais alto, então uma maneira de controlar esse inseto

é colocar cola adesiva de lenta secagem ou fita adesiva dupla face na parte superior de um chapéu de abas largas e andar com o chapéu em ambientes infestados nas horas mais quentes do dia, a fim de capturar o maior número de dípteros.

LEITURAS RECOMENDADAS

BARRIGA, O. O. *Enfermedades Parasitarias de los Animales Domésticos em la America Latina*. Santigo do Chile: Germinal, 2002. 250 p.

BASSI, R. M. A.; CUNHA, M. C. I.; COSCARÓN, S. Estudo do comportamento de tabanídeos (Diptera, Tabanidae) do Brasil. *Acta Biol. Par. (Curitiba)*, v. 29, n. 1-4, p. 101-115, 2000.

BENCHIMOL, J. L.; SÁ, M. R. (eds. and orgs). Adolpho Lutz: Entomologia – tabanídeos = Entomology – tabanidae [online]. Rio de Janeiro: Fiocruz, 2005. 704 p. Adolpho Lutz Obra Completa, v. 2, book 2. Disponível em: <http://books.scielo.org>.

CARRERA, M. *Insetos de Interesse Médico e Veterinário*. Curitiba: UFPR, 1991. 228 p.

SQUITIER, J. M. Deer Flies, Yellow Flies and Horse Flies, *Chrysops*, *Diachlorus*, and *Tabanus* spp. (Insecta: Diptera: Tabanidae). *Bug Tutorials*. University of Florida/IFAS. 2007. Disponível em: <http://edis.ifas.ufl.edu/pdffiles/IN/IN15500.pdf>. Acesso em: 25/07/08.

HAWKINS, J. A.; LOVE, J. N.; HIDALGO, R. J. Mechanical transmission of Anaplasmosis by tabanids (Diptera: Tabanidae). *Am. J. Vet. Res.*, n. 43, p. 732-734, 1982.

KROLOW, T. K.; KRUGER, R. F.; RIBEIRO, P. B. Chave pictórica para os gêneros de Tabanidae (Insecta: Diptera) do bioma Campos Sulinos, Rio Grande do Sul, Brasil. *Biota Neotropica*, v. 7, n. 2, 2007. Disponível em: <http://www.biotaneotropica. org.br/v7n2/pt/abstract?identification-key+bn03207022007>.

LUZ-ALVES, W. C.; GORAYEB, I. S.; SILVA, J. C. L.; LOUREIRO, E. C. B. Bactérias transportadas em mutucas (Diptera: Tabanidae) no nordeste do estado do Pará, Brasil. *Bol. Mus. Para. Emílio Goeldi (Belém)*, v. 2, n. 3, p. 11-20, 2007.

MARCHI, G.; MARCHI, P. Controle ecológico de mutucas (Tabanidae sp.): experiência no Vale do Ribeira. *Agrosoft Brasil*. Disponível em: <www.agrosoft.org.br/?q=node/100182>.

MARCONDES, C. B. *Entomologia Médica e Veterinária*. São Paulo: Atheneu, 2001.

OLIVEIRA, A. F.; FERREIRA, R. L. M.; RAFAEL, J. A. Sazonalidade e atividade diurna de Tabanidae (Diptera: Insecta) de Dossel na Reserva Florestal Adolpho Ducke, Manaus. *Neotropical Entomology*, v. 36, n. 5, p. 790-797, 2007.

SERRA-FREIRE, N. M.; MELLO, R. P. *Entomologia e Acarologia na Medicina Veterinária*. Rio de Janeiro: L. F. Livros, 2006. 200 p.

TURCATEL, M.; CARVALHO, C. J. B.; RAFAEL, J. A. Mutucas (Diptera: Tabanidae) do estado do Paraná, Brasil: chave de identificação pictórica para subfamílias, tribos e gêneros. *Biota Neotrop.*, v. 7, n. 2, p. 265-278, 2007.

WILKERSON, R. C.; FAIRCHILD, G. B. Checklist and generic key to the Tabanidae (Diptera) of Peru with special reference to the Tambopata reserved zone, Madre de Dios. *Revista Peruana de Entomologia*, v. 27, p. 37-53, 1984.

Brachycera Muscomorpha | Moscas

14

Silvia Gonzalez Monteiro

FILO ARTHROPODA
Classe Insecta
Ordem Diptera | Subordem Brachycera

Apresentam antenas com três segmentos (escapo, pedicelo e flagelo; Figura 14.1).

Infraordem Muscomorpha

Antenas compostas de três segmentos com arista (Figura 14.1) nua ou plumosa, geralmente inserida no terceiro artículo antenal (flagelo).

Divisão Aschyza
Principais características:

- Não têm sutura ptilineal (mancha entre os olhos, cicatriz de uma membrana (ptilíneo) que se rompe na hora de sair do pupário – Figura 14.2)
- Têm pouca importância em Medicina Veterinária
- As famílias Syrphidae e Phoridae são algumas pertencentes a essa divisão (Figura 14.3).

Divisão Schyzophora
Principais características:

- Apresentam fissura ptilineal ou frontal (Figura 14.1)
- Têm importância em Medicina Veterinária
- Os Schyzophora têm as seções Acaliptratae (insetos sem calíptera) e Caliptratae (insetos com calípteras).

Seção Acaliptratae
Principais características:

- Ausência de calíptera (estrutura que auxilia no voo)
- Sem importância em Medicina Veterinária. Por exemplo, *Drosophila*.

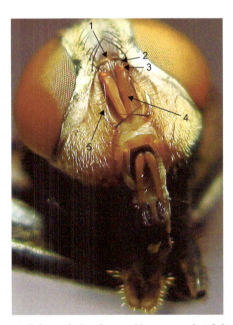

Figura 14.1 Cabeça de Brachycera Muscomorpha. Cabeça com sutura ptilineal (1) e antenas com escapo (2), pedicelo (3), flagelo (4) e arista (5).

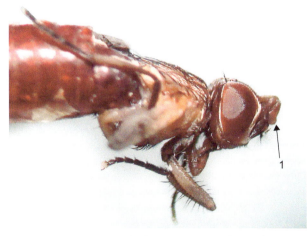

Figura 14.2 Mosca saindo da pupa, mostrando o ptilíneo (1).

Seção Caliptratae

Principais características:

- Presença de calíptera (Figura 14.4)
- Com ou sem cerdas na hipopleura (região entre a pata II e a pata III – Figura 14.5).

Famílias de importância em Medicina Veterinária

- Muscidae
- Fanniidae
- Calliphoridae
- Sarcophagidae
- Oestridae
- Cuterebridae
- Gasterophilidae
- Hippoboscidae.

Sem cerdas na hipopleura (= Meron). Com aparelho bucal funcional.

Família Muscidae

- Apresentam quatro faixas negras no mesonoto (Figura 14.6)
- Têm a nervura mediana 1 (M1) curvada para a margem anterior da asa (Figura 14.6)
- Há três estágios larvares, sendo a larva vermiforme e esbranquiçada. Na sua extremidade anterior, mais fina, apresentam ganchos (para capturar alimentos) e, na posterior, estigmas respiratórios, com uma, duas ou três aberturas, de acordo com a fase larval L1, L2 ou L3, respectivamente.

Subfamília Muscinae | Tribo Muscini

Aparelho bucal lambedor (Figura 14.7). Apresenta arista bipectinada, ou seja, que contém cerdas nos dois lados (Figura 14.8).

Gênero *Musca* (pronúncia: Músca)

Espécie *Musca domestica* (mosca doméstica)

Características morfológicas

- Tamanho: ± 9 mm
- O tórax é cinza, com quatro listras longitudinais escuras e largas no dorso (Figura 14.6)

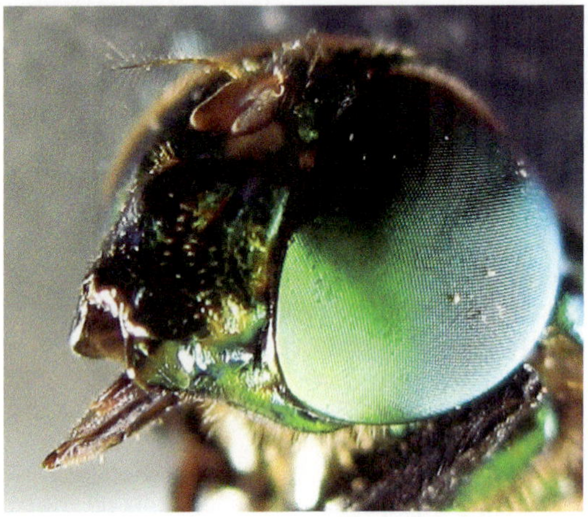

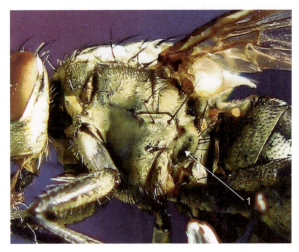

Figura 14.3 Cabeça de mosca Aschyza do gênero *Ornidia*.

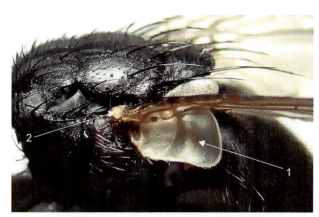

Figura 14.4 Calíptera (1) de moscas da seção Caliptratae. Basicosta (2).

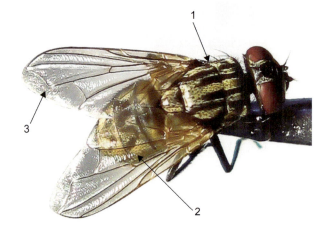

Figura 14.5 Hipopleura (1).

Figura 14.6 *Musca domestica*. Tem quatro listras negras no tórax (1), lados do abdome amarelados (2) e nervura mediana 1 (M1) da asa curvada (3).

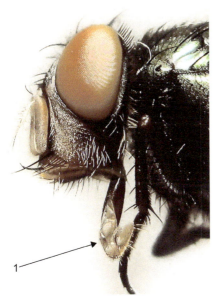

Figura 14.7 Aparelho bucal lambedor de Muscini (1).

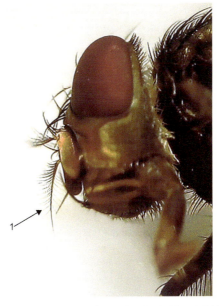

Figura 14.8 Arista bipectinada de Muscini (1).

- Os lados do abdome têm cor amarelada na metade basal (ver Figura 14.6)
- Aparelho bucal com palpos maxilares médios e labela com pseudotraqueias (liquefaz o alimento sólido)
- Os estigmas da larva têm abertura fora do centro e forma de letra "m" (Figura 14.9).

Ciclo biológico

- A *Musca* é atraída pelo alimento humano, mas também é encontrada em excrementos e locais com concentração de matéria orgânica (lixo, estações de tratamento de efluentes, jardins que recebem adubação orgânica, resíduos de matérias-primas açucaradas). Sob condições favoráveis, as fêmeas tornam-se receptivas para cópula aproximadamente 36 h após a emergência da pupa. Durante o processo de cópula, as asas dos machos promíscuos rapidamente se desgastam pela ação vigorosa das fêmeas resistindo ao galanteio
- A postura é feita 4 dias após a cópula e são depositados 75 a 150 ovos por vez, em um total de 3 a 6 posturas. Uma fêmea pode depositar 350 a 900 ovos durante toda a sua vida
- A postura é feita em fezes e material orgânico em decomposição e a incubação dos ovos ocorre, em média, em 24 h. Em temperatura de 32 a 35°C, o período de incubação é de 8 a 12 h e, em 23 a 26°C, é de 3 a 4 dias
- Os ovos eclodem as larvas L1, que passam a L2 e L3, levando em torno de 1 a 3 semanas para passar de L1 a L3, dependendo do substrato e da temperatura ambiente. A umidade é importante no desenvolvimento das larvas. Se, após a eclosão, não penetrarem no substrato (fezes e lixo), dessecam pela ação dos raios solares
- O período pupal dura em torno de 14 a 28 dias, mas, no verão, em temperaturas elevadas, ocorre entre 4 e 5 dias
- A temperatura é fator limitante para a mosca. O tempo de vida dos adultos é, em média, de 30 dias no verão. A 30°C, a evolução do ovo a adulto é de 10 dias e, a 16°C, é de 46 dias. Além disso, só 10% dos ovos chegam a adulto, também devido à temperatura.

Importância em Medicina Veterinária e Saúde Pública

- Transporte forético de microrganismos que levam à febre tifoide, disenteria, cólera e mastite bovina, de protozoários, como *Entamoeba* sp. e *Giardia* sp., e helmintos, como *Taenia* sp. e *Dipylidium caninum*, e nematoides espirurídeos. É também veiculadora de *Dermatobia hominis*. Durante sua alimentação, a mosca regurgita sobre os alimentos e patógenos podem ser transmitidos a eles pela gota de vômito eliminada na regurgitação
- Hospedeiro intermediário de endoparasitos como *Habronema* sp. em cavalos e *Raillietina* sp. em aves.

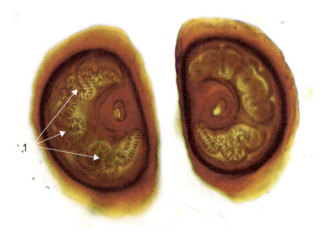

Figura 14.9 Peritrema da larva L3 (estágio larval 3) de *Musca domestica* em que se observam os três estigmas respiratórios em forma de "m" (1).

Subfamília Muscinae | Tribo Stomoxyini

Aparelho bucal picador-sugador (machos e fêmeas hematófagos).

Gênero *Stomoxys* (pronúncia: Istomóxis)

Espécie *Stomoxys calcitrans* (mosca dos estábulos)

Características morfológicas

- Aparelho bucal com palpos curtos (Figura 14.10)
- Lembra a mosca doméstica, porém tem uma probóscida afilada escura usada para picar a pele e sugar o sangue. Apresenta um abdome mais largo do que o da *Musca*, com manchas no dorso
- Tem quatro listras longitudinais no tórax, similares às da *Musca*
- Antena com arista pectinada (cerdas apenas de um lado; Figura 14.11)
- Larvas com dois estigmas que contêm três aberturas em forma de "S" na L3 (Figura 14.12).

Ciclo biológico

- Têm preferência por equídeos, mas alimentam-se em uma grande variedade de animais, como bovinos, porcos, cães e humanos. Durante o seu estágio adulto, são feitos vários repastos sanguíneos, e uma mosca alimenta-se de vários hospedeiros em um dia
- Depois de ingurgitados, tanto macho quanto fêmea ficam lentos enquanto digerem o repasto sanguíneo
- Os lugares onde são mais comumente encontrados são: cercas e paredes de casas e de estábulos. Quando são perturbadas, geralmente voam e retornam ao mesmo local
- Essas moscas têm hábito diurno e localizam o hospedeiro por meio do gás carbônico expelido pela respiração. Preferem se alimentar nas partes baixas do animal, como pernas e abdome
- O desenvolvimento do ciclo, de ovo até adultos, é de 30 dias no verão, e a postura é de 25 a 30 ovos por vez. A incubação é de 1 a 4 dias, e o tempo de L1 a L3 é de aproximadamente 20 dias. O período pupal é de 14 dias no verão e de 3 a 4 meses no inverno.

Importância em Medicina Veterinária e Saúde Pública

Produz anemia nos animais e é a principal mosca veiculadora de ovos de *Dermatobia hominis*. Transmite mecanicamente o *T. evansi*, atua como hospedeiro intermediário do *Habronema* sp., é transmissora de anemia infecciosa equina e causa irritação no animal parasitado, que não se alimenta direito e tem perda de peso. Cães costumam ser picados na região das orelhas, o que leva a uma lesão que pode favorecer o estabelecimento de miíases e a formação de oto-hematoma (Figura 14.13).

Gênero *Haematobia* (pronúncia: Ematóbia)

Espécie *Haematobia irritans* (mosca do chifre)

Características morfológicas

- Tamanho de ± 6 mm (Figura 14.14)

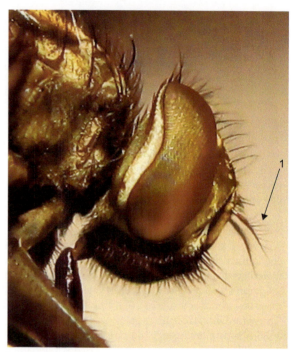

Figura 14.11 Antena de Stomoxyini com arista pectinada (1).

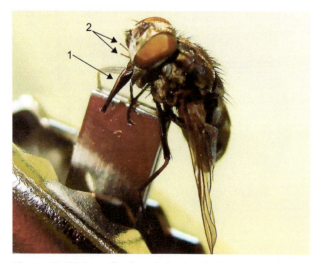

Figura 14.10 Aparelho bucal picador de *Stomoxys calcitrans* com probóscida longa (1) e palpos muito pequenos (2).

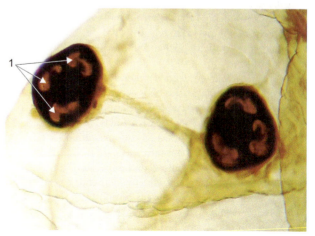

Figura 14.12 Peritrema da larva L3 de *Stomoxys calcitrans* em que se observam os três estigmas respiratórios em forma de "S" (1).

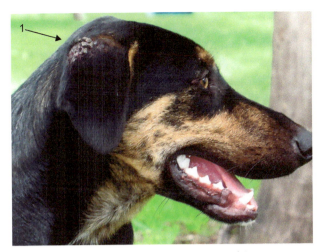

Figura 14.13 Cão parasitado por *Stomoxys calcitrans* nas orelhas (1).

- Arista pectinada (ver Figura 14.11)
- Aparelho bucal com palpos longos, quase do tamanho da probóscida, e dilatados na extremidade (Figura 14.14).

Ciclo biológico

As larvas eclodem em 24 h e desenvolvem-se durante 3 dias; mudam para pupas e, após 6 dias, emergem os adultos (moscas), que ficam posicionados de cabeça para baixo no corpo dos animais. As fêmeas só saem do hospedeiro para fazer postura em fezes frescas de bovino, onde põem até 180 ovos de cada dez. Todo o desenvolvimento é nas fezes (ovo até adulto). O ciclo é curto, de 16 dias (no verão, completa o ciclo em 8 a 9 dias). A mosca adulta vive em torno de 20 a 50 dias.

Importância em Medicina Veterinária e Saúde Pública

Alimenta-se o tempo todo, causando anemia no bovino. Em 30 dias, podem ocorrer perdas de até 40 kg de peso no animal parasitado se o houver 500 moscas sobre ele. Também é veiculadora de ovos de *D. hominis* e prefere parasitar animais mais escuros.

Família Fanniidae

Os adultos podem ser reconhecidos pelas veias da asa A1+CuA2 muito curtas.

As larvas apresentam corpo achatado dorsoventralmente e ornamentado por numerosos processos laterais, que partem das regiões dorsal e lateral do corpo; cutícula engrossada; espiráculos protorácicos com 3 a 12 processos curtos; e espiráculo posterior dorsal, geralmente em curtos pedúnculos.

Gênero *Fannia* (pronúncia: Fânia)

Espécies

- *Fannia canicularis* – chamada de pequena mosca da casa
- *F. scalaris* – chamada de mosca das latrinas.

Características morfológicas

- Antena com arista nua (Figura 14.15)
- Tamanho de 4 a 5 mm (parece uma pequena mosca doméstica)
- Pernas pretas, halteres amarelos
- Aparelho bucal lambedor
- Nervura mediana M1 reta para a margem da asa (Figura 14.15)
- A larva apresenta projeções com espinhos que funcionam como flutuadores, o que possibilita que elas sobrevivam em meio semilíquido (Figura 14.16).

Ciclo biológico

- Suas fases imaturas (ovos, larvas L1, L2, L3 e pupas) desenvolvem-se em matéria orgânica em decomposição, alimentos e principalmente em fezes de aves
- Sua presença é frequente no meio rural
- O período de ovo até adulto é, em média, de 30 dias.

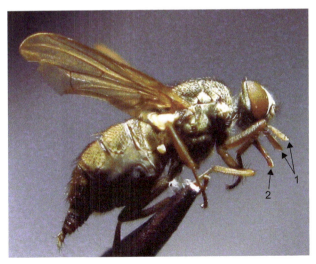

Figura 14.14 *Haematobia irritans* (mosca do chifre) com palpos longos (1) quase do tamanho da probóscida (2).

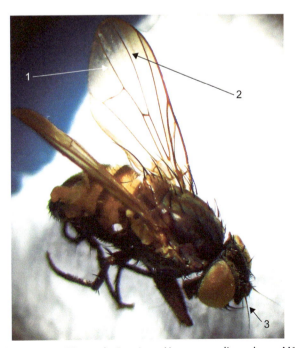

Figura 14.15 Fêmea de *Fannia* sp. Nervura mediana da asa M1 (1), nervura radial R4+5 (2), arista nua (3).

Importância em Medicina Veterinária e Saúde Pública

Esse gênero de mosca pode ser hospedeiro intermediário de *Raillietina* sp., transmissor de helmintos da ordem Spirurida, e sua presença produz irritação nas aves, o que causa perda de peso e diminuição na postura.

Há relatos de miíases urinárias, nasofaringianas e intestinais em humanos. A causa dessas miíases, que ocorrem principalmente em crianças em ambientes de pouca higiene, com muitas moscas, é a desova das moscas próximo ao ânus ou meato urinário. Ao eclodirem, as larvas migram para o intestino ou bexiga. As larvas podem ser ingeridas por humanos em alimentos, causando miíase intestinal.

Com cerdas na hipopleura (= *Meron*). Fica em sequência linear acima da coxa III (ver Figura 14.5) – com aparelho bucal funcional.

Família Calliphoridae

Principais características:

- Apresentam aparelho bucal lambedor (labelas com canalículos)
- Têm coloração metálica
- Chamadas vulgarmente de moscas-varejeiras.

Subfamília Chrysomyinae

Gênero *Cochliomyia* (pronúncia: Cocliomia)

Características morfológicas

- Distingue-se o sexo pelos olhos: as fêmeas são dicópticas e têm os olhos afastados; e os machos são holópticos e têm os olhos juntos
- Apresentam ocelos
- Palpos muito curtos
- Flagelos claros (tendem ao amarelo)
- Arista bipectinada
- Tórax verde a azul metálico
- Três linhas negras longitudinais no tórax (Figura 14.17)
- As larvas são vermiformes segmentadas e têm a parte posterior do corpo truncada. Na parte anterior, há aparelho bucal com esqueleto cefálico. Há espinhos quitinizados em cada segmento do corpo. Posteriormente, estão as aberturas respiratórias (peritrema com estigmas alongados; Figura 14.18)
- Basicosta com cerdas (Figura 14.19).

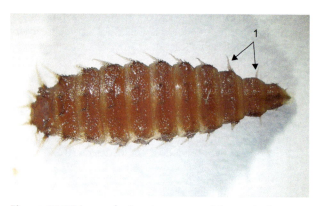

Figura 14.16 Larva de *Fannia* sp. com várias projeções com espinhos (1).

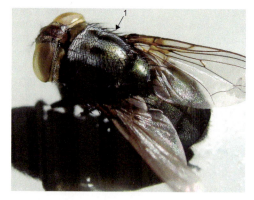

Figura 14.17 *Cochliomyia* sp. com suas três listras negras no tórax (1).

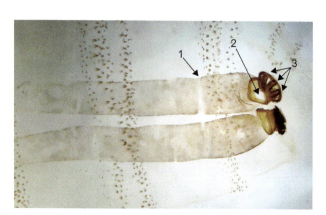

Figura 14.18 Traqueias bem pigmentadas (1), que passam do terceiro segmento abdominal, e peritrema aberto (2), com três estigmas alongados (3), da larva L3 (estágio larval 3) de *Cochliomyia hominivorax*.

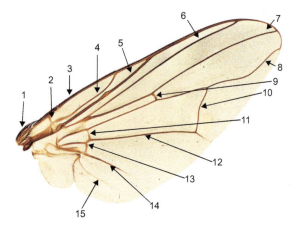

Figura 14.19 Asa de mosca com nervuras. Bc: basicosta (1); H: humeral (2); C: costa (3); SC: subcosta (4); R1: radial 1 (5); R2+3 (6); R4+5 (7); M: mediana (8); R-m: radiomediana (9); Dm-Cu: média cubital discal (10); Bm-cu: média cubital basal (11); CuA1: cúbito anal 1 (12); CuA2: cúbito anal 2 (13); A1+CuA2: anal 1 + cúbito anal 2 (14); A2: anal 2 (15).

Espécie *Cochliomyia hominivorax* (mosca da bicheira)
Características morfológicas
- Basicosta da asa de cor preta
- Parte inferior da parafrontália com pelos pretos
- Estigmas da larva em forma de dedos separados (Figura 14.18)
- Espinhos no final do corpo da larva com forma predominantemente em "V"
- Larva com troncos traqueais pigmentados e alongados (ver Figura 14.18)
- No quinto tergito abdominal, nas laterais não há pilosidade prateada (cerdas aveludadas).

Espécie *Cochliomyia macellaria*
Características morfológicas
- Basicosta da asa de cor branca ou amarelada (Figura 14.4)
- Parte inferior da parafrontália com pelos claros
- Estigmas respiratórios da larva em forma de dedos
- Espinhos no final do corpo da larva são mais robustos e, predominantemente, em forma de W
- Troncos traqueais da larva mais claros (Figura 14.20) e mais curtos que de *C. hominivorax* (Figura 14.18)
- No quinto tergito abdominal, nas laterais há uma pilosidade prateada (cerdas aveludadas).

Ciclo biológico
Os adultos, macho e fêmea, têm hábito diurno e podem voar mais de 40 km de distância. Ambos os sexos têm aparelho bucal lambedor e se alimentam de açúcares vegetais (néctar); a fêmea também pode se alimentar de exsudado de lesão cutânea e secreções de mucosa de mamíferos. Os adultos (medem 8 a 10 mm) têm maturidade sexual após 36 a 48 h da saída do pupário. Embora o macho realize vários coitos, a fêmea só copula uma vez (tempo médio de 2,6 min) durante a vida. Temperaturas abaixo de 15°C e superiores a 43°C não são favoráveis para a cópula. Após a fertilização, a fêmea inicia a postura em 4 a 5 dias, fazendo posturas parceladas, de até 300 ovos de cada vez, em um total de 2.500 ovos durante toda a vida.

A postura dos ovos depende da espécie de *Cochliomyia* e pode ser realizada sobre matéria orgânica em decomposição, cadáveres (*C. macellaria*) ou em lesões nos animais vivos (*C. hominivorax*). Os ovos ficam incubados por 16 a 24 h e, em seguida, as L1 eclodem; após 2 dias, passam a L2 e, em 3 dias, desenvolve-se a L3. A L3, após 3 dias, deixa a matéria orgânica e se esconde para pupar. Após 7 a 10 dias de pupação, emergem os adultos. A longevidade dos machos é de 25 dias e a das fêmeas é de 35 dias, mas pode variar conforme a temperatura. O ciclo total (de ovo até a fêmea fazer postura) dura em torno de 2 semanas no verão.

Importância em Medicina Veterinária e Saúde Pública
Além de serem causadoras de miíases primárias (*C. hominivorax*) ou secundárias (*C. macellaria*), são veiculadoras de patógenos.

Miíases são a infestação de vertebrados vivos com larvas de dípteros que, em certos períodos, alimentam-se dos tecidos vivos ou mortos do hospedeiro, de suas substâncias corporais líquidas ou do alimento por ele ingerido. Podem ser:

- Clínicas (localização anatômica):
    - Cutânea: podem ser furunculosas (p. ex., berne), rasteiras e ulcerosas ou traumáticas
    - Cavitária: ouvido, nariz, vulva e boca
    - Orgânica: internas (p. ex., no intestino)
- Etológicas:
    - Pseudomiíase: acidental
    - Miíase semiespecífica, facultativa ou secundária: causada por moscas necrobiontófagas, que se alimentam de tecido em decomposição (Figura 14.21). Por exemplo, *Cochliomyia macellaria*
    - Miíase específica, obrigatória ou primária: é causada por moscas biontófagas, que se alimentam de tecido vivo. Por exemplo, *Cochliomyia hominivorax* (Figura 14.22).

Controle
Esterilização de machos de *C. hominivorax* com raios gama. Assim, machos estéreis copulam com fêmeas, que fazem postura de ovos inférteis, o que, em longo prazo, acaba com a população de moscas. Toda lesão na pele de humano ou animal deve ser tratada com repelente e cicatrizante, pois a *C. hominivorax* coloca seus ovos em feridas abertas e/ou secreções.

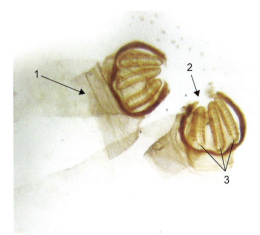

Figura 14.20 Traqueias pouco pigmentadas (1), que não passam do terceiro segmento abdominal, e peritrema incompleto (2), com três estigmas alongados (3), da larva L3 (estágio larval 3) de *Cochliomyia macellaria*.

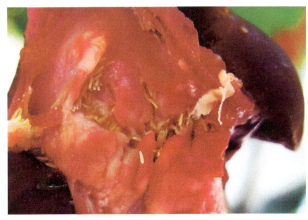

Figura 14.21 Postura de ovos de Calliphoridae em tecido morto.

Gênero *Chrysomya* (pronúncia: Crisomia)

Espécies
- *Chrysomya megacephala*
- *C. albiceps*
- *C. putoria*
- *C. rufifacies.*

Características morfológicas
- Tórax de cor metálica, variando de verde a azul, com brilho acobreado em algumas espécies (Figura 14.23)
- Dimorfismo sexual pelos olhos: as fêmeas são dicópticas (olhos separados) e os machos, holópticos (olhos juntos) (Figuras 14.24 e 14.25)
- Base da nervura radial com uma fileira de pelos ou cílios
- Arista bipectinada
- Palpos achatados lateralmente e parte distal mais larga, cinzenta e com cerdas bem longas
- Aparelho bucal lambedor
- Não apresenta listras longitudinais no mesotórax
- As larvas de *C. albiceps* e *C. rufifacies* apresentam várias projeções no corpo, o que dá um aspecto de larva "cabeluda" (Figura 14.26)
- Estigmas da larva em forma de dedos, direcionados para o peritrema, que é incompleto (Figura 14.27)

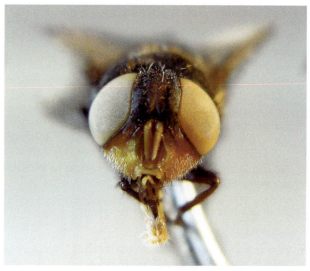

Figura 14.24 Olhos dicópticos de fêmea de Calliphoridae.

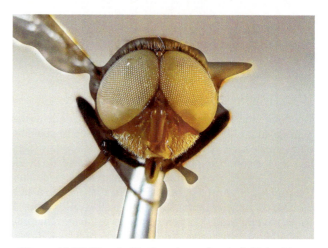

Figura 14.25 Olhos holópticos de macho de Calliphoridae.

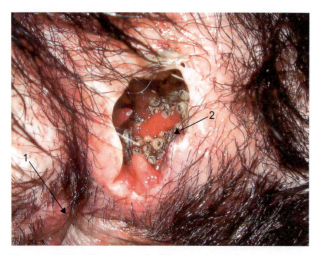

Figura 14.22 Míiase por *Cochliomyia hominivorax* em cão. Ânus (1); larvas (2).

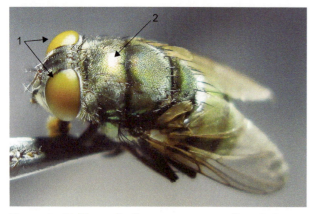

Figura 14.23 Fêmea de *Chrysomya* sp. com olhos dicópticos (1) e sem listras negras no tórax (2).

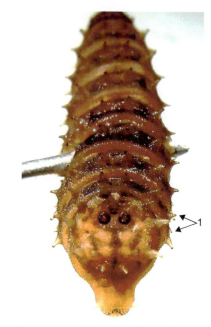

Figura 14.26 Larva com tubérculos (1) de *Chrysomya rufifacies*.

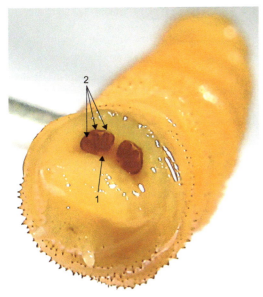

Figura 14.27 Larva L3 de *Chrysomya megacephala* com peritrema incompleto (1) e três estigmas em forma de dedos (2).

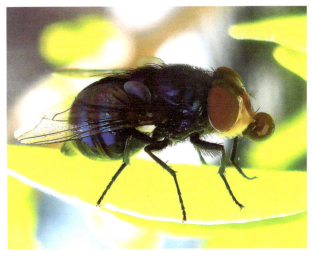

Figura 14.28 Mosca da família Calliphoridae regurgitando.

- As larvas de *C. megacephala* e *C. putoria* não apresentam projeções no corpo (Figura 14.27)
- Basicosta com cerdas.

Ciclo biológico

Cada fêmea põe de mil a 3 mil ovos durante a vida, e cada postura varia de 50 a 150 ovos. As moscas que são lambedoras fazem postura em matéria orgânica em decomposição; as larvas eclodem em 1 a 3 dias e completam seu desenvolvimento larval (L1, L2 e L3) em 2 a 20 dias, dependendo da quantidade de alimento disponível e da temperatura. As larvas L3 maduras deixam a matéria orgânica para pupar no solo. O período de pupação é de 3 a 7 dias no verão e pode ser de meses no inverno. O ciclo biológico dura, em média, 10 dias no verão e a longevidade é de 60 dias (até 120 em laboratório), mas pode variar com a temperatura. Aparecem muito na primavera em razão da temperatura e da umidade.

Importância em Medicina Veterinária e Saúde Pública

Provocam miíases secundárias e costumam preferir, para fazer postura, fezes de aves, lixo e carcaça de animais. Carregam vários microrganismos patogênicos em seu corpo. As moscas de hábito alimentar lambedor podem regurgitar nos alimentos, contaminando-os com microrganismos. A gotícula regurgitada é ingerida pela mosca, sendo uma fonte de alimento para ela (Figura 14.28).

Controle

- As larvas fazem controle natural entre elas, pois são predadoras umas das outras, mas, de qualquer maneira, são veiculadoras de patógenos, por isso não adiantaria proliferá-las
- Não deixar esterqueiras abertas e evitar acúmulo de lixo diminui os criatórios das moscas

- Micro-himenópteros, como as vespas, furam as pupas vivas das moscas para depositarem seus ovos, o que impede a continuação do ciclo do califorídeo
- O ideal é um controle integrado, biológico e químico.

Subfamília Luciliinae

Gênero *Lucilia* (sinonímia: *Phaenicia*; pronúncias: Lucília/Fenícia)

Espécies

- *Lucilia eximia*
- *L. cuprina*
- *L. sericata*.

Características morfológicas

- Corpo metálico, nas cores cobre, verde ou azul (Figura 14.29)
- Com ocelos
- Não tem listras negras no mesonoto
- Arista bipectinada
- Aparelho bucal lambedor
- Frontália e parafrontália com cerdas prateadas

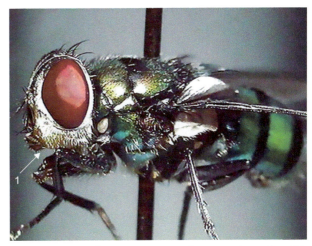

Figura 14.29 *Lucilia sericata* com cerdas prateadas na face (1).

- Base da nervura radial das asas sem pelos ou cílios
- Larvas com estigmas respiratórios em forma de dedos, os quais convergem para um botão espiracular. O peritrema é fechado (Figura 14.30).

Ciclo biológico

É semelhante ao de outros califorídeos e dura 12 dias. A longevidade é de 40 dias para os machos e 50 dias para as fêmeas, o que pode variar conforme a temperatura.

Importância em Medicina Veterinária e Saúde Pública

- Provocam miíase secundária e preferem fazer a postura em fezes de aves, lixo e carcaça de animais (Figura 14.31)
- Há relatos de miíases por *L. cuprina* em ovinos. Os ovos são depositados na lã úmida e suja (Figura 14.32) e as larvas desenvolvem-se embaixo da lã, causando uma miíase de odor fétido
- A espécie *L. sericata*, criada em laboratório, é utilizada para tratamento de lesões inflamatórias em humanos e animais, por consumir somente o tecido morto.

Família Sarcophagidae

Gênero *Sarcophaga* (pronúncia: Sarcófaga)

Características morfológicas

- Larvas com estigmas respiratórios em forma de dedos, os quais sempre estão em posição oposta à abertura do peritrema, que é incompleto (Figuras 14.33 e 14.34)
- Moscas de médio a grande porte
- Coloração escura acinzentada (sem brilho metálico)
- Apresentam três listras negras no tórax (Figura 14.35)
- Hipopleura com cerdas (não confundir com muscídeo, que não tem cerdas na hipopleura)
- Aparelho bucal funcional lambedor
- Probóscida não quitinizada e maleável
- Abdome com manchas negras (parece xadrez; Figura 14.35).

Ciclo biológico

As fêmeas dessa mosca são larvíparas (colocam até 50 larvas por vez), uma vantagem sobre moscas ovíparas na competição por carcaças. As fêmeas procuram cadáveres ou matéria orgânica em decomposição para larvipor a L1; estas passam a

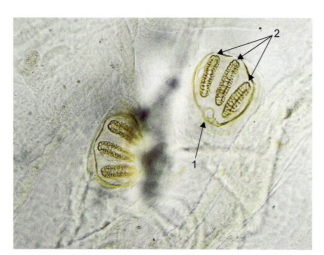

Figura 14.30 Larva L3 (estágio larval 3) de *Lucilia sericata* com peritrema fechado, botão espiracular (1) e três estigmas em forma de dedos (2).

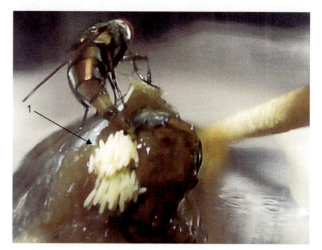

Figura 14.31 *Lucilia* sp. ovipositando em fígado cru (1).

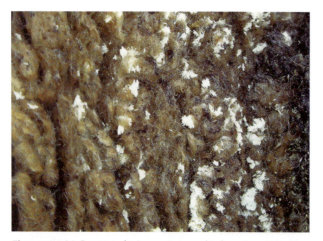

Figura 14.32 Postura de *L. cuprina* em lã de ovino. Foto: Rovaina Doyle.

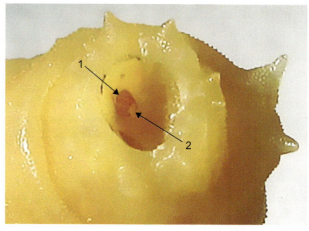

Figura 14.33 L3 (estágio larval 3) de *Sarcophaga* sp. com três estigmas em forma de dedos (1) que não se direcionam para a abertura do peritrema incompleto (2), o qual fica dentro de uma cavidade na parte posterior da larva.

L2 e L3 e, para pupar, vão ao solo e penetram na terra ou se escondem em locais escuros e protegidos. Em 1 a 2 semanas eclodem os adultos, que copulam (Figura 14.36); após a cópula, a fêmea recomeça o ciclo, fazendo a postura de larvas. O período de desenvolvimento do ciclo varia de 10 a 30 dias.

Importância em Medicina Veterinária e saúde pública

Provocam miíases secundárias e pseudomiíases; as larvas são predadoras e ainda são veiculadoras de patógenos.

Moscas com aparelho bucal afuncional

Principais características:

- Os adultos não se alimentam
- As larvas causam miíases.

Família Oestridae

Gênero *Oestrus* (pronúncia: Oéstrus)

Espécie *Oestrus ovis*

Os hospedeiros são ovinos e caprinos. As larvas desenvolvem-se nas fossas nasais dos animais.

Características morfológicas

- Adulto com olhos pequenos e bem separados e fronte com crateras. Flagelo com arista nua (Figura 14.37)
- Larvas grandes com uma placa peritremática em forma de D (Figura 14.38). Os estigmas são porosos. A larva 1 (L1) mede 1 a 3 mm, é segmentada e apresenta filas transversais de espinhos e dois ganchos bucais quitinosos fortes e curvos que formam o cefaloesqueleto. A larva 2 (L2) mede 1,5 a 12 mm e apresenta poucos espinhos no segundo segmento. A larva 3 (L3) mede cerca de 20 mm; é de cor branca quando jovem e amarelo-parda quando próximo da pupação
- No dorso, apresenta bandas quitinosas largas em todos os segmentos (Figura 14.39), os quais estão desprovidos de espinhos, com exceção do segundo segmento, que tem poucos espinhos.

Ciclo biológico

As moscas adultas são muito ativas durante os meses quentes (primavera e verão). O voo coincide com as horas de máxima luminosidade, quando os animais ficam na sombra, agrupados, protegendo-se entre si, mantendo a cabeça baixa e as narinas próximas ao solo. As fêmeas fecundadas depositam

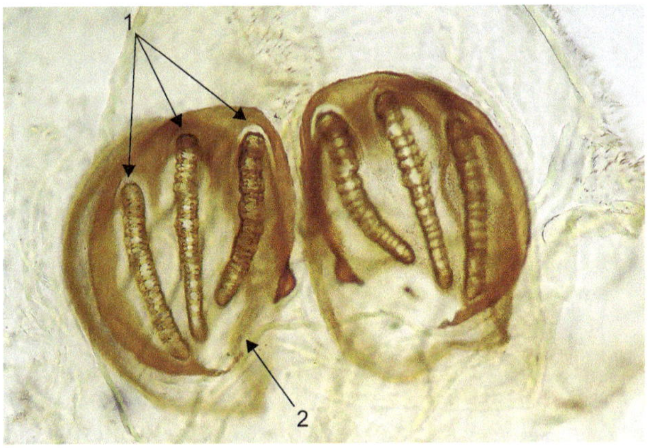

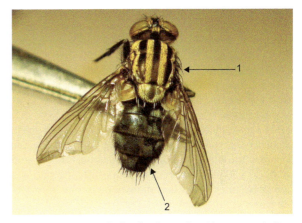

Figura 14.35 Mosca da família Sarcophagidae com três listras negras no tórax (1) e abdome manchado (2).

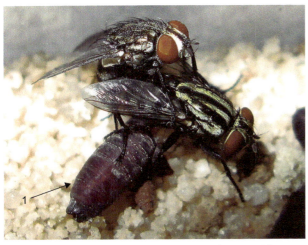

Figura 14.34 Peritrema clarificado de L3 (estágio larval 3) de *Sarcophaga* sp. com os três estigmas em forma de dedos (1) que não se direcionam para a abertura do peritrema, que é incompleto (2).

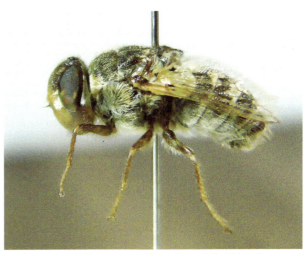

Figura 14.36 *Sarcophaga* sp. em cópula. Pupa (1).

Figura 14.37 *Oestrus ovis* adulta. Foto: João Fábio Soares.

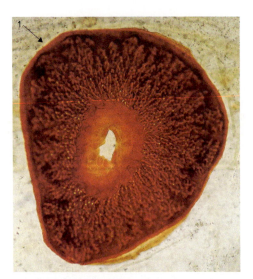

Figura 14.38 Peritrema da larva de *Oestrus ovis* em forma de letra D (1).

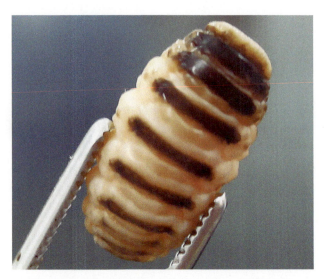

Figura 14.39 Larva L3 (estágio larval 3) de *Oestrus ovis*.

L1 imersas em uma mucosidade nas imediações das fossas nasais. As larvas migram para os seios nasais, paranasais e frontais e, no verão, podem passar a L2 em 15 dias. Em temperaturas baixas, o desenvolvimento pode demorar entre 7 e 9 meses. As mudas larvais L2 e L3 ocorrem em 25 a 35 dias, prolongando-se até 10 a 11 meses no caso de condições climáticas adversas.

As larvas, por meio de seus espinhos e cefaloesqueleto, irritam as mucosas sinusais, cornetos e cavidade nasal, podendo chegar aos seios frontais. Alimentam-se de sangue, tecidos da mucosa e muco.

As L3 maduras têm em torno de 3 cm e, por conta própria, deixam a narina ou saem para o exterior por meio do espirro do ovino. No solo, enterram-se. A metamorfose até adulto leva de 25 a 30 dias em período quente, prolongando-se até 2 a 3 meses na estação fria, momento em que aproveitam para entrar em diapausa pupal. Das pupas eclodem adultos, machos e fêmeas. Os insetos adultos não se alimentam, pois suas peças bucais são rudimentares. A cópula ocorre no solo, e os adultos frequentam os lugares onde o hospedeiro está presente. A fêmea põe 30 a 50 larvas em cada postura, podendo chegar a 500 em todo o período de larviposição. O CO_2 e o odor do hospedeiro atraem as moscas. O número médio de larvas encontrado parasitando os animais pode oscilar entre 5 e 30 exemplares.

Importância em Medicina Veterinária e Saúde Pública

Inflamação dos seios frontais e infecção são decorrentes da presença de larvas L2 e L3. É chamada de praga de verão, porque as moscas irritam os animais, que ficam estressados e tentam esconder o focinho para evitar a postura das larvas do díptero. Raramente é mortal, porém, se a larva atingir o cérebro do ovino, podem ocorrer perda de equilíbrio, andar em círculos e morte.

Controle

Deve ser feita a prevenção com produtos químicos sistêmicos na época de maior incidência (primavera) para não deixar a larva se desenvolver.

Família Cuterebridae

Dividida em gênero *Cuterebra* (berne de roedores) e gênero *Dermatobia*, sendo apenas este localizado no Brasil.

Gênero *Dermatobia* (pronúncia: Dermatóbia)

Espécie *Dermatobia hominis*

A larva dessa espécie é chamada de berne.

Características morfológicas

- Adulto com comprimento de 12 mm
- Adultos com cabeça e tórax castanhos e abdome azul metálico (Figura 14.40)
- A larva tem espinhos e ganchos somente na parte mais larga do corpo e estigmas respiratórios na parte mais estreita (Figuras 14.41 e 14.42)
- Pupas com espiráculos respiratórios proeminentes em forma de dois tufos amarelados (Figura 14.43)
- Arista pectinada superiormente
- Pernas amarelas.

Hospedeiros. Mamíferos, dentre os quais os mais importantes são os bovinos e os cães.

Ciclo biológico

Os insetos adultos do gênero *Dermatobia* vivem em ambiente silvestre (florestas, matas, fazendas ou beira de rio). As moscas, que são 2 a 3 vezes maiores que a mosca doméstica, têm uma reprodução constante, porque têm poucos dias de vida, já que não apresentam aparelho bucal funcional. Não vão aos animais, mas depositam uma massa de ovos (um ovo por segundo) no abdome de vetores foréticos – insetos zoofílicos, como mosquitos e moscas (p. ex., *Musca domestica* e *Stomoxys calcitrans*) – e estes levam os ovos operculados até os animais. A fêmea pode fazer várias posturas parceladas, em um total de até 800 ovos.

Quando o ovo entra em contato com a pele do hospedeiro, o opérculo se abre e a larva projeta uma parte de seu corpo de dentro do ovo. Se não consegue alcançar o hospedeiro, volta

Capítulo 14 • Brachycera Muscomorpha | Moscas

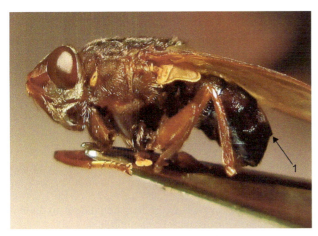

Figura 14.40 Mosca do gênero *Dermatobia*, com tórax acinzentado e abdome metálico azul-escuro (1).

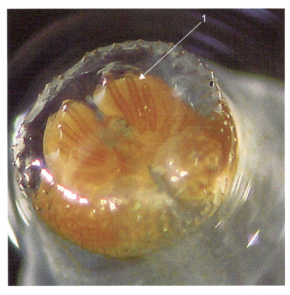

Figura 14.41 Estigmas sinuosos presentes na larva L3 (estágio larval 3) de *Dermatobia hominis* (1).

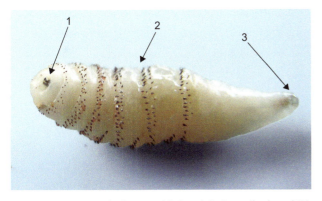

Figura 14.42 Larva de *Dermatobia hominis*. Aparelho bucal (1), espinhos (2) e parte posterior sem espinhos contendo o peritrema (3).

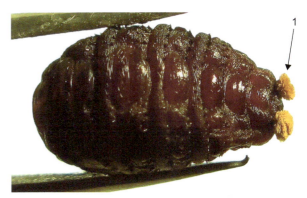

Figura 14.43 Pupa do gênero *Dermatobia* com tufos amarelados característicos na parte posterior (1).

para dentro do ovo e o opérculo se fecha. Em torno de 7 dias (o período varia conforme temperatura e umidade), as larvas eclodem (por estímulo térmico, a larva abre o opérculo) e penetram na pele íntegra. As larvas têm espinhos somente em metade do seu corpo, para fixação na pele, e ficam posicionadas quase horizontalmente no tecido subcutâneo, com seus estigmas respiratórios localizados em um orifício de comunicação com o exterior. Sua maior atividade é noturna. Em média, após 40 dias, as larvas L3 (Figura 14.44) caem no chão, transformam-se em pupas, que não se alimentam, e, após 34 a 78 dias, viram adultos. As moscas alcançam a maturidade sexual cerca de 1,5 a 4 h após a emergência. Se a fêmea for fertilizada logo após a emergência, começa a oviposição dentro de 1 semana; se for fertilizada pela primeira vez após o 15º dia de vida, a oviposição ocorrerá após 48 h.

Observação. Os animais de pelo escuro são mais afetados que os de pelo claro, mas a preferência é do vetor, e não da *Dermatobia*, por causa da reflexão da onda luminosa (o preto atrai mais os insetos).

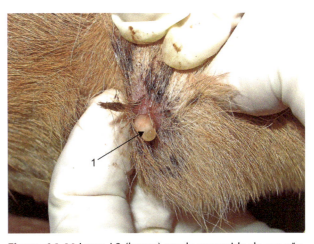

Figura 14.44 Larva L3 (berne) sendo removida de um cão. Parte posterior do corpo da larva (1), onde se localizam os peritremas.

Controle

É feito principalmente nos insetos vetores e pode ser:

- Químico: com o uso de inseticidas tópicos, injetáveis
- Biológico: com o uso de parasitoides (micro-himenópteros), predadores (formigas, ácaros, pássaros), fungos (*Metarhizium*, *Beauveria*) e bactérias (*Bacillus thurigiensis*)
- Manejo integrado: uso de inseticida e criação de raças resistentes (zebu).

Família Gasterophilidae

Gênero *Gasterophilus* (pronúncia: Gasterófilus)

Espécies

- *Gasterophilus nasalis*
- *G. intestinalis*
- *G. haemorrhoidalis.*

Características morfológicas

- Larvas grandes com ganchos orais em forma de foice, corpo segmentado coberto por espinhos, com uma fileira de espinhos em *G. nasalis* (Figura 14.45) e duas em *G. intestinalis* (Figura 14.46) e *G. haemorrhoidalis*
- Apresentam estigmas respiratórios com aberturas cheias de trabéculas
- O corpo do adulto é recoberto por pelos sedosos e amarelos (lembra a abelha, mas esta tem dois pares de asas; Figura 14.47)
- A larva de *G. haemorrhoidalis* tem espinhos curtos e a larva de *G. intestinalis* tem espinhos longos.

Hospedeiros. Equinos.
Localização. Larvas no duodeno e estômago.

Ciclo biológico

As fêmeas fazem a oviposição em voos rápidos e os ovos são colocados aderidos ao pelo (Figura 14.48). Os ovos de *G. nasalis* são amarelados e os de *G. haemorrhoidalis* são pretos; ambas as espécies costumam ovipositar nos pelos do lábio inferior do cavalo (ganacha). *G. intestinalis* tem ovos amarelados, que são depositados principalmente nas patas dianteiras do cavalo e, para abandonar o ovo, a larva necessita de um estímulo térmico, de umidade e fricção.

Os estímulos são dados pela lambida do cavalo. Em 6 a 10 dias, eclode a L1, que penetra na mucosa bucal, na qual fica migrando de 2 a 6 semanas (varia com a espécie). As larvas são deglutidas por equídeos e, quando chegam ao estômago e ao duodeno, passam a L2 e L3 em 10 a 11 meses. Pelas fezes chegam ao solo, virando pupa; após 15 a 70 dias, passam a adultos.

Importância em Medicina Veterinária e Saúde Pública

- A mosca, ao ovipositar, provoca irritação no equino, causando estresse e perda de peso. As larvas, ao penetrarem no lábio e na língua do equino, incomodam e produzem prurido
- Em *G. nasalis*, antes de ser deglutida, a larva permanece na faringe (1 a 2 semanas), podendo ocasionar asfixia no hospedeiro. Em *G. haemorrhoidalis* e *G. intestinalis*, as larvas vão direto ao estômago
- Todas as espécies preferem se fixar no piloro e no duodeno, o que pode ocasionar úlcera e cólica
- *G. nasalis* e *G. intestinalis* saem direto nas fezes com o peristaltismo. *G. haemorrhoidalis*, antes de ser eliminada, fixa-se no plexo hemorroidário, podendo levar a prolapso retal e tétano, já que as fezes dos equinos são ricas em

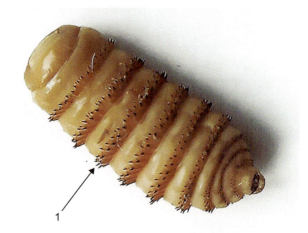

Figura 14.46 Larva L3 de *G. intestinalis* com duas fileiras de espinhos (1).

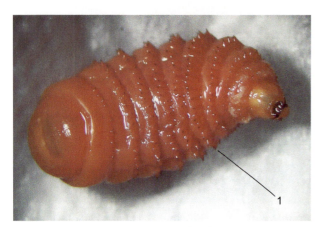

Figura 14.45 Larva L3 (estágio larval 3) de *Gasterophilus nasalis* com apenas uma fileira de espinhos (1).

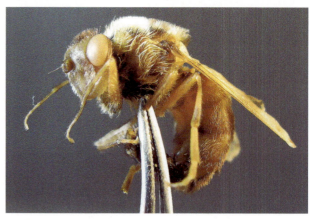

Figura 14.47 Mosca do gênero *Gasterophilus intestinalis*.

Clostridium tetani, pelo fato de o cavalo cortar a gramínea bem rente ao solo, vindo terra com esporos com a pastagem ingerida
- Há relatos de infestação de larvas de *Gasterophilus* sp. em humanos, cães e coelhos.

Controle
- Depende da criação e do manejo, mas se deve cortar o pelo da ganacha no verão e escovar ou passar esponja com inseticida ou água morna (estimula a eclosão da larva) para soltar os ovos presos ao pelo e matar as larvas
- O uso de ivermectina é eficiente na eliminação das larvas que estão no estômago.

Seção Pupipara
Principais características:

- As larvas se desenvolvem no pseudoútero da fêmea e rapidamente passam a pupas
- A pupa se encontra sempre no chão, onde se enterra para fugir de predadores. Forma-se pelo endurecimento da larva 3
- As moscas são achatadas dorsoventralmente
- Dípteros anômalos (por não apresentarem asas ou terem asas rudimentares)
- Todos os gêneros são hematófagos
- Os palpos guardam as peças bucais (nos outros dípteros é o lábio).

Família Hippoboscidae
- Cabeça e tórax achatados, com palpos delgados e longos. Tarsos com garras fortes, que, em alguns gêneros, são armadas com pequenos dentes
- No Brasil, as subfamílias de importância são a Ornithomyninae e a Lipopteninae.

Subfamília Ornithocinae
Gêneros encontrados em animais silvestres no Brasil: *Ornithoica, Ornithoctona, Stipolmetopoda, Pseudolynchia, Olfersia* e *Icosta*.

Gênero *Pseudolynchia*
Espécies *Pseudolynchia canariensis* e *P. maura*
Características morfológicas
- Mosca de coloração marrom, com 10 a 13 mm de comprimento (Figura 14.49)
- Apresenta asas funcionais somente com uma nervura transversa
- Unhas com dentes
- Ocelos ausentes.

Hospedeiros. Pombos e algumas aves silvestres.

Importância em Medicina Veterinária e Saúde Pública

Transmissor do protozoário *Haemoproteus columbae* para os pombos.

Gênero *Ornithoctona*
Espécies *Ornithoctona erythrocephala* e *O. fusciventris*
Características morfológicas
- Garra tarsal bífida
- Presença de ocelos
- Antena tão ou mais longa que o palpo
- Escutelo com setas discais e sem setas na margem posterior (Figura 14.50)
- Corpo grande, maior que 6 mm, moderadamente achatado, com amplas asas e pernas longas (Figura 14.50).

Hospedeiros. Aves silvestres. Apresenta baixa especificidade parasitária.

Importância em Medicina Veterinária e Saúde Pública

Por serem hematófagas, as moscas afetam diretamente o hospedeiro, produzindo anemia, edemas e suscetibilidade a infecções secundárias. Pássaros jovens são mais afetados que animais velhos. Não se conhecem doenças transmitidas por esse gênero. Não parasitam humanos; porém, pelo hábito hematófago, podem picá-los ocasionalmente.

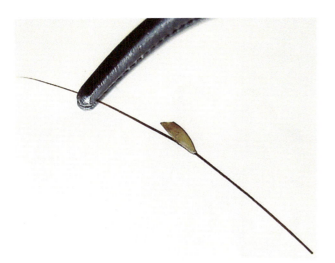

Figura 14.48 Ovo de *Gasterophilus intestinalis* fixado ao pelo de equino.

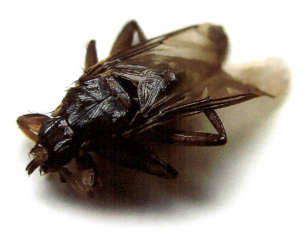

Figura 14.49 Mosca do gênero *Pseudolynchia* encontrada em aves.

Subfamília Lipopteninae

Gênero *Lipoptena* (Figura 14.51)

Espécies

- *Lipoptena cervi*
- *L. mazamae*
- *L. guimaraesi.*

Características morfológicas

- Asas desenvolvidas, porém, logo após parasitarem, perdem-nas, ficando com um coto
- A venação das asas é muito reduzida
- Unhas sem dentes apicais
- Presença de ocelos.

Hospedeiros. Cervídeos.

Importância em Medicina Veterinária e Saúde Pública

Como são parasitos permanentes, irritam o animal pelas picadas constantes. Podem transmitir doenças, pelo hábito hematófago, e propiciar infecções secundárias.

Gênero *Melophagus*

Espécie *Melophagus ovinus* (Figuras 14.52 e 14.53)

Principais características:

- Tamanho de 4 a 6 mm de comprimento
- Asa reduzida a uma pequena calosidade
- Sem ocelos
- Olho retangular e estreito.

Hospedeiros. Ovinos.

Ciclo biológico

Uma única larva de cada vez é depositada, quase pupando, na lã; se cair ao solo, não se desenvolve. A pupa é de cor escura e confundida com um ovo. Os adultos eclodem após 15 a 30 dias e vivem até 150 dias sobre o hospedeiro. Machos estão aptos para a cópula após 10 dias da eclosão e as fêmeas, em 1 semana. Com idade de 15 dias, a fêmea inicia a postura das L3 (pré-pupas). O díptero não sobrevive fora do hospedeiro e a infestação entre animais ocorre por contato direto.

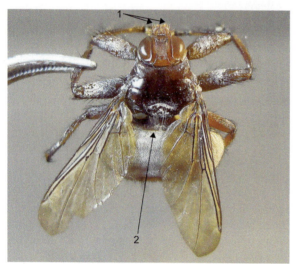

Figura 14.50 Mosca pupípara do gênero *Ornithoctona* encontrada em aves. Antenas (1); setas no escutelo (2).

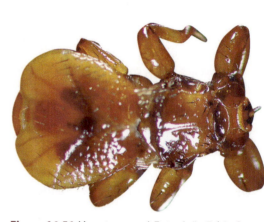

Figura 14.51 *Lipoptena cervi*. Foto: João Fabio Soares.

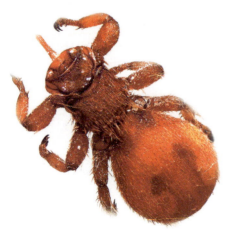

Figura 14.52 *Melophagus* – dorsal.

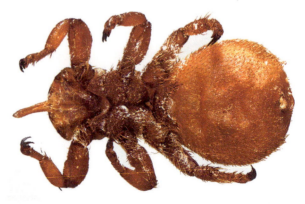

Figura 14.53 *Melophagus* – ventral.

Importância em Medicina Veterinária e Saúde Pública

São transmissores do protozoário *Trypanosoma mellophagium*. Provocam irritação no animal, já que são ectoparasitos permanentes e sugam sangue.

Ciclo biológico de Hippoboscidae

As moscas são larvíparas e todos os estádios larvares desenvolvem-se no útero da mosca (viviparidade). Um ovo de cada vez é passado para o útero, onde embriona e a larva eclode. As larvas L1 e L2 permanecem no útero até estarem bem desenvolvidas e terem passado a L3. A fêmea deposita, no hospedeiro, as larvas L3, que são imóveis (são chamadas de pré-pupas), e, em torno de 6 h, elas passam a pupas. O período de pupação depende da espécie de Hippoboscidae, da temperatura e da umidade e pode durar entre 19 e 31 dias. Após 3 a 4 dias da emergência dos adultos, ocorre a cópula. Cada gestação, que tem duração de 10 a 12 dias, produz uma larva, e uma fêmea produz 10 a 15 filhos em toda sua vida. Os dípteros vivem cerca de 45 (*Pseudolynchia*) a 180 (*Melophagus*) dias.

Controle de Hippoboscidae

Uso de produtos *pour-on*, pulverização dos animais com inseticidas e uso de produtos sistêmicos, como a ivermectina, eliminam as moscas.

CONTROLE GERAL DAS MOSCAS

Deve-se ter um controle higiênico, fazendo esterqueiras e compactação de fezes, além de espalhar as fezes em camadas finas, pois as larvas não sobrevivem aos raios solares. As moscas não depositam ovos em fezes fermentadas, porque os gases e o ácido láctico matam as larvas. Os inseticidas não são muito eficientes, porque, além de algumas moscas serem resistentes, eles matam outros microrganismos úteis. No caso dos equídeos, as camas devem ser sempre trocadas de 10 a 15 dias para evitar a proliferação de moscas.

LEITURAS RECOMENDADAS

BITTENCOURT, A. J.; MOYA-BORJA, E. G. *Stomoxys calcitrans* (Linnaeus, 1758) (Diptera, Muscidae): preferência por locais do corpo de bovinos para alimentação. *Rev. Bras. Zoociências*, v. 4, n. 1, p. 75-83, 2002.

CARVALHO, C. J. B; GRACIOLLI, G. Hippoboscidae (Diptera, Hippoboscoidea) no estado do Paraná, Brasil: Chaves de identificação, hospedeiros e distribuição geográfica. Revista Brasileira de Zoologia, v. 20, n. 4, p. 667-674, 2003.

CARREIRA, M. *Insetos de Interesse Médico e Veterinário*. Curitiba: UFPR, 1991. 228 p.

FORTES, E. *Parasitologia Veterinária*. 4. ed. São Paulo: Ícone, 2004. 600 p.

FREITAS, M. G.; COSTA, H. M. A.; COSTA, J. O.; LIDE, P. *Entomologia e Acarologia Médica e Veterinária*. Belo Horizonte: Belo Horizonte, 1984. 252 p.

GRACIOLLI, G.; CARVALHO, C. J. B. Hippoboscidae (Diptera: Hippoboscoidea) no estado do Paraná, Brasil: chaves de identificação, hospedeiros e distribuição geográfica. *Revista Brasileira de Zoologia*, v. 20, n. 4, p. 667-674, 2003.

GUIMARÃES, J. H.; PAPAVERO, N. *Myiasis in Man and Animals in the Neotropical Region: Bibliographic Database*. São Paulo: Plêiade/FAPESP, 1999. 308 p.

GUIMARAES, J. H.; PAPAVERO, N.; PRADO, A. P. As miíases na região neotropical (identificação, biologia, bibliografia). *Revista Bras. Zool.*, S. Paulo, v. 1, n. 4, p. 239-416, 1983.

HONER, M. R.; GOMES, A. *O Manejo Integrado de Moscas dos Chifres, Berne e Carrapato em Gado de Corte*. Campo Grande: Embrapa-CNPGC, 1990. 60 p. (Embrapa – CNPGC – Circular técnica, 22).

KETTLE, D. S. *Medical e Veterinary Entomology*. London: Routledge, 1984. 658 p.

LEITE, A. C. R. Biologia e controle de *Cochliomyia hominivorax* (Diptera: Calliphoridae). *Rev. Bras. Parasitol. Vet.*, v. 13, 2004.

MAA, T. C. The Genus Ornithoica. Rondani (Diptera: Hippoboscidae) Pacific Insects Monograph, v. 10, p. 10-12, November 30, 1966.

MARCONDES, C. B. *Entomologia Médica e Veterinária*. São Paulo: Atheneu, 2001. 432 p.

MARILUIS, J. C. Notas sobre moscas metalizadas, su importancia sanitaria y ecología (Diptera: Calliphoridae). *Revista de la Sociedad Entomológica Argentina*, v. 58, p. 289-294, 1999.

NIHEI, S. S.; CARVALHO, C. J. B. *Sistemática e Biogeografia de Muscini (Diptera, Muscidae)*. Paraná: UFPR/Setor de Ciências Biológicas, 2004. 212 p. Tese (Doutorado) – Universidade Federal do Paraná/Setor de Ciências Biológicas, 2004. (Programa de Pós-graduação em Ciências Biológicas – Entomologia).

RIBEIRO, P. B.; CARVALHO, C. J. B. Pictorial key to Calliphoridae genera (Diptera) in Southern Brazil. *Rev. Bras. Parasitol. Vet.*, v. 7, n. 2, p. 137-140, 1998.

RIBEIRO, P. B.; BICHO, C. L.; VIANNA, E. E. S.; COSTA, P. R. P. *Lipoptena* (*Lipoptenella*) *mazamae* rondani, 1878 (Diptera: Hippoboscidae) em *Mazama gouazoubira* (Fischer, 1814) (veado catingueiro), no Rio Grande do Sul, Brasil. *Arq. Inst. Biol.*, v. 70, n. 2, p. 211, 2003.

SCHMIDT, C. D.; KUNZ, S. E. Reproduction of *Chrysomya rufifacies* (Macquart) in the laboratory. *Southwest Entomology*, v. 10, p. 163-166, 1985.

SERRA-FREIRE, N. M.; MELLO, R. P. *Entomologia e Acarologia na Medicina Veterinária*. Rio de Janeiro: F. L. Livros, 2006. 200 p.

SERVICE, M. W. *Medical Entomology for Students*. 3. ed. Cambridge: Cambridge University Press, 2004. 302 p.

SOULSBY, E. J. L. *Parasitología y Enfermedad Parasitaria en los Animales Domésticos*. 7. ed. Rio de Janeiro: Interamericana, 1983.

ZUNDIR, J. B. *Entomologia Didática*. Curitiba: UFPR, 2002. 348 p.

Protozoários Flagelados

15

Maria Elisa Carneiro

INTRODUÇÃO

Os protozoários flagelados, de acordo com Soulsby, são classificados dentro do Reino Protista, Sub-reino Protozoa, Filo Sarcomastigophora, Subfilo Mastigophora e Classe Zoomastigophorea e são representados por organismos unicelulares eucariontes que têm um ou mais flagelos, que são estruturas complexas de locomoção. Sua organização básica pode ser estudada em Ruppert e Barnes.

Neste capítulo, os flagelados serão abordados em três importantes ordens em Medicina Veterinária: Trichomonadida, Diplomonadida e Kinetoplastida, cuja importância está associada às patogenias causadas tanto em animais quanto em humanos, podendo ser de caráter zoonótico, fato que, na atualidade, leva à experiência e à consciência do médico veterinário ao tomar decisões que podem influir no contexto humano.

O objetivo deste capítulo é prover aos estudantes informações úteis e simplificadas sobre esses organismos.

ORDEM TRICHOMONADIDA

Caracterizada pela presença de quatro a seis flagelos anteriores.

Família Trichomonadidae

Gênero *Tritrichomonas* (pronúncia: Tritricomônas)

Espécie *Tritrichomonas foetus*

Hospedeiros. Bovinos.
Localização. Prepúcio dos machos e vagina das fêmeas.
Forma evolutiva. Trofozoíta.

Características morfológicas

- Trofozoíta de formato piriforme ou fusiforme
- Axóstilo, estrutura de sustentação, tem uma parte livre e se localiza no centro do corpo
- Um núcleo ovalado grande e deslocado
- Sem simetria bilateral
- Blefaroplasto localizado anteriormente ao axóstilo
- Presença de quatro flagelos, sendo três anteriores e um recorrente, os quais formam a membrana ondulante que percorre todo o corpo do parasito, tendo a extremidade posterior livre (Figura 15.1).

Ciclo biológico

A transmissão é puramente mecânica e se dá por meio do coito, por isso esse protozoário não apresenta forma cística, pois não necessita de resistência no meio ambiente. O macho, uma vez infectado, passa a ser o agente transmissor. Pode ocorrer contaminação também por fômites e sêmen contaminado. Nas vacas, o parasito passa da vagina para a parede uterina, onde se fixa às células epiteliais, induzindo a liberação de substâncias tóxicas, o que causa morte celular. Antes do estro, os tricomonas vão para a vagina e contaminam o touro durante a monta natural. Reproduzem-se por divisão binária longitudinal.

Importância em Medicina Veterinária

Segundo Folhadella *et al.* (2002), a tricomonose bovina é uma doença venérea cosmopolita que tem sido controlada com o advento da inseminação artificial. Leva ao aborto precoce (pouco detectado devido ao pequeno tamanho do feto), repetição de cio, vaginite, endometrite, piometra, infertilidade e consequente redução na produção de carne e leite. Propicia o aparecimento de infecções oportunistas, principalmente se ocorrer retenção de placenta. O macho, muitas vezes, não apresenta sintomatologia, mas passa o parasito para outras vacas por meio do coito, sendo inviabilizado para a reprodução (o tratamento no macho não é seguro). As vacas, por sua vez, adquirem resistência com o

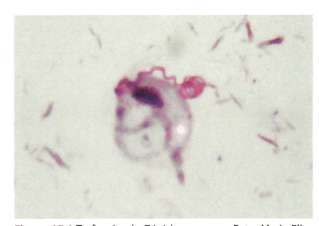

Figura 15.1 Trofozoíta de *Tritrichomonas* sp. Foto: Maria Elisa Carneiro.

tempo, podendo dar origem a terneiros sãos quando inseminadas artificialmente. Não causa patogenia no ser humano.

Diagnóstico

O diagnóstico é realizado por meio da lavagem do trato reprodutivo com soro fisiológico para observação do conteúdo em microscópio e cultura do material.

Controle

Retirar o touro do plantel, dar descanso sexual para as fêmeas (3 a 4 meses, pois a mudança de pH durante o cio mata o parasito), utilizar touro negativo e sêmen de boa procedência.

Família Monocercomonadida

Gênero *Histomonas* (pronúncia: Histomônas)
Espécie *Histomonas meleagridis*

Hospedeiros

- Definitivos: perus e galinhas. Podem aparecer em codornas, perdizes e faisão
- Intermediário: *Heterakis gallinarum*.

Localização. Mucosa do ceco e fígado de perus.
Forma evolutiva. Trofozoítas (Figura 15.2).

Características morfológicas

- Na luz intestinal ou em cultivo: organismos ameboides e uninucleados. Seu único flagelo nasce de um grânulo basal próximo ao núcleo
- Em corte histológico de ceco ou fígado: os organismos se encontram isolados ou em grupos. São ameboides e sem flagelo.

Transmissão. A ave contamina-se principalmente por ingestão de ovos de *Heterakis gallinarum* (helminto parasito dos cecos das aves) que contêm *Histomonas* no seu interior.

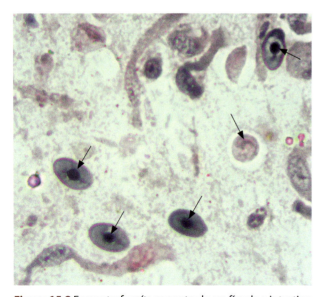

Figura 15.2 Forma trofozoíta encontrada em fígado e intestino de perus e outras aves.

Ciclo biológico

O nematódeo *Heterakis gallinarum*, ao se alimentar da mucosa do ceco das aves, infecta-se com o protozoário. Quando a postura de ovos de *Heterakis* é feita no meio ambiente, estes já contêm, no seu interior, os trofozoítas de *Histomonas*. As aves, ao se alimentarem, podem ingerir ovos embrionados desse verme (*Heterakis*) e, quando ocorre a eclosão da larva, o *Histomonas* também é liberado e penetra na mucosa do intestino, onde se reproduz por fissão binária. Nos perus, os trofozoítas migram para o fígado, produzindo lesões características.

Importância em Medicina Veterinária

A histomonose, também denominada de lesões da cabeça negra das aves, é caracterizada por inflamação e ulceração da parede do ceco, que frequentemente levam à peritonite. Nos perus, as lesões no fígado levam à inflamação do ceco e à hepatite com alta mortalidade. Há, também, relatos raros da presença desses parasitos no pulmão, no rim, no baço, no pâncreas e no coração. É uma doença principalmente de aves jovens.

Controle

Os perus devem ser criados em terrenos que não tenham sido utilizados por galinhas, pois estas são os principais reservatórios da doença.

Ordem Diplomonadida

Família Hexamitidae

A forma trofozoíta apresenta simetria bilateral e seis a oito flagelos.

Gênero *Giardia* (pronúncia: Giárdia)

Espécie *Giardia lamblia* (sinonímia: *G. duodenalis* ou *G. intestinalis*)

Hospedeiros. Humanos, cães, caprinos, bovinos.
Localização. Intestino delgado.

Características morfológicas

O gênero *Giardia* apresenta duas formas evolutivas:

- Trofozoíta: forma ativa e móvel. Com formato piriforme, caracteriza-se pela presença de dois núcleos, com oito flagelos e dois axóstilos, além de discos suctórios (ventosas) que mantêm o parasito fixo na mucosa para que se alimente. Apresenta simetria bilateral. Essa forma é pouco resistente ao meio ambiente e é encontrada no intestino delgado de seus hospedeiros (Figura 15.3)
- Cisto: forma resistente ao meio ambiente, dependente das condições de temperatura e umidade. Tem forma ovoide, caracterizada pela presença de quatro núcleos (Figura 15.3).

Transmissão. Ingestão de cistos contidos nos alimentos e na água.

Ciclo biológico

A contaminação se dá pela ingestão de alimentos ou água contaminados com a forma cística. Segundo Beck *et al.*, a transmissão também pode ocorrer de modo direto, principalmente em áreas onde os animais ficam aglomerados (*canis*, *gatis*). O cisto no duodeno dá origem a dois trofozoítas, que se fixam nas células do intestino, reproduzem-se por fissão binária e amadurecem; então, novos cistos são eliminados para a luz do intestino, por onde vão ao meio exterior com as fezes. Os cistos podem sobreviver por vários meses no meio ambiente (Figura 15.4).

Importância em Medicina Veterinária e Saúde Pública

O gênero *Giardia* é considerado um dos principais parasitos intestinais de humanos e animais, sendo constantemente associado à ocorrência de diarreia. Embora seja um protozoário de alta prevalência, nem todos os animais apresentam a forma clínica da doença (assintomáticos), que pode ser moderada ou grave. Acomete com mais frequência animais jovens, e a doença depende do tipo de cepa do parasito e da imunidade do hospedeiro. Pode causar diarreia intermitente, que compromete a digestão e a absorção dos alimentos, levando à desidratação, à perda de peso e à morte.

Diagnóstico

Beck *et al.* (2005) citam que o diagnóstico definitivo é dado pela identificação de cistos (método de centrífugo-flutuação com sulfato de zinco; Figura 15.5) nas fezes e trofozoítas nas fezes diarreicas frescas. Citam, ainda, que o método de Kinyoun ou Auramina tem sido utilizado com sucesso para observação de *Giardia*.

Profilaxia

Manter a limpeza do ambiente, lavar bem os alimentos e só beber água filtrada. De acordo com Lallo *et al.* (2003), a giardíase é uma doença de veiculação hídrica, pois tanto os animais quanto os humanos a adquirem, principalmente por meio da ingestão de água contaminada com cistos. Há, no mercado, vacina contra *Giardia* para cães, mas as medidas de controle devem ser mantidas.

Ordem Kinetoplastida

Família Trypanosomatidae

Essa família inclui dois gêneros de importância em Medicina Veterinária: *Trypanosoma* e *Leishmania*. Esses organismos apresentam etapas evolutivas bem distintas, que podem ser visualizadas na Tabela 15.1.

Gênero *Trypanosoma* (pronúncia: Tripanossôma)

Quanto ao modo de transmissão, os tripanossomas são divididos em seção Stercoraria, cuja transmissão é contaminativa, e seção Salivaria, com transmissão inoculativa, mecânica ou direta.

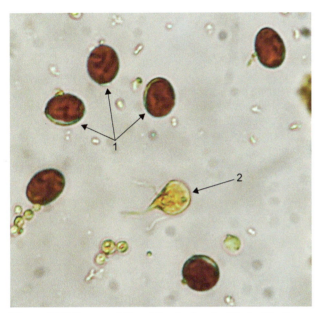

Figura 15.3 Formas císticas (1) e trofozoíta (2) de *Giardia* sp. em exame direto de fezes corado com lugol.

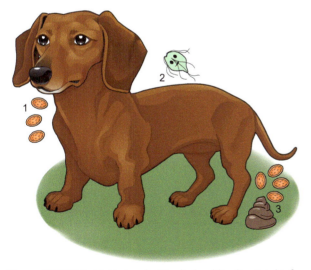

Figura 15.4 Ciclo biológico de *Giardia lamblia*. O animal infecta-se ao ingerir cisto de *Giardia* (1). O cisto passa para a forma trofozoíta (2), que permanece fixada na superfície da célula intestinal, lesionando-a; após algum tempo, transforma-se novamente na forma cística. Cistos são eliminados para o ambiente com as fezes (3).

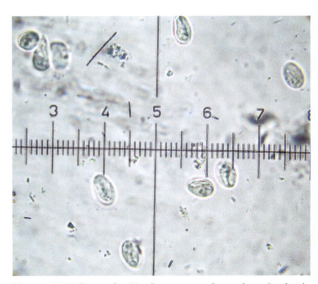

Figura 15.5 Cistos de *Giardia* recuperados pelo método de centrífugo-flutuação com sulfato de zinco sem coloração. Cada cisto mede em torno de 12 μc de comprimento.

136 Parasitologia na Medicina Veterinária

Tabela 15.1 Fases evolutivas dos gêneros *Trypanosoma* e *Leishmania* com suas principais características de diferenciação, hospedeiro e localização.

Gênero / Etapas / Fases evolutivas	*Trypanosoma*			*Leishmania*	
	Tripomastigota	Tripomastigota metacíclico	Epimastigota	Amastigota***	Promastigota
Características	Forma fusiforme Blefaroplasto* e cinetoplasto** situados atrás do núcleo e próximo à extremidade posterior A membrana ondulante percorre todo o corpo do parasito Flagelo livre na extremidade anterior	É o nome dado para a forma infectante ao hospedeiro vertebrado Tem as mesmas características dos tripomastigotas, porém são menores em tamanho	Forma fusiforme Blefaroplasto e cinetoplasto anteriores ao núcleo Membrana ondulante curta	Forma ovalada ou arredondada Flagelo não visível (é reduzido no interior do corpúsculo)	Forma fusiforme Blefaroplasto e cinetoplasto no extremo anterior do corpo Sem membrana ondulante
Hospedeiro	No hospedeiro definitivo (vertebrado)	No hospedeiro intermediário (invertebrado)	No hospedeiro intermediário (invertebrado)	No hospedeiro definitivo (vertebrado)	No hospedeiro intermediário (invertebrado)
Localização	Corrente sanguínea	Glândula salivar ou intestino	Trato digestivo e probóscida (Salivaria) ou intestino (Stercoraria)	Tecidos ou a corrente sanguínea	Trato digestivo e probóscida (Salivaria) ou intestino (Stercoraria)
Esquematização					

* Blefaroplasto: estrutura em que se origina o flagelo. ** Cinetoplasto: organela formada por um segmento de mitocôndria que contém um tipo especial de DNA, o kDNA, que nomeia a ordem Kinetoplastida. As fases evolutivas variam de acordo com as diferentes espécies. *** A forma amastigota ocorre nos dois gêneros.

Espécies de *Trypanosoma*

Seção Stercoraria

É transmitido por meio das fezes do hospedeiro invertebrado. As espécies que ocorrem nessa seção não são consideradas muito patogênicas, com exceção do *T. cruzi*, agente etiológico da doença de Chagas na América do Sul.

Trypanosoma cruzi

Hospedeiros

- Definitivos: humanos, primatas, cães, gatos e reservatórios silvestres
- Intermediários: hemípteras (barbeiros).

Características morfológicas

Hospedeiro vertebrado:

- Forma tripomastigota (circulante):
  - Forma de "C" (Figura 15.6)
  - Extremidades pontiagudas
  - Corpo achatado
  - É a fase inoculada pelo hospedeiro invertebrado e denomina-se *tripomastigota metacíclica* quando contamina o hospedeiro definitivo

  - Núcleo central grande (cora-se em roxo)
  - Presença de membrana ondulante e flagelo livre
  - Cinetoplasto grande e próximo à extremidade posterior (cora-se em roxo).
- Forma amastigota (tecidual):
  - Formato arredondado ou ovalado
  - Encontrada nos tecidos (principalmente na musculatura cardíaca), é a fase de multiplicação, que ocorre por fissão binária
  - Núcleo grande (cora-se em roxo)
  - Flagelo reduzido, inaparente.

Ciclo biológico do *T. cruzi*

O barbeiro ingere as formas circulantes (tripomastigotas) ao picar o hospedeiro contaminado e, no intestino, o protozoário transforma-se em epimastigota, que se multiplica e vai ao reto, onde ocorre a forma infectante (tripomastigota metacíclico). Para infectar o hospedeiro definitivo, o barbeiro, ao se alimentar à noite, defeca próximo à picada (*Trypanosoma* da seção Stercoraria – transmissão contaminativa). Há calor e inchaço no local da picada e o hospedeiro vertebrado, ao se coçar, faz com que as fezes contaminadas com tripomastigotas metacíclicos penetrem na ferida e cheguem à circulação

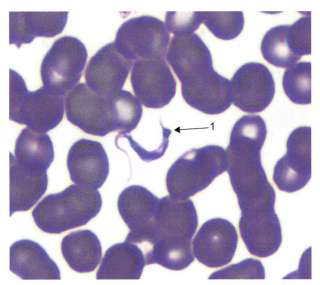

Figura 15.6 *Trypanosoma cruzi* – presença de grande cinetoplasto (1).

sanguínea. Um grande número de tripomastigotas é destruído na circulação, mas aqueles que escapam seguem para diferentes órgãos e tecidos (cólon, esôfago, baço, fígado, coração), onde se transformam em amastigotas, constituindo os focos secundários e generalizados. Nesses focos secundários, os amastigotas, após multiplicação por fissão binária simples e novas invasões teciduais, evoluem para a forma flagelada (tripomastigota) e voltam ao sangue periférico, recomeçando o ciclo. O inseto é infectado ao picar o humano contaminado para se alimentar.

Importância em Medicina Veterinária e Saúde Pública

Em humanos, promove a hiperfunção de órgãos como esôfago, baço, coração e cólon, ocorrendo aumento no tamanho dessas estruturas. Os sintomas, a longo prazo, são febre e lesões nos sistemas cardíaco e digestivo. No local onde ocorreu a picada, forma-se uma lesão, chamada de chagoma, e pode ainda ocorrer o sinal de Romanã, que é o edema palpebral uni ou bilateral.

Em animais, pode afetar clinicamente animais domésticos (principalmente cães e gatos), mas, inicialmente, esses animais são tidos como reservatórios da doença, juntamente com animais silvestres, como o tatu e o gambá.

Controle

Evitar habitações precárias (é comum a presença de ninhos do barbeiro nesses locais) e combater o hemíptero destruindo seus ninhos.

Seção Salivaria

A transmissão é mecânica, por meio da picada do hospedeiro intermediário, ou direta (Tabela 15.2).

A transmissão cíclica (em que ocorre o desenvolvimento do parasito na probóscida do hospedeiro intermediário) só ocorre pela picada da mosca tsé-tsé (mosca africana), e as espécies *T. rhodesiense* e *T. gambiense* causam a doença do sono no continente africano. O *Trypanosoma brucei* apresenta, em equinos, sua maior patogenicidade.

Na América do Sul, por não ter seu hospedeiro intermediário natural, esses tripanossomos se adaptaram e são transmitidos mecanicamente, principalmente por tabanídeos e estomoxidíneos.

De acordo com Silva *et al.*, somente as espécies *T. vivax* e *T. evansi*, da seção Salivaria, são patogênicas e de importância para a pecuária brasileira.

Trypanosoma vivax

Hospedeiros. Ungulados domésticos e silvestres.
Vetores. *Stomoxys* sp. e tabanídeos.

Características morfológicas

Forma tripomastigota (Figura 15.7):

- Formato de foice, achatado
- Núcleo grande e central (cora-se em roxo)

Tabela 15.2 Tripanossomatídeos da seção Salivaria de importância em Medicina Veterinária*.

Subgêneros	Espécies	Hospedeiros	Características	Transmissão
Duttonella	Trypanosoma vivax	Bovinos, ovelhas e cabras	Monomórfico; forma larga; cinetoplasto grande	Cíclica: normalmente necessitam de um hospedeiro intermediário (artrópode) para completar o ciclo evolutivo. A multiplicação ocorre no trato digestivo e na probóscida do inseto (Salivaria)**
Nannomonas	T. congolense	Bovinos, ovelhas, cavalos e suínos	Monomórfico; formas curtas, tamanho pequeno	
	T. simiae	Bovinos e cavalos	Polimórfico, largo e robusto	
Pychomonas	T. suis	Suínos	Monomórfico; forma grossa e curta	
Trypanozoon	T. brucei	Equinos, bovinos, cães e gatos	Polimórficos, forma delgada, intermediária e larga	
	T. rhodesiensi	Humanos	Essas três espécies são indistinguíveis morfologicamente (alguns autores usam o subgrupo *brucei* para citá-las)	
	T. gambiensi	Humanos		
	T. evansi	Bovinos, equinos, cães	Monomórfico na maioria das vezes; cinetoplasto subterminal e membrana ondulante desenvolvida	Desenvolvimento acíclico (transmissão mecânica ou direta)
	T. equiperdum	Equinos	Morfologicamente idêntico ao *T. evansi*	

*As espécies *T. congolense*, *T. simiae*, *T. rhodesiense* e *T. gambiensi* – sendo as duas últimas agentes etiológicos da doença do sono na África – não ocorrem na América do Sul. **Na ausência do vetor específico, algumas espécies podem ser transmitidas mecanicamente por insetos hematófagos.

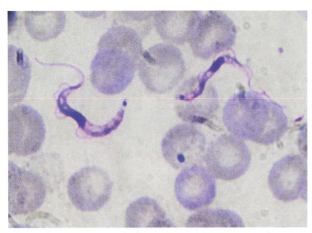

Figura 15.7 *Trypanosoma vivax* – forma tripomastigota em esfregaço sanguíneo.

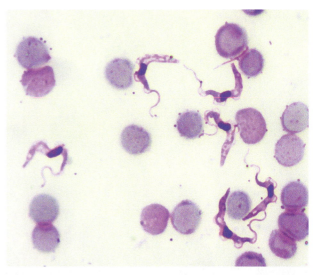

Figura 15.8 *Trypanosoma evansi* – forma tripomastigota em esfregaço sanguíneo.

- Cinetoplasto grande (cora-se em roxo)
- Extremidade posterior mais arredondada.

Patogenia. Alta e persistente parasitemia, resposta imune reduzida, hemorragias e anemias. Na forma aguda, os animais morrem em 5 semanas. Alta temperatura, letargia, fraqueza, lacrimação, diarreia e aborto são características dessa fase.

Trypanosoma evansi (sinonímia: *T. equinum*)

Hospedeiros. Cavalos, burros, bovinos, caprinos, suínos, cães, capivaras, entre outros.
Vetores. *Stomoxys* sp. e tabanídeos.

Características morfológicas

Forma tripomastigota:

- Núcleo bem visível
- Cinetoplasto pequeno (praticamente invisível; Figura 15.8)
- Membrana ondulante bem visível
- Grânulos no citoplasma.

Patogenia

Emaciação e edema são os sinais clínicos mais comuns, e ocorre paralisia progressiva dos membros posteriores. Causa o "mal das cadeiras" em equinos. De acordo com Silva *et al.* (2002), a doença é frequentemente fatal para os equinos, mas pode ser branda em bovinos, asininos, caprinos e ovinos. Reservatórios silvestres e domésticos (cães, capivaras, quatis, morcegos-vampiros) atuam como propagadores do ciclo. No Brasil, é muito frequente na região do Pantanal mato-grossense.

Ciclo biológico (na América do Sul)

Comum às duas espécies citadas. Os parasitos são transferidos mecanicamente de um mamífero a outro por insetos hematófagos (Tabanidae e Stomoxydinae; Figura 15.9) ou pode ocorrer também a transmissão artificial, por meio de agulhas contaminadas com sangue infectado. No caso de *T. evansi*, ainda é relatado o morcego hematófago do gênero *Desmodus* como transmissor desse parasito.

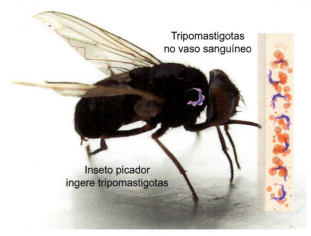

Figura 15.9 Transmissão de tripomastigotas do gênero *Trypanosoma* da seção Salivaria na América do Sul por *Stomoxys calcitrans*.

Importância em Medicina Veterinária

Nas estações chuvosas, moscas hematófagas proliferam-se, principalmente espécies da família Tabanidae, de modo que ocorre um aumento na prevalência de *T. vivax* no gado bovino. Animais infectados podem apresentar resposta imune reduzida, hemorragias e anemias devido a uma alta e persistente parasitemia e, se não forem tratados, isso pode levá-los à morte. Segundo Martins *et al.* (2008), surtos de *T. vivax* em bovinos de corte no Pantanal brasileiro exerceram grandes impactos econômicos, provocando perda de peso, abortos e mortalidade dos animais. O mesmo foi relatado por Carvalho *et al.* (2008) no Estado de Minas Gerais.

Controle

Utilização de agentes quimioterapêuticos e quimioprofiláticos, bem como o controle dos artrópodes vetores por drogas *pour on* e armadilhas impregnadas com inseticidas.

Transmissão direta

Trypanosoma equiperdum

Hospedeiros. Equinos.

Características morfológicas

Forma tripomastigota:

- Núcleo bem visível
- Cinetoplasto pequeno
- Membrana ondulante bem visível
- Maior quantidade de grânulos no citoplasma.

Transmissão. Passam de um hospedeiro vertebrado para outro, sem auxílio de insetos vetores. A transmissão de tripomastigotas ocorre por meio do coito.

Importância em Medicina Veterinária

Leva a uma doença venérea chamada *durina*, cujos sintomas mais comuns são: secreção excessiva na mucosa genital e edema dessas partes. Em casos graves, pode ocorrer aborto. A enfermidade clínica é fácil de diagnosticar em uma área endêmica. Os tripanossomas não são facilmente detectados no sangue, mas podem ser encontrados nas secreções vaginais ou prepuciais.

Gênero *Leishmania* (pronúncia: Leichimânia)

Segundo Rey, o gênero *Leishmania* é inserido em complexos fenotípicos agrupados em dois subgêneros: *Viannia* (complexo *Leishmania braziliensis*) e *Leishmania* (complexos *Leishmania mexicana* e *Leishmania donovani*). No Brasil, são encontradas as seguintes espécies:

- *Leishmania* (*Viannia*) *braziliensis*: com ampla distribuição – leishmaniose cutânea frequentemente acompanhada de lesão nasofaringiana destrutiva e desfigurante
- *L.* (*Viannia*) *guyanensis*: ulceração simples ou múltipla; não ataca a mucosa
- *L.* (*Leishmania*) *amazonensis* – complexo Mexicana: raramente atinge humanos; quando acontece, produz lesões cutâneas únicas ou em pequeno número. É encontrada em pequenos roedores silvestres
- *L.* (*Leishmania*) *chagasi* ou *L.* (*L.*) *infantum* – complexo Donovani: leishmaniose visceral.

Formas clínicas

Segundo Rey (1991), as formas clínicas são:

- Leishmaniose cutânea: formas que provocam lesões cutâneas, ulcerosas ou não, em número limitado
- Leishmaniose cutaneomucosa ou mucocutânea: formas que se complicam com lesões desfigurantes e destrutivas das mucosas do nariz, da boca e da faringe
- Leishmaniose cutânea difusa: formas disseminadas; ocorre pós-calazar e as lesões são de difícil tratamento
- Leishmaniose visceral ou calazar: formas viscerais (baço, fígado, medula óssea e tecidos linfoides).

Características morfológicas

- Forma amastigota (Figura 15.10):
    - Estruturas arredondadas ou ovaladas e aglomeradas
    - Cinetoplasto visível
    - Flagelo indistinguível
    - Encontrada no hospedeiro vertebrado
- Forma promastigota (Figura 15.11):
    - Corpo alongado
    - Sem membrana ondulante
    - Cinetoplasto anterior
    - Flagelo livre na extremidade anterior do corpo
    - Encontrada no inseto vetor.

Leishmaniose visceral

Espécie *Leishmania chagasi* (sinonímia: *L. infantum*)

Hospedeiros

- Definitivos: humanos, cães e reservatórios silvestres
- Intermediário: mosquitos do gênero *Lutzomyia*.

Localização. Formas amastigotas no fígado, no baço e na medula óssea do hospedeiro vertebrado. Formas promastigotas no canal alimentar do inseto.

Ciclo biológico

Na picada, o hospedeiro intermediário (*Lutzomyia*) se infecta com as formas amastigotas (que estão dentro de macrófagos

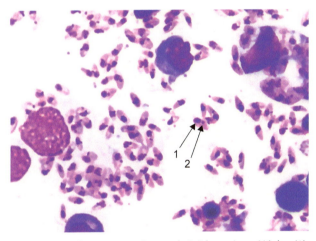

Figura 15.10 Formas amastigotas de *Leishmania* sp. Núcleo (1); cinetoplasto (2).

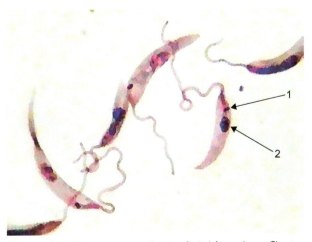

Figura 15.11 Formas promastigotas de *Leishmania* sp. Cinetoplasto (1); núcleo (2).

presentes no sangue do hospedeiro vertebrado infectado; 1). Estas, no intestino, transformam-se em promastigotas, que, ao se multiplicarem, podem até obstruir o canal alimentar do inseto. Ao se alimentar em um novo hospedeiro vertebrado, o mosquito inocula com a saliva o "bolo" de formas promastigotas (2), que penetram nos macrófagos (3), transformam-se em amastigotas, multiplicam-se (4) e ganham a corrente sanguínea, indo ao baço, ao fígado, ou à medula óssea (sistema fagocitário mononuclear). No citoplasma das células, os parasitos multiplicam-se, distendendo-as até sua ruptura (5); os parasitos liberados são fagocitados por novas células reticulares (6; Figura 15.12).

Patogenia

- Leishmaniose visceral humana (LVH): inicialmente ocorrem quadro febril e aumento do volume do fígado e do baço; em casos avançados, a infecção do trato digestivo se manifesta em diarreia, emaciação e abdome distendido. A mortalidade alcança 70 a 90% dos casos
- Leishmaniose visceral canina (LVC): é uma patologia similar à dos humanos; provoca anemia, emaciação e, por fim, a morte, sendo a diarreia o sinal clínico terminal. Também, segundo Greene (2006), podem apresentar diátese hemorrágica (primariamente, epistaxe).

Leishmaniose cutânea

Espécie *Leishmania braziliensis*

Hospedeiros

- Definitivos: humanos, cães e reservatórios silvestres
- Intermediário: *Lutzomyia*.

Localização. Formas amastigotas nas células reticuloendoteliais. Promastigotas no inseto.

Ciclo biológico

Na picada, o hospedeiro intermediário se infecta com a forma amastigota, que se transforma em promastigota no canal alimentar do inseto. Ao picar um novo hospedeiro definitivo, inocula o "bolo" de formas promastigotas, que penetram nas células reticuloendoteliais e se transformam em amastigotas, as quais se multiplicam e ficam na pele do hospedeiro, provocando lesões características.

Patogenia

A denominação leishmaniose tegumentar americana (LTA) refere-se à forma cutaneomucosa (LCM), e leishmaniose cutânea (LC) refere-se às formas exclusivamente cutâneas.

- Nas lesões cutâneas: hiperplasia histiocitária, edema e infiltração celular e hipertrofia do epitélio. Frequentemente, a inflamação cutânea evolui para necrose, formando uma úlcera rasa ou profunda, de bordos salientes e duros (úlcera leishmaniótica). Pode ocorrer contaminação bacteriana
- Nas lesões mucosas: metástases na mucosa nasal, formação de nódulos. A úlcera pode progredir, determinando destruição das cartilagens e do osso do nariz e da região palatina, podendo acometer faringe e laringe
- Nos cães: lesões ulcerativas nas orelhas ou em outras áreas da pele, lesões mucocutâneas erosivas (Figura 15.13) e linfadenomegalia. Hiperqueratose de coxim com onicogrifose.

Importância da leishmaniose em Medicina Veterinária e Saúde Pública

É uma zoonose endêmica na maioria dos Estados do Brasil. Sua importância está relacionada também à sua alta incidência, à ampla distribuição geográfica (vários outros países são acometidos) e ao fato de provocar lesões desfigurantes.

Controle

- Medidas conjuntas devem ser adotadas: diagnóstico e tratamento precoce dos casos humanos, redução da população de mosquitos do gênero *Lutzomyia*, eliminação dos reservatórios infectados e atividades de educação em saúde
- A leishmaniose canina é mais resistente à terapia do que a humana, porém alguns cães podem responder ao tratamento e serem curados da doença clínica

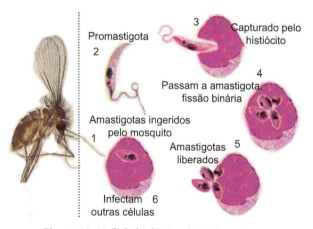

Figura 15.12 Ciclo biológico de *Leishmania* sp.

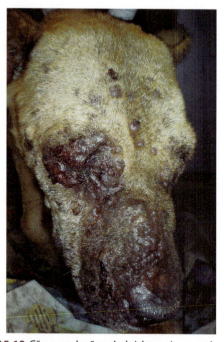

Figura 15.13 Cão com lesões de leishmaniose cutânea. Foto: Mateus Santos Gaira.

- Os cães soropositivos podem apresentar-se assintomáticos e esse fato, associado à baixa confiabilidade dos testes de diagnóstico, leva à resistência dos donos em eutanasiar os animais
- São usadas como forma de prevenção a coleira repelente do inseto vetor e a vacina contra leishmaniose para os cães, mas medidas profiláticas conjuntas devem ser sempre adotadas.

LEITURAS RECOMENDADAS

BECK, C.; ARAÚJO, F. A. P.; OLICHESKI, A. T.; BREYER, A. S. Frequência da infecção por *Giardia lamblia* (Kunstler, 1882) em cães (Canis familiaris). *Cien. Rural*, v. 3, n. 1, p. 126-130, 2005.

CARVALHO, A. U.; ABRÃO, D. C.; FACURY FILHO, E. J.; PAES, P. R. O.; RIBEIRO, M. F. B. Ocorrência de *Trypanosoma vivax* no estado de Minas Gerais. *Arq. Bras. Med. Vet. Zootec.*, v. 60, n. 3, p. 403-406, 2008.

FOLHADELLA, I. M.; RONSECA, A. H.; JESUS, V. L. T.; PEREIRA, M. J. S. Desempenho de técnicas de coloração e fixação para o *Tritrichomonas foetus* (Riedmuller, 1928) (Protozoa: Trichomonadida). *Rev. Bras. Parasitol. Vet.*, v. 11, n. 1, p. 1-5, 2002.

GREENE, E. C. Infectious diseases of the dog and cat. 3. ed. Elsevier: Copyright, 2006. 1387 p.

GUIMARÃES, A. M.; GUEDES, E.; CARVALHO, R. A. Ocorrência de *Giardia* spp em bezerros leiteiros no Brasil. *Arq. Bras. Med. Vet. Zootec.*, v. 53, n. 6, p. 706-708, 2001.

HUBER, K.; REYNAUD, M. C.; CALLAIT, M. P.; ZENNER, L. Histomonas meleagridis in Turkeys: dissemination kinetics in host tissues after cloacal infection. *Poultry Sci.*, v. 85, p. 1008-1014, 2006.

LALLO, A. A.; RODRIGUES, L. C. S.; BONDAN, E. F. Giardíase em cães e gatos revisão. *Clínica Vet.*, v. 43, p. 44-50, 2003.

LUCAS, J. J.; HAYES, G. R.; KAISI, H. K. *et al.* Characterization of a cysteine protease from Tritrichomonas foetus that induces host-cell apoptosis. *Arch. Biochem. Biophys*, 2008. Disponível em: <http://www.pubmed.com.br/abstract.php?bd=pubmed& submit=y&eword=0372 html>. Acesso em: 30/08/2008.

MARTINS, C. F.; MADRUGA, C. R.; KOLLER, W. W. *et al.* Dinâmica de infecção de *Trypanosoma vivax* em rebanho bovino mantido numa área de transição entre o Pantanal e o planalto de Mato Grosso do Sul. *Pesq. Vet. Bras.*, v. 28, n.1, p. 51-56, 2008.

MONTEAVARO, C. E.; SOTO, P.; ECHEVARRÍA, H. M. *et al.* Immunohistochemical detection of *Tritrichomonas foetus* in experimentally infected mice. *Pesq. Vet. Bras.*, v. 20, n. 1, p. 23-28, 2000.

MUNDIM, M. J. S.; SOUZA, S. Z.; HORTÊNCIO, S. M.; CURY, M. C. Frequência de *Giardia* spp. por duas técnicas de diagnóstico em fezes de cães. *Arq. Bras. Med. Vet. Zootec.*, v. 55, n. 6, p. 631-635, 2003.

NAVEDA, L. A. B.; MOREIRA, E. C.; MACHADO, J. G.; MORAES, J. R. C.; MARCELINO, A. P. Aspectos epidemiológicos da leishmaniose visceral canina no município de Pedro Leopoldo, (Minas Gerais, 2003). *Arq. Bras. Med. Vet. Zootec.*, v. 58, n. 6, p. 988-993, 2006.

REY, L. *Parasitologia.* 2. ed. Rio de Janeiro: Guanabara Koogan, 1991. 731 p.

RUPPERT, E. E.; BARNES, R. D. *Zoologia dos Invertebrados.* 6. ed. São Paulo: Roca, 1996. 1029 p.

SILVA, A. S.; COSTA, M. M.; LOPES, S. T. A.; MONTEIRO, S. G. Alterações hematológicas em coelhos infectados experimentalmente pelo *Trypanosoma evansi. Cienc. Rural*, v. 38, n. 2, p. 323-326, 2008.

SILVA, R. A. M. S.; SEIDE, A.; RAMIREZ, L.; DAVILA, A. M. R. *Tripanosoma evansi* e *T. vivax. Biologia, Diagnóstico e Controle.* Corumbá: Embrapa-Pantanal. Ministério da Agricultura, Pecuária e Abastecimento, 2002. 137 p.

SOULSBY, E. J. L. Parasitología y enfermedades parasitarias en los animales domésticos. 7. ed. México: Nueva Editorial Interamericana, 1987. 823 p.

URQUHART, G. M.; ARMOUR, J.; DUNCAN, J. L. *et al.* Parasitologia Veterinária. 2. ed. Rio de Janeiro: Guanabara Koogan, 1996. p. 273.

Coccídios

16

Rita de Cássia Alves Alcantara de Menezes

FILO APICOMPLEXA | LEVINE, 1970

Os protozoários do Filo Apicomplexa são parasitos intracelulares obrigatórios e se caracterizam por apresentar, na extremidade afilada do "zoíto", o complexo apical. Esse complexo é composto de um conjunto de estruturas visíveis apenas em microscopia eletrônica e que são responsáveis pela penetração na célula do hospedeiro. Sua presença caracteriza, então, as formas infectantes dos protozoários, que, nos coccídios, são: esporozoíto, merozoíto, taquizoíto e bradizoíto.

Outra característica dos Apicomplexa é a ausência de cílios.

Classe Coccidea ou Sporozoasida | Leuckart, 1879

A locomoção é realizada por meio de flexão e há presença de flagelo apenas em microgametas (♂) de alguns grupos. A reprodução compreende duas etapas: proliferativa (assexuada) e de diferenciação (sexuada).

Oocistos contêm esporozoítos infectantes que resultam da esporogonia (ou processo de esporulação). Podem ser homoxeno ou heteroxeno.

Ordem Eucoccidiorida | Léger e Duboscq, 1910

Compreende coccídios que parasitam vertebrados e/ou invertebrados e que apresentam, durante seu ciclo biológico, o processo de merogonia (etapa proliferativa ou fase assexuada da reprodução.

Subordem Eimeriorina | Léger, 1911

Durante a etapa de diferenciação (fase sexuada da reprodução), o macrogameta (♀) e o microgameta (♂) desenvolvem-se independentemente. Após a singamia, há a formação de zigoto imóvel.

Características morfológicas

- Zigoto ou oocisto imaturo: estrutura globosa que apresenta uma parede de membrana simples ou dupla e contém esporonte (material central não diferenciado). Única fase diploide do ciclo dos coccídios
- Oocisto esporulado: estrutura ovoide, elíptica ou subesférica, translúcida, com tamanho variado e parede composta de membrana dupla ou simples. Contém esporocistos e esporozoítos ("zoítos" originados do oocisto e já na condição haploide) em número variável conforme o gênero. Pode estar presente corpo residual do oocisto e/ou do esporocisto

- Esporozoíto, merozoíto, taquizoíto e bradizoíto: todos têm formato semelhante ao de meia-lua ou de banana e são as formas infectantes
- Meronte ou esquizonte: estruturas intracelulares arredondadas e grandes, que apresentam merozoítos (organismos em forma de foice) no seu interior. Embora em número limitado e definido, pode haver algumas merogonias (gerações de merontes)
- Merozoítos de primeira geração: são os "zoítos" (forma ativa dos protozoários) oriundos dos merontes de primeira geração. São capazes de infectar novas células do hospedeiro porque apresentam o complexo apical. Como pode haver várias merogonias, os merozoítos, conforme sua origem, podem ser de primeira geração, de segunda geração, e assim sucessivamente
- Macrogameta: estrutura arredondada que apresenta granulação periférica e um núcleo central. Tais grânulos são chamados de grânulos formadores de parede, exatamente porque, após a singamia, originam a parede do zigoto (oocisto)
- Microgametócito: estrutura que contém um resíduo central e muitos elementos pequenos e biflagelados, que são os microgametas. Embora de tamanho variável conforme a espécie, tem, em média, 25 a 70 μm × 18 a 30 μm.

Fases do ciclo biológico

Nas espécies de coccídios existe uma alta especificidade, que é observada tanto com relação ao hospedeiro quanto com relação ao órgão e ao local de infecção.

Proliferativa (ou assexuada)

Ocorre no interior da célula do hospedeiro e é caracterizada por sucessivas merogonias. Após a infecção por via oral, por meio da ingestão dos oocistos esporulados (ou de cistos tissulares, no caso de ciclos heteroxenos), os esporozoítos, uma vez livres na luz intestinal, penetram nas células epiteliais e arredondam-se, passando à condição de trofozoíto; então, tem início uma série de divisões nucleares antes da divisão do citoplasma e, assim, é originado o meronte de primeira geração. Dos merontes são liberados os merozoítos de primeira geração, que irão penetrar em novas células hospedeiras e repetir o processo, formando os merontes de segunda geração. Alguns merozoítos de segunda geração invadem outras células íntegras do epitélio e dão início à fase de diferenciação (sexuada ou gametogônica); no entanto, a maioria desses merozoítos forma merontes de terceira geração. Esse processo de merogonia pode se repetir por um número limitado de vezes e definido por espécie, quando então a totalidade dos merozoítos, após infectar novas células hospedeiras, inicia a etapa de formação de gametas. Em alguns gêneros de coccídios, ocorre a endodiogenia, que também é uma etapa proliferativa ou assexuada, caracterizada pela divisão nuclear, que origina duas células-filhas no interior de uma célula-mãe.

Diferenciação (ou gametogonia ou sexuada)

Ocorre no interior da célula do hospedeiro. A etapa de gametogonia tem início quando um merozoíto penetra a célula do hospedeiro para se diferenciar em macrogameta ou microgametócito. O primeiro é o gameta feminino, imóvel, presente de modo isolado na célula parasitada. Já o microgametócito, em outra célula epitelial, irá sofrer uma série de divisões, formando muitos microgametas (número definido para cada espécie de coccídio) dotados de flagelos e, portanto, móveis.

Quando os microgametas (♂) estão formados, há o rompimento da célula hospedeira e eles são liberados na luz intestinal. Ao encontrar o macrogameta (♀), ocorre a singamia, com formação de um zigoto diploide (oocisto não esporulado), que é eliminado para o ambiente junto com as fezes do hospedeiro.

As infecções por coccídios são consideradas autolimitantes, já que as merogonias ocorrem em número limitado e que, ao final dessa etapa, os merozoítos seguem para diferenciação, singamia e, finalmente, liberação dos oocistos para o ambiente junto com as fezes do hospedeiro.

Esporogonia (esporos = oocisto)

Ocorre no ambiente e depende de condições favoráveis de oxigenação temperatura (27 a 29°C) e umidade (70 a 80%). O tempo de esporulação é variável, em geral de 2 a 3 dias, de acordo com a espécie; no entanto, há aquelas como *Eimeria leuckarti* (de equinos), cuja esporulação leva de 15 a 41 dias (consiste na formação de esporocisto contendo esporozoítos em número definido e característico para cada gênero). No gênero *Eimeria*, os oocistos esporulados são tetraspóricos e dizoicos (quatro esporocistos contendo dois esporozoítos cada um); já em *Isospora*, os oocistos são dispóricos (com dois esporocistos) e os esporocistos são tetrazoicos (quatro esporozoítos cada um), assim como nos gêneros pertencentes à família Sarcocystidae, lembrando que, nessa etapa, os oocistos se tornam infectantes por meio do complexo apical dos esporozoítos.

Os oocistos, principalmente os esporulados, são muito resistentes e permanecem viáveis no ambiente por longo período, sendo também a forma de dispersão do coccídio.

Família Eimeriidae | Minchim, 1903

São descritas mais de 1.000 espécies nessa família, as quais infectam vertebrados e invertebrados. Os gêneros de maior importância em Medicina Veterinária são *Eimeria* e *Isospora*. As espécies têm um local específico de invasão, que, em geral, são as células epiteliais de origem endodérmica.

Principais características:

- Coccídio com ciclo biológico direto
- Os gêneros são diferenciados pelo número de esporocistos nos oocistos e pelo número de esporozoítos no interior dos esporocistos; conforme a espécie, os oocistos podem apresentar ou não estruturas como calota polar, micrópila e corpo residual. A parede pode ser lisa, com rugosidades ou protrusões
- Merogonia e gametogonia ocorrem nas células do hospedeiro; já a esporogonia (ou esporulação) geralmente é exógena (fora do corpo do hospedeiro)
- Microgametas (♂) com dois ou três flagelos.

Gênero *Eimeria* (pronúncia: Eiméria) | Schneider, 1875

Características morfológicas

- Oocistos do gênero *Eimeria*, quando chegam ao ambiente com as fezes (não esporulados), apresentam o esporonte, cuja localização é central
- Após esporulação, apresentam quatro esporocistos, cada um com dois esporozoítos.

Hospedeiros. Mamíferos, aves, répteis, anfíbios e peixes.

Ciclo biológico

A maioria é parasito das células dos intestinos (delgado e grosso), embora outros órgãos, como fígado (*E. stiedae* em coelhos), útero (*E. neitzi* em impala) e rins (*E. truncata* em gansos), possam ser infectados.

Os oocistos não esporulados são eliminados com as fezes do hospedeiro. No meio ambiente ocorre a esporulação dos oocistos, em condições adequadas de oxigenação, temperatura e umidade. O tempo de esporulação varia de acordo com a espécie e as condições ambientais.

O ciclo das espécies do gênero *Eimeria* é monoxeno, então o hospedeiro se infecta ao ingerir o oocisto esporulado, que, na moela ou no estômago, é destruído e são liberados os esporocistos. Depois, pela ação da tripsina e da bile, ocorre a liberação dos esporozoítos no intestino delgado. Esses esporozoítos penetram nas células da mucosa intestinal, arredondam-se e originam os trofozoítos, que passam a merontes, iniciando, assim, a reprodução assexuada denominada merogonia (ou esquizogonia). Alguns merozoítos da segunda geração penetram em novas células para iniciarem a terceira geração de merontes; outros penetram em células íntegras do epitélio e iniciam a gametogonia (fase sexuada do ciclo).

Os microgametas rompem a célula e vão até o macrogameta para a fertilização (singamia), da qual resulta o zigoto, que desenvolve uma parede dupla em torno de si, dando origem ao oocisto.

Os oocistos rompem a célula e passam à luz intestinal, indo para o exterior com as fezes na forma não infectante, pois não estão esporulados. No ambiente, dependendo das condições, esporulam em 1 a 5 dias e se tornam infectantes.

A Figura 16.1 ilustra o ciclo básico das espécies do gênero *Eimeria*.

Tipos de ciclo biológico

Como exemplos, podem-se citar dois tipos de ciclo do gênero *Eimeria*:

- *Eimeria tenella*: espécie mais patogênica do gênero, infecta os cecos das aves (*Gallus gallus*), principalmente frangos de corte. Nesse ciclo, ocorrem três merogonias e, a partir da segunda geração, os merozoítos seguem dois caminhos:

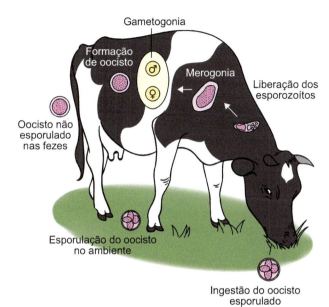

Figura 16.1 Esquema representando o ciclo monoxeno das espécies do gênero *Eimeria*. As etapas proliferativa e de diferenciação (merogonia e gametogonia, respectivamente) ocorrem no epitélio intestinal do hospedeiro, enquanto a esporogonia é exógena. A infecção é oral, por meio da ingestão dos oocistos esporulados.

parte deles inicia a fase de diferenciação, com formação de gametas (de maneira independente formam os macrogametas e os microgametócitos), e os demais seguem sem diferenciação e formarão os merontes de terceira geração, que, por sua vez, irão todos se diferenciar, dando assim o caráter autolimitante da infecção

- *Eimeria bovis*: espécie considerada uma das mais patogênicas do gênero que infecta bovinos, está bastante difundida pelo mundo. Em seu ciclo, ocorrem duas merogonias. A primeira na parte posterior do intestino delgado, originando o macromeronte (em torno de 300 μm), que gera, em média, 120.000 merozoítos de primeira geração, os quais, em sua totalidade, seguem para a segunda merogonia, que ocorre no intestino grosso (ceco e cólon). Os merozoítos de segunda geração irão, então, diferenciar-se em macrogametas e microgametócitos, para, finalmente, após a singamia, haver a formação dos oocistos.

Importância em Medicina Veterinária e Saúde Pública

Espécies do gênero *Eimeria* infectam uma ampla variedade de hospedeiros, apresentando grande importância em animais de produção. Em geral, a infecção é multiespecífica, sendo os animais jovens mais sensíveis. A patogenia depende da espécie de *Eimeria*, do número de oocistos ingeridos, da idade do hospedeiro, da presença e da gravidade de outras doenças, da eficácia do coccidiostático e do estado nutricional do animal.

No desenvolvimento das fases do ciclo biológico, esses coccídios destroem as células intestinais, causando diarreia sanguinolenta; assim, acarretam diminuição da resistência orgânica, baixa conversão alimentar e perda de peso, o que predispõe os animais à infecção bacteriana secundária. Nos hospedeiros, esses protozoários causam doenças típicas de filhotes, com diarreia, perda de peso e, em casos graves, óbito.

A importância econômica reside na mortalidade determinada pela coccidiose, a qual, em aves, pode chegar a 100%, e principalmente na morbidade. Os animais assintomáticos mantêm a contaminação ambiental por meio da eliminação de oocistos em suas fezes e aqueles que sobrevivem à parasitose muitas vezes se tornam antieconômicos, devido à síndrome de má absorção.

Espécies do gênero *Eimeria* não infectam humanos.

Diagnóstico

O diagnóstico é baseado nos sintomas, devendo também ser considerados a idade dos animais acometidos, as condições ambientais e o manejo.

No exame parasitológico de fezes, por meio de método de flutuação, são feitas a identificação dos oocistos (Figura 16.2) e sua quantificação por grama de fezes, o que possibilita verificar a intensidade da infecção e, sobretudo, estimar a contaminação ambiental. A fim de esporular os oocistos para sua identificação específica, estes devem ser mantidos em solução de dicromato de potássio a 2,5% em temperatura ambiente por um período variável, que, em média, é de 5 dias. Quando esporulado, o oocisto de *Eimeria* contém quatro esporocistos com dois esporozoítos no seu interior.

Para o diagnóstico das espécies que infectam galinhas, é realizada a necropsia, a fim de identificar as lesões e a localização dos merontes e gamontes, que são específicas para as espécies que parasitam essas aves.

Controle da eimeriose

- A higiene é básica na prevenção de quaisquer infecções. A prática de bom manejo zootécnico, que inclui boa alimentação e o respeito à lotação animal, é fundamental
- As instalações devem ser bem ventiladas para diminuir a umidade local e, quando houver o uso de cama, esta deve ser mantida sempre seca. É importante também separar os animais por faixa etária e estádio de produção, visto que os adultos são a principal fonte de infecção para os jovens

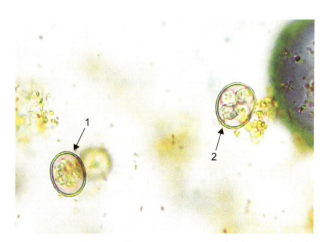

Figura 16.2 Oocistos de *Eimeria* sp. em solução saturada de açúcar (aumento de 40X). Oocisto não esporulado (1); oocisto esporulado (2), em que é possível visualizar os quatro esporocistos. Observa-se a parede de dupla membrana do oocisto, cuja superfície é lisa.

- Os comedouros e bebedouros devem ser limpos diariamente e colocados de maneira a evitar que os animais defequem no seu interior. A adição de coccidiostáticos na ração ou na água é indicada para suínos, aves e coelhos
- Em cuniculturas é recomendado que os pisos das gaiolas, coelheiras ou cercados sejam vazados para evitar o acúmulo de fezes e urina.

Gênero *Isospora* (pronúncia: Isóspora) | Schneider, 1881

Características morfológicas

Os oocistos, quando esporulados, apresentam dois esporocistos, que contêm quatro esporozoítos cada um. Na extremidade mais afilada dos esporocistos, está presente o corpo de Stieda (visível à microscopia óptica), por onde são liberados os esporozoítos.

Hospedeiros. Aves e mamíferos eram considerados hospedeiros de *Isospora*, mas, desde 2005, aquelas espécies que infectam mamíferos foram consideradas por Barta *et al.* (2005) como do gênero *Cystoisospora*. Assim, as espécies de *Isospora* têm aves, principalmente passeriformes, como hospedeiros.

Ciclo biológico

A infecção ocorre por meio de alimentos ou água contaminados com oocistos esporulados. No tubo digestivo do animal, os esporozoítos saem do oocisto e penetram nas células epiteliais do intestino, onde se arredondam, passando a ser chamados de trofozoítos.

Começa então a etapa proliferativa (fase assexuada). Sucessivas meioses vão formando vários núcleos para formar os merontes (ou esquizontes), que contêm os merozoítos. As células invadidas não suportam a pressão e se rompem, liberando os merozoítos, que seguem dois caminhos: penetram novas células intestinais, iniciando outra fase assexuada, que formará uma segunda geração de merozoítos, ou iniciam a etapa de diferenciação (fase sexuada), em que os merozoítos dão origem a macro e microgametócitos.

Os microgametas que estão nos microgametócitos saem da célula parasitada e fecundam os macrogametas, formando os zigotos ou oocistos imaturos. Estes vão para o exterior com as fezes, para, no ambiente, passarem pelo processo de esporulação (esporogonia).

Na esporogonia, sob condições adequadas de temperatura, oxigenação e umidade, o oocisto sofre divisão, formando dois esporocistos, que contêm quatro esporozoítos cada um.

A maioria das espécies de *Isospora* que infecta pássaros tem ciclo biológico clássico, com os estádios endógenos no epitélio intestinal. No entanto, há aquelas como *I. serini*, parasito de canários, que realizam cinco merogonias em fagócitos mononucleares em diferentes vísceras (especialmente fígado, baço e pulmões), além de duas gerações assexuadas finais e gametogonia no epitélio intestinal, tendo, assim, um período patente longo, em torno de 7 meses.

A eliminação de oocistos que ocorre nas espécies de *Isospora* que infectam passeriformes é cíclica, e as maiores quantidades são eliminadas na parte da tarde.

Importância em Medicina Veterinária e Saúde Pública

Apresentam patogenicidade variável e podem causar diarreia em filhotes e diminuição no desenvolvimento, porém a infecção é autolimitante.

Em alguns casos, como em canários infectados por *I. serini*, observam-se depressão, perda de peso, penas pálidas e em queda e dificuldade respiratória, podendo advir a morte.

Espécies do gênero *Isospora* não infectam humanos.

Diagnóstico

A suspeita de isosporose é baseada nos sintomas e nos sinais clínicos, embora existam animais com infecção assintomática.

Os oocistos podem ser visualizados por meio de exame parasitológico de fezes, pelo método de flutuação, e, após esporulados (como já comentado no caso do gênero *Eimeria*), é possível identificar a espécie, desde que se conheça com certeza o hospedeiro. Na Figura 16.3, é possível visualizar oocisto esporulado de *Isospora* sp.

Pode-se também fazer o diagnóstico por meio de necropsia, o que possibilita visualizar as lesões e, com o exame histopatológico, identificar fases do ciclo, como merontes e gamontes.

Controle

Com base em higiene, boa alimentação e adequada lotação animal por área. Também é recomendado o uso de coccidiostáticos adicionados à água.

Família Cryptosporidiidae | Léger, 1911

Gênero *Cryptosporidium* (pronúncia: Cripitosporídium) | Tyzzer, 1907

Existem algumas espécies válidas com vários genótipos, as quais têm como hospedeiros mamíferos, aves, peixes e répteis. Para a identificação de determinada espécie, isolado ou genótipo, é necessária a caracterização morfológica, biológica e genética.

- *Cryptosporidium parvum*: mamíferos com vários genótipos
- *C. muris*: mamíferos com vários genótipos
- *C. meleagridis*: aves
- *C. baileyi*: aves
- *C. felis*: gatos
- *C. canis*: cães
- *C. nasorum*: peixes
- *C. serpentis*: répteis.

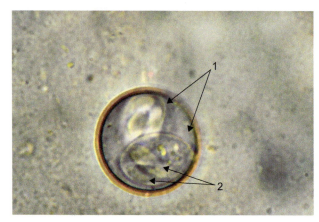

Figura 16.3 Oocisto esporulado de *Isospora* sp. em solução saturada de açúcar (aumento de 40X). Observam-se os dois esporocistos (1) e esporozoítos (2), a parede de dupla membrana e de superfície lisa e o formato subesférico do oocisto.

Hospedeiros. A infecção por *Cryptosporidium* ocorre em mamíferos, aves, peixes e répteis.

Características morfológicas

- Oocistos têm formato subesférico e são muito pequenos (Figura 16.4), medem em torno de 5 μm
- Quando esporulados, contêm quatro esporozoítos, sem apresentar esporocistos
- Os microgametas são desprovidos de flagelos.

Ciclo

Esse coccídio é considerado um parasito intracelular, mas extracitoplasmático, pois se adere às microvilosidades das células gastrintestinais e do epitélio respiratório.

A infecção é oral-fecal, por meio da ingestão dos oocistos esporulados e possivelmente por inalação.

Ocorrem a merogonia na superfície das células intestinais, com duas gerações de merontes (que contêm de quatro a oito merozoítos), e a gametogonia com formação de macro e microgametócitos. Os microgametas fecundam os macrogametas, originando oocistos com quatro esporozoítos, que são eliminados para o ambiente já infectantes, uma vez que a esporogonia é endógena.

Há formação de dois tipos de oocistos, conforme a parede seja espessa ou delgada. Aqueles de parede delgada podem se romper ainda na luz do intestino, promovendo, assim, a autoinfecção.

O período pré-patente é rápido e a quantidade de oocistos excretados nas fezes é pequena.

A Figura 16.5 apresenta um esquema do ciclo básico das espécies do gênero *Cryptosporidium*.

Diagnóstico

O diagnóstico deve ser feito por meio de exames parasitológicos de fezes, com o emprego de método de flutuação, em que são visualizados, ao microscópico óptico, preferencialmente com contraste de fase, os oocistos característicos do gênero. Suas estruturas são de difícil visualização, o que exige

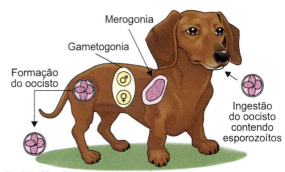

Figura 16.5 Esquema representando o ciclo monoxeno das espécies do gênero *Cryptosporidium*. Todas as etapas do ciclo (merogonia, gametogonia e esporogonia) são endógenas e ocorrem no epitélio intestinal (ou respiratório, dependendo da espécie) do hospedeiro. A infecção ocorre por meio da ingestão dos oocistos infectantes (esporulados), embora seja possível a autoinfecção.

conhecimento e experiência para sua identificação. Fluidos como suco gástrico, aspirado pulmonar ou escarro podem ser examinados quando há presença de infecção extraintestinal.

Em esfregaços é possível utilizar técnicas de colorações, como as de Ziehl-Neelsen, auramina e safranina-azul de metileno.

São utilizadas também técnicas moleculares, como reação em cadeia de polimerase (PCR, do inglês *polymerase chain reaction*), e sorológicas, como reação de imunofluorescência, teste com anticorpos policlonais fluorescentes e teste imunoenzimático (ELISA).

Importância em Medicina Veterinária e Saúde Pública

Esse coccídio é causador primário de diarreia em mamíferos, distúrbios respiratórios em aves e gastrite em répteis e, possivelmente, em peixes. É considerada uma infecção parasitária oportunista, que acomete principalmente indivíduos jovens ou imunocomprometidos.

Na década de 1970, foram registrados os primeiros casos de humanos parasitados, e *Cryptosporidium* foi considerado causador da morte de pacientes infectados com o vírus da imunodeficiência humana (HIV). Nesses pacientes, ocorre a cronicidade em virtude da autoinfecção. Em indivíduos imunocompetentes, a infecção é autolimitante.

Oocistos de *Cryptosporidium* são veiculados pela água e o principal modo de infecção é o fecal-oral, podendo ocorrer de pessoa para pessoa, de animal para pessoa e de pessoa para animal. Os oocistos são resistentes a desinfetantes comumente utilizados no tratamento da água de abastecimento e de recreação e passaram a ser um grande problema de saúde pública.

Oocistos de *C. parvum* foram detectados por Freire-Santos *et al.* (2000) em moluscos filtradores, mesmo após serem submetidos a processo de depuração por mais de 72 h. Assim, o esgoto de origens urbana e agropecuária despejado próximo a estuários constitui um alto risco de contaminação por essa espécie, que permanece viável por longos períodos na água do mar.

Ainda não existe terapia eficaz disponível, sendo realizados o tratamento sintomático e a associação de drogas antibióticas e coccidiostáticas.

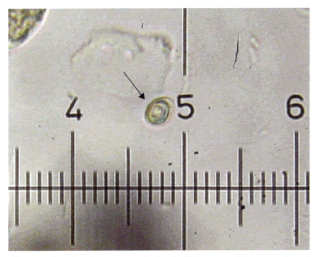

Figura 16.4 Oocisto esporulado de *Cryptosporidium* sp. (seta) em solução saturada de açúcar (aumento de 40X). Observam-se o tamanho pequeno (5 μm) e a superfície lisa da parede do oocisto.

Controle

A prevenção e o controle são difíceis diante das características das espécies desse gênero, como o pequeno tamanho dos oocistos, os quais já estão esporulados por ocasião de sua eliminação, a resistência dos oocistos aos desinfetantes, o pequeno número de oocistos requerido para infecção e outras.

Cuidados com a higiene devem ser redobrados, sobretudo com a qualidade da água, que, para consumo humano, deve ser tratada, filtrada e, principalmente, fervida. Bebedouros e comedouros devem ser adequados, em altura que impeça que os animais defequem neles ou que sejam contaminados pela cama, isto é, a cobertura do solo em que os animais ficam alojados.

Práticas de higiene nos estábulos, incluindo remover e incinerar as camas, isolar e tratar os animais parasitados e evitar coabitação entre espécies animais, são boas medidas para o controle. O destino adequado dado às fezes (uso de esterqueira, fossas, esgoto sanitário etc.), principalmente de humanos, também é importante, a fim de evitar a contaminação ambiental.

Insetos também podem veicular oocistos em suas patas; portanto, nas residências, como em restaurantes e criações de animais, deve-se sempre ter o cuidado de cobrir os alimentos.

É necessário também difundir a educação sanitária entre os profissionais ligados à educação infantil, à recreação e à agropecuária.

Família Sarcocystidae | Poche, 1913

Na sua biologia, estão presentes as fases clássicas do ciclo dos coccídios: esporogonia, merogonia ou endogenia e gametogonia. Compreende ciclos heteroxenos obrigatório ou facultativo. A esporogonia pode ser endógena ou exógena e os oocistos esporulados são dispóricos, com esporocistos tetrazoicos.

Subfamília Sarcocystinae | Poche, 1913

Gênero *Sarcocystis* (pronúncia: Sarcocístis) | Lankester, 1882

O gênero *Sarcocystis* é heteróxeno obrigatório; portanto, no seu ciclo, são necessários dois hospedeiros: predador e presa.

Existem muitas espécies no gênero, as quais têm como hospedeiros mamíferos, aves e répteis:

- *Sarcocystis cruzi*: cães e bovinos
- *S. hirsuta*: gatos e bovinos
- *S. hominis*: primatas (inclusive humanos) e bovinos
- *S. miescheriana*: cães e suínos
- *S. bertrami*: cães e equinos.

Hospedeiros

- Definitivos: os carnívoros são os hospedeiros finais ou definitivos (predadores)
- Intermediários: herbívoros e onívoros (presas).

Características morfológicas

- Os oocistos esporulados contêm dois esporocistos com quatro esporozoítos (Figura 16.6)
- Nos tecidos do hospedeiro intermediário, há formação de cistos polizoicos e septados. De acordo com a espécie de *Sarcocystis*, esses cistos tissulares, cujas paredes variam em aparência e estrutura, podem medir de milímetros a alguns centímetros de comprimento.

Ciclo biológico

Tomando como exemplo *S. cruzi*, o hospedeiro intermediário (bovino) infecta-se ao ingerir o oocisto esporulado ou mesmo o esporocisto. No intestino, há liberação dos esporozoítos, que penetram nas células endoteliais das artérias de médio calibre de vários órgãos, principalmente dos rins, passando a ser chamados de trofozoítos, e aí iniciam a primeira geração merogônica. Os merozoítos originam a segunda geração de merontes nas células endoteliais de capilares de todo o corpo. Nessa etapa, é observada a fase aguda da doença.

Os merozoítos de segunda geração invadem células mononucleadas circulantes, multiplicam-se por endodiogenia (divisão em duas células-filhas) e penetram na musculatura cardíaca e estriada e no tecido nervoso. Em seguida, iniciam a formação de cistos, que, na fase inicial, contêm metrócitos. Esses organismos são arredondados e caracterizam os cistos imaturos. Os metrócitos, por meio de endodiogenia, originam os bradizoítos, que apresentam complexo apical, originando, assim, entre 2 e 3 meses, os cistos maduros, que são capazes de infectar o hospedeiro definitivo (cão).

O hospedeiro definitivo se infecta ao ingerir carne crua procedente de animais infectados contendo cistos maduros. Na lâmina própria do intestino delgado, ocorrem a gametogonia e a singamia. O processo de esporogonia é endógeno e pode haver o rompimento da delgada parede do oocisto, de modo que ambos, oocisto esporulado e esporocisto, vão para o ambiente com as fezes.

É importante lembrar que, no gênero *Sarcocystis*, a especificidade é alta em relação ao hospedeiro intermediário e menos restrita no que diz respeito ao hospedeiro definitivo. No exemplo de *S. cruzi*, apenas bovinos formam cistos, ao passo que vários canídeos eliminam oocistos.

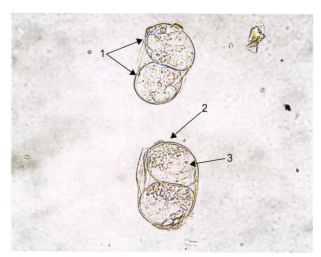

Figura 16.6 Oocistos esporulados de *Sarcocystis cruzi* em solução saturada de açúcar (aumento de 40X). Observam-se oocistos de parede extremamente delgada contendo os dois esporocistos (1). No interior do esporocisto, é possível observar o corpo residual (2) e esporozoítos (3).

Importância em Medicina Veterinária e Saúde Pública

No hospedeiro intermediário, a infecção pode ser clinicamente branda ou causar febre intermitente, dispneia, perda de peso e redução na produção de leite. Hemorragia, necrose e edema estão associados à maturação da segunda geração de merontes.

Nos hospedeiros definitivos, inclusive humanos, é relatada a presença de anorexia, desconforto abdominal, náuseas e diarreia, sintomas que cessam em poucos dias, uma vez que a infecção é autolimitante.

Diagnóstico

O diagnóstico é determinado pela presença de oocistos esporulados ou esporocistos nas fezes dos hospedeiros definitivos (Figura 16.6). No entanto, dependendo do hospedeiro, cão ou gato, deve-se ter muito cuidado para não confundi-los com os de outras espécies dos gêneros *Neospora*, *Hammondia*, *Toxoplasma* e *Besnoitia*.

Em cortes histológicos, é possível visualizar os cistos septados (Figura 16.7), imaturos ou não. Com base nas características dos cistos, no tecido onde está localizado e no conhecimento da espécie do hospedeiro intermediário, é possível associá-los aos possíveis hospedeiros definitivos e, assim, ter um indicativo para identificar a espécie. Provas biológicas, por meio da infecção do possível hospedeiro definitivo com cistos e consequente eliminação de oocistos esporulados ou esporocistos nas fezes, possibilitam a identificação exata da espécie de *Sarcocystis* em questão.

Médicos veterinários devem ficar atentos aos casos de mieloencefalite equina por protozoários, determinados por merontes (e não sarcocistos) de *S. neurona* localizados no cérebro, na medula espinal e em parte do sistema nervoso central. O ciclo dessa espécie de coccídio é pouco conhecido, inclusive qual o hospedeiro intermediário. Sabe-se que os gambás são os hospedeiros definitivos e os cavalos, hospedeiros aberrantes.

Controle

Não dar carne crua aos animais, tampouco permitir que tenham acesso a carcaças. Os humanos também não devem ingerir carne crua ou malpassada. Educação sanitária e destino adequado das fezes também são medidas importantes para o controle desse coccídio.

Subfamília Toxoplasmatinae | Biocca, 1956

Gênero *Toxoplasma* (pronúncia: Toxoplásma) | Nicolle e Manceaux, 1908

A espécie *Toxoplasma gondii* é heteróxena facultativa; seu ciclo pode ser direto, ou seja, todo completo no hospedeiro definitivo, ou pode haver hospedeiros intermediários, com formação de cistos polizoicos. Essa espécie apresenta baixa especificidade quanto aos hospedeiros intermediários.

Hospedeiros

- Definitivos: felídeos, principalmente o gato
- Intermediários: mamíferos e aves.

Principais características

- Quando esporulados, os oocistos são dispóricos; os esporocistos são tetrazoicos, medem aproximadamente 10 μm e têm formato subesférico (Figura 16.8)
- Quando a infecção é aguda, ocorre divisão acelerada pelos taquizoítos, que são encontrados livres ou em pseudocistos (clones), que apresentam estrutura alongada, de parede definida
- À medida que a infecção vai se tornando crônica, são formados os cistos, caracterizados por terem parede bem definida e estrutura arredondada ou alongada, entre 10 e 100 μm, e nos quais se encontram os bradizoítos (cuja divisão é lenta).

Ciclo biológico

Os hospedeiros intermediários se infectam ao ingerir o alimento ou a água contaminados com oocistos esporulados. No trato digestivo, há liberação de esporozoítos, que chegam ao fígado, cérebro e outros órgãos (fase extraintestinal) pelas vias linfática e sanguínea, passando a ser chamados de trofozoítos. Nesses órgãos, ocorre a fase assexuada da reprodução (endodiogenia). Essa fase é tão rápida que os trofozoítos são chamados de taquizoítos (Figura 16.9), caracterizando a fase aguda da doença. Em consequência da resposta imune do

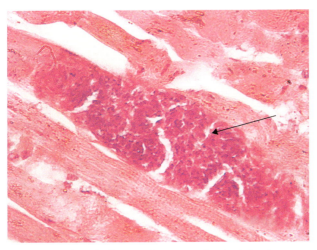

Figura 16.7 Cisto de *Sarcocystis* sp. em músculo de bovino corado pela hematoxilina-eosina (aumento de 100X). Observa-se a divisão interna do cisto contendo inúmeros organismos no seu interior.

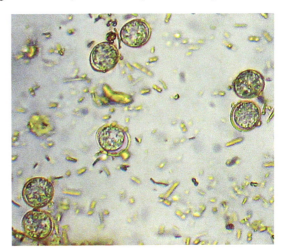

Figura 16.8 Oocistos de *Toxoplasma* recuperados em fezes de gato pela técnica de centrífugo-flutuação e corados com lugol.

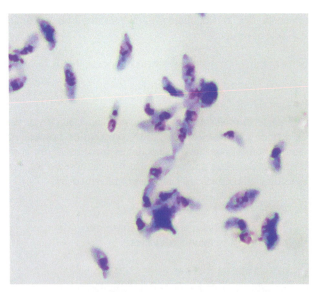

Figura 16.9 Taquizoítos de *Toxoplasma gondii*.

hospedeiro, os taquizoítos diminuem então sua velocidade de reprodução, passando a se chamar bradizoítos, e formam uma parede cística como proteção contra os anticorpos.

O hospedeiro definitivo se infecta ao ingerir tecidos de animais contendo os pseudocistos ou clones (taquizoítos) ou os cistos (bradizoítos). No epitélio intestinal, ocorre a gametogonia, e o oocisto não esporulado vai ao ambiente com as fezes. Em condições adequadas de temperatura, umidade e oxigenação, ocorre a esporulação, o que torna o oocisto infectante.

Os felídeos podem se infectar por meio de oocistos, sem a necessidade de hospedeiro intermediário, daí serem também chamados de hospedeiros completos, pela ocorrência das fases enteroepitelial e extraintestinal. Quando a infecção do felídeo ocorre por ingestão de presas infectadas ou carne com cistos ou pseudocistos, o ciclo assume um caráter heteróxeno facultativo, em que ocorrerá apenas a gametogonia no epitélio intestinal do hospedeiro final.

Pode haver transmissão transplacentária, e os hospedeiros intermediários também podem se infectar por meio da ingestão de carne malcozida ou tecidos de presas com cistos ou pseudocistos do parasito.

Na Figura 16.10, pode-se observar o ciclo esquemático de *T. gondii*.

Importância em Medicina Veterinária e Saúde Pública

A maioria das infecções é assintomática e ocorrem relativamente poucos casos clínicos.

No hospedeiro intermediário, na fase aguda da infecção, podem ser observados febre, anorexia, prostração, adenopatias, fortes dores musculares, secreção ocular bilateral, distúrbios pulmonares e abortamento em humanos e ovinos. Em humanos, as infecções congênitas podem determinar a hidrocefalia ou microcefalia fetal e complicações visuais.

É importante salientar que:

- Só há risco para as gestantes se a primeira infecção por *T. gondii* ocorrer durante a gestação
- Cães, pássaros e outros animais de estimação não transmitem a infecção, uma vez que são hospedeiros intermediários e, assim, não eliminam oocistos pelas fezes. Para que isso ocorresse, seria necessário ingerir a carne ou as vísceras desses animais
- Gatos sadios, alimentados com ração comercial, também não oferecem risco para os humanos e demais hospedeiros intermediários. Somente há risco se eles estiverem infectados e na fase aguda, quando eliminam oocistos com

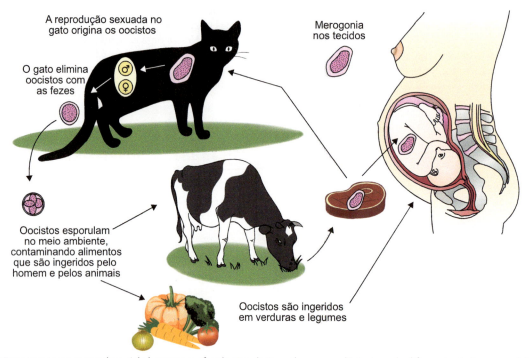

Figura 16.10 Esquema representando o ciclo heteroxeno facultativo de *Toxoplasma gondii*. A etapa de diferenciação (merogonia) ocorre no epitélio intestinal do gato, ao passo que a esporogonia é exógena. A infecção ocorre pela ingestão de vegetais ou carnes que contenham, respectivamente, oocistos infectantes (esporulados) ou cistos e pseudocistos. Também é possível a infecção transplacentária.

as fezes. Entretanto, como os gatos também desenvolvem imunidade contra *T. gondii*, não eliminam oocistos por mais que 2 semanas em toda a sua vida
- A maior fonte de infecção para humanos são carnes com cistos ou pseudocistos e ingeridas cruas ou malcozidas.

Diagnóstico
- O diagnóstico é determinado pela presença de oocistos nas fezes do hospedeiro definitivo, mas deve-se ter muito cuidado para não confundi-los com os de outras espécies dos gêneros *Hammondia* e *Besnoitia*
- Na necropsia, as principais lesões visualizadas são inflamação, necrose, pneumonite e encefalomielite fetal
- Em cortes histológicos ou em impressões de tecidos corados pelo Giemsa, podem ser visualizados os pseudocistos (ou clones) e os cistos
- Testes sorológicos (teste da aglutinação modificado, imunofluorescência indireta, hemaglutinação indireta e outros) possibilitam diagnosticar a infecção, bem como saber se está na fase aguda ou crônica.

Controle
Devem ser feitas a limpeza diária de gatis e a remoção adequada e diária das fezes, pois os oocistos necessitam de pelo menos 24 h para esporular e se tornarem infectantes. Alguns cuidados devem ser rigorosamente cumpridos para evitar a infecção, como lavar as mãos antes das refeições, usar luvas para a prática de jardinagem e ao limpar as caixas higiênicas dos gatos, não dar carne crua aos felinos, combater insetos (moscas, baratas e formigas) que podem veicular oocistos em suas patas e, finalmente, manter a ração dos animais em potes bem fechados.

Gênero *Besnoitia* (pronúncia: Besnóitia) | Henry, 1913
O gênero *Besnoitia* é heteroxeno obrigatório e, no seu ciclo, são necessários dois hospedeiros: predador e presa.

Espécies
- *Besnoitia besnoiti*: gatos e bovinos
- *B. darlingi*: gatos (possivelmente), lagartos e gambás
- *B. wallacei*: gatos e roedores.

Hospedeiros
- Definitivos: gatos
- Intermediários: bovinos, roedores (camundongos e ratazanas) e animais silvestres.

Características morfológicas
- Oocistos são subesféricos e muito parecidos com os de *T. gondii* e *Hammondia*. Quando esporulados, também apresentam dois esporocistos, que contêm quatro esporozoítos e medem, aproximadamente, 15 μm
- Os cistos polizoicos são encontrados em fibroblastos e se caracterizam por serem esféricos e terem parede muito espessa.

Ciclo biológico
O ciclo biológico das espécies do gênero *Besnoitia* não é totalmente conhecido.

No caso de *B. besnoiti*, os bovinos (hospedeiros intermediários) se infectam somente pela ingestão de oocistos esporulados e a fase assexuada da reprodução do coccídio ocorre na derme e no tecido subcutâneo. O hospedeiro definitivo (predador) se infecta exclusivamente pela ingestão dos cistos; após a gametogonia, são eliminados para o ambiente oocistos não esporulados junto com as fezes.

Importância em Medicina Veterinária e Saúde Pública
A ocorrência de *B. besnoiti* está descrita na África, onde tem importância na criação de bovinos, sobretudo pela desvalorização do couro em consequência das lesões cutâneas produzidas pelos cistos do parasito. Os bovinos infectados apresentam queda de pelos, espessamento da pele, edema cutâneo e necrose dos tecidos parasitados.

Diagnóstico
Em cortes histológicos, é possível identificar os cistos de *B. besnoiti*, que se caracterizam por englobar a célula infectada, e os bradizoítos localizados em vacúolos parasitóforos. Os cistos são esféricos, podem chegar a 600 μm de diâmetro e têm parede espessa (aproximadamente 10 μm).

Controle
Impedir que gatos consumam carne crua ou malcozida e que saiam para caçar. É recomendável alimentá-los apenas com ração.

Gênero *Neospora* (pronúncia: Neóspora) | Dubey, Carpenter, Speer, Topper e Uggla, 1988)
Espécie *Neospora caninum*
Hospedeiros
- Definitivos: cães
- Intermediários: bovinos, caprinos, ovinos, equinos, caninos, cervídeos e outros animais silvestres.

Características morfológicas
Oocistos são subesféricos e, quando esporulados, apresentam dois esporocistos com quatro esporozoítos; medem aproximadamente 12 μm (Figura 16.11). Os taquizoítos podem ser ovoides ou ter forma de "meia-lua" e ficam envolvidos por um vacúolo parasitóforo. Podem ser encontrados em muitos tipos celulares.

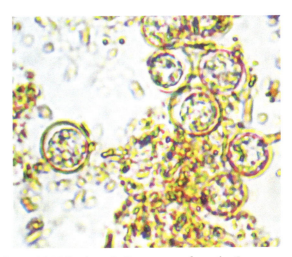

Figura 16.11 Oocistos de *Neospora* em fezes de cão recuperados pela técnica de centrífugo-flutuação, corados com lugol.

Os cistos podem medir até 107 μm, são encontrados no tecido nervoso e têm parede bem definida e espessa (em torno de 4 μm), embora já tenham sido observadas espessuras inferiores a 1 μm. No interior dos cistos estão contidos os bradizoítos, que são alongados e apresentam núcleo subterminal.

Ciclo biológico

Em muitos aspectos, o ciclo de *N. caninum* se assemelha ao de *T. gondii*.

Os hospedeiros intermediários infectam-se pela ingestão de água ou alimentos (o que inclui as gramíneas) contaminados por oocistos esporulados. Embora pouco se saiba sobre seu desenvolvimento e distribuição, os taquizoítos e cistos intracelulares são encontrados nos tecidos dos hospedeiros, principalmente no cérebro. Nessa fase assexuada da reprodução do coccídio, pode ocorrer a transmissão transplacentária.

O cão se infecta ao ingerir os tecidos dos animais (hospedeiros intermediários) com cistos de *N. caninum*, embora a infecção também possa ocorrer por meio da ingestão de oocistos esporulados. Assim, o cão pode ser considerado o hospedeiro completo dessa espécie de coccídio; no entanto, o ciclo enteroepitelial (que inclui a gametogonia) até a formação de oocistos ainda é desconhecido.

Foi demonstrado, em infecção experimental, por Furuta *et al.* (2007), que galinhas podem atuar como hospedeiros intermediários, uma vez que vários tecidos das aves estavam parasitados e ovos embrionados poderiam ser utilizados como modelo para estudar a biologia de *N. caninum*, pois cães eliminaram oocistos e produziram anticorpos imunoglobulina G-específicos (IgG-específicos) após ingestão de ovos inoculados.

São eliminados poucos oocistos de *N. caninum* com as fezes dos cães e, no ambiente, a esporogonia ocorre em aproximadamente 24 h.

Importância em Medicina Veterinária e Saúde Pública

A infecção por *N. caninum* em bovinos apresenta altas prevalências no mundo e tem grande importância na reprodução desses animais. Em fêmeas adultas, o aborto pode ocorrer entre 3 e 9 meses de gestação e é o único sinal observado da infecção. Também pode haver mumificação ou autólise fetal, natimortos e bezerros que nascem doentes, apresentando sinais neurológicos, como paralisias, incoordenação motora, baixo peso, exoftalmia ou olhos de aparência assimétrica. Há bezerros que nascem assintomáticos, mas infectados de modo crônico, e a vaca pode abortar várias vezes em consequência da neosporose.

Outras espécies, como ovinos, caprinos, cavalos e mesmo cães, podem apresentar aborto e morte de suas crias devido à infecção por *N. caninum*.

Essa parasitose tem grande significado econômico para a bovinocultura mundial, traduzido por prejuízos diretos (fetos perdidos) e indiretos (assistência veterinária, custo do diagnóstico, perda na produção de leite etc.).

Já em cães jovens, a maioria dos casos de neosporose é consequência da infecção congênita. São observados distúrbios neuromusculares, paralisia dos membros posteriores e encefalomielite.

Não há relatos de infecção em humanos.

Outra espécie, *N. hughesi* – descoberta por Marsh, Barr, Packham e Conrad, 1998 –, com diferenças moleculares, antigênicas e ultraestruturais em relação a *N. caninum*, foi descrita em equino. No entanto, não está claro se essa espécie é válida ou se é apenas uma variante de *N. caninum* que também ocorre em cavalos, pois seus oocistos e hospedeiro definitivo ainda não foram identificados.

Diagnóstico

Testes sorológicos, como imunofluorescência indireta, aglutinação direta e o teste imunoenzimático (ELISA), são indicados para detectar a presença de anticorpos anti-*N. caninum*, de modo a viabilizar, inclusive, a identificação de infecções recentes ou crônicas. Esses testes são indicados para estudos de prevalência da infecção.

No caso de fetos abortados, exames histopatológicos, sobretudo de cérebro, fígado e coração, além de soro sanguíneo para a realização de testes sorológicos, são recomendados para um diagnóstico em caso de suspeita de neosporose, sendo a imuno-histoquímica dos tecidos fetais o teste mais eficiente e o preferencial.

O isolamento e a cultura do agente também confirmam a presença de *N. caninum* no processo patológico, e técnicas moleculares são aliadas na detecção da infecção.

No exame parasitológico de fezes dos cães infectados, é possível verificar a presença de pequena quantidade de oocistos de *N. caninum*. No entanto, é preciso atenção para não confundi-los com os do gênero *Hammondia* e, para isso, é possível a realização de provas biológicas, como inoculação em camundongos e gerbos ou gerbilos.

Controle

Considerando que o cão é o hospedeiro definitivo de *N. caninum*, deve ser evitada a presença desses animais em estábulos e em centros de manejo dos bovinos. As fontes de água e os comedouros devem ser protegidos da defecação dos cães e isso inclui o uso de silos, que devem ser cobertos com lonas plásticas logo após sua abertura.

Fetos abortados e restos placentários deverão obrigatoriamente ser enterrados, para impedir que os cães os consumam; deve-se também evitar alimentar esses animais com carne crua ou malcozida.

Deve haver educação da população no sentido da posse responsável, incluindo o controle da natalidade por meio da castração de cães nas fazendas e vizinhanças.

Gênero *Hammondia* (pronúncia: Amôndia) | Frenkel e Dubey, 1975

O gênero *Hammondia* é heteroxeno e, no seu ciclo, são necessários dois hospedeiros: predador e presa.

Espécies

- *Hammondia hammondi*: gato
- *H. heydorni*: cão.

Hospedeiros

- Definitivos: gatos e cães
- Intermediários: caprinos, ovinos e roedores (de modo experimental).

Características morfológicas

Os oocistos são subesféricos e muito parecidos com os de *Besnoitia*, *T. gondii* e *N. caninum*. Quando esporulados, também apresentam dois esporocistos com quatro esporozoítos e medem aproximadamente 12 μm.

Os cistos polizoicos são encontrados na musculatura esquelética. No interior dos cistos estão contidos delgados bradizoítos.

Ciclo biológico

O ciclo biológico de *Hammondia* é semelhante ao de *T. gondii*, mas não apresenta estádios extraintestinais nos hospedeiros definitivos e é heteroxeno obrigatório.

Os hospedeiros intermediários se infectam somente pela ingestão de oocistos esporulados e a fase assexuada da reprodução do coccídio ocorre nos músculos, onde são formados os cistos. O hospedeiro definitivo (predador) infecta-se exclusivamente pela ingestão dos cistos presentes na musculatura dos hospedeiros intermediários (presas); após a gametogonia, são eliminados para o ambiente muitos oocistos junto com as fezes. A esporogonia é exógena.

Importância em Medicina Veterinária e Saúde Pública

A infecção pelas espécies de *Hammondia* é considerada sem importância clínica, por não serem consideradas patogênicas.

Não há relatos de infecção em humanos.

Diagnóstico

No exame parasitológico de fezes dos animais infectados, é possível verificar a presença de grande quantidade de oocistos de *Hammondia*, mas é preciso atenção para não confundi-los com os de *N. caninum* em fezes de cães ou com os de *T. gondii* quando o material fecal for oriundo de gato.

Em cortes histológicos, é possível identificar os cistos de *Hammondia*, que, embora não sejam septados, assemelham-se aos de *Sarcocystis*, inclusive por sua localização na musculatura. Também são possíveis a realização de provas biológicas e o emprego da PCR para o diagnóstico da infecção por *Hammondia*.

Controle

Considerando que cães e gatos são os hospedeiros definitivos das espécies do gênero *Hammondia* e que a infecção desses animais só é possível pela ingestão dos cistos, deve-se evitar alimentá-los com carne crua ou malcozida, impedir que saiam para caçar e evitar que consumam carcaças, que devem ser enterradas.

Subfamília Cystoisosporinae | Smith, 1981

Gênero *Cystoisospora* (pronúncia: Cistoisóspora) | Frenkel, 1977

Da subfamília Cystoisosporinae, o gênero *Cystoisospora* foi criado por Frenkel, em 1977, para agrupar as espécies do gênero *Isospora* que infectam carnívoros. Tem como características básicas a ausência, no esporocisto, do corpo de Stieda, ciclo heteróxeno facultativo e a formação de cistos tissulares monozoicos em hospedeiros intermediários.

Em 2005, Barta *et al.* propuseram que todas as espécies que infectam mamíferos fossem, de modo mais correto, agrupadas nesse gênero. A argumentação foi baseada no ciclo heteroxeno facultativo dessas espécies e na ultraestrutura dos esporocistos, que apresentam fraturas, em vez de corpo de Stieda, para a saída dos esporozoítos.

Espécies
- *Cystoisospora canis* e *C. ohioensis*: cães
- *C. felis* e *C. rivolta*: gatos
- *C. suis*: suínos
- *C. belli*: humanos.

Hospedeiros
- Definitivos: cães, gatos, suínos e humanos, conforme a espécie em questão
- Intermediários: diversos mamíferos, entre eles camundongos, cães, gatos, coelhos e suínos.

Características morfológicas
- Oocistos de formato subesférico ou elíptico que apresentam, quando esporulados, dois esporocistos com quatro esporozoítos (Figura 16.12)
- Ausência do corpo de Stieda na extremidade afilada dos esporocistos
- Os cistos apresentam estrutura arredondada, com parede bem definida, contendo apenas um organismo com formato semelhante ao de banana, chamado hipnozoíto, que mede em torno de 17 μm.

Ciclo biológico

Apresenta as três fases típicas do ciclo dos coccídios. Os oocistos, após esporulação no ambiente, infectam os hospedeiros definitivos ou intermediários por via oral. Quando os esporozoítos chegam ao intestino do hospedeiro intermediário, atravessam a parede e, por meio da circulação sanguínea ou linfática, alcançam diferentes tecidos, principalmente linfonodos mesentéricos e fígado. Há formação de um vacúolo parasitóforo e é constituído, então, o cisto monozoico contendo o esporozoíto, que aumenta bastante seu tamanho; o citoplasma se torna granulado e passa a ser chamado de hipnozoíto.

Os cistos são capazes de infectar apenas os hospedeiros definitivos e a infecção ocorre por meio da ingestão de tecidos infectados. No intestino do hospedeiro final, há merogonia seguida de gametogonia e formação de oocistos, que são excretados com as fezes.

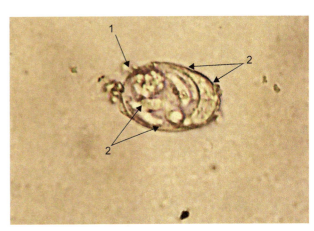

Figura 16.12 Oocisto esporulado de *Cystoisospora* sp. em solução saturada de açúcar (aumento de 40X). Observam-se os dois esporocistos superpostos com corpo residual presente (1) e os esporozoítos (2).

O hospedeiro final também pode se infectar pela ingestão de oocistos esporulados, e então ocorre o ciclo enteroepitelial com três merogonias, gametogonia e formação e eliminação de oocistos.

Acredita-se que, por meio da circulação linfática, "zoítos" podem infectar felinos durante a amamentação.

Importância em Medicina Veterinária e Saúde Pública

Apesar de serem pouco patogênicas, causam diarreia em filhotes e diminuição no desenvolvimento, mas a infecção é autolimitante.

Na suinocultura, têm importante significado econômico, pois causam enterite catarral e mortalidade de leitões lactentes nas duas primeiras semanas de vida, ainda que não haja eliminação de oocistos nas fezes dos animais acometidos.

Em humanos imunocompetentes, observam-se diarreia, vômito, desconforto abdominal, desidratação, perda de peso e cefaleia, mas a infecção é autolimitante. Em pacientes imunocomprometidos, os sintomas são os mesmos, porém mais intensos, e podem ser formados cistos monozoicos de *C. belli* em tecidos extraintestinais (Frenkel *et al.*).

Por meio de infecções experimentais em roedores, coelhos e suínos, já foi demonstrado o efeito patogênico dos cistos nos hospedeiros intermediários. Foram observados edema dos órgãos afetados e baixo rendimento de carcaça, o que pode ser traduzido em perdas econômicas se forem consideradas as condições naturais das criações comerciais.

Diagnóstico

Em animais jovens, há suspeita da infecção devido à ocorrência de fezes diarreicas (Figura 16.13).

Com o emprego de método de flutuação em exames parasitológicos de fezes, é possível identificar a espécie *Cystoisospora*, com base nas características morfológicas dos oocistos e no conhecimento da espécie do hospedeiro.

Quanto aos cistos tissulares, é necessária a realização de necropsia e estudo histopatológico para visualização e identificação dos cistos e demais estádios do ciclo do coccídio.

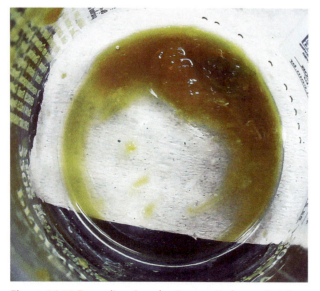

Figura 16.13 Fezes diarreicas de cão parasitado por *Cystoisospora* sp.

Controle

Medidas básicas de higiene, alimentação de boa qualidade e em quantidade suficiente e, sobretudo, respeito à lotação adequada nas criações são práticas recomendadas no controle da cistoisosporose.

Considerando o ciclo heteróxeno facultativo, deve-se evitar a presença de cães e gatos nas criações comerciais de suínos e coelhos e evitar que aqueles animais comam carne crua ou saiam para caçar, para que eles não ingiram cistos eventualmente presentes nos tecidos de suas presas.

Para humanos, é recomendado não ingerir carne crua ou malcozida, beber água tratada e filtrada e fazer uso de vasos sanitários cujo destino das fezes seja fossa ou esgoto sanitário.

Subordem Adeleorina | Léger, 1911

Há sizígia durante o desenvolvimento dos gametas. Nesse processo (sizígia), o macrogameta e o microgamonte estão associados e em uma mesma célula hospedeira. Os microgamontes produzem de um a quatro microgametas.

Família Hepatozoidae | Wenyon, 1926
Gênero *Hepatozoon* (pronúncia: Epatozúm) | Miller, 1908

Espécies

Mais de 300 espécies foram relatadas infectando animais, sendo as três principais:

- *Hepatozoon canis* e *H. americanum* (nos EUA): cães
- *H. procyonis*: quati (*Nasua nasua*).

Hospedeiros

- Definitivos: invertebrados hematófagos, como carrapatos, ácaros e insetos. Na infecção de cães, estão envolvidos os carrapatos *Rhipicephalus sanguineus* (ninfas e adultos) e algumas espécies de *Amblyomma* (*A. maculatum, A. ovale, A. aureolatum* e ninfas de *A. cajennense*)
- Intermediários: anfíbios, répteis, aves e mamíferos; nessa classe, a infecção é comum em roedores e carnívoros. Entre os animais domésticos, os cães são comumente infectados.

A maioria das espécies de *Hepatozoon* apresenta baixa especificidade, tanto pelo hospedeiro intermediário como pelo definitivo.

Localização

Em geral, os gamontes parasitam eritrócitos, mas, em mamíferos e aves, é comum as espécies de *Hepatozoon* serem encontradas em leucócitos. O desenvolvimento merogônico de *H. americanum* ocorre nos músculos cardíaco e esquelético; já os gamontes de *H. canis* e *H. americanum* são encontrados nos neutrófilos e monócitos dos cães. Nos hospedeiros invertebrados, os oocistos estão localizados na hemocele, envolvidos pela hemolinfa.

Características morfológicas

Existem os macro e os micromerontes, e a diferença entre eles não está no tamanho, mas sim no número de merozoítos produzidos. Os macromerontes originam poucos merozoítos,

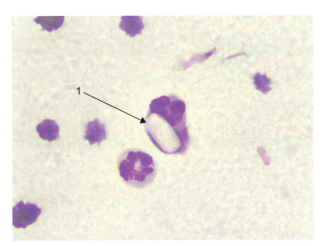

Figura 16.14 Gamonte de *Hepatozoon* no interior de leucócito em esfregaço sanguíneo de cão.

ao passo que os micromerontes produzem muitos merozoítos e estão localizados no baço, na medula óssea, no fígado e, no caso de *H. americanum*, nos músculos. Os gamontes (Figura 16.14) estão localizados no interior dos neutrófilos e monócitos e são estruturas alongadas de formato retangular e bordas arredondadas, com núcleo central e compacto.

Os oocistos são grandes (em torno de 100 μm) e contêm entre 30 e 50 esporocistos, com 16 esporozoítos e um resíduo cada um.

Ciclo biológico

O cão se infecta ao ingerir um carrapato que contém esporocistos na sua cavidade corporal. Ocorrem destruição dos esporocistos e liberação dos esporozoítos, que penetram na parede intestinal e, pela corrente sanguínea, passam ao baço, linfonodos, pulmões, músculos (*H. americanum*), fígado e medula, onde fazem a merogonia. Nesses órgãos ocorrem várias gerações de merontes. Em seguida, os merozoítos penetram nos leucócitos circulantes e passam a gamontes; nessa etapa, o ciclo fica paralisado até que o coccídio alcance o trato digestivo do hospedeiro invertebrado.

Quando a infecção é causada por *H. americanum*, são formados merontes com aparência sugestiva de cebola e consequente formação de cistos musculares, levando a uma patogenia mais grave.

O carrapato infecta-se ao ingerir sangue que contém gamontes e, estes, livres, associam-se em sizígia. Após a fecundação, os oocinetos (zigotos móveis) resultantes atravessam a parede intestinal e permanecem na hemocele do carrapato, onde aumentam bastante de tamanho e se tornam oocistos, sofrendo então o processo de esporogonia.

A infecção do hospedeiro intermediário ocorre quando o cão, ao se coçar com o uso da boca e dos dentes, ingere o carrapato com os oocistos (Figura 16.15).

Importância em Medicina Veterinária e Saúde Pública

É uma parasitose assintomática, encontrada geralmente com outros agentes, como *Babesia* e *Ehrlichia*. No entanto, quando há infecção por *H. americanum*, é observada doença debilitante e frequentemente fatal. *H. americanum* tem sua ocorrência descrita nos EUA.

Diagnóstico

Nos esfregaços sanguíneos corados pelo Giemsa, observam-se os gamontes com citoplasma fracamente azulado e o núcleo arroxeado bem escuro, localizados nos neutrófilos e monócitos. No entanto, a visualização pode se tornar difícil quando esses gamontes estão livres no sangue, pois são confundidos com as plaquetas.

Também podem ser feitas necropsia, biopsia muscular e sorologia, principalmente quando houver suspeita de infecção por *H. americanum*.

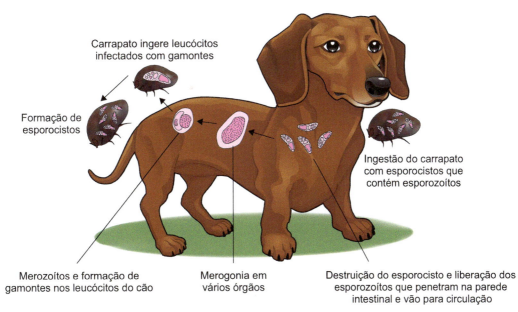

Figura 16.15 Esquema representativo do ciclo heteroxeno de *Hepatozoon canis*. No cão, ocorrem a etapa proliferativa (merogonia) em diferentes tecidos e a formação dos gamontes nos monócitos. O hospedeiro invertebrado se infecta ao se alimentar nos cães parasitados e, em seguida, ocorrem a sizígia e a esporulação dos oocistos, que migram para a hemocele. A infecção do cão ocorre pela ingestão do carrapato infectado.

Controle

Visto que os carrapatos e outros invertebrados hematófagos são os hospedeiros definitivos do coccídio, deve-se manter controle dessas infestações. No caso de cães, os infectados por *Hepatozoon* devem ser identificados e tratados.

LEITURAS RECOMENDADAS

BARTA, J. R.; SCHRENZEL, M. D.; CARRENO, R. *et al*. The genus *Atoxoplasma* (Garnham 1950) as a junior objective synonym of the genus *Isospora* (Schneider 1881) species infecting birds and resurrection of *Cystoisospora* (Frenkel 1977) as the correct genus for *Isospora* species infecting mammals. *J. Parasitol.*, v. 91, p. 726-727, 2005.

BOX, E. D. *Isospora* as an extraintestinal parasite of passerine birds. *J. Protozool.*, v. 28, p. 244-246, 1981.

CORLISS, J. O. An interim utilitarian ("user-friendly") hierarchical classification and characterization of the protests. *Acta Protozool.*, v. 33, p. 1-51, 1994.

DUBEY, J. P.; BARR, B. C.; BARTA, J. R. *et al*. Redescription of *Neospora caninum* and its differentiation from related coccidian. *Int. J. Parasitol.*, v. 32, p. 929-946, 2002.

DUBEY, J. P.; LINDSAY, D. S.; SAVILLE, W. J. A. *et al*. A review of *Sarcocystis neurona* and equine protozoal myeloencephalitis (EPM). *Veterinary Parasitology*, v. 95, p. 89-131, 2001.

EGYED, Z.; SRÉTER, T.; SZÉLL, Z. *et al*. Characterization de *Cryptosporidium* spp – advances and future necessities. *Vet. Parasitol.*, v. 111, p. 103-114, 2003.

FAYER, R. Epidemiology of protozoan infections: the coccidia. *Vet. Parasitol.*, v. 6, p. 75-103, 1980.

FORLANO, M. D.; SCOFIELD, A.; ELISEI, C. *et al*. Diagnosis of *Hepatozoon* spp. in *Amblyomma ovale* and its experimental transmission in domestic dogs in Brazil. *Vet. Parasitol.*, v. 134, p. 1-7, 2005.

FREIRE-SANTOS, F.; OTEIZA-LÓPEZ, A. M.; VERGARA-CASTIBLANCO, C. A. *et al*. Detection of *Cryptosporidium* oocysts in bivalve molluscs destined for human consumption. *J. Parasitol.*, v. 86, p. 853-854. 2000.

FRENKEL, J. K.; SILVA, M. B. O.; SALDANHA, J. C. *et al*. Presença extraintestinal de cistos unizoicos de *Isospora belli* em paciente com AIDS. Relato de caso. *Rev. Soc. Bras. Med. Trop.*, v. 36, p. 409-412, 2003.

FRENKEL, J. K.; SMITH, D. D. Determination of the genera cyst-forming coccidia. *Parastil Res.*, v. 91, p. 384-389, 2003.

FURUTA, P. I.; MINEO, T. W. P.; CARRASCO, A. O. T. *et al*. *Neospora caninum* infection in birds: experimental infections in chicken and embryonated eggs. *Parasitol.*, v. 134, p. 1931-1939, 2007.

GARDINER, C. H.; FAYER, R.; DUBEY, J. P. *An Atlas of Protozoan Parasites in Animal Tissues*. 2. ed. Washington: Agriculture Research Service, 1998. 84 p.

LEVINE, N. D. Taxonomy and life cycles of coccidia. In: LONG, P. L. *The Biology of the Coccidia*. Londres: Edward Arnold, 1982. Capítulo 1, p. 1-33.

LEVINE, N. D. *Veterinary Protozoology*. Ames: Iowa State University, 1985. 414 p.

MARSH, A. E.; BARR, B. C.; PACKHAN, A. E.; CONRAD, P. A. Description of a new *Neospora* species (Protozoa: Apicomplexa: Sarcocystidae). *J. Parasitol.*, v. 84, p. 983-991, 1998.

MELO, P. S.; CARVALHO FILHO, P. R.; OLIVEIRA, F. C. R. *et al*. Hypnozoites of *Cystoisospora felis* (Wenyon, 1923) Frenkel, 1977 (Apicomplexa: Cystoisosporinae) in swine (*Sus scrofa domesticus*) visceras: a new intermediate host. *Rev. Bras. Parasitol. Vet.*, v. 12, p. 103-107, 2003.

SMITH, T. G. The genus *Hepatozoon* (Apicomplexa: Adeleina). *J. Parasitol.*, v. 82, p. 565-585, 1996.

SOULSBY, E. J. L. *Helminths, Arthropods and Protozoa of Domesticated Animals*. 7. ed. Filadelfia: Lea & Febiger, 1982. 809 p.

Piroplasmasida | *Babesia* spp. — 17

Lucia Helena O'Dwyer de Oliveira

CLASSE PIROPLASMASIDA

Ordem Piroplasmorida

Família Babesidae

Gênero *Babesia* (pronúncia: Babésia)

O gênero *Babesia* compreende protozoários parasitas de hemácias de humanos e diferentes animais domésticos e silvestres. Esse piroplasma tem significado histórico especial por ter sido o primeiro protozoário reconhecidamente transmitido por um artrópode (no caso o carrapato), o que possibilitou importantes estudos posteriores sobre a transmissão de outros protozoários de animais e seres humanos. Levando em consideração o seu tamanho dentro da hemácia, as babésias são divididas em pequenas (< 3 μm) ou grandes (> 3 μm). Multiplicam-se por divisão binária e, após a multiplicação, tipicamente apresentam um formato piriforme, daí serem conhecidas popularmente como piroplasmas.

O diagnóstico molecular de *Babesia* spp. tem demonstrado que a especificidade de pirosplasmídeos com relação aos hospedeiros é menor do que se pensava anteriormente. Nos últimos anos, foram descritas novas espécies de *Babesia*, novas áreas endêmicas para antigas espécies e, até mesmo, espécies em hospedeiros não usuais.

IMPORTÂNCIA DAS BABÉSIAS EM MEDICINA VETERINÁRIA

A patogenia da doença causada por esse protozoário está relacionada à hemólise intra e extravascular, que leva a um quadro clínico de febre, anemia, anorexia e hemoglobinemia, além de, em casos mais graves, icterícia e hemoglobinúria, entre outros. A gravidade das manifestações clínicas está associada à patogenicidade da espécie ou cepa de *Babesia*, à intensidade da infecção, à resposta imune e à idade do hospedeiro.

Além da destruição das hemácias, que causa anemia, observam-se lesões em outros órgãos. O baço filtra hemácias parasitadas e hemácias não parasitadas, mas que foram marcadas com antígenos das babésias. Ele acaba por aumentar de tamanho, levando à esplenomegalia. A destruição das hemácias não parasitadas intensifica a anemia, que passa a ter um caráter autoimune, e as hemácias se rompem, liberando hemoglobina. Nos rins, ocorre hemoglobinúria quando a capacidade de absorver a hemoglobina é ultrapassada. A *Babesia* também leva a desordens circulatórias com a liberação de peptídeos vasoativos, que provocam vasodilatação, aumento de permeabilidade dos vasos e estase circulatória. No quadro de babesiose cerebral bovina, ocorre obstrução dos capilares cerebrais e se observa sintomatologia nervosa.

A babesiose causa um grande prejuízo à criação nacional, seja pelas perdas associadas à queda da produção de leite, diminuição do crescimento e morte dos animais, seja pelo custo do controle e tratamento das babesioses e de seus vetores.

CICLO BIOLÓGICO DAS BABÉSIAS

O carrapato, ao se alimentar do sangue do hospedeiro vertebrado, ingere os merozoítos e os gamontes (Figura 17.1). Os merozoítos são destruídos no intestino do carrapato, enquanto os gamontes se diferenciam em gametas masculinos e femininos e iniciam a reprodução sexuada, ou gametogonia. O produto da fusão dos gametas é um zigoto, que, por ter motilidade, é chamado de oocineto. O oocineto penetra nas células do tubo digestivo do carrapato e nelas se multiplica por divisão binária ou múltipla, originando os esporocinetos, também chamados de vermículos (organismos claviformes, alongados). As células infectadas se rompem e liberam os esporocinetos, que também são móveis e migram, pela hemolinfa, para os tecidos do carrapato. No caso das fêmeas de carrapatos, os esporocinetos atingem os ovários e, a partir destes, os ovos e larvas (transmissão transovariana). Os esporocinetos também podem atingir as glândulas salivares, onde novamente se multiplicarão de forma assexuada pelo processo de esporogonia, dando origem às formas infectantes para os hospedeiros vertebrados, que são os esporozoítos. O carrapato, ao sugar o sangue do hospedeiro, inocula os esporozoítos, que penetram nas hemácias do animal, transformam-se em trofozoítos e dividem-se assexuadamente, por divisão binária, formando merozoítos. A célula se rompe e os merozoítos são liberados e penetram em novas hemácias, reiniciando a multiplicação. Uma pequena porcentagem dos merozoítos não se divide e se transforma em gamontes esféricos, que, ao serem ingeridos pelo carrapato vetor, iniciarão o ciclo sexuado.

TIPOS DE TRANSMISSÃO

O tipo de transmissão varia conforme a espécie de *Babesia* e a espécie de vetor.

158 Parasitologia na Medicina Veterinária

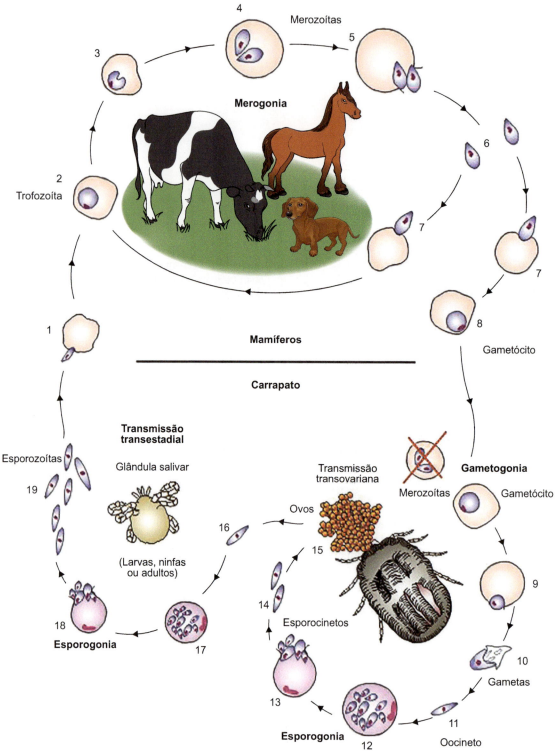

Figura 17.1 Ciclo biológico de *Babesia* spp. As ilustrações não estão em escala. Ilustração de Luís Augusto Salgado.
(1) O carrapato, ao se alimentar, inocula os esporozoítos, que irão penetrar nas hemácias do hospedeiro suscetível; (2) O esporozoíto se transforma em um trofozoíto intraeritrocítico; (3) O trofozoíto inicia o processo de divisão assexuada (merogonia); (4) Dentro da hemácia, são formados os merozoítos; (5) A hemácia é destruída, com liberação dos merozoítos (6); (7) Cada merozoíto penetrará em uma nova hemácia e pode seguir dois caminhos: reiniciar o ciclo de divisão assexuada ou formar os gametócitos, masculinos e femininos (8). A fêmea do carrapato, ao se alimentar, ingere sangue infectado com *Babesia* spp. Os merozoítos serão destruídos no trato digestivo do carrapato, enquanto os gametócitos darão continuidade ao ciclo, formando os gametas masculinos ou femininos (9). Esse processo de formação de gametas é conhecido como gametogonia; (10) O gameta masculino irá se unir ao gameta feminino (fusão dos gametas), por um processo chamado de singamia; (11) O produto da fusão dos gametas é um zigoto, que se diferencia em uma forma móvel, chamada de oocineto; (12) O oocineto penetra no epitélio do trato digestivo e inicia um processo de divisão assexuada conhecida como esporogonia, dando origem aos esporocinetos; (13) Os esporocinetos rompem a célula epitelial e são transportados, via hemolinfa, para diferentes tecidos do carrapato (14), reiniciando o processo de esporogonia; (15) Alguns esporocinetos atingem o útero da fêmea do carrapato e penetram nos ovos (transmissão transovariana), permanecendo dormentes até a eclosão das larvas e o início da alimentação destas; (16) Os esporocinetos iniciam a esporogonia nos tecidos das larvas. Nas espécies de *Babesia* em que ocorre transmissão transestadial, os esporocinetos permanecem nos tecidos do carrapato, mesmo após a ecdise, infectando as ninfas e os adultos; (17) Os esporocinetos atingem a glândula salivar do carrapato, iniciando a esporogonia juntamente com o início de sua alimentação sanguínea. Serão formados os estágios infectantes para o hospedeiro mamífero, os esporozoítos; (18) Os esporozoítos são liberados para dentro dos ductos salivares do carrapato; (19) Ao se alimentar, o carrapato inocula os esporozoítos, junto com a saliva, infectando um novo hospedeiro.

Transestadial

É aquela em que a infecção persiste por duas ecdises do carrapato, isto é, que ocorre de um estágio do carrapato para outro. Ocorre na maioria das espécies de *Babesia*.

Transovariana

É aquela em que as fêmeas infectadas transmitem a *Babesia* para seus ovos e progênie. É também chamada de transmissão vertical e é importante nas babesioses transmitidas por carrapatos monoxenos, como *Rhipicephalus microplus* e *Dermacentor nitens*. Por terem um único hospedeiro, a transmissão ocorrerá da fêmea para seus ovos, e estes darão origem a larvas e ninfas parasitadas, que, por sua vez, irão contaminar outros animais.

Intraestadial

É aquela em que o mesmo estágio do parasita adquire o protozoário de um animal infectado e o transmite para outro animal suscetível. É um modo de transmissão que ocorre principalmente com os carrapatos machos.

BABESIOSE CANINA

Espécies

Babesia vogeli

A *Babesia* sp. foi identificada em cães, pela primeira vez, por Piana e Galli-Valerio, na Itália, em 1895. Até o fim da década de 1980, todas as grandes babésias de cães eram classificadas como *Babesia canis*. Entretanto, diferenças em relação à espécie de carrapato vetor, à patogenicidade e às características genéticas levaram os pesquisadores a reconhecer a existência de três subespécies: *Babesia canis canis*, *Babesia canis rossi* e *Babesia canis vogeli*, as quais, mais recentemente, foram reconhecidas como espécies. Assim, *B. canis* apresenta patogenicidade moderada, é transmitida pelo *Dermacentor reticulatus* e ocorre na Europa; *B. vogeli* é considerada de baixa patogenicidade e é transmitida pelo *Rhipicephalus sanguineus* em países tropicais e subtropicais; e *B. rossi* é altamente patogênica e é transmitida pelo *Haemophysalis leachi* na África do Sul. Além dessas, uma nova grande *Babesia*, ainda não nomeada, foi descrita no Norte dos EUA.

No Brasil, estudos realizados até o momento caracterizaram a espécie de grande babésia como *Babesia vogeli*.

Características morfológicas

- Grande *Babesia*
- Mede de 3 a 5 μm de comprimento
- Pode apresentar formas piriformes, redondas, ovais, alongadas ou ameboides. As hemácias geralmente são parasitadas por dois merozoítos, mas podem ser encontrados quatro, oito ou mais deles em uma mesma célula (Figura 17.2).

Hospedeiros

- Intermediário: cães
- Definitivo: carrapato *Rhipicephalus sanguineus*; transmissão transovariana e transestadial.

Importância em Medicina Veterinária

As manifestações clínicas associadas à babesiose canina no Brasil são variáveis, mas os sinais clínicos incluem apatia, anorexia, hipertermia e palidez de mucosa. Esplenomegalia foi um achado frequente em cães infectados experimentalmente. Os achados laboratoriais mais comuns incluem anemia normocítica hipocrômica, policromasia, anisocitose, trombocitopenia e contagem de leucócitos, que pode estar aumentada ou diminuída. O grau de anemia é bastante variável. É comumente encontrada associada a outros hemoparasitas, como *Ehrlichia canis* e *Hepatozoon canis*.

Babesia gibsoni

A *Babesia gibsoni* foi descrita pela primeira vez por Patton, em 1910, na Índia; por muito tempo, todas as pequenas babesias diagnosticadas em cães eram consideradas como *B. gibsoni*. Entretanto, pesquisas que utilizaram o diagnóstico molecular e o sequenciamento genético mostraram que isolados desse pequeno piroplasma, de diferentes regiões geográficas, diferem geneticamente. Hoje, são reconhecidos vários genótipos de *B. gibsoni* e pelo menos mais duas espécies de pequenos piroplasmídeos de cães: *Babesia conradae* e *Babesia vulpes* sp. nov. (sinonímia de *Theileria annae*). Entretanto, o nome correto dessas novas pequenas babésias de cães permanece incerto, e alguns dos nomes propostos para esses protozoários podem ser inválidos, pelo Código Internacional de Nomenclatura Zoológica.

No Brasil, houve alguns relatos de infecção por *B. gibsoni*, tendo sido confirmada a presença de *B. gibsoni* genótipo Ásia 1 no Paraná.

Características morfológicas

- Pequena *Babesia*
- Mede aproximadamente 1,5 a 2,5 μm de comprimento e tem forma que varia de redonda a oval, ocupando menos

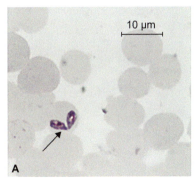
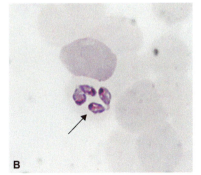
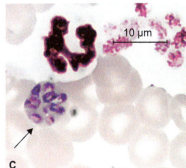

Figura 17.2 *Babesia vogeli* no interior de eritrócito de cão (esfregaço sanguíneo). **A.** Forma bigeminada. **B.** Quatro merozoítos. **C.** Oito merozoítos (rosácea). Fotos: Lucia Helena O'Dwyer.

da metade do raio da hemácia. Geralmente aparece individualmente no eritrócito, mas é possível, também, o encontro de numerosos parasitas em uma mesma célula.

Hospedeiros
- Intermediário: cães
- Definitivos: *Haemaphysalis longicornis* e *Haemaphysalis bispinosa*. Essas duas espécies de carrapato não ocorrem no Brasil, portanto *R. sanguineus* deve ser considerado o vetor potencial.

Transmissão. Ainda não se sabe o tipo de transmissão no Brasil.

Importância em Medicina Veterinária
Os sinais clínicos são consistentes com anemia hemolítica e variam de acordo com a cepa de *B. gibsoni*. Letargia e anorexia são sintomas comuns.

Animais experimentalmente infectados desenvolveram anemia regenerativa e trombocitopenia.

Rangelia vitalli
A *Rangelia vitalli* é um piroplasma de cães e canídeos silvestres descrito por Rangel Pestana em 1910. A doença causada por esse protozoário era conhecida como "nambi-uvú" ou peste de sangue. A validade dessa espécie permaneceu incerta até 2012, quando estudos detalhados, incluindo biologia molecular, confirmaram-na como uma espécie distinta. Estudos filogenéticos demonstraram que *R. vitalii* é diferente de *Babesia* spp. e outros piroplasmas, mas está relacionada com o clado *Babesia sensu stricto*.

Características morfológicas
Grande piroplasma. Em esfregaços de sangue de canídeos, pode ser encontrada nos eritrócitos (Figura 17.3) com formato pleomórfico, que pode variar entre formas ovais, arredondadas ou piriformes, muito semelhantes às formas eritrocíticas de *B. vogeli*. Entretanto, esse protozoário, diferentemente do que ocorre nas espécies de *Babesia*, também infecta leucócitos e células endoteliais dos capilares (Figura 17.4).

Hospedeiros
- Intermediários: cães e canídeos silvestres, como *Cerdocyon thous* e *Lycalopex gymnocercus*
- Definitivo: carrapato *Amblyomma aureolatum*.

Transmissão. Transestadial, de ninfa para adultos.

Importância em Medicina Veterinária
A manifestação clínica de rangeliose em cães é mais grave do que a manifestação clínica de babesiose por *B. vogeli*. Cães infectados apresentam febre intermitente, mucosas pálidas (anemia) ou ictéricas (amareladas), apatia, perda de apetite, perda de peso, fraqueza, desidratação, hepato e esplenomegalia, linfadenopatia generalizada, edema de membros e manifestações hemorrágicas, como petéquias nas mucosas e disenteria. Os sinais clínicos típicos da infecção incluem sangramento persistente das narinas, cavidade oral, olhos e margens e pontas das orelhas. Hemorragia grave e bilateral

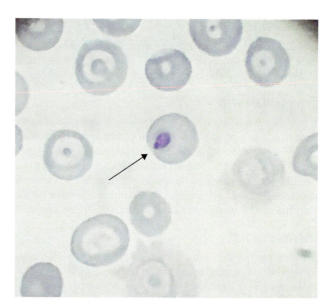

Figura 17.3 *Rangelia* em hemácia de cão.

das pontas das orelhas é considerada um sinal característico de rangeliose canina e inspirou o nome indígena *nambi-uvú*, que significa "orelhas que sangram". Os achados laboratoriais são variados, mas basicamente incluem aqueles relacionados com a anemia hemolítica extravascular imunomediada. O leucograma total pode estar dentro dos parâmetros normais ou apresentar leucopenia ou leucocitose associada ao aumento de neutrófilos e linfócitos.

BABESIOSE FELINA
Há relatos da infecção por pequenas e grandes babésias em felinos domésticos. A *Babesia felis*, uma pequena babésia, pode ser confundida com *Cytauxzoon felis*, outro piroplasmídeo que acomete gatos. Recentemente, uma grande *Babesia* foi descrita em gatos e nomeada como *B. canis* subsp. *presentii* em Israel.

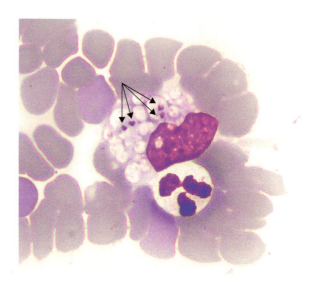

Figura 17.4 *Rangelia* em leucócito de cão.

No Brasil, eram poucos os relatos de babesiose felina e não havia a distinção entre *Babesia* spp. e *C. felis*. Entretanto, duas pesquisas recentes, que utilizaram análises moleculares, indicaram a infecção de gatos com *B. vogeli*, *Theileria* sp. e *Cytauxzoon* sp. Ainda não se conhecem os vetores, a transmissão e a patogenicidade desses agentes em gatos no Brasil.

BABESIOSE BOVINA

Os bovinos no Brasil podem ser acometidos por duas espécies de *Babesia*: *Babesia bovis* (Figura 17.5) e *Babesia bigemina* (Figura 17.6). Clinicamente, as enfermidades causadas por essas espécies caracterizam-se por uma síndrome hemolítica e febril, cuja gravidade está relacionada com vários fatores, como espécie e cepa do parasita e idade, raça, imunidade e espécie do hospedeiro. Quanto à raça, os taurinos são mais suscetíveis à infecção do que os zebuínos, embora mesmo entre os taurinos possa haver animais com diferentes graus de suscetibilidade. Em relação à idade, os animais jovens são naturalmente mais resistentes à infecção.

Do ponto de vista epidemiológico, as babesioses bovinas são reguladas pela dinâmica das populações de carrapatos, podendo haver duas situações distintas: estabilidade e instabilidade endêmica. A estabilidade endêmica caracteriza-se pela constante transmissão dos protozoários, de modo que a primoinfecção dos bovinos ocorre durante o período em que os animais jovens estão protegidos pela imunidade passiva (colostral) e resistência inata. Nessa situação, ocorrem muitos casos subclínicos e poucos casos clínicos da enfermidade. Nas áreas de instabilidade, os animais não se infectam por períodos prolongados e a presença de carrapatos é inconstante ou insuficiente para assegurar a imunidade coinfecciosa (que depende da presença do parasita). Nesse caso, pode ocorrer um grande número de casos clínicos, de curso agudo e com alta taxa de mortalidade. Vale ressaltar que, mesmo em áreas de estabilidade, o manejo incorreto dos bezerros pode ocasionar o aparecimento de doença clínica. Bezerros mantidos confinados por longos períodos e colocados no pasto a partir dos 6 meses de vida, quando já perderam a imunidade passiva, podem apresentar doença clínica, principalmente quando expostos a grande quantidade de carrapatos. Outros fatores, como estresse e doenças concomitantes, também podem desencadear a doença.

Os sintomas clínicos e o curso da infecção dependem da espécie do protozoário envolvida; entretanto, tanto nas infecções por *B. bovis* quanto nas por *B. bigemina*, os animais podem apresentar aumento da temperatura retal, que ocorre paralelamente à parasitemia, chegando a 41,5°C. A partir de então, a destruição das hemácias leva a uma anemia hemolítica progressiva. As mucosas tornam-se pálidas e, posteriormente, ictéricas; ocorrem desidratação e aceleração do pulso e dos movimentos respiratórios, sendo frequente a presença de hemoglobinemia e hemoglobinúria. Como consequência, os animais tornam-se apáticos e anoréxicos, desidratam-se e apresentam a pelagem e as fezes secas.

Nos casos agudos, a evolução é rápida, ocorrendo prostração e morte em 5 a 8 dias. Em casos crônicos, os sintomas são brandos, não há hemoglobinúria e a mortalidade é baixa. Podem ocorrer acessos febris periódicos, inapetência, anemia e emaciação.

Os protozoários *B. bovis* e *B. bigemina* estão frequentemente associados à bactéria *Anaplasma marginale*. A doença causada pela associação desses três parasitas é conhecida como tristeza parasitária bovina.

Babesia bovis

Foi a primeira espécie de *Babesia* descrita. Foi identificada por Babes, em 1888, em bovinos acometidos por anemia hemolítica, na Romênia. Primeiro foi chamada de *Haematococcus bovis*. Stacovici, um membro da equipe de Babes, em 1893, renomeou o agente etiológico como *Babesia bovis*, em homenagem ao seu descobridor. Foi observada no Brasil pela primeira vez em 1901, por Fajardo, em bezerros recém-importados.

Características morfológicas

É uma pequena *Babesia*, cujas formas intraeritrocíticas piriformes medem aproximadamente 2,0 μm de comprimento e, quando pareadas, formam um ângulo obtuso. Também são comuns formas arredondadas.

Geralmente a parasitemia é baixa.

Hospedeiros

- Intermediário: bovinos
- Definitivos: carrapato *Rhipicephalus microplus*. A transmissão (transovariana) é feita por larvas de *R. microplus* e ocorre de 2 a 3 dias após a fixação das larvas do carrapato no hospedeiro. O período pré-patente varia de 6 a 12 dias.

Importância em Medicina Veterinária

Essa é considerada a espécie mais patogênica para bovinos. Os eritrócitos infectados por *B. bovis* tornam-se rígidos e apresentam alterações na superfície da membrana, com formação de protrusões que favorecem a adesão das células parasitadas ao endotélio capilar dos órgãos, principalmente o cérebro (Figura 17.7). Essas alterações estão associadas à virulência da cepa. A adesão de células não parasitadas é rara. O sequestro de eritrócitos nos capilares leva à obstrução vascular, anoxia tecidual e perda da função do órgão. Além do cérebro, outros órgãos acometidos são: coração, pulmão e rins; porém, nesses órgãos, a porcentagem de vasos obstruídos é menor do que no cérebro.

A infecção por *B. bovis* tipicamente é caracterizada por sinais clínicos neurológicos, febre alta e anorexia. Além disso,

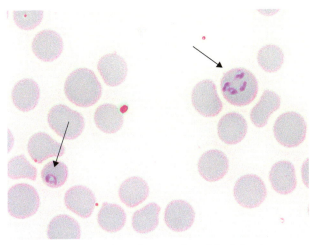

Figura 17.5 *Babesia bovis* em hemácia de bovino.

podem ocorrer hemoglobinúria, taquicardia, taquipneia e queda na produção de leite. A babesiose cerebral é caracterizada por incoordenação motora, opistótono, cegueira, tremores musculares, paralisia dos membros pélvicos, movimentos de pedalagem, pressão da cabeça contra objeto, convulsão, coma e morte. No pulmão, o acúmulo de hemácias parasitadas nos capilares leva a edema alveolar, com consequente complicação respiratória, que pode levar à morte. Apesar de a parasitemia por *B. bovis* ser geralmente baixa, em casos agudos, pode estar elevada. Essa espécie pode ser transmitida por via transplacentária, isto é, da vaca para o bezerro.

Babesia bigemina

Smith e Kilborne, em 1893, ao pesquisar a etiologia da febre do Texas, que acometia os bovinos, identificaram esse protozoário pela primeira vez e sugeriram o nome *Pyrosoma bigeminum*, posteriormente denominado *Babesia bigemina*. Os autores comprovaram, também pela primeira vez, que um artrópode, no caso o carrapato, podia transmitir um protozoário patogênico.

Características morfológicas

- Grande *Babesia* (mede de 4 a 5 μm)
- Trofozoítos piriformes e bigeminados que, quando pareados, formam um ângulo agudo
- É frequente ocorrerem altas parasitemias
- Período pré-patente: 12 a 18 dias.

Hospedeiros

- Intermediário: bovinos
- Definitivos: carrapato *R. microplus*. A infecção dos bovinos ocorre de 8 a 10 dias após a fixação do carrapato, quando as larvas já fizeram muda para ninfas. Assim, a transmissão transovariana ocorre durante os estágios de ninfas e adultos do carrapato. De 12 a 18 dias após a fixação dos carrapatos, as babésias já podem ser observadas no sangue dos animais.

Importância em Medicina Veterinária

Essa espécie é considerada menos patogênica do que *B. bovis*, pois não causa aderência das hemácias parasitadas nos capilares. A doença causada por *B. bigemina* é caracterizada por anemia hemolítica e, de modo geral, só ocorre manifestação clínica da infecção quando a parasitemia excede 1%. Animais infectados por *B. bigemina* podem apresentar parasitemias elevadas, superiores a 15%. A hemólise intravascular leva a sinais de elevação da temperatura, apatia, anorexia, anemia, hemoblobinemia e hemoglobinúria, nos casos agudos.

BABESIOSE EQUINA

Os equinos são parasitados por dois piroplasmas, um grande – *B. caballi* – e outro pequeno – outrora conhecido como *B. equi*. Entretanto, os protozoários do gênero *Babesia*, por definição, só infectam e se reproduzem por divisão binária nas hemácias dos hospedeiros vertebrados, e aqueles parasitas que realizam esquizogonia em quaisquer células do hospedeiro não podem ser considerados pertencentes a esse gênero. Assim, atualmente, os protozoários conhecidos como *B. equi* passaram a ser denominados *Theileria equi*.

Contudo, independentemente da espécie, a piroplasmose equina leva ao desenvolvimento de febre, anemia, apatia e sintomas de anemia hemolítica. No Brasil, as babesioses equinas podem ser enquadradas nos casos de estabilidade endêmica. Desse modo, os animais se infectam e permanecem portadores, não apresentando sinais clínicos graves. Entretanto, a infecção pode prejudicar o desempenho de cavalos atletas ou de trabalho, além de dificultar o comércio internacional, o que causa prejuízos incontáveis à criação nacional.

Theileria equi (= *Babesia equi*)

Foi descrita pela primeira vez por Laveran, em 1901, em cavalos na África do Sul, sendo chamada primeiro de *Piroplasma equi* e, em seguida, de *Nuttallia equi*. Posteriormente, o gênero *Piroplasma* foi reconhecido como sinonímia de *Babesia*, e *Nuttallia* como um gênero não válido. A classificação desse protozoário permaneceu incerta; recentemente, ele foi reclassificado para *Theileria equi* (Figura 17.8).

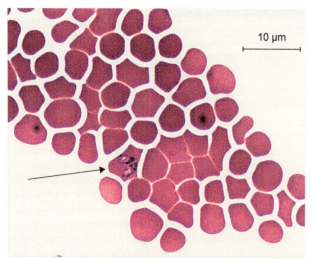

Figura 17.6 *Babesia bigemina* no interior de eritrócito de bovino (esfregaço sanguíneo). Foto gentilmente cedida pela Profa. Adjunta Teresa Cristina Goulart de Oliveira-Sequeira (Departamento de Parasitologia-IBB, Unesp, Botucatu, SP).

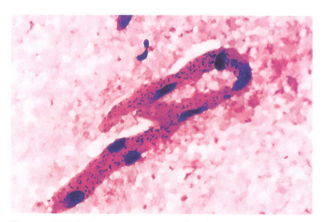

Figura 17.7 *Babesia bovis* em capilar de cérebro de bovino ("*imprint*"). Foto gentilmente cedida pelo Prof. Dr. Julio Lopes Sequeira (Departamento de Clínica Veterinária-FMVZ, Unesp, Botucatu, SP).

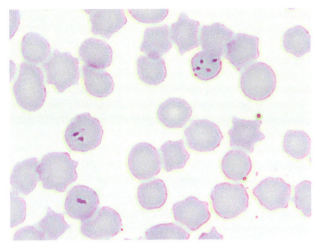

Figura 17.8 *Theileria equi*, em hemácia de equino.

Nos equinos, os esporozoítos, ao serem inoculados, penetram primeiro nos linfócitos e iniciam uma divisão esquizogônica que resulta na produção de merozoítos, os quais invadem as hemácias e iniciam o processo de divisão assexuada. A infecção de leucócitos, além dos eritrócitos, juntamente com outras características biológicas, fez com que os pesquisadores sugerissem a sua mudança do gênero *Babesia* para o gênero *Theileria*, passando a ser denominada *T. equi*. Por muito tempo, acreditou-se que o dipropionato de imidocarb não era eficaz na completa eliminação de *T. equi* pelo hospedeiro, como acontecia em outras espécies de *Babesia*, deixando os equinos infectados por essa espécie de protozoário por toda a vida. Contudo, nos EUA, foi comprovada a eficácia desse medicamento para eliminar *T. equi* de animais experimentalmente infectados. No Brasil, não há estudos com essa comprovação.

Em relação à transmissão, os carrapatos em geral encontrados parasitando equinos, como carrapatos do complexo *Amblyomma cajennense* (*Amblyomma cajennense sensu stricto* e *Amblyomma sculptum*) e *Dermacentor nitens*, não eram considerados vetores de *T. equi* no Brasil. Assim, por muitos anos, a questão de qual seria o carrapato vetor desse protozoário permaneceu como um desafio para os pesquisadores. O carrapato do boi, *R. microplus*, que, em criações mistas, pode ser encontrado parasitando cavalos, foi identificado como vetor natural de *T. equi*. Em outros países, os vetores dessa espécie são carrapatos dos gêneros *Dermacentor*, *Rhipicephalus* e *Hyalomma*; nesse caso, a infecção ocorre no estágio de ninfa, e a transmissão no estágio adulto.

No Brasil, a detecção de DNA de *T. equi* em ovos e larvas de *R. microplus* sugeriu a possibilidade de transmissão transovariana e transestadial. Contudo, recentemente, pesquisadores observaram que, apesar de haver a infecção dos ovos por *T. equi*, nenhum dos estágios subsequentes do carrapato foi capaz de transmitir o protozoário a um animal suscetível, o que demonstrou ausência de transmissão transovariana. Além disso, foi comprovada a importância da transmissão intraestadial pelo macho de *R. microplus*, que, por apresentar grande motilidade, pode passar de um animal para o outro. Recentemente, pesquisadores conseguiram comprovar a transmissão de uma cepa de *T. equi* do Texas, nos EUA, via intraestadial por adultos de *A. cajennense sensu lato*. Tal comprovação ainda não foi feita no Brasil.

Características morfológicas

- Pequeno piroplasma (mede de 1,5 a 2,5 μm)
- Podem aparecer como trofozoítos pequenos, arredondados ou piriformes; quando bigeminados, formam um ângulo obtuso. Caracteristicamente, aparecem quatro merozoítos ligados por uma das extremidades, conhecidos como forma de cruz de malta
- Geralmente a parasitemia é alta.

Hospedeiros

- Intermediários: equinos e asininos
- Definitivos: no Brasil, até o momento, o carrapato *R. microplus* é considerado o vetor. Tem transmissão transestadial (porque o carrapato permanece infectado depois da muda para o estágio seguinte) e intraestadial (pelos machos). Pode ser que carrapatos do complexo *Amblyomma cajennense* também sejam vetores no Brasil (falta confirmação científica).

Importância em Medicina Veterinária

De modo geral, em animais infectados com *T. equi*, ocorrem altas parasitemias antes que aconteçam manifestações clínicas graves. Os sintomas são característicos de anemia hemolítica e são mais evidentes em animais atletas, que podem apresentar anemia em grau variado que leva a febre, cansaço e perda do rendimento. Em casos mais graves, podem aparecer sintomas como edema nos membros e icterícia, podendo, até mesmo, sobrevir a morte. Como relatado, o tratamento não elimina o parasita; desse modo, animais infectados sofrem reagudizações periódicas do quadro.

Babesia caballi

Foi descrita pela primeira vez por Nutall e Strickland, em 1910, e foi chamada de *Piroplasma caballi* e, posteriormente, de *B. caballi*.

Características morfológicas

- Grande *Babesia* (mede aproximadamente 3 μm)
- Aparecem um a dois trofozoítos dentro da hemácia, os quais podem ser arredondados ou piriformes e, quando pareados, formam um ângulo agudo entre eles.

Hospedeiros

- Intermediários: equinos e asininos
- Definitivo: carrapato *Dermacentor nitens*. Tem transmissão transovariana e transestadial (tanto pelas larvas quanto pelas ninfas e adultos).

Importância em Medicina Veterinária

Os sintomas clínicos são similares aos já descritos para *T. equi*, incluindo elevação da temperatura, apatia, anorexia e icterícia. As características epidemiológicas são de estabilidade endêmica e raramente ocorrem manifestações clínicas graves. Contudo, os animais infectados podem apresentar queda de desempenho.

BABESIOSE HUMANA

A primeira evidência de que seres humanos poderiam se infectar com *Babesia* sp. foi relatada em 1904, quando Wilson e Chowning descreveram inclusões intraeritrocíticas piriformes, semelhantes àquelas descritas por Smith e Kilbbourne, em sangue de pacientes nos EUA. Os autores denominaram o parasita de *Pyrosoma hominis*. Contudo, o primeiro caso reconhecido de babesiose humana ocorreu em um fazendeiro da antiga Iugoslávia e foi causado por *Babesia divergens*, uma espécie parasita de bovinos na Europa. O paciente havia sido esplenectomizado anos antes e apresentou sinais graves de anemia hemolítica, falecendo 3 dias após a hospitalização. Na Europa, os casos de babesiose humana eram causados por *B. divergens* e ocorriam esporadicamente, entretanto os relatos têm aumentado nos últimos anos. Esplenectomia é um fator de risco para a infecção humana por *B. divergens*; nesses casos, o início é agudo e a infecção é grave e considerada uma emergência médica.

Outras espécies de *Babesia* (*B. bovis*, *B. canis*, *B. microti* e *Babesia* sp.) foram identificadas em seres humanos na Europa. O diagnóstico dessas espécies baseou-se somente em características morfológicas e reações antigênicas, de modo que são necessários outros testes de diagnóstico para confirmarem essas espécies como causadoras de babesiose humana.

O primeiro caso de babesiose humana nos EUA foi relatado em 1968 e atraiu o interesse da comunidade médica por ter sido um caso fulminante em um paciente com o baço intacto, ao contrário dos casos relatados na Europa. O agente etiológico foi identificado como *B. microti*, um parasita de roedores. A infecção por *B. microti* apresenta um amplo espectro de manifestações clínicas, variando de formas assintomáticas a casos agudos e fatais, que são mais comuns em idosos e imunocomprometidos. Em indivíduos com o baço intacto e imunocompetentes, a infecção pode ser inaparente ou aparecer como sintomas passageiros semelhantes a um resfriado. Assim, a infecção pode não ser diagnosticada. Além da transmissão pela picada do carrapato, vários casos de transmissão por transfusão de sangue vêm sendo identificados. A transmissão transplacentária também foi relatada.

Recentemente, com a utilização de técnicas moleculares, novas espécies de *Babesia* vêm sendo descritas no ser humano. Nos EUA, uma pequena babésia identificada em alguns casos humanos foi inicialmente chamada *Babesia* WA1 e, recentemente, nomeada como *Babesia duncani*. Outro caso, também nos EUA, a *Babesia divergens-like*, apesar de ser semelhante a *B. divergens* na identificação por reação em cadeia da polimerase (PCR, do inglês *polymerase chain reaction*), isto é, com DNA parecido, porém não igual, pode representar uma nova espécie, uma vez que existem diferenças antigênicas e biológicas entre as duas.

No Brasil, não há descrição de casos de babesiose humana, embora estudos sorológicos indiquem provável presença de infecção humana. Sorologia positiva tem sido associada à positividade para outra doença humana transmitida por carrapatos, a doença de Lyme.

DIAGNÓSTICO DAS BABÉSIAS

Esfregaço sanguíneo

É a técnica de escolha para casos agudos de babesiose. Após a confecção dos esfregaços, estes são fixados com metanol, corados com Giemsa e examinados ao microscópio em objetiva de imersão. É uma técnica de fácil execução e de baixo custo e possibilita a visualização dos parasitas no interior das hemácias. Entretanto, é uma técnica de baixa sensibilidade quando a parasitemia é baixa, principalmente nos casos crônicos; também não possibilita distinguir as diferentes espécies apenas pelas características morfológicas. O ideal é que os esfregaços sejam realizados a partir de sangue capilar, para melhorar sua sensibilidade.

Sorologia

Testes sorológicos para identificação de anticorpos contra a *Babesia* são bastante úteis, principalmente em estudos epidemiológicos. Os testes mais comumente utilizados são a imunofluorescência indireta (IFI) e o teste de ELISA (*Enzyme-linked Immunossorbent Assay*), que apresentam alta sensibilidade e especificidade, porém indicam somente a exposição ao agente, e não se a infecção é recente ou antiga.

Técnicas moleculares

Das técnicas moleculares, a mais utilizada é a PCR, que vem sendo cada vez mais empregada no diagnóstico da infecção por *Babesia* spp. Quando associadas ao sequenciamento genético, essas técnicas têm possibilitado a identificação de novas espécies e novos hospedeiros para espécies já descritas. A PCR é uma técnica de alta sensibilidade e especificidade, que detecta o DNA do parasita e apresenta sensibilidade cerca de 100 vezes maior que a técnica de esfregaço sanguíneo; entretanto, necessita de laboratórios equipados e técnicos especializados na sua execução, sendo ainda pouco usada na rotina clínica.

CONTROLE DAS BABÉSIAS

O controle das babésias passa pelo controle dos vetores, quimioprofilaxia, premunição e utilização de vacinas. Em animais de produção, o controle do vetor deve ser realizado de modo a manter uma população mínima de carrapatos que possibilite o desenvolvimento de imunidade contra a *Babesia*, sem prejudicar a produção. Em regiões endêmicas, os animais apresentam imunidade adquirida por meio do colostro, a qual deve ser reforçada gradativamente com o desenvolvimento do animal.

A quimioprofilaxia faz uso de drogas específicas em doses subterapêuticas. Essas subdosagens possibilitarão que os animais adquiriram a infecção sem apresentar sintomas ou com sintomas brandos.

A premunição baseia-se na inoculação de sangue de um animal portador em animais suscetíveis, que serão acompanhados e tratados sempre que necessário. O animal doador do inóculo deve ser examinado para evitar a transmissão de outros patógenos para o animal receptor.

Tanto a quimioprofilaxia quanto a premunição são técnicas importantes quando da introdução de animais de áreas livres de *Babesia* e de carrapato no rebanho. Entretanto, exigem cuidado na sua aplicação e devem ser realizadas por veterinários experientes.

Estão disponíveis, no mercado nacional, vacinas atenuadas congeladas, que são confiáveis quanto à pureza e eficiência. Tais vacinas são tríplices e funcionam para *B. bovis*, *B. bigemina* e *A. marginale*.

TRATAMENTO

As drogas mais utilizadas no tratamento das babesioses são o diproprionato de imidocarb e os derivados das diamidinas. O primeiro também é eficaz para o tratamento de riquétsias, como *Ehrlichia* spp. e *Anaplasma* spp., comumente associadas às babésias.

A formulação e a dosagem variam conforme a espécie animal.

Tratamento de suporte pode ser aconselhável nos casos graves.

LEITURAS RECOMENDADAS

ANDRÉ, M. G.; DENARDI, N. C. B.; SOUSA, K. C. M.; GONÇALVES, L. R.; HENRIQUE, P. C.; ONTIVERO, C. R. G. R.; GONZALEZ, I. H. L.; NERY, C. V. C., CHAGAS, C. R. F.; MONTICELLI, C.; SANTIS, A. C. G. A.; MACHADO, R. Z. Arthropod-borne pathogens circulating in free-roaming domestic cats in a zoo environment in Brazil. *Ticks and Tick-borne Dis*, v. 5, p. 545-551, 2014.

ANDRÉ, M. R.; HERRERA, H. M.; FERNANDES, S. J.; SOUSA, K. C. M.; GONÇALVES, L. R.; DOMINGOS, I. H.; MACEDO, G. C.; MACHADO, R. Z. Tick-borne agents in domesticated and stray cats from the city of Campo Grande, state of Mato Grosso do Sul, midwestern Brazil. *Ticks and Tick-borne Diseases*, v. 6, p. 779-786, 2015.

BANETH, G.; FLORIN-CHRISTENSEN, M.; CARDOSO, L.; SCHNITTGER, L. Reclassification of *Theileria annae* as *Babesia vulpes* sp. nov. *Parasites & Vectors*, v. 8, p. 207, 2015. DOI: 10.1186/s13071-015-0830-5.

BANETH, G.; KENNY, M. J.; TASKER, S.; ANUG, Y.; SHKAP, V.; LEVY, A.; SHAW, E. Infection with a proposed new species of *Babesia canis*, *Babesia canis* subsp. *presentii*, in domestic cats. *J Clin Microbiol*, v. 42, p. 99-105, 2004.

BARKER, S.C.; MURRELL, A. Phylogeny, evolution and historical zoogeography of ticks: a review of recent progress. *Exp Applied Acarol*, v. 28, p. 55-68, 2002.

BATTSETSEG, B.; LUCERO, S.; XUAN, X.; CLAVERIA, F. G.; INOUE, N.; ALHASSAN, A. *et al*. Detection of natural infection of *Boophilus microplus* with *Babesia equi* and *Babesia caballi* in Brazilian horses using nested polymerase chain reaction. *Vet Parasitol*, v. 107, p. 351-357, 2002.

BENAVIDES, M. V.; SACCO, A. M. S. Differential *Bos taurus* cattle response to *Babesia bovis* infection. *Vet Parasitol*, v. 150, p. 54-64, 2007.

BIRKENHEUER, A. J.; Neel, J.; RUSLANDER, D.; LEVY, M. G.; BREITSCHWERDT, E. B. Detection and molecular characterization of a novel large *Babesia* species in a dog. *Vet Parasitol*, v. 124, p. 151-160, 2004.

BOSMAN, M.; VENTER, E. H.; PENZHORN, B. L. Occurrence of *Babesia felis* and *Babesia leo* in various wild felid species and domestic cats in Southern Africa, based on reverse line blot analysis. *Vet Parasitol*, v. 144, p. 33-38, 2006.

BOTTEON, P. T. L.; BOTTEON, R. C. C. M.; REIS, T. P.; MASSARD, C. L. Babesiose em cavalos atletas portadores. *Ciênc Rural*, v. 35, p. 1136-1140, 2005.

BOURDEAU, P. Les Babésioses Félines. *Le Point Vet*, v. 27, p. 43-49, 1996.

CARRET, C.; WALAS, F.; CARCY, B.; GRANDE, N.; PRECIGOUT, E.; MOUBRI, K. *et al*. *Babesia canis canis*, *Babesia canis vogeli*, *Babesia canis rossi*: differentiation of the three subspecies by a restriction fragment length polymorphism analysis on amplified small subunit ribosomal RNA genes. *J Eukaryot Microbiol*, v. 46, p. 298-303, 1999.

CAVALCANTE, G. G. Aspectos clínicos e epidemiológicos das infecções por *Babesia bovis*, *Babesia bigemina* e *Anaplasma marginale* em bezerros da raça Nelore no Estado de São Paulo. 2007. 121 f. Tese (Doutorado em Medicina Veterinária). Universidade Estadual Paulista Júlio de Mesquita Filho, Faculdade de Medicina Veterinária e Zootecnia, Botucatu, 2007.

CONRAD, P. A.; KJEMTRUP, A. M.; CARRENO, R.; THOMFORD, J.; WAINWRIGHT, K.; EBERHARD, M. *et al*. Description of *Babesia duncani* n.sp. (Apicomplexa: Babesiidae) from humans and its differentiation from other piroplasms. *Int J Parasitol*, v. 36, p. 779-789, 2006.

FRANÇA, R. T.; DA SILVA, A. S.; LORETTI, A. P.; MAZZANTI, C. M.; LOPES, S. T. A. Canine rangeliosis due to *Rangelia vitalii*: From first report in Brazil in 1910 to current day – A review. *Ticks and Tick-borne Diseases*, v. 5, p. 466-474, 2014.

GRAUSE, J.; UETI, M. W.; NELSON, J. T.; KNOWLES, D. P.; BUNN, T. O. Efficacy of imidocarb dipropionate in eliminating *Theileria equi* from experimental infected horses. *The Vet Journal*, v. 196, p. 541-546, 2013.

GUIMARÃES, A. M.; LIMA, J. D.; RIBEIRO, M. F. B. Sporogony and experimental transmission of *Babesia equi* by *Boophilus microplus*. *Parasitol Res*, v. 84, p. 323-327, 1998.

HARRIS, J. Naming no names: Comments on the taxonomy of small piroplasmids in canids. *Parasite & Vectors*, v. 9, p. 289, 2016.

HOMER, M. J.; AGUILAR-DELFIN, I; TELFORD III, S. S.; KRAUSE, P. J.; PERSING, D. H. Babesiosis. *Clin Microbiol Rev*, v. 13, p. 451-469, 2000.

LEHTINEN, L.; BIRKENHEUER, A. J.; DROLESKEY, R. E.; HOLMAN, P. J. *In vitro* cultivation of a newly recognized *Babesia* sp. in dogs in North Carolina. *Vet Parasitol*, v. 151, p. 150-157, 2008.

MEHLHORN, H.; SCHEIN, E. Redescription of *Babesia equi* Laveran, 1901 as *Theileria equi* Mehlhorn, Schein 1998. *Parasitol Res*, v. 84, p. 467-475, 1998.

MENDES-DE-ALMEIDA, F.; FARIA, M. C. F.; BRANO, A. S.; SERRÃO, M. L.; SOUZA, A. M.; ALMOSNY, N. *et al*. Sanitary conditions of a colony of urban feral cats (*Felis catus* Linnaeus, 1758) in a zoological garden of Rio de Janeiro, Brazil. *Rev Inst Med Trop S. Paulo*, v. 46, p. 269-274, 2004.

NAVA, S.; BEATI, L.; LABRUNA, M. B.; CÁCERES, A. G.; MANGOLD, A. J.; GUGLIELMONE, A. A. Reassessment of the taxonomic status of *Amblyomma cajennense* (Fabricius, 1787) with the description of three new species, *Amblyomma tonelliae* n. sp., *Amblyomma interandinum* n. sp. and *Amblyomma patinoi* n. sp., and resurrection of *Amblyomma mixtum* Koch, 1844, and *Amblyomma sculptum* Berlese, 1888 (Ixodida: Ixodidae). *Ticks Tick Borne Dis.*, v. 5, p. 252-276, 2014.

PASSOS, L. M. F.; GEIGER, S. M.; RIBEIRO, M. F. B.; PFISTER, K.; ZAHLER-RINDER, M. First detection of *Babesia vogeli* in dogs from Brazil. *Vet Parasitol*, v. 127, p. 81-85, 2005.

RISTIC, M. *Babesiosis of domestic animals and man*. Florida: CRC Press Inc., 1988. 255 p.

RISTIC, M.; KREIER, J. P. *Babesiosis*. London: Academic Press, 1981.

RODRIGUES, A.; RECH, R. R.; BARROS, R. R.; FIGHERA, R. A.; BARROS, C. S. L. Babesiose cerebral em bovinos: 20 casos. *Ciênc Rural*, v. 35, p. 121-125, 2005.

SCHETTERS, T. P.; MOUBRI, K.; PRECOGOUT, E.; KLEUSKENS, J.; SCHOLTES, N. C. Different *Babesia Canis* Isolates, Different Diseases. Parasitology, v. 115, p. 485-493, 1997.

SCOLES, G. A.; UETI, M. W. *Amblyomma cajennense* is an intraestadial biological vector of *Theleria equi*. *Parasites & vectors*, v. 6, p. 306, 2013.

SOARES, J. F.; GIROTTO, A.; BRANDÃO, P. E.; DA SILVA, A. S.; FRANÇA, R. T.; LOPES, S. T. A.; LABRUNA, M. B. Detection and molecular characterization of a canine piroplasm from Brazil. *Vet Parasitol*, v. 180, p 203-208, 2011.

TRAPP, S. M.; MESSICK, J. B.; VIDOTTO, O.; JOJIMA, F. S.; MORAIS, H. A. S. *Babesia gibsoni* genotype Asia in dogs from Brazil. *Vet Parasitol*, v. 1417, p. 177-180, 2006.

UETI, M. W.; PALMER, G. H.; SCOLES, G. A.; KAPPMEYER, L. S.; KNOWLES, D. P. Persistently infected horses are reservoir for intrastadial tick-borne transmission of the apicomplexan parasite *Babesia*. *Infect Immun*, 2008. Epub ahead of print.

UILEMBERG, G. *Babesia*: A historical review. Vet Parasitol, v. 138, p. 3-10, 2006.

UILENBERG, G.; FRANSSEN, F. F.; PERIE, N. M.; SPANJER, A. Three groups of *Babesia canis* distinguished and a proposal for nomenclature. *Vet Q*, v. 11, p. 33-40, 1989.

VIAL, H. J.; GORENFLOT, A. Chemotherapy against babesiosis. Vet Parasitol, v. 138, p. 147-160, 2006.

VILORIA, M. I. V.; SALCEDO, J. H. P. Patofisiologia da infecção por *Babesia bovis*. Rev Bras Parasitol Vet, v. 13 (supl 1), p. 48-52, 2004.

YANG, A. S.; MORZARIA, S. P. Biology of *Babesia*. Parasitol Today, v. 2, p. 211-219, 1986.

YOSHINARI, N. H.; ABRÃO, M. G.; BONOLDI, V. L. N.; SOARES, C. O.; MADRUGA, C. R.; SCOFIELD, A. *et al.* Coexistence of antibodies to tick-borne agents of babesiosis and Lyme borreliosis in patients from Cotia county, state of São Paulo, Brazil. Mem Inst Oswaldo Cruz, v. 98, p. 311-318, 2003.

ZAHLER, M.; RINDER, H.; SCHEIN, E.; GOTHE, R. Detection of a new pathogenic *Babesia Microti*-like species in dogs. *Vet Parasitol*, v. 89, p. 241-248, 2000.

ZAHLER, M.; RINDER, H.; ZWEYGARTH, E.; FUKATA, T.; MAEDE, Y.; SCHEIN, E.; GOTHE, R. *Babesia gibsoni* of dogs from North America and Asia belong to different species. Parasitology, v. 120, p. 365-369, 2000.

Riquétsias

18

Luís Antônio Sangioni e Sônia de Avila Botton*

ORDEM RICKETTSIALES

Definição

A ordem Rickettsiales compreende os microrganismos também conhecidos por riquétsias. Esses agentes são bactérias caracterizadas pela disseminação por vetores principalmente das classes Insecta e Arachnida, do filo Arthropoda, e pelo parasitismo intracelular obrigatório. Estruturalmente, formam cocobacilos (0,3 × 1,5 µm) Gram-negativos, apresentam parede celular composta de lipopolissacarídio e podem estar agrupadas em pares, agrupadas em cadeias ou isoladas. Essas bactérias não apresentam flagelos, com exceção da *Rickettsia prowazekii*, causadora do tifo. O seu invólucro típico consiste em três camadas: uma membrana citoplasmática mais interna, uma parede celular rígida e uma membrana externa com composição química típica e com aspecto trilaminar. Na parede celular, há invaginações intracitoplasmáticas contendo ribossomos.

A multiplicação celular somente ocorre por divisão binária dentro da célula hospedeira. Apesar de terem metabolismo próprio para o seu desenvolvimento, esses microrganismos têm um sistema transportador de ATP que utiliza a energia do hospedeiro.

Classificação

Segundo Quinn (2011), a ordem Rickettsiales tem duas famílias: Anaplasmataceae e Rickettsiaceae. Na família Anaplasmataceae, estão albergados os gêneros: *Aegyptianella*, *Anaplasma*, *Ehrlichia* e *Neorickettsia*. Na família Rickettsiaceae, encontra-se o gênero *Rickettsia*.

De acordo com Rar e Golovljova (2015), consideram-se pertencentes à família Anaplasmataceae os gêneros: *Anaplasma*, *Ehrlichia*, *Neorickettsia*, *Wolbachia* e o grupo denominado "*Candidatus*" Neoehrlichia spp. Segundo Rikihisa (2011), nessa família também foi incluído o novo grupo *Candidatus* "*Xenohaliotis*" spp., que acomete moluscos marinhos.

Os principais vetores de *Anaplasma* spp., *Ehrlichia* spp. e *Rickettsia* spp. são os carrapatos ixodídeos. Já os ácaros argasídeos constituem o grupo de vetores de *Aegyptianella* spp. *Neorickettsia* spp. são veiculados por helmintos, e *Wolbachia* spp. por invertebrados endossimbiontes.

Neste capítulo, serão abordados os principais agentes etiológicos de importância para a Medicina Veterinária e para a Saúde Pública, incluídos nos gêneros *Anaplasma*, *Ehrlichia*, *Neorickettsia* e *Rickettsia*.

Família Anaplasmataceae

Gênero *Anaplasma* (pronúncia: Anaplasma)

O gênero *Anaplasma* reúne agentes causadores de importantes enfermidades em Medicina Veterinária e Saúde Pública. Entre essas doenças, destaca-se a anaplasmose bovina, causada por *Anaplasma centrale* (*A. centrale*) e *Anaplasma marginale* (*A. marginale*), transmitidos por carrapatos. Essa enfermidade acomete os rebanhos bovinos brasileiros, determinando grandes perdas econômicas. Na Saúde Pública, destaca-se a ocorrência da anaplasmose granulocítica, que é uma doença zoonótica emergente causada por *Anaplasma phagocytophilum* (*A. phagocytophilum*), sendo observada a infecção em humanos e animais.

A. centrale e *A. marginale* são os principais agentes etiológicos da anaplasmose bovina. Essa enfermidade infecciosa e não contagiosa é caracterizada por anemia progressiva associada à presença de corpúsculos de inclusão intraeritrocitários. Geralmente, os animais adquirem a infecção quando jovens, apresentando parasitemia moderada, com decréscimo significativo do volume globular. Os animais que se recuperam permanecem portadores da infecção, apresentando baixa parasitemia. Além de morte, a doença pode provocar aborto, diminuição do desenvolvimento e decréscimo da produção de leite. No Brasil, a anaplasmose bovina tem sido considerada uma das doenças de maior importância na pecuária, constituindo um dos fatores limitantes à bovinocultura de corte e leite.

A. bovis é um patógeno que acomete ruminantes na Ásia, na África e na América do Sul, mas também foi relatado em coelhos da América do Norte. Essa bactéria infecta células mononucleares e causa uma variedade de sinais clínicos, incluindo febre e redução no peso corporal e, em alguns casos, podendo levar à morte do hospedeiro. Contudo, a infecção pode ser assintomática. Os vetores de *A. bovis* incluem *Amblyomma variegatum* e *Rhipicephalus appendiculatus*, *Hyalomma* sp., *Haemaphysalis* spp., *Dermacentor andersoni* e *Amblyomma cajennense*.

A. ovis é um patógeno de distribuição mundial que infecta eritrócitos de pequenos ruminantes. Esse agente determina a anaplasmose ovina. Nos EUA e na Europa, é transmitido por carrapatos (*Dermacentor* spp. e *Rhipicephalus* spp.) que parasitam ovinos, caprinos e ruminantes selvagens.

A. phagocytophilum é o agente causador da anaplasmose granulocítica, uma doença zoonótica emergente, com distribuição mundial. A infecção em animais domésticos também

---

*Agradecimento a Jonas Fernandes Maciel e Caroline Sobotyk de Oliveira, alunos de pós-graduação em Medicina Veterinária da Universidade Federal de Santa Maria (UFSM), pelo auxílio na elaboração deste capítulo.

168 Parasitologia na Medicina Veterinária

é conhecida como febre do carrapato, febre dos pastos, anaplasmose equina, anaplasmose canina e anaplasmose felina. A bactéria infecta leucócitos, preferencialmente os granulócitos. Os principais vetores são carrapatos do gênero *Ixodes*, que transmitem o agente aos ruminantes, cães, gatos, equinos e roedores. A enfermidade determina grandes perdas econômicas na bovinocultura, equideocultura e ovinocultura mundial. Os humanos são considerados hospedeiros acidentais. A anaplasmose granulocítica humana pode manifestar-se com um quadro clínico leve até uma infecção mais grave, podendo levar à morte.

Anaplasma platys determina um quadro de trombocitopenia cíclica em cães. Na ordem Rickettsiales, é a única espécie conhecida por infectar plaquetas. *Rhipicephalus sanguineus* é considerado o vetor primário de *A. platys*. A infecção foi registrada em vários países e os principais sinais clínicos incluem febre, depressão e anorexia. Essa infecção é geralmente leve ou assintomática, mas pode ser fatal.

Espécies

As principais espécies são (Tabela 18.1):

- *Anaplasma centrale*
- *A. marginale*
- *A. bovis*
- *A. ovis*
- *A. phagocytophilum*
- *A. platys*.

Hospedeiro vertebrado

Os principais hospedeiros vertebrados que albergam *Anaplasma* spp. são (Tabela 18.1):

- *A. centrale*, *A. marginale*, *A. bovis* e *A. ovis*: ruminantes domésticos e selvagens
- *A. phagocytophilum*: humanos, ruminantes, equinos, cães, gatos, veados, aves e roedores
- *A. platys*: cães.

Tabela 18.1 Espécies de *Anaplasma*, *Ehrlichia* e *Neorickettsia* segundo os principais hospedeiros, células-alvo, vetores, área de ocorrência e doenças que causam nos animais e nos seres humanos.

Espécies	Principais hospedeiros	Células-alvo	Vetores primários	Área de ocorrência	Doença(s)
Anaplasma marginale	Bovinos	Hemácias	*Rhipicephalus (Boophilus) microplus*	Mundial	Anaplasmose
Anaplasma centrale	Bovinos	Hemácias	*Rhipicephalus (Boophilus) microplus*	Mundial	Anaplasmose
Anaplasma bovis	Ruminantes e suínos	Mononucleares	*Hyalomma* spp.	África, América do Sul e Ásia	Febre petequial bovina Febre petequial suína
Anaplasma platys	Canídeos	Plaquetas	*Rhipicephalus sanguineus*	América do Norte, Europa e Ásia	Erliquiose canina
Anaplasma phagocytophilum	Ruminantes, equídeos, canídeos e humanos	Polimorfonucleares	*Ixodes* spp.	Distribuição mundial	Erliquiose granulocítica equina Febre dos carrapatos bovinos Erliquiose granulocítica humana
Ehrlichia muris	Roedores	Mononucleares	*Ixodes* spp. *Haemaphysalis* spp.	Europa e Ásia	Febre dos murinos
Ehrlichia canis	Canídeos	Mononucleares	*Rhipicephalus sanguineus*	Distribuição mundial	Erliquiose monocítica canina Erliquiose humana*
Ehrlichia chaffensis	Humanos, canídeos e cervos	Mononucleares	*Dermacentor* spp. *Amblyomma* spp.	América do Norte, África, América do Sul e Ásia	Erliquiose monocítica humana Erliquiose monocítica canina
Ehrlichia ewingii	Canídeos e humanos	Mononucleares	*Amblyomma* spp. *Otobius* spp.	América do Norte, África e Ásia	Erliquiose monocítica humana
Ehrlichia ruminatum	Ruminantes e humanos	Células endoteliais, neutrófilos e macrófagos	*Amblyomma* spp.	África e América Central	Pericardite dos ruminantes Erliquiose canina e humana*
Neorickettsia risticii	Equídeos	Mononucleares e células epiteliais intestinais	Trematodeo	América do Sul	Erliquiose monocítica equina

*Raros casos documentados.

Hospedeiros invertebrados

Os principais hospedeiros invertebrados que podem veicular *Anaplasma* spp. são (Tabela 18.1):

- *A. marginale* e *A. centrale*: *Rhipicephalus* spp. e *Dermacentor* spp.
- *A. bovis*: *Amblyomma variegatum* e *Rhipicephalus appendiculatus*, *Hyalomma* sp., *Haemaphysalis* spp., *Dermacentor andersoni* e *Amblyomma cajennense*
- *A. ovis*: *Dermacentor* spp. e *Rhipicephalus* spp.
- *A. phagocytophilum*: *Ixodes* spp.
- *A. platys*: *R. sanguineus*.

Localização

Esses microrganismos podem ser encontrados principalmente no interior dos eritrócitos; alguns infectam os leucócitos (sobretudo nos monócitos e neutrófilos), e outros as plaquetas (Tabela 18.1):

- *A. marginale*, *A. centrale* e *A. ovis* são encontrados no interior dos eritrócitos (Figura 18.1)
- *A. bovis* e *A. phagocytophilum* infectam os leucócitos, sendo que *A. bovis* tem preferência por monócitos e *A. phagocytophilum*, por neutrófilos
- *A. platys* infecta as plaquetas.

Características morfológicas

Anaplasma spp. é uma bactéria Gram-negativa, pleomórfica ou com formato de coco, envolvida por duas membranas, com tamanho de 0,3 a 1,3 μm de diâmetro. Está localizada em vacúolos intracitoplasmáticos de células sanguíneas, sendo que *A. marginale*, *A. centrale* e *A. ovis* formam pequenos corpúsculos arredondados ou ovalados no interior dos eritrócitos. Alguns autores têm referido que *A. marginale* (Figura 18.1) localiza-se próximo à periferia dos eritrócitos, enquanto *A. centrale*, próximo ao centro da célula. As espécies *A. bovis* e *A. phagocytophilum* são descritas no interior de leucócitos, formando estruturas similares às mórulas, sendo que *A. bovis* infecta os monócitos e *A. phagocytophilum*, os neutrófilos. *A. platys* forma inclusões intracitoplasmáticas com aspecto de mórulas no interior das plaquetas.

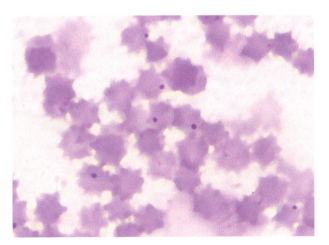

Figura 18.1 Imagem que demonstra os corpúsculos de *Anaplasma marginale* nas hemácias.

Ciclo biológico

A transmissão de *Anaplasma* spp. ocorre por meio de vetores artrópodes ou por iatrogenia. Os carrapatos são considerados os únicos vetores biológicos, nos quais a bactéria multiplica-se abundantemente nas células intestinais, formando colônias.

O ciclo biológico de *A. marginale* está bem estabelecido, sendo o carrapato *Rhipicephalus* (*Boophilus*) *microplus* o principal transmissor, seja por transmissão transestadial, seja por transmissão intraestadial (da larva para ninfa e da ninfa para adulto). Como é um carrapato monoxeno, a transmissão transovariana (de ovos para a nova geração de carrapatos) foi, durante muito tempo, considerada o meio mais importante. Entretanto, trabalhos mais recentes têm demonstrado que essa transmissão não ocorre com alta frequência em condições naturais. Os carrapatos machos têm maior importância na epidemiologia por apresentarem vida mais longa e maior agilidade, sendo mais viáveis para a transmissão da doença. Os mosquitos (*Culex* spp. e *Aedes* spp.) e moscas hematófagas (tabanídeos e *Stomoxys*) são descritos como os vetores mecânicos. Todo material que tem contato com sangue de animais infectados pode constituir fonte de infecção.

Nas infecções por *A. marginale*, *A. centrale* e *A. ovis*, o microrganismo presente na corrente sanguínea penetra no eritrócito, forma um vacúolo e multiplica-se por divisão binária, o que resulta em um corpúsculo de inclusão. Os organismos saem dos eritrócitos parasitados e infectam outros eritrócitos, promovendo intensa anemia. Os eritrócitos infectados são ingeridos pelo vetor (carrapato) e transmitidos para outros bovinos. A transmissão também pode ocorrer por meio da utilização de material contaminado, como seringas e/ou material cirúrgico. A infecção fetal pode acontecer por meio da passagem transplacentária.

Outra espécie cujo ciclo está estabelecido é *A. phagocytophilum*. Os principais vetores são os carrapatos *Ixodes* spp. Após o repasto sanguíneo do vetor em animais infectados, a bactéria atinge o intestino do carrapato infectado e migra para as suas glândulas salivares; posteriormente, as bactérias são transmitidas aos mamíferos durante o próximo repasto sanguíneo. Até o momento, a transmissão transovariana não foi relatada. Por meio da transmissão transestadial, a bactéria sobrevive nos vetores biológicos. No hospedeiro vertebrado, o patógeno penetra nas células-alvo (leucócitos), multiplica-se e forma mórulas. *A. phagocytophilum* é uma das poucas bactérias conhecidas com capacidade de sobreviver e se replicar dentro de neutrófilos.

A. bovis é transmitido por carrapatos (*Amblyomma variegatum* e *Rhipicephalus appendiculatus*, *Hyalomma* sp., *Haemaphysalis* spp., *Dermacentor andersoni* e *Amblyomma cajennense*) e a replicação do agente ocorre em monócitos dos ruminantes.

A. platys é transmitido pelo carrapato *Rhipicephalus sanguineus* (*R. sanguineus*) e realiza o ciclo biológico intraplaquetário, determinando alterações que cursam com trombocitopenia cíclica no hospedeiro.

Período de incubação

Geralmente, o período de incubação de *Anaplasma* spp. dura em torno de 4 semanas.

Importância em Medicina Veterinária e Saúde Pública

A anaplasmose bovina é causada pelas espécies *A. marginale* e *A. centrale*. Essa enfermidade produz uma reação febril aguda, acompanhada por grave anemia hemolítica, que pode destruir até 70% dos eritrócitos sanguíneos em 1 semana após o período de incubação. A doença aparece clinicamente por volta de 40 dias pós-infecção. A anaplasmose bovina é uma enfermidade que assume importância nas criações pecuárias mundiais. A enfermidade em ruminantes caracteriza-se por febre (40 a 41°C), fraqueza, anemia grave, icterícia, palidez das mucosas, urina de cor acastanhada, aborto, hiperexcitabilidade, diminuição da produção de leite e perda de peso, podendo evoluir para morte. Não há hemoglobinúria, pois as hemácias são destruídas no baço e no fígado, e não na corrente sanguínea. A morte de animais com anaplasmose aguda geralmente está associada à gravidade da anemia, à redução de potássio plasmático e à acidose metabólica.

O número de vetores no meio ambiente é um importante fator que afeta a epidemiologia da tristeza parasitária bovina. Em áreas endêmicas, onde a população de vetores é alta e presente durante todo o ano, a maioria dos animais jovens é infectada antes dos 9 meses de vida. Nessas áreas, não são esperados surtos da doença ou mortalidade de bovinos adultos, pois os animais estão na fase de portadores. Essa situação é denominada de *estabilidade enzoótica*.

Em áreas onde há flutuações na população de vetores, por condições climáticas desfavoráveis, manejo inadequado ou falhas nas medidas de controle dos vetores, os animais jovens não se infectam e, quando adultos, ao entrarem em contato com os agentes, apresentam a doença clínica aguda, com altas taxas de mortalidade. Essa situação é denominada de *instabilidade enzoótica*.

Os bezerros provenientes de mães imunizadas recebem proteção temporária por anticorpos maternos (colostro), o que previne a anaplasmose. Essa proteção pode decrescer a partir do 30° dia de vida; entretanto, dependendo da qualidade do colostro fornecido pela mãe e da quantidade absorvida pelo bezerro, essa imunidade pode durar até o 3º ou 4º mês de vida.

A. ovis parasita principalmente pequenos ruminantes (ovinos e caprinos). A ocorrência desse agente foi relatada na maioria das regiões do mundo, tanto em explorações agrícolas quanto em ruminantes selvagens. Similarmente a *A. marginale* e *A. centrale*, essas bactérias infectam os eritrócitos, determinando a anemia dos animais acometidos. No caso de *A. ovis*, a maioria das inclusões bacterianas encontra-se na porção central ou marginal do eritrócito do hospedeiro. Os principais sinais clínicos incluem depressão, debilidade, redução na produção, perda de peso corporal, febre e anemia progressiva. A infecção também pode ser potencialmente letal. A gravidade da doença depende da idade, da raça e do estado nutricional e sanitário dos animais. Geralmente, os episódios de doença aguda são descritos associados aos fatores de estresse, coinfecção com outros patógenos, temperaturas elevadas, vacinação, tratamentos antiparasitários, infestações intensas de carrapatos e trânsito animal.

A. bovis infecta os leucócitos e tem preferência pelos monócitos, o que determina a anaplasmose monocítica, especialmente em bovinos. Entretanto, esse microrganismo foi detectado em pequenos ruminantes, que constituem, provavelmente, um reservatório dessa bactéria. *A. bovis* foi identificado em diversos países da América do Norte, América do Sul (incluindo o Brasil), África e Ásia (abrangendo o Japão). Os animais jovens são mais suscetíveis à doença em comparação com os adultos. Os sinais clínicos incluem enfraquecimento, redução acentuada do peso, temperatura elevada, aumento dos nódulos linfáticos e mucosas pálidas.

A. phagocytophilum é o agente da febre do carrapato, ou anaplasmose granulocítica, em ruminantes, equinos, cães e gatos. O ser humano é um hospedeiro acidental; no entanto, pode desenvolver a anaplasmose granulocítica.

Na anaplasmose por *A. phagocytophilum*, podem-se observar febre súbita e infecção séptica com piemia (formação de múltiplos abscessos disseminados pelo organismo), especialmente por *Pasteurella* spp. e *Listeria* spp. Em ovinos, os sinais clínicos incluem febre alta, inapetência, apatia, queda súbita na produção de leite, diminuição do ganho de peso, tosse e problemas reprodutivos, como aborto, natimortos, baixa fertilidade e redução da qualidade do sêmen. Em bovinos, a gravidade da doença é variável, mas podem-se observar apatia, anorexia, redução da produção de leite, dificuldade respiratória, tosse e ocorrência de abortos ou natimortos. Os seres humanos são considerados hospedeiros acidentais de *A. phagocytophilum*; a doença é denominada anaplasmose granulocítica humana (HGA, do inglês *human granulocytic anaplasmosis*) e pode ser assintomática ou determinar febre moderada a grave. A enfermidade é caracterizada pelos sinais clínicos de febre, calafrios, cefaleia, mialgias e mal-estar. Episódios de tosse, náuseas, vômitos, diarreia e artralgias são menos comuns. A infecção pode apresentar quadros de leucopenia, trombocitopenia e alterações hepáticas.

A. phagocytophilum é considerado endêmico em alguns países da América (especialmente os EUA), na Europa, na Ásia e na África. Apresenta uma letalidade de aproximadamente 1% em casos relacionados com as complicações de infecções secundárias. Diversos fatores estão envolvidos na sua ocorrência e na gravidade da doença, como idade dos animais acometidos, presença de vetores, estação climática, coinfecções e variações genéticas do parasito. A maior ocorrência da doença está associada aos meses de maior proliferação do carrapato, especialmente nas fases de ninfa e adulto.

A. platys é a única espécie de *Anaplasma* conhecida por infectar plaquetas e determina trombocitopenia cíclica em cães. *Rhipicephalus sanguineus* é considerado o vetor primário desse agente, contudo outros carrapatos foram descritos como possíveis vetores. A infecção foi registrada na África, na América, na Austrália, na Ásia e na Europa. Os sinais clínicos da doença incluem febre, depressão, hiporexia, anorexia, enfraquecimento do animal, letargia, desconforto respiratório, secreção ocular purulenta, esplenomegalia e hiperqueratose do focinho. Essa infecção é geralmente leve ou assintomática, mas pode ser fatal quando cães infectados sofrem algum tipo de hemorragia, como após acidentes ou durante uma cirurgia. Cães oriundos de regiões não endêmicas, quando infectados por *A. platys*, podem desenvolver quadros clínicos graves da enfermidade, o que pode levá-los à morte.

Diagnóstico

A suspeita clínica deve ser confirmada pelo diagnóstico definitivo, que é realizado pela identificação do agente etiológico por técnicas laboratoriais. O exame recomendado é o esfregaço sanguíneo, com sangue capilar corado pelo método de Giemsa. Na microscopia óptica, observa-se a presença de organismos pequenos e redondos de cor vermelha no interior das células sanguíneas. No caso de *A. marginale*, *A. centrale* e *A. ovis*, observam-se inclusões intracitoplasmáticas nos eritrócitos e, em infecções por *A. bovis* e *A. phagocytophilum*, inclusões intracitoplasmáticas (mórulas) podem ser vistas em leucócitos; no entanto, *A. bovis* é encontrado em monócitos, e *A. phagocytophilum* no interior de neutrófilos.

Os testes sorológicos e moleculares também são empregados para diagnosticar a infecção por *Anaplasma* spp. Nesse sentido, diversas metodologias têm sido desenvolvidas; por exemplo, testes imunoenzimáticos, como ELISA (do inglês *enzyme-linked immunosorbent assay*), teste de fixação de complemento, aglutinação em látex, imunofluorescência indireta, *Western blot*, reação em cadeia da polimerase (PCR, do inglês *polymerase chain reaction*) e sequenciamento de DNA.

Controle

O controle das infecções por *Anaplasma* spp. inclui medidas de biossegurança. Entre as principais medidas, destacam-se:

- Isolamento dos animais na propriedade
- Estabelecimento da quarentena; a higienização das instalações, equipamentos, instrumentos perfurocortantes (p. ex., instrumentais cirúrgicos, seringas e agulhas) e fômites para evitar contaminações
- Uso de medicamentos para profilaxia, assim como o emprego de vacinas
- Implementação de tratamento curativo com o uso de quimioterápicos
- Instauração de um programa de controle de animais sinantrópicos (especialmente os vetores, com uso de acaricidas ou inseticidas)
- Controle do tráfego de animais, veículos e pessoas, especialmente para evitar a introdução de animais de áreas não endêmicas em áreas endêmicas
- Monitoramento das ações, com constantes auditorias e atualizações sanitárias
- A implantação de um programa de educação continuada
- Elaboração de um plano de contingência – prover um rápido esclarecimento (diagnóstico) e uma rápida contenção ou solução para o problema de saúde do rebanho em questão.

Família Anaplasmataceae

Gênero *Ehrlichia* (pronúncia: Erlíquia)

O gênero *Ehrlichia* compreende espécies de várias bactérias Gram-negativas, parasitas intracelulares obrigatórias de células hematopoéticas, como monócitos, macrófagos e plaquetas; são consideradas as principais espécies: *Ehrlichia canis* (*E. canis*); *Ehrlichia chaffeensis* (*E. chaffeensis*); *Ehrlichia ewingii* (*E. ewingii*); *Ehrlichia muris* (*E. muris*) e *Ehrlichia ruminantium* (*E. ruminantium*).

Em 1987, *E. chaffeensis* foi identificado como o agente causador da erliquiose monocítica humana. No Brasil, *E. canis* é o agente responsável pela erliquiose monocítica canina, enfermidade considerada endêmica principalmente nas áreas urbanas, onde existe o carrapato vetor *Rhipicephalus sanguineus*, distribuído em todas as regiões brasileiras. O carrapato

Dermacentor variabilis também tem a capacidade de transmitir *E. canis* em condições experimentais. Esse agente foi descrito pela primeira vez na Argélia, em 1935, e, posteriormente, relatado em Uganda e Nigéria. O primeiro caso da erliquiose canina nas Américas foi descrito em 1957, nas Antilhas Holandesas, em infecção associada ao protozoário *Babesia canis*. *E. canis* recebeu atenção especial em 1968 a 1970, quando um grande surto da doença levou à morte de aproximadamente 300 cães militares do exército dos EUA no Vietnã. O primeiro relato da doença canina no Brasil ocorreu em Minas Gerais, na cidade de Belo Horizonte, em 1973.

Espécies

Na Tabela 18.1, estão descritas as principais espécies, incluindo:

- *Ehrlichia canis*
- *E. chaffeensis*
- *E. ewingii*
- *E. muris*
- *E. ruminantium*.

Hospedeiros vertebrados

Os principais hospedeiros vertebrados que albergam *Ehrlichia* spp. são (Tabela 18.1):

- *Ehrlichia canis*: canídeos (cães, raposas, chacal) e humanos
- *E. chaffeensis* e *E. ewingii*: humanos, antílopes e cães
- *E. muris*: roedores e humanos
- *E. ruminantium*: ruminantes e humanos.

Hospedeiros invertebrados

Os principais hospedeiros invertebrados que podem transmitir *Ehrlichia* spp. são (Tabela 18.1):

- *Ehrlichia canis*: *Rhipicephalus sanguineus*
- *E. chaffeensis* e *E. ewingii*: *Amblyomma americanum*
- *E. muris*: *Hemaphysalis* spp. e *Ixodes* spp.
- *E. ruminantium*: *Amblyomma* spp.

Localização

De modo geral, os microrganismos são encontrados nos leucócitos (principalmente em monócitos e granulócitos) e nas células endoteliais (Tabela 18.1 e Figura 18.2):

- *Ehrlichia canis*, *E. chaffeensis* e *E. muris*: monócitos e macrófagos
- *E. ewingii*: granulócitos
- *E. ruminantium*: granulócitos e células endoteliais.

Características morfológicas

O gênero *Ehrlichia* compreende bactérias Gram-negativas, intracelulares obrigatórias dos leucócitos (monócitos e polimorfonucleares) e das células endoteliais. Além disso, pode apresentar a forma de mórulas, com grânulos corados em azul-escuro no Giemsa, estruturas amorfas, de vários tamanhos (corpúsculos elementares) e granular composta de muitos grânulos. A forma de mórula é comum a todas as espécies de *Ehrlichia*.

Os corpúsculos elementares são circundados por dupla membrana, enquanto as mórulas são estruturas intracitoplasmáticas, ovoides ou alongadas, limitadas por membrana trilaminar que envolve numerosos corpúsculos elementares.

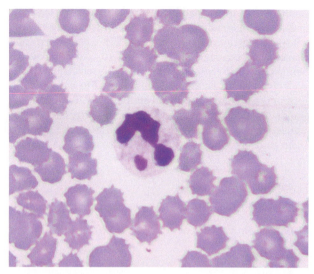

Figura 18.2 Corpúsculos de *Ehrlichia canis* em leucócito de cão.

Ciclo biológico

As erlíquias são bactérias intracelulares obrigatórias, transmitidas por vetores, especialmente por carrapatos. O ciclo biológico ocorre nas células parasitadas, preferencialmente nos leucócitos e nas células endoteliais, e está bem estabelecido para *E. canis*, o agente da erliquiose monocítica canina.

E. canis multiplica-se nos hemócitos e nas células da glândula salivar do hospedeiro invertebrado (carrapato), propiciando, portanto, a transmissão transestadial; em contrapartida, a transmissão transovariana provavelmente não ocorre. A transmissão entre animais ocorre pela inoculação de sangue proveniente de um cão contaminado em um cão sadio, por intermédio do repasto sanguíneo do carrapato. Existem relatos de transmissão por meio da transfusão sanguínea de cães assintomáticos cronicamente infectados.

A infecção do cão sadio ocorre no momento do parasitismo dos carrapatos (larvas, ninfas ou adultos) infectados. Após um período de incubação de 8 a 20 dias, o agente se multiplica nos órgãos do sistema mononuclear fagocítico (fígado, baço e linfonodos) por meio de divisão binária.

O ciclo de *E. canis* é constituído de três fases principais:

- Penetração dos corpúsculos elementares nos monócitos, nos quais permanecem em crescimento por aproximadamente 2 dias
- Multiplicação do agente, por um período de 3 a 5 dias, com a formação do corpo inicial
- Formação das mórulas, que são constituídas por um conjunto de corpos elementares envoltos por uma membrana.

O cão é infectante apenas na fase aguda da doença, quando há uma quantidade importante de hemoparasitas no sangue.

O carrapato poderá permanecer infectante por um período aproximado de 1 ano, visto que a infecção poderá ocorrer em qualquer estágio do ciclo. Uma grave doença hemorrágica, às vezes caracterizada por pancitopenia, é associada à anemia aplásica e acomete alguns cães cerca de 60 dias após a infecção.

Entre as raças caninas, destaca-se o Pastor-Alemão como a mais suscetível. No Brasil, os animais urbanos são mais acometidos em comparação com aqueles pertencentes às áreas rurais. Em razão de sua natureza crônica e insidiosa, a erliquiose canina é prevalente o ano inteiro.

E. canis e *E. chaffensis* também foram identificadas parasitando humanos. Apesar de apresentarem uma distribuição mundial, são consideradas endêmicas em áreas tropicais e subtropicais.

Importância em Medicina Veterinária e Saúde Pública

E. canis

A infecção por *E. canis* apresenta sinais inespecíficos, e existem três fases da doença que podem ser fatais se não forem tratadas.

Na fase aguda, que ocorre após um período de incubação (varia entre 8 e 20 dias e perdura por 2 a 4 semanas), o animal apresenta hipertermia (39,5 a 41,5°C), anorexia, perda de peso e astenia. Menos frequentemente, observam-se outros sinais inespecíficos, como febre, secreção nasal, anorexia, depressão, petéquias hemorrágicas, epistaxe, hematúria, edema de membros, vômitos, sinais pulmonares e insuficiência hepatorrenal. Essa fase pode passar despercebida pelo proprietário.

Na fase subclínica, é geralmente assintomática, e podem ser encontradas algumas complicações, como depressão, hemorragias, edema de membros, perda de apetite e palidez de mucosas. Ocasionalmente, observam-se hifema, hemorragia sub-retinal, uveíte, descolamento de retina e cegueira.

A fase crônica assume as características de uma doença autoimune. Geralmente, nessa fase o animal tem os mesmos sinais da fase aguda, porém atenuados; encontra-se apático, caquético e com suscetibilidade aumentada a infecções secundárias, em consequência do comprometimento imunológico.

A trombocitopenia aparece como resultado da hipoplasia megacariocítica e da redução da vida das plaquetas, em virtude de alterações imunomediadas e inflamatórias e perturbação nos mecanismos de coagulação.

E. chaffeensis e *E. ewingii*

São os agentes causadores da erliquiose monocítica humana e da erliquiose granulocítica humana, respectivamente. Essas doenças são consideradas emergentes nos EUA. Casos em humanos também têm sido diagnosticados, especialmente por sorologia, no Brasil e em outros países da América, como Argentina, Chile, Peru e Venezuela.

E. chaffeensis

A erliquiose monocítica humana foi descrita nos EUA, em 1986, e diagnosticada pela presença do agente em inclusões intracitoplasmáticas nos monócitos. Em 1991, *E. chaffeensis* foi isolado e, pela análise do gene 16S rRNA, foi diferenciado das outras espécies de erlíquias. Posteriormente, diversos casos em humanos foram notificados em várias regiões dos EUA. *E. chaffeensis* também foi detectado em amostras de sangue de pacientes na América Latina, na África, na Europa e na Ásia.

As manifestações clínicas da erliquiose monocítica humana aparecem, em média, após 9 dias do repasto sanguíneo do carrapato e incluem doença febril leve a grave, cefaleia, mialgias, náuseas, dor abdominal, vômitos, diarreia, tosse, linfadenopatia, erupções cutâneas (petéquias, máculas e eritema difuso) e envolvimento do sistema nervoso central (meningite ou meningoencefalite), podendo conduzir ao coma. Em 60% dos casos, há necessidade de hospitalização. A taxa de mortalidade é de aproximadamente 3%.

O principal vetor de *E. chaffeensis* é o carrapato *A. americanum*. Contudo, outras espécies de ixodídeos foram identificadas como transmissoras do agente em diversos países, como *Ixodes pacificus* e *Dermacentor variabilis* nos EUA; *Haemaphysalis longicornis* e *I. persulcatus* na Coreia do Sul; *R. sanguineus* em Camarões; *Amblyomma testudinarium* e *Haemaphysalis yeni* na China; e *Amblyomma parvum* na Argentina.

As principais espécies animais consideradas reservatórios naturais de *E. chaffeensis* são os cervídeos e os canídeos. Esporadicamente, outras espécies animais domésticas e silvestres têm sido relatadas como reservatórios do agente, incluindo bovinos e roedores.

E. ewingii

Anteriormente classificado como uma cepa de *E. canis*, em 1992, foi reconhecido como uma espécie independente, que causa erliquiose canina. Subsequentemente, a capacidade de *E. ewingii* de causar a infecção em humanos foi demonstrada em 1999, em pacientes com suspeita de erliquiose. A doença foi confirmada somente em pacientes nos EUA. *E. ewingii* infecta leucócitos granulócitos; os sintomas clínicos das infecções são típicos de erliquiose e incluem febre leve a moderada, leucopenia, trombocitopenia e disfunção hepática. A manifestação clínica da infecção em cães ou em seres humanos geralmente é mais branda em comparação com a infecção por *E. canis* ou *E. chaffeensis*, respectivamente. A maioria dos casos clínicos em humanos ocorre em pacientes imunocomprometidos. Muitos cães podem apresentar infecções subclínicas; no entanto, algumas vezes, os animais podem apresentar claudicação devido à poliartrite.

A. americanum é considerado o mais importante vetor de *E. ewingii*, e os cervos de cauda branca constituem os principais hospedeiros naturais. *E. ewingii* foi encontrado em *R. sanguineus* parasitando cães em Camarões. Na Coreia, *E. ewingii* foi detectado em *H. longicornis* de roedores silvestres.

E. muris

E. muris é considerado um patógeno murino que infecta macrófagos, causando esplenomegalia moderada em roedores. A presença de *E. muris* tem sido relatada no Leste Europeu e em alguns países da Ásia. O vetor é a espécie de carrapato *Ixodes persulcatus*, e os reservatórios são roedores e cervos. Nos EUA, foi considerado o terceiro agente etiológico da erliquiose humana, depois de *E. chaffeensis* e *E. ewingii*, e tem como principal vetor os carrapatos da espécie *Ixodes scapularis*. No Japão, *E. muris* é transmitido por *Haemaphysalis flava* e *I. persulcatus*; na Europa, por *I. ricinus*; e na Rússia, por *I. persulcatus*. *E. muris* também poder ser patogênico para o carrapato.

E. ruminantium

E. ruminantium (anteriormente denominada *Cowdria ruminantium*) é causadora da cowdriose, ou *heartwater*, transmitida por carrapatos do gênero *Amblyomma*, incluindo *A. variegatum* e *A. hebraeum*. Os carrapatos são considerados reservatórios de *E. ruminantium* e a infecção pode persistir por 15 meses no vetor; há transmissão transestadial, e os ixodídeos são considerados vetores biológicos do agente. A doença acomete ruminantes domésticos (sobretudo bovinos, ovinos e caprinos) e selvagens e determina elevada mortalidade em animais domésticos. Os animais silvestres são considerados reservatórios e a doença pode ser branda a inaparente nesses animais. A infecção é relatada principalmente na África e no leste do Caribe; contudo, no Brasil, é considerada uma doença exótica, sendo de notificação obrigatória preconizada pela World Organisation for Animal Health (OIE).

Diagnóstico

O diagnóstico laboratorial consiste na observação dos microrganismos (*Ehrlichia* spp.) em esfregaços de sangue dos animais infectados ou em *imprint* dos tecidos de órgãos-alvo. Ainda podem-se realizar técnicas sorológicas, incluindo ELISA e imunofluorescência indireta (IFI), que são métodos sensíveis e específicos, na detecção de anticorpos anti-*Ehrlichia* spp., as quais propiciam um diagnóstico preciso. A trombocitopenia presente no quadro clínico não possibilita que se confirme o diagnóstico da doença, mas, em áreas sabidamente endêmicas, a infecção pelo agente etiológico dever ser considerada a primeira suspeita. A confirmação do diagnóstico laboratorial pode ser reforçada nos exames séricos se forem encontradas hipoalbuminemia e hiperglobulinemia associadas à trombocitopenia.

A técnica de biologia molecular, pela reação em cadeia da polimerase (PCR), apresenta alta sensibilidade e especificidade, o que a torna uma ferramenta muito útil para a elaboração do diagnóstico definitivo.

Controle

A prevenção das doenças ocasionadas por *Ehrlichia* spp. tem caráter de suma importância nos locais com grande concentração de animais. Em razão da inexistência de vacinas contra as infecções, a prevenção é realizada por meio do controle dos carrapatos vetores dos agentes etiológicos. Para tanto, produtos acaricidas ambientais e de uso tópico são eficazes, desde que seja realizado o manejo adequado dos produtos no ambiente e nos hospedeiros.

Nas áreas endêmicas para a erliquiose monocítica canina, o fluxo de cães deve ser mínimo e, quando ocorrer, recomenda-se tratar o animal com doxiciclina por um período de 1 mês.

Família Anaplasmataceae

Gênero *Neorickettsia* (pronúncia: Neoriquétsia)

Neorickettsia risticii (*N. risticii*) | Erliquiose monocítica equina

Neorickettsia compreende um grupo de bactérias intracelulares obrigatórias, residentes em vacúolos de células eucarióticas. Esses microrganismos estavam agrupados no gênero *Ehrlichia* por compartilhar características comuns, incluindo morfologia, ecologia, epidemiologia e sinais clínicos. Contudo, características taxonômicas, genotípicas, antigênicas e biológicas reuniram essas bactérias em um gênero distinto.

Neorickettsia spp. infectam predominantemente fagócitos mononucleares *in vivo* e podem ser propagados *in vitro*, de modo mais eficiente em linhas celulares derivadas de macrófagos. Outra característica importante que distingue o gênero

Neorickettsia é a transmissão veiculada por trematódeos, especialmente metacercárias ou cercárias infectadas encontradas em caracóis, peixes ou insetos aquáticos.

Nesse gênero, o agente de importância em Medicina Veterinária é *N. risticii*, considerado o agente etiológico da erliquiose monocítica equina, enfermidade que tem caráter endêmico e sazonal, com ocorrência de casos em áreas alagadiças nos meses mais quentes do ano. Nas regiões Sul e Sudeste do Brasil, foram relatados casos clínicos da enfermidade. Todos os equinos são predispostos à doença, e animais transportados para área endêmica podem ser mais suscetíveis às infecções graves em comparação com os nascidos na localidade. O principal meio de transmissão é por via oral, envolvendo trematódeos aquáticos. No Brasil, caramujos do gênero *Heleobia* spp., que alberga cercárias de *Parapleurolophocercous cercariae*, podem ser portadores de *N. risticii*. Os organismos neorriquetsiais têm afinidade por monócitos e células epiteliais intestinais. A via natural da infecção ainda é desconhecida. Os cães, quando infectados experimentalmente, desenvolvem infecção subclínica, riquetsemia e soropositividade por um período de 100 a 200 dias.

N. risticii

Os animais com erliquiose monocítica aguda podem desenvolver diarreia, desidratação, febre e anorexia. O quadro clínico pode variar de leve a grave, culminando com a morte dos animais em até 48 h. Nos quadros subagudos, os sinais clínicos são mais brandos e os animais podem desenvolver laminite. As alterações patológicas mais consistentes incluem: conteúdo líquido no cólon maior e ceco, áreas de hiperemia, congestão e necrose. As alterações microscópicas comumente observadas são enterocolite linfo-histiocitária, caracterizada por necrose superficial epitelial, e infiltrado inflamatório mononuclear em lâmina própria, submucosa do ceco e cólon.

O diagnóstico definitivo é baseado em testes laboratoriais, incluindo o isolamento e a identificação do agente e provas sorológicas para detecção de anticorpos anti-*N. risticii*, além das técnicas de biologia molecular para detecção de ácidos nucleicos do agente.

Na erliquiose monocítica equina, o principal controle consiste em evitar o contato do animal com o caramujo infectado e impedir o acesso dos equinos às áreas alagadiças onde haja o vetor. O tratamento dos animais infectados deve ter como base o uso de oxitetraciclina. A administração do antimicrobiano como medida profilática pode ser indicada para os equinos que forem transportados para áreas endêmicas.

Família Rickettsiaceae

Gênero *Rickettsia* (pronúncia: Riquétsia)

O gênero *Rickettsia* é constituído por cinco grupos:

- Tifo: fazem parte as espécies *Rickettsia prowazekii* (*R. prowazekii*) e *Rickettsia typhi* (*R. typhi*)
- Transição: composto de *Rickettsia akari* (*R. akari*), *Rickettsia felis* (*R. felis*) e *Rickettsia australis* (*R. australis*)
- Febre maculosa (GFM), que compreende várias espécies e subespécies
- Canadense: constituído pela espécie *Rickettsia canadensis* (*R. canadensis*)

- Belli: inclui a espécie *Rickettsia belli* (*R. belli*) e diversos outros genotipos.

As riquétsias do grupo tifo são responsáveis pelo tifo epidêmico e endêmico nos humanos e, historicamente, causaram massiva mortalidade. Na Primeira e na Segunda Guerra Mundial, esses agentes dizimaram 3 milhões de pessoas na Europa e na Ásia. Ainda hoje, essas bactérias representam um significativo risco à saúde humana na América Latina, no leste dos EUA, na África e em alguns países do Leste Europeu.

A febre maculosa é uma doença infecciosa, causada por riquétsias do GFM, que geralmente se desenvolve em caráter endêmico. O principal agente etiológico dessa enfermidade é a bactéria *Rickettsia rickettsii* (*R. rickettsii*). O conhecimento a respeito dos primeiros casos da doença ocorreu em 1896, em Idaho, nos EUA, sendo definida como doença febril endêmica. Em 1902, relatou-se a participação dos carrapatos na disseminação da doença. Em 1916, a bactéria foi nomeada de *Rickettsia*, em homenagem a Howard Rickets.

Espécies

Doze espécies são reconhecidamente patogênicas para seres humanos (Tabela 18.2). Vinte e duas espécies e subespécies diferentes de riquétsias, distribuídas mundialmente, são consideradas zoonoses, entre as quais se destacam:

- *R. rickettsii*, agente da febre maculosa das Montanhas Rochosas
- *Rickettsia conorii* (*R. conori*) subsp. *conorii*; *R. conorii* subsp. *israelensis*; *R. conorii* subsp. *caspia* e *R. conorii* subsp. *indica*, causadoras da febre botonosa ou febre maculosa do Mediterrâneo
- *Rickettsia africae* (*R. africae*), que causa a febre da picada do carrapato
- *R. australis*, que causa o tifo do carrapato de Queensland
- *Rickettsia honei* (*R. honei*), que causa o tifo da ilha Flinders
- *Rickettsia sibirica* (*R. sibirica*) subsp. *sibirica* e *R. sibirica* subsp. *mongolotimonae*, agentes do tifo siberiano ou do norte da Ásia
- *Rickettsia japonica* (*R. japonica*), que causa a febre maculosa oriental
- *R. felis*, que causa o tifo das pulgas californianas
- *R. prowazekii*
- *R. typhi*
- *Rickettsia parkeri* (*R. parkeri*)
- *Rickettsia marmionii* (*R. marmionii*)
- *Rickettsia raoutii* (*R. raoutii*)
- *Rickettsia slovaca* (*R. slovaca*)
- *Rickettsia heilogjiangensis* (*R. heilogjiangensis*)
- *Rickettsia massiliae* (*R. massiliae*)
- *Rickettsia aeschlimanniie* (*R. aeschlimanniie*)
- *Rickettsia akari* (*R. akari*).

R. parkeri inicialmente foi considerada não patogênica; no entanto, tem sido relatada como um dos principais agentes causadores de febre maculosa. Casos humanos foram descritos em diversos países americanos, incluindo EUA, Argentina e Uruguai, e no Sul do Brasil. O quadro clínico da enfermidade manifesta-se de maneira mais branda em comparação com os casos de febre maculosa causados por *R. rickettsii*.

Capítulo 18 • Riquétsias

Tabela 18.2 Distribuição mundial das riquétsias patogênicas e respectivo nome vulgar da doença que causam.

Espécie	Distribuição	Nome vulgar
R. rickettsii	Américas	Febre maculosa brasileira. Febre das Montanhas Rochosas
R. conorii	Mediterrâneo	Febre botonosa
R. africae	África	Febre da picada do carrapato
R. australis	Austrália	Tifo do carrapato de Queensland
R. honei	Américas	Tifo da ilha Flinders
R. sibirica	Ásia	Tifo siberiano ou do norte da Ásia
R. japonica	Ásia	Febre maculosa oriental
R. felis	Américas	Tifo das pulgas californianas
R. mongolotimonae	Europa	Riquetsiose europeia
R. slovaca	Europa	Riquetsiose europeia
R. helvetica	Europa	Riquetsiose europeia
R. akari	Europa	Riquetsiose variceliforme ou vesicular

Hospedeiros vertebrados

Cães, equinos, gambás, capivara, pequenos roedores silvestres, entre outros. A capivara e os pequenos roedores silvestres são considerados animais reservatórios. Os equinos e os cães são reconhecidos como animais sentinelas e amplificadores dos hospedeiros intermediários. As aves apresentam grande importância epidemiológica, pois podem carrear carrapatos infectados de um local para outro; porém, ainda não foi confirmada a sua competência como hospedeiros e/ou reservatórios.

Hospedeiros invertebrados

* Carrapatos, incluindo: *Amblyomma cajennense, Amblyomma ovale (A. ovale), Amblyomma aureolatum (A. aureolatum), Amblyomma ologuttatum (A. ologuttatum), Amblyomma humerale (A. humerale), Amblyomma rotundatum (A. rotundatum), Amblyomma sculptum (A. sculptum), Amblyomma coelebs (A. coelebs), Amblyomma triste (A. triste), Amblyomma neumanii (A. neumanii), Amblyomma cooperi (A. cooperi), Dermacentor andersoni (D. andersoni), Hemophisalis justackochi (H. justackochi), Ixodes loricatus (I. loricatus), Rhipicephalus sanguineus (R. sanguineus)*, entre outros
* Pulgas: *Ctenocephalides canis (C. canis), Ctenocephalides felis felis (C. felis felis), Pulex irritans (P. irritans), Xenopsylla cheopis (X. cheopis)*
* Piolhos: *Pediculus humanus corporis (P. humanus corporis), Pediculus humanus humanus (P. humanus humanus), Neohaematopinus sciuropteri (N. sciuropteri)*
* Ácaro: *Lyponyssoides sanguineus (L. sanguineus)*.

Localização

* Hospedeiro vertebrado: no citoplasma de células do endotélio vascular
* Hospedeiro invertebrado: na hemolinfa, nas glândulas salivares e nos ovários dos artrópodos.

Características morfológicas

Caracterizam-se como bacilo Gram-negativo, pleomórfico, com 0,2 a 0,5 μm × 0,3 a 2,0 μm. Além disso, cora-se pelos métodos de Gimenez e por Giemsa. A maioria dos antígenos de superfície é reconhecida por anticorpos presentes nos seres humanos e animais. A bactéria tem duas proteínas de membranas imunodominantes de 190 e 135 kDa (Omp A e Omp B, respectivamente) que contêm epítopos espécie-específicos utilizados como base em reações sorológicas. Para isolamento em laboratório, requer células de cultivo celular oriundas de hospedeiros e as seguintes linhagens: Vero, MRC5 e células de linhagem de mosquito C6/36, bem como células embrionárias pulmonares.

Ciclo biológico

Tifo epidêmico e murino

A doença se estabelece no ser humano quando o vetor realiza o repasto sanguíneo e o hospedeiro coça o local picado pelo parasito (piolho ou pulga). As fezes do vetor contendo as bactérias irão infectar o sangue na área da lesão, possibilitando que o agente etiológico entre na corrente sanguínea. Em epidemias, foi também relatada a infecção em humanos por meio da transmissão de aerossóis, oriundos das fezes ressecadas dos artrópodos contendo os microrganismos. Uma vez no organismo do hospedeiro, a bactéria infecta o leito vascular, onde ocorrerá a exposição de antígenos riquetsiais que estimularão a liberação de citocinas, que poderão comprometer a integridade endotelial. A destruição dessas células resultará em extravasamento sanguíneo, com consequente prejuízo na irrigação do órgão ou do tecido. Também poderão ocorrer a agregação plaquetária e a proliferação de polimorfonucleares, causando a inflamação do endotélio vascular e microinfartação e culminando com nódulos tíficos ou de Wolhbach. Esse processo poderá ocorrer em vários órgãos, como coração, musculatura esquelética e estriada, pele, pulmão e rins; como resultado, possivelmente haverá a formação de trombose venosa e gangrena periférica. Nessa infecção, tanto a imunidade humoral quanto a mediada por células são importantes mecanismos de resposta para a recuperação do hospedeiro. As bactérias opsonizadas por anticorpos normalmente serão fagocitadas e mortas pelos macrófagos, e ocorrerá o desenvolvimento de imunidade contra as infecções subsequentes.

Febre maculosa

A transmissão do agente ao ser humano ou animal ocorre pela picada de carrapato infectado. As riquétsias multiplicam-se em vários órgãos do carrapato, inclusive nos ovários, possibilitando a transmissão transovariana. A transmissão transestadial ocorre, na grande maioria dos casos, se o ovo do carrapato estiver infectado.

Para que ocorra a infecção humana, é necessário haver a reativação da riquétsia. Isso ocorre quando o artrópodo fica aderido no hospedeiro por cerca de 4 a 6 h e, nesse período, realiza a hematofagia e regurgitações subsequentes, o que ocasiona um estímulo térmico para a reativação e a multiplicação da bactéria, favorecendo a infecção no hospedeiro. No entanto, estudos demonstraram que *A. aureolatum* pode transmitir *R. rickettsii* para os humanos em apenas alguns minutos de parasitismo.

As riquétsias infectam preferencialmente células endoteliais que revestem pequenos vasos sanguíneos. Uma vez que a bactéria é internalizada, é formado o vacúolo parasitóforo nas células endoteliais. Posteriormente, ocorrerá a lise da membrana do fagossomo por meio da ação de uma fosfolipase sintetizada pelo microrganismo, que atingirá o citoplasma da célula hospedeira, onde o agente se replicará. A multiplicação ocorrerá por divisão binária somente dentro da célula hospedeira. Ao romper a célula, as riquétsias filhas infectarão as demais células do endotélio.

A bactéria pode determinar um efeito letal no vetor de vida livre, bem como pode promover uma sensível redução da fecundidade do artrópodo. Esse efeito provavelmente limita a disseminação do agente na natureza.

A febre maculosa tem como principal característica apresentar maior incidência da doença na população de seres humanos de área rural ou suburbana, de maneira endêmica e epidêmica. As riquétsias do GFM foram diagnosticadas em diversos países, especialmente em regiões tropicais e subtropicais. Alguns casos da doença em humanos foram relatados em: Israel, EUA, Zimbábue, Holanda, Suécia, Argentina, Suíça, China, Japão e França, entre outros. No Brasil, as áreas de ocorrência de casos humanos de febre maculosa estão concentradas em SP e MG, embora casos da doença tenham sido registrados nos Estados do RJ, ES, PR, SC e RS. A enfermidade ocorre sob a forma de surtos localizados, com intervalos de tempo irregulares. No Sudeste do Brasil, a doença determina uma prevalência sazonal definida, apresentando maior número de casos entre setembro e novembro, período que abrange a primavera. Os carrapatos do gênero *Amblyomma* spp. são os principais vetores que transmitem a febre maculosa ao ser humano e a outros mamíferos. *A. cajennense* é considerado o principal vetor transmissor da doença aos humanos.

A necessidade de reservatórios para a circulação da bactéria e a manutenção do agente na natureza são fundamentais. A capivara (*Hydrochoerus capybara*) é considerada um reservatório de *Rickettsia* spp., uma vez que foi demonstrada, por meio de infecção experimental, a capacidade de multiplicação do agente nesse hospedeiro, bem como a manutenção desses agentes na circulação sanguínea sem apresentar os sinais clínicos da doença, servindo como fonte de infecção para o artrópodo.

Importância em Medicina Veterinária e Saúde Pública

Tifo endêmico e murino

O tifo endêmico tem maior ocorrência quando o ser humano convive com ratos parasitados com as pulgas vetores do agente. Locais com aglomeração humana e com falta de higiene, como prisões, campos de refugiados, depósitos de mercados e lixões, associados a indivíduos desnutridos e imunodeprimidos, favorecem a disseminação do microrganismo causador da doença.

As formas clínicas de apresentação da enfermidade são variáveis; inicialmente podem-se observar febre intermitente de vários dias, lesões maculares de pequena intensidade ou ausentes, linfadenopatia generalizada, confusão mental e cefaleia. Posteriormente, pode haver agravamento, devido em razão do desencadeamento de síndrome de disfunção múltipla de vários órgãos, bem como da pneumonia e da gangrena de extremidades.

O gerbil e o camundongo são altamente suscetíveis à infecção por *R. prowazekii*, com persistência da infecção no cérebro e nos rins, a qual pode ser letal. Manifestações neurológicas foram relatadas em humanos, porém são formas mais raras. Animais domésticos, como os cães e as ovelhas, também são suscetíveis ao agente.

Febre maculosa

A febre maculosa manifesta-se no ser humano com febre contínua, calafrios, prostração, mal-estar, mialgia e artralgia, principalmente nos tornozelos e punhos, bem como cefaleia após um período de incubação de 2 a 14 dias. Erupções cutâneas maculopapulares aparecem nas extremidades, entre o 2º e o 6º dia pós-infecção, especialmente na face e nas regiões palmar e plantar; em seguida, disseminam-se para outras partes do corpo do indivíduo. No endotélio vascular, em virtude da multiplicação bacteriana, haverá o desencadeamento de uma vasculite, o que conduz à ativação de plaquetas e do sistema de coagulação, ocasionando trombose e aumento da permeabilidade vascular. Os distúrbios hemostáticos, incluindo trombocitopenia e tempo prolongado de coagulação, estão relacionados com os efeitos citopáticos celulares e às atividades de endotoxinas.

Casos clínicos foram descritos em cães nos EUA, mas, no Brasil, ainda não há registro em caninos. A doença, nesse animal, manifesta-se com febre, que surge de 2 a 3 dias pós-infecção, e lesões cutâneas sob a forma de vesículas, petéquias ou equimoses, que aparecem após 4 a 6 dias. Posteriormente, podem-se evidenciar depressão, anorexia, descarga nasal e ocular, tumefação escleral, tosse, dispneia e aumento de sons broncovesiculares. Anemia e leucocitose também podem estar presentes, além de lesões no endotélio vascular, que resultam em alterações da permeabilidade vascular.

Em equinos não existem descrições de sinais clínicos, apesar de geralmente apresentarem altos títulos (≥ 1024) de anticorpos às riquétsias do GFM.

Diagnóstico

O diagnóstico das enfermidades causadas por riquétsias do GFM presuntivamente inclui os sinais clínicos característicos da infecção. Contudo, há necessidade de confirmação laboratorial para a diferenciação entre os demais agentes etiológicos. A confirmação laboratorial pode ser feita por meio da pesquisa de anticorpos específicos, presentes no soro sanguíneo do indivíduo infectado alguns dias após o aparecimento da doença. Adicionalmente, pode ser realizado o isolamento do agente em amostras de sangue e biopsia de pele e em amostras de artrópodos, que podem ser coletados de paciente, animais reservatórios ou artrópodos de vida livre. O isolamento do microrganismo a partir de sangue ou biopsia de pele, por meio de cultivo celular, pode resultar em diagnóstico precoce da doença, uma vez que, na fase inicial de riquetsemia, o indivíduo infectado pode não apresentar anticorpos detectáveis no sangue.

Nos últimos anos, vários autores têm utilizado a técnica com PCR para detecção de material genético de riquétsias, por ser um método de diagnóstico de alta sensibilidade e especificidade.

A reação de imunofluorescência indireta (RIFI) vem sendo amplamente utilizada para o diagnóstico sorológico em seres humanos e em animais. De modo geral, as espécies do GFM compartilham antígenos de superfície, os quais ocasionam reações cruzadas com soros heterólogos. A confirmação sorológica de infecção ativa requer um título de anticorpos maior ou igual a 64. A confirmação de uma infecção recente deve basear-se em um aumento nos títulos de amostras pareadas, coletadas em intervalos superiores a 20 dias. Os títulos altos podem persistir por vários anos em alguns pacientes infectados. A RIFI tem sido preconizada como método padrão para o diagnóstico laboratorial. Os testes, em geral realizados para detecção do agente em artrópodos, são o de hemolinfa e a PCR.

Controle

Intervenção baseada na população de carrapatos: esse procedimento é adotado em áreas consideradas propícias para o desenvolvimento do carrapato ("pasto sujo"). Nesses locais, se houver uma grande infestação do artrópodo, preconiza-se a destruição dos microclimas nos quais há condições para a manutenção dos ixodídeos. Recomenda-se a utilização de roçadeiras mecânicas uma vez ao ano nos meses de verão. Em áreas urbanas, devem ser adotadas as capinas e a limpeza de lotes de terrenos com vegetação densa, a fim de impedir especialmente o acesso dos animais e de pessoas a essas localidades. O fornecimento de alimentos com ivermectina para animais silvestres é um método alternativo de controle dos artrópodos. A utilização regular de produtos carrapaticidas em cães tem sido preconizada. Esse controle deve ser baseado na aplicação mensal de princípios de longa ação ou na utilização de antiparasitários tópicos, sob a forma de banhos quinzenais ou no uso de coleiras. Quando há uma alta infestação de carrapatos em equinos, devem-se instituir programas de controle de carrapatos, com uso de piretroides na fase de predomínio de larvas e de ninfas (abril a outubro), por serem mais sensíveis, em comparação com a fase adulta.

Em áreas de reconhecida transmissão da febre maculosa, recomendam-se: orientação da população na vistoria do corpo a cada 2 a 3 h após exposição, especialmente quando os indivíduos estão realizando atividades laborais ou de lazer em parques e campos infestados por carrapatos; e utilização de barreiras físicas no corpo, como calças compridas, com a parte inferior no interior das botas de cano alto, bem como o uso de roupas claras, para facilitar a visualização dos carrapatos. Caso o indivíduo seja parasitado por carrapatos, indica-se a remoção rápida dos artrópodos fixados à pele. Devem-se enviar os ixodídeos às unidades de saúde para serem identificados. No caso de áreas de acesso público onde existam carrapatos, deverão ser fixadas placas educativas com a advertência e os procedimentos preconizados para evitar a infecção pelo agente.

Em áreas de transmissão não reconhecida, há necessidade de trabalhos educativos com grupos de risco, incluindo pescadores, caçadores e tratadores de animais, bem como os demais indivíduos que frequentam as áreas de potencial existência de carrapatos. Essas ações devem ser realizadas por profissionais ligados à área da saúde, especialmente os trabalhadores da vigilância sanitária do município. Adicionalmente, preconiza-se o desenvolvimento de programas educativos para o controle da enfermidade em escolas, estabelecimentos comerciais, festas regionais e atividades que envolvam o ecoturismo, entre outros.

Não há vacinas disponíveis para humanos e animais. Desse modo, as ações de controle são essencialmente educativas.

LEITURAS RECOMENDADAS

AGUIAR, M. D.; SAITO, T. B.; HAGIWARA, M. K. *et al.* Diagnóstico sorológico de erliquiose canina com antígeno brasileiro de *E. canis. C. Rural*, v. 37, n. 3, p. 709-802, 2007.

AGUIRRE, D. H.; GAIDO, A. B.; VINABAL, A. E. *et al.* Transmission of *Anaplasma marginale* with adult *Boophilus microplus* ticks fed as nymphs on calves with different levels of rickettsaemia. *Parasit.*, v. 1, p. 405-407, 1994.

ATIF, F. A. *Anaplasma marginale* and *Anaplasma phagocytophilum*: Rickettsiales pathogens of veterinary and public health significance. *Parasitol. Res.*, v. 114, p. 3941-3957, 2015.

BEATI, L.; RAOULT, D. Mediterranean Spotted Fever and other Spotted Fever Group Rickettsiae. *In*: PALMER, S. R.; SOULSBY, L.; SIMPSON, D. I. H. *Zoonoses*. Oxford: University Press, 1998. p. 217-240.

CALLOW, L. L.; MELLORS, L. J. A new vaccine for *Babesia argentina* infection prepared in splenectomised calves. *Aust. Vet. J.*, v. 42, p. 464-465, 1966.

CARDOSO, L. D.; FREITAS, R. N.; MAFRA, C. L. *et al.* Caracterização de *Rickettsia* spp. circulante em foco silencioso de febre maculosa brasileira no Município de Caratinga, Minas Gerais, Brasil. *Cad Saúde Pub*, v. 22, n. 3, p. 495-501, 2006.

COWAN, J. Rickettsial diseases: the typhus group of fevers – a review, *Postgrad Med Jour*, v. 76, p. 269-272, 2000.

DAGNONE, A. S.; MORAIS, H. S. A.; VIDOTTO, O. *et al.* Erliquiose nos animais e no homem. *Semina:Ci Agrárias*, Londrina, v. 22, n. 2; p. 191-201, 2001.

DUMLER, J. S.; BARBET, A. F.; BEKKER, C. P. *et al.* Reorganization of genera in the families Rickettsiaceae and Anaplasmataceae in the order Rickettsiales: unification of some species of *Ehrlichia* with *Anaplasma*, *Cowdria* with *Ehrlichia* and *Ehrlichia* with *Neorickettsia*, descriptions of six new species combinations and designation of *Ehrlichia equi* and 'HGE agent' as subjective synonyms of *Ehrlichia phagocytophila*.

GARRITY, WINTERS, KUO, SEARLES. *Bergey's Manual of Sistematic Bacteriology.* 10. ed.. 2002. Acesso em: 05/07/2008.

HENRY, K. M.; JIANG, J.; ROZMAJZL, P. J. *et al.* Development of quantitative real-time PCR assays to detect *Rickettsia typhi* and *Rickettsia felis*, the causative agents of murine typhus and flea-borne spotted fever. *Mol and Cel Probes*, v. 21, p. 17-23, 2007.

HORTA, M. C.; LABRUNA, M. B.; SANGIONI, L. A. *et al.* Prevalence of antibodies to spotted fever group rickettsiae in humans and domestic animals in a brazilian spotted fever-endemic area in the state of São Paulo, Brazil: serologic evidence for infection by *Rickettsia rickettsii* and another spotted fever group rickettsia. *Am J. Trop. Med*, v. 71, n 1, p. 93-97, 2005.

LABRUNA, M. B.; CAMARGO, L. M. A.; CAMARGO, E. P. *et al.* *Haemaphysalis juxtakochi* in Rondonia, Brazil. *Vet Parasitology*, n. 127, p. 169-171, 2005.

LABRUNA, M. L.; MCBRIDE, J. M.; CAMARGO, L. M. A. *et al.* A preliminary investigation of *Ehrlichia* species in ticks, humans, dogs, and capybaras from Brazil. *Vet. Parasitology*, v. 143, p. 189-195, 2007.

LABRUNA, M. B.; PACHECO, C. R.; RICHTZENHAIN, L. *et al.* Isolation of *Rickettsia rhipicephali* and *Rickettsia bellii* from

Haemaphysalis juxtakochi ticks in the state of São Paulo, Brazil. *Appl Env Microb*, v. 73, n. 3, 869-871, 2007.

LUGARINI, C.; MARTINS, T. F.; OGRZEWALSKA, M. *et al.* Rickettsial agents in avian ixodid ticks in northeast Brazil. *Ticks Tick Borne Dis.*, v. 6, n. 3, p. 364-375, 2015.

MACIEL, J. F.; BRUSTOLIN, J. M.; KRAWCZACK, F. S. Dynamics of *Rickettsia parkeri* infection in domestic chickens. *Semina: Ci Agr*, v. 37, n. 1, p. 233-241, 2016.

MEDEIROS, A. P.; MOURA, A. B.; SOUZA, A. P. *et al.* Antibodies against rickettsiae from spotted fever groups in horses from two mesoregions in the state of Santa Catarina, Brazil. *Arq. Bras. Med. Vet. Zoot.*, v. 65, n. 6, p. 1713-1719, 2013.

MERHEJ, V.; RAOULT, D. Rickettsial evolution in the light of comparative genomics. *Biol Reviews*, v. 86, n. 2, p. 379-405, 2011.

NELSON, R. W.; COUTO, C. G. *Fundamentos de Medicina Interna de Pequenos Animais*. Rio de Janeiro: Guanabara Koogan, 1994. 738 p.

OIE – World Organisation for Animal Health 2016. Disponível em: <http://www.oie.int>. Acesso em: 20 set. 2016.

ORGANIZAÇÃO PANAMERICANA DE SAÚDE, ORGANIZAÇÃO MUNDIAL DE SAÚDE, Consulta de especialistas OPAS/OMS sobre rickettsioses nas Américas. Disponível em: <http//bvs.panaftosa.org.br/textoc/Reuniao-rickett-port-rev.pdf>. Acesso em: 5 jul. 2016.

PASSOS, L. M. F. *In vitro* cultivation of *Anaplasma marginale* and *A. phagocytophilum* in tick cell lines: a review. *Res. Bras. Parasitol.*, v. 21, n. 2, p. 81-86, 2012.

QUINN, P. J.; MARKEY, B. K.; LEONARD, F. C. *et al. Veterinary Microbiology and Microbial Disease. In Chapter 40. Rickettsiales and Coxiella burnetii.* 2 ed. UK: Wiley-Blackwell, 2011. 911 p.

RAR, V.; GOLOVLJOVA, I. *Anaplasma, Ehrlichia*, and "*Candidatus Neoehrlichia*" bacteria: Pathogenicity, biodiversity, and molecular genetic characteristics, a review. *Infec., Gen and Evolution*, v. 11, p. 1842-1861, 2011.

RIBEIRO, M. F. B.; PATARROYO, J. H. S.; SANTOS, J. L. *et al.* Epidemiologia da anaplasmose bovina no Estado de Minas Gerais. Prevalência de anticorpos aglutinantes e fluorescentes na Zona da Mata. *Arq. Bras. Med. Vet. Zootec.*, v. 36, p. 425-436, 1984.

SAITO, T. B.; CUNHA-FILHO, N. A.; PACHECO, R. C. *et al.* Canine infection by rickettsiae and ehrlichiae in southern Brazil. *American Jour. of Trop. Med. & Hyg.*, v. 79, n. 1, p. 102-108, 2008.

SANGIONI, L. A.; HORTA, M. C.; VIANNA, M. C. *et al.* Rickettsial Infection in Animals and Brazilian Spotted Fever Endemicity. *Emer Infect Diseases*, v. 11, n. 2, p. 265-270, 2005.

SANGIONI, L. A. *Pesquisa de infecção por ricketsias do grupo da febre maculosa em humanos, cães e equídeos e em adultos de A. cajennense, em área endêmica e não endêmica do estado de São Paulo*. 2003. 91 p. Tese (Doutorado) – Universidade de São Paulo, São Paulo, 2003.

SANTOS, F. C.; CARVALHO, B. C.; Primeiro relato de *Anaplasma bovis* na microrregião de Campos dos Goytacazes, Estado do RJ, Brasil. *Rev Bras Parasit Vet*, v. 15, n. 3, p. 126-127, 2006.

SANTOS, H. A.; THOMÉ, S. M. G.; BALDANI, C. D. *et al.* Molecular epidemiology of the emerging zoonosis agent *Anaplasma phagocytophilum* (Foggie, 1949) in dogs and ixodid ticks in Brazil. *Parasites & Vectors*, v. 6, n. 348, p. 1-10, 2013.

SARAIVA, G. S.; SOARES, H. S.; SOARES, J. F.; LABRUNA, M. B. Feeding Period Required by *Amblyomma aureolatum* Ticks for Transmission of *Rickettsia rickettsii* to Vertebrate Hosts. *Emerg. Infect. Disease*, v. 20, n. 9, p. 1504-1510, 2014.

SECRETARIA DO ESTADO DA SAÚDE. SUPERINTENDÊNCIA DE CONTROLE DE ENDEMIAS – SUCEN. Manual de vigilância acarológica, São Paulo, 2004, 61 p. Disponível em: <http://www.saude.sp.gov.br/resources/sucen/homepage/downloads/arquivos-de-febre-maculosa/manual_vig_acarologica.pdf>. Acesso em: 20 set. 2016.

SEVERO, M. S.; STEPHENS, K. D.; KOTSYFAKIS, M.; PEDRA, J. H. F. *Anaplasma phagocytophilum*: deceptively simple or simply deceptive? *Future Microbiol.*, v. 7, p. 719-731, 2012.

SILVA, J. R. *Erlichiose granulocítica equina*. 2007. 22 p. (Monografia) – Faculdade de Jaguariúna, São Paulo, 2007. Disponível em: <www.pos-equinos.com.br>. Acesso em: 20 jun. 2016.

SILVEIRA, I.; PACHECO, R. C.; SZABÓ, M. P. *et al. Rickettsia parkeri* in Brazil, *Emerg. Infec. Deseases*, v. 13, n. 7, p. 1111-1113, 2007.

THE IOWA STATE UNIVERSITY, INSTITUTE FOR INTERNATIONAL COOPERATION IN ANIMAL BIOLOGICS OF COLLEGE OF VETERINARY MEDICINE, Ehrlichiosis. Disponível em: <http//wwwcfsph.iastate.edu/Factsheets/pdfs/Ehrlichiosis.pdf>. Acesso: 20 set. 2016.

VIDOTTO, O.; MARANA, E. R. M. Diagnosis in bovine anaplasmosis. *C. Rural*, v. 31, n. 2, p. 361-368, 2001.

VIEIRA, R. F. C.; VIEIRA, T. S. W. J.; NASCIMENTO, D. A. G. *et al.* Serological survey of *Ehrlichia* species in dogs, horses and humans: zoonotic scenery in a rural settlement from southern Brazil. *Rev. I. Med. Trop.*, v. 55, n. 5, p. 335-340, 2013.

VIEIRA, T. S. W. J.; VIEIRA, R. F. C.; NASCIMENTO, D. A. G. *et al.* Serosurvey of tick-borne pathogens in dogs from urban and rural areas from Parana State, Brazil. *Rev. Bras. Parasitol. Vet.*, v. 22, n. 1, p. 104-109, 2013

WARNER, T.; HARRUS, S.; JONGEJAN, F. *et al.* Significance of serological testing for ehrlichial diseases in dogs with pecial emphasis on the diagnosis of canine monocytic ehrlichiosis caused by *Ehrlichia canis*. *Vet Parasitology*, v. 95, p. 1-15, 2001.

WEINERT, L. A. *et al.* Evolution and diversity of *Rickettsia* bacteria. *BMC Biology*, v. 7, n. 6, p. 1-15, 2009.

Classe Trematoda

José Luis Fernando Luque Alejos

CLASSE TREMATODA

Os trematódeos digenéticos (espécies pertencentes à subclasse Digenea) são um dos grupos que apresentam maior diversidade morfológica entre os platelmintos. São endoparasitos ovíparos encontrados em todos os grupos de vertebrados e em todos os sistemas orgânicos. O tamanho das espécies é muito variável, sendo desde alguns poucos micrômetros até vários centímetros.

Características morfológicas (Figura 19.1)

- Corpo não segmentado, com formato variável; pode ser arredondado, alongado, filiforme, circular, foliáceo etc.
- A maioria tem um par de ventosas, a anterior, ou *ventosa oral*, relacionada com o sistema digestório, e uma de posição média ventral ou posterior, chamada de *acetábulo*. É possível a presença de ventosas acessórias diversas; por exemplo, a ventosa genital, ou gonotil. As ventosas têm uma função basicamente sensorial, mas, ao mesmo tempo, atuam na fixação no hospedeiro e na locomoção do parasito
- A parede do corpo, ou *tegumento*, é sincicial (multinucleada) e contém numerosas mitocôndrias e vesículas; em algumas espécies (p. ex., *Fasciola hepatica*), pode estar coberta por espinhos. O tegumento está sustentado por duas camadas de fibras musculares
- Os órgãos internos dos digenéticos estão em um tecido chamado de *parênquima*, que forma uma matriz tissular na qual são encontrados todos os órgãos internos.

Sistema digestório

É incompleto (sem abertura anal). Apresenta boca, faringe, esôfago e cecos intestinais. Algumas espécies apresentam pré-faringe e outras não têm esôfago ou faringe. Os cecos intestinais apresentam uma configuração variável: podem ser únicos ou duplos, com formato circular, tubular ou ramificado.

Os metabólitos são excretados por meio dos cecos intestinais e por protonefrídios ou células-flama, que são parte de um sistema osmorregulador primário que inclui uma série de ductos coletores e uma vesícula excretora posterior com o respectivo poro excretor.

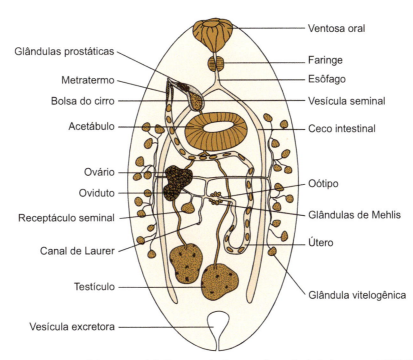

Figura 19.1 Morfologia geral de Trematoda. Fonte: adaptada de Roberts *et al.* (2004).

Sistema reprodutor

Os trematódeos são espécies hermafroditas, com algumas notáveis exceções (p. ex., Schistosomatidae). O sistema reprodutor masculino é formado por testículos (em número e formato variáveis), ductos eferentes e deferentes e uma parte terminal, composta de uma bolsa do cirro e um órgão copulatório protrátil ou cirro. Associadas à bolsa do cirro podem-se encontrar glândulas prostáticas e uma vesícula seminal.

O sistema reprodutor feminino é formado por um ovário de formato variável. O oviduto está relacionado com o *canal de Laurer*, por meio do qual acontece a cópula. Os ovos são produzidos a partir das secreções das glândulas vitelogênicas (formadoras do vitelo) e do oótipo (formador da casca ou parte dura). As glândulas vitelogênicas estão amplamente distribuídas no corpo, têm formato diverso (foliculares, maciformes, esféricas, digitiformes, dendríticas etc.) e, por meio dos ductos vitelários, juntam o vitelo no reservatório vitelínico próximo ao oótipo. O oótipo está rodeado das glândulas de Mehlis, que têm como funções o endurecimento dos ovos e a produção de uma secreção para auxiliar na passagem deles para o útero. O útero é, em geral, muito longo, apresenta numerosas alças uterinas e armazena uma grande quantidade de ovos. Na parte terminal do útero, é possível encontrar uma estrutura similar a um esfíncter, chamada *metratermo*, que regula a eliminação dos ovos por meio do poro uterino, geralmente adjacente ao poro genital comum.

Ciclo evolutivo geral dos trematódeos (Figura 19.2)

Os trematódeos digenéticos apresentam um ciclo biológico heteróxeno, que tem como regra a participação de um molusco como primeiro hospedeiro intermediário. Os ovos que saem com as fezes (em alguns casos, por via oral) geram um indivíduo (embrião) ciliado chamado miracídio; este tem um cone cefálico com glândulas que produzem substâncias que, associadas às condições ambientais, abrem o opérculo do ovo, por onde eclode e passa para o meio aquático, necessário para sua sobrevivência. Entretanto, em algumas espécies (Dicrocoeliidae), não há necessidade de um ambiente aquático.

O miracídio nada até atingir o hospedeiro intermediário, que geralmente é um molusco aquático ou terrestre, no qual penetra nas partes moles, perde os cílios e passa a ser chamado de esporocisto. O esporocisto divide-se inúmeras vezes no hepatopâncreas do molusco, originando milhares de formas infectantes, que saem pelas partes moles e infectam o ambiente. O esporocisto pode ter uma ou duas gerações. Quando da primeira geração, pode-se formar a rédia (também no hospedeiro intermediário), que origina numerosas cercárias. As cercárias têm cauda e saem do molusco à procura de um substrato (pode ser vegetação subaquática) ou de um segundo hospedeiro intermediário (geralmente um invertebrado ou um vertebrado menor), encistando-se e perdendo a cauda; nesse momento, passam a ser chamadas de metacercárias, que são consideradas a forma infectante para o hospedeiro definitivo, em que o digenético jovem, às vezes, percorre uma rota de migração característica e relacionada com o seu local de infecção, onde vai alcançar a maturidade sexual.

ESPÉCIES DE MAIOR IMPORTÂNCIA EM SAÚDE PÚBLICA E ANIMAL

Subclasse Digenea
Ordem Echinostomatiformes
Família Fasciolidae
Gênero *Fasciola*

Espécie *Fasciola hepatica* (Figuras 19.3 e 19.4)
Características morfológicas

- Trematódeos foliáceos
- Apresentam uma projeção cônica anterior ou cone cefálico
- Tegumento coberto de espinhos e acetábulo próximo da ventosa oral
- Ovos amarelados com aproximadamente 150 mm de comprimento (Figura 19.5)
- Mede até 30 mm de comprimento
- Testículos, ovário, cecos intestinais e canais excretores muito ramificados.

Hospedeiros

- Definitivos: ovinos, bovinos, bubalinos, caprinos, suínos e outros animais, inclusive silvestres. Acidentalmente parasita o ser humano
- Intermediários: moluscos aquáticos – *Lymnaea columella*, *L. cubensis* e *L. viatrix*.

Local de infecção. Ductos biliares e parênquima hepático.

Ciclo biológico (Figura 19.6)

A *Fasciola hepatica* apresenta ampla distribuição geográfica, particularmente nas zonas alagadiças e sujeitas a inundações. Os ovos são arrastados pela bile, misturam-se com as fezes e, assim, alcançam o meio exterior. Passam por um desenvolvimento embrionário, no meio externo, estimulado pela luz e pela temperatura (22 a 28°C). O tempo requerido é de 9 a 25 dias. O miracídio tem capacidade natatória e é totalmente ciliado; seu poder infectante para o hospedeiro intermediário é de até 8 h. Os hospedeiros intermediários são moluscos pulmonados do gênero *Lymnaea*. No Brasil, as espécies *L. viatrix*, *L. columella* e *L. cubensis* parecem ser

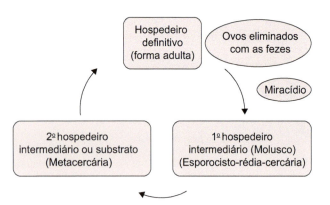

Figura 19.2 Esquema geral do ciclo biológico dos Trematoda.

Capítulo 19 • Classe Trematoda 181

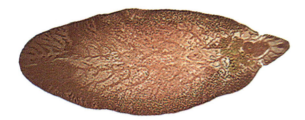

Figura 19.3 *Fasciola hepatica* (espécime corado).

as principais. No interior do molusco, o miracídio transforma-se em esporocisto e rédias, podendo eventualmente existir duas gerações de rédias.

As cercárias (Figura 19.7) tardarão 1 mês para formarem-se e mais outro para abandonarem o molusco. São ovais e têm uma cauda simples; em poucos minutos, aderem-se, com suas ventosas, à vegetação aquática ou a outro suporte. A seguir, as glândulas cistógenas excretam seu conteúdo, o que produz duas camadas císticas e gera a metacercária. As metacercárias são viáveis na água durante 3 meses e poderão resistir 2 semanas à dessecação. Elas são ingeridas pelo hospedeiro vertebrado (nas plantas subaquáticas ou na pastagem de ambientes alagados) e o desencistamento dá-se no intestino. Liberadas dos cistos, as larvas perfuram a parede intestinal e invadem a cavidade peritoneal em 2 h. A migração para o fígado é contínua, e há perfuração da

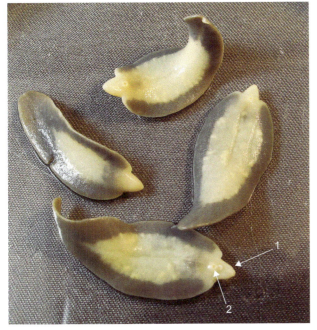

Figura 19.4 *Fasciola hepatica* (espécimes conservados em formol). Ventosa oral (1) e acetábulo (2).

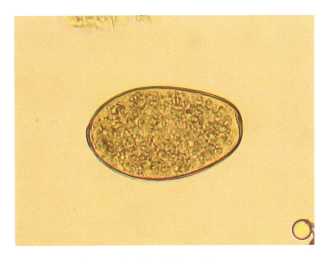

Figura 19.5 *Fasciola hepatica* – ovo.

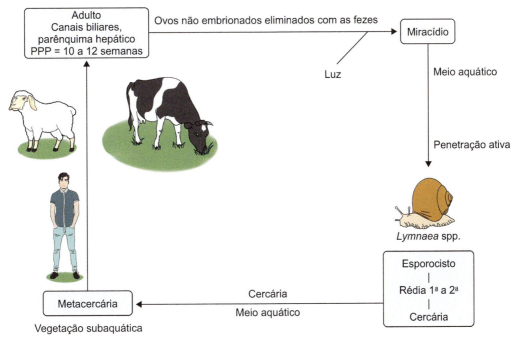

Figura 19.6 Ciclo biológico de *Fasciola hepatica*.

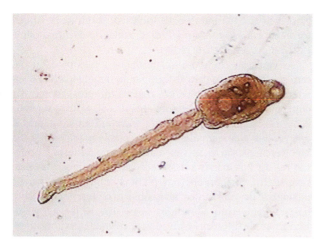

Figura 19.7 *Fasciola hepatica* – cercária.

cápsula de Glisson. Uma quarta parte dos parasitos chega ao parênquima hepático por volta do sexto dia, mas demora cerca de 2 meses para se alojar definitivamente nos ductos biliares, onde alcança a maturidade sexual. A longevidade pode chegar a até 10 anos.

Período pré-patente. Três a 4 meses.

Importância em Medicina Veterinária e Saúde Pública

As formas jovens migram no parênquima hepático, destruindo-o – é a fase aguda da doença. Os adultos provocam espoliação nos ductos biliares (Figura 19.8) e, na forma crônica da doença, pode haver calcificação desses ductos. Essa infecção provoca fibrose hepática e hiperplasia dos canais biliares, além de perdas na produção animal e mortes, muitas vezes pela migração das formas jovens; por isso o exame de fezes é negativo, pois ainda não há eliminação de ovos.

Diagnóstico

O diagnóstico laboratorial é feito tradicionalmente pela constatação e identificação de ovos mediante exames coprológicos. Contudo, deve-se considerar que a *Fasciola hepatica* pode demorar ao menos 2 a 3 meses para alcançar a maturidade sexual e formar ovos. As técnicas imunológicas de diagnóstico têm sido muito usadas nos últimos anos e a técnica de ELISA (do inglês *enzyme-linked immunosorbent assay*) é considerada a mais eficaz.

Controle

A redução da pastagem contaminada pode ser feita com o uso de anti-helmínticos, manejo adequado, molusquicidas e competidores biológicos como componentes de um programa de controle integrado. O uso de animais resistentes para reduzir o impacto da infecção pode ser importante quando os custos do tratamento forem relativamente altos. O tipo do programa de controle está relacionado com as condições climáticas e os fatores socioeconômicos da região. É importante também observar a proveniência das verduras e de outros alimentos vegetais toda vez que essa espécie for passível de parasitar humanos (zoonose).

Família Echinostomatidae

Gênero *Echinostoma*

Espécie *Echinostoma revolutum* (Figura 19.9)

Características morfológicas

- Ventosa oral com colar de espinhos (Figura 19.10)
- Ventosa ventral maior do que a oral
- Testículos situados na metade posterior do corpo, um anterior ao outro
- Ovário anterior aos testículos
- Glândulas vitelogênicas situadas na lateral e na região posterior do corpo.

Hospedeiros

- Definitivos: aves anseriformes e galiformes e humanos
- Intermediários: caramujos aquáticos da família Planorbidae.

Local de infecção. Reto e cecos intestinais.

Ciclo biológico

Está relacionado com o ambiente aquático. Os hospedeiros intermediários são caramujos da família Planorbidae, que desenvolvem uma geração de esporocisto e duas de rédias, que vão originar as cercárias. As cercárias não abandonam o caramujo e se encistam, formando metacercárias próximo ao pericárdio, mas, eventualmente, podem usar anfíbios (rãs) ou outros moluscos para formar as metacercárias.

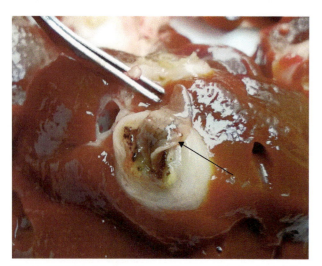

Figura 19.8 *Fasciola hepatica* sendo removida do ducto biliar. Foto: Aline Girotto Soares.

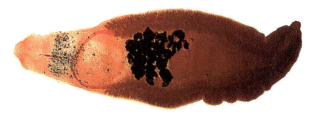

Figura 19.9 Espécime corado de *Echinostoma revolutum*.

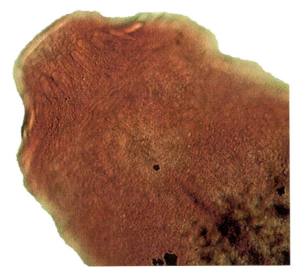

Figura 19.10 *Echinostoma revolutum* (detalhe do colar cefálico).

Importância em Medicina Veterinária e Saúde Pública

É considerado pouco patogênico, mas infecções intensas podem provocar enterite catarral. Em humanos, os aspectos clínicos têm sido pouco estudados, mas o quadro pode incluir cólicas intestinais e diarreia.

Diagnóstico

Baseado na constatação de ovos nas fezes.

Controle

Em razão da escassa importância clínica, não há necessidade de estabelecer programas de controle. Entretanto, o uso de anti-helmínticos tem se mostrado eficaz.

Família Typhlocoelidae

Gênero *Typhlocoelium*

Espécie *Typhlocoelium cucumerinum*

Características morfológicas

- Faringe desenvolvida
- Ventosas ausentes
- Cecos fusionados com divertículos
- Gônadas posteriores
- Testículos lobulados
- Ovário arredondado e glândulas vitelogênicas extracecais.

Hospedeiros

- Definitivos: aves anseriformes (patos e similares)
- Intermediários: moluscos gasterópodes da família Planorbidae.

Local de infecção. Traqueia, sacos aéreos e esôfago.

Ciclo biológico

Está relacionado com o ambiente aquático. Os hospedeiros intermediários são caramujos da família Planorbidae, que desenvolvem uma geração de esporocisto e duas de rédias, que vão originar as cercárias. As cercárias não abandonam o caramujo e se encistam, formando metacercárias próximo ao pericárdio.

Importância em Medicina Veterinária e Saúde Pública

Podem provocar obstrução traqueal e, às vezes, dispneia e asfixia.

Família Brachylaimidae

Gênero *Brachylaemus*

Espécie *Brachylaemus mazzantii* (Figura 19.11)

Características morfológicas

- Corpo alongado
- Cecos intestinais longos
- Testículos e ovário na extremidade posterior do corpo, podendo o ovário ser visualizado entre os testículos.

Hospedeiros

- Definitivos: pombos e aves galiformes (galinhas, faisões, galinha-d'angola etc.)
- Intermediários: moluscos terrestres – *Subulina octona*, *Bradybaena similaris*, *Bulimulus tenuissimus* e *Phyllocaulis variegatus*.

Local de infecção. Cecos intestinais.

Ciclo biológico

Pouco estudado. O ciclo é terrestre, com participação de lesmas e caramujos terrestres como hospedeiros intermediários.

Importância em Medicina Veterinária e Saúde Pública

Os parasitos eventualmente podem provocar irritação cecal.

Ordem Plagiorchiformes

Família Dicrocoeliidae

Gênero *Eurytrema*

Espécie *Eurytrema coelomaticum* (Figuras 19.12 e 19.13)

Características morfológicas

- Trematódeos de forma lanceolada
- Ventosas situadas na metade anterior do corpo
- Testículos levemente pós-acetabulares
- Ovário posterior aos testículos, próximo ao acetábulo
- Glândulas vitelogênicas laterais, na região mediana do corpo
- A bolsa do cirro vai até a margem anterior do acetábulo
- Poro genital central, pré-acetabular
- Mede até 16 mm de comprimento

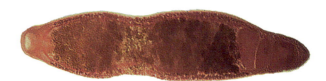

Figura 19.11 Espécime corado de *Brachylaemus mazzantii*.

- Quando recém-colhidos, apresentam coloração vermelha com manchas escuras
- Ovos operculados, escuros, pequenos, com 40 a 50 μm de comprimento (Figura 19.14).

Hospedeiros
- Definitivos: bovinos, caprinos e ovinos
- Intermediários:
  - Primeiro: molusco terrestre – *Bradybaena similares*
  - Segundo: insetos ortópteros – gafanhoto, *Conocephalus* sp.

Local de infecção. Ductos pancreáticos.

Ciclo biológico (Figura 19.15)
Os hospedeiros intermediários são caramujos de hábitos terrestres do gênero *Bradybaena*, que se infectam passivamente ingerindo os ovos dos trematódeos. Quatro semanas após a infecção, esporocistos de duas gerações são encontrados nas glândulas digestivas dos moluscos. Não há geração de rédias. Um esporocisto de primeira geração dá origem a cerca de 100 esporocistos de segunda geração, os quais, por sua vez, podem originar cerca de 200 cercárias, que são eliminadas pelo molusco ainda no interior do esporocisto de segunda geração na vegetação. A cercária é do tipo microcercária, com forma oval, cauda curta e um estilete na parte anterior. No meio externo, as cercárias se aglutinam em uma mucosidade, constituindo as bolas mucilaginosas, que se aderem à vegetação. Essas bolas evitam que as cercárias sofram dessecamento. O segundo hospedeiro intermediário, o gafanhoto de hábitos carnívoros *Conocephalus* sp., ingere as bolas mucilaginosas, atraído por elas, e nele são encontradas, em 21 dias, as metacercárias infectantes. Os hospedeiros definitivos infectam-se ao ingerirem pasto com o segundo hospedeiro intermediário infectado. Os parasitos adultos são encontrados nos canais pancreáticos dos hospedeiros definitivos mais ou menos 7 semanas depois de terem ingerido os gafanhotos infectados.

Importância em Medicina Veterinária e Saúde Pública
Apesar de eventualmente acontecer danos pancreáticos, é questionada a sua ação patogênica, tendo em vista que o animal não exterioriza a doença. Ocasionalmente, podem provocar uma fibrose grave, produzindo atrofia pancreática.

Diagnóstico
É feito por meio de exames coprológicos para a detecção dos ovos.

Controle
É indicado o uso de diversos anti-helmínticos.

Gênero *Platynosomum*

Platynosomum illiciens (Figura 19.16)
Características morfológicas
- Corpo estreito e alongado
- Adultos medem até 8 mm de comprimento
- Testículos volumosos, na mesma linha horizontal, pós-acetabulares
- Ovário menor que os testículos, abaixo do testículo direito.

Hospedeiros
- Definitivos: felídeos, mas podem parasitar primatas e aves silvestres
- Intermediários:
  - Primeiro: moluscos (lesmas) – *Subulina octona*

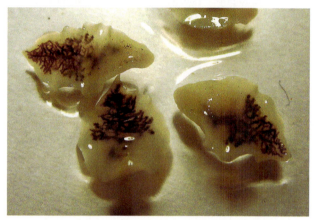

Figura 19.13 *Eurytrema coelomaticum* (espécimes sem coloração).

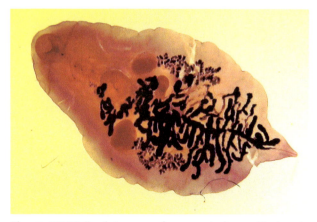

Figura 19.12 Espécime corado e montado em lâmina de *Eurytrema coelomaticum*.

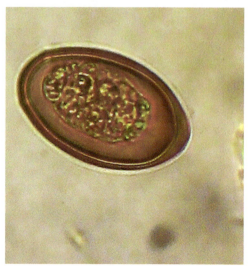

Figura 19.14 Ovo de *Eurytrema coelomaticum*.

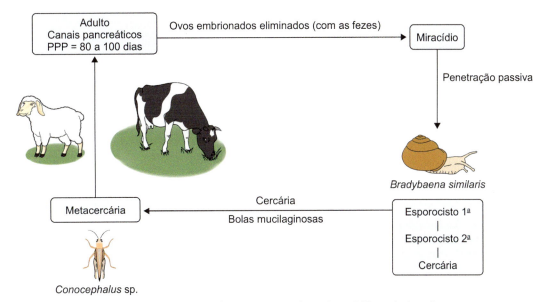

Figura 19.15 Ciclo biológico de *Eurytrema coelomaticum*. PPP: período pré-patente.

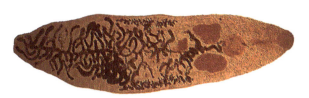

Figura 19.16 Espécime corado de *Platynosomum illiciens*.

- Segundo: pode ser um lacertídeo (lagartixas) ou um crustáceo decápode.

Local de infecção. Fígado e ductos biliares.

Ciclo biológico

Os ovos, eliminados com as fezes dos hospedeiros, são ingeridos pelo caramujo terrestre *Subulina octona*. No caramujo, ocorrem duas gerações de esporocistos. As cercárias se desenvolvem no interior dos esporocistos da segunda geração, que emergem dos caramujos em bolas mucilaginosas. O segundo hospedeiro intermediário é um crustáceo decápode ou um lacertídeo (*Tropidurus* sp.), que ingere os esporocistos com cercárias, as quais evoluem para metacercárias nos ductos biliares. Os gatos adquirem o parasitismo ao ingerir os répteis ou anfíbios parasitados. O parasito migra pelo ducto colédoco para os canais biliares e a vesícula biliar e alcança a maturidade sexual em 8 a 12 semanas.

Importância em Medicina Veterinária e Saúde Pública

Em infecções intensas, a presença de *P. illiciens* está associada à disfunção hepática, mas há relatos de importantes lesões hepáticas, com dilatação de ductos biliares e hepatomegalia.

Diagnóstico

Por meio da constatação da presença de ovos em exames coprológicos. Métodos de ultrassonografia também detectam a presença desse parasito.

Controle

O tratamento com anti-helmínticos é o mais adequado.

Ordem Paramphistomiformes
Família Paramphistomatidae
Gênero *Paramphistomum*
Espécie *Paramphistomum cervi* (Figuras 19.17 e 19.18)

Características morfológicas

- Corpo robusto, piriforme, com secção transversal circular
- Tegumento sem espinhos
- Acetábulo robusto, localizado na extremidade posterior
- Ventosa oral, às vezes com dois divertículos
- Faringe ausente
- Ovário pequeno, em geral pós-testicular
- Vitelária desenvolvida e lateral. Poro genital mediano, situado após a bifurcação cecal
- Não apresenta ventosa genital
- Adultos medem até 13 mm de comprimento
- Ovos acinzentados, com um opérculo; medem em torno de 150 μm de comprimento (Figura 19.19).

Hospedeiros

- Definitivos: bovinos, bubalinos, ovinos e caprinos
- Intermediário: molusco aquático da família Planorbidae. Fortes mencionou a espécie *Biomphalaria tenagophyla*.

Localização do parasito. Rúmen.

Ciclo biológico

Os ovos saem nas fezes e são liberados no meio ambiente. O miracídio eclode em meio líquido e nada até esbarrar com caramujos planorbídeos (*Bulinus, Planorbis, Lymnaea, Glyptanisus* e outros), tendo preferência pelos caramujos jovens. No hospedeiro intermediário, formam-se esporocisto, duas gerações de rédias e cercárias, no período mínimo de 1 mês. A cercária é do tipo "anfistoma" e facilmente reconhecível pela presença das ventosas nas extremidades do corpo. Após um período de maturação e estimuladas pela luz, as cercárias emergem dos caramujos, na água, onde se transformam em metacercárias, após penetrarem na pastagem ou nas plantas aquáticas, em aproximadamente 10 min. Os ruminantes se infectam ingerindo as plantas com as metacercárias. Inicialmente, as formas imaturas se desenvolvem no intestino; após 2 semanas, migram para o rúmen, onde alcançam a maturidade sexual. O ciclo completo é realizado em aproximadamente 110 dias para ovinos e 132 dias para bovinos.

Importância em Medicina Veterinária e Saúde Pública

Os parasitos irritam as mucosas intestinal e gástrica, provocando diarreias fétidas e escuras, e o animal fica muito debilitado, apresentando anemia, abatimento e edema intermaxilar.

Diagnóstico

Mediante a constatação de ovos em exames coprológicos (Figura 19.19).

Controle

Similar ao indicado para *Fasciola hepatica*.

Gênero *Cotylophoron*

Espécie *Cotylophoron cotylophorum* (Figura 19.20)

Parasito do rúmen de ovinos, bovinos e outros de maneira geral. Tem aparência similar à de *Paramphistomum cervi*, mas apresenta uma ventosa genital rodeando o poro genital (Figura 19.21).

Ordem Strigeiformes

Família Schistosomatidae

Gênero *Schistosoma*

Espécie *Schistosoma mansoni* (Figura 19.22)

Características morfológicas

- Trematódeos alongados e dioicos
- Ventosas pouco desenvolvidas
- Cecos intestinais reunidos posteriormente para formar um tubo que se prolonga até a extremidade posterior
- Machos mais largos e mais robustos do que as fêmeas
- Fêmeas, em geral, mais compridas do que os machos
- Poro genital próximo ao acetábulo

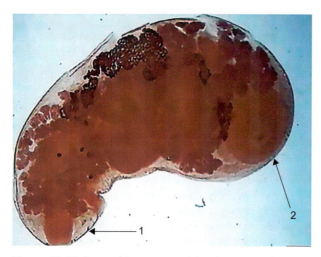

Figura 19.17 *Paramphistomum cervi* (espécime corado). Ventosa oral (1), acetábulo (2).

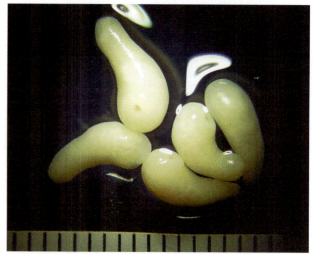

Figura 19.18 *Paramphistomum cervi* conservado em formol.

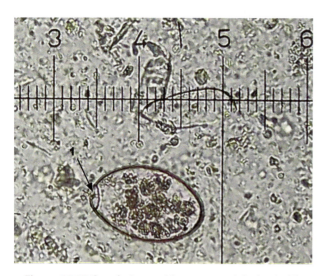

Figura 19.19 Ovo de *Paramphistomum cervi*. Opérculo (1).

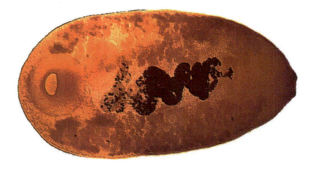

Figura 19.20 Espécime corado de *Cotylophoron cotylophorum*.

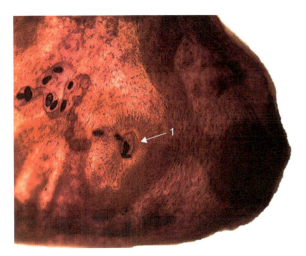

Figura 19.21 *Cotylophoron cotylophorum*. Detalhe da ventosa genital (1).

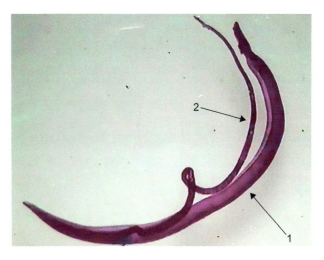

Figura 19.22 Espécime corado de *Schistosoma mansoni*: macho (1) e fêmea (2).

- O macho, com quatro ou mais testículos, apresenta as margens laterais do corpo ventralmente curvas, conformando o *canal ginecóforo*, no qual a fêmea permanece durante grande parte da sua vida
- A fêmea tem ovário alongado e compacto, situado próximo da união dos cecos
- Ovos não operculados, às vezes com espinho lateral ou terminal (Figura 19.23)
- Cercárias do tipo furcocercária não encistam e penetram ativamente pela pele do hospedeiro
- Parasitos do sistema porta de mamíferos e aves.

Hospedeiros
- Definitivos: humanos e bovinos, embora tenham sido encontrados em vários hospedeiros silvestres, principalmente roedores
- Intermediários: moluscos aquáticos dos gêneros *Biomphalaria* e, eventualmente, espécies de Helisoma e Lymnaea.

Local de infecção. Veias mesentéricas e hepáticas, sistema porta.

Ciclo biológico (Figura 19.24)

As fêmeas alcançam a maturidade sexual no sistema da veia porta intra-hepática, onde acasalam. Para a ovipostura, as fêmeas migram contra o sentido da corrente venosa para as ramificações das veias mesentéricas e para as vênulas do plexo hemorroidário. A ovipostura é realizada nas vênulas do reto e do sigmoide. Os ovos são postos um de cada vez, na proximidade da luz intestinal. Parte dos ovos alcança o lúmen intestinal; outros ficam retidos nas paredes do intestino ou continuam na circulação venosa até chegar ao fígado. Ao chegar à luz intestinal, os ovos, já embrionados, são eliminados conjuntamente com as fezes do hospedeiro. Na água, com influência de estímulos fotoquímicos, térmicos e osmóticos, o miracídio eclode. O miracídio, com uma viabilidade de aproximadamente de 8 a 12 h, é acentuadamente fototrópico. O hospedeiro intermediário é um molusco da família Planorbidae.

No Brasil, são conhecidas três espécies de *Biomphalaria* como hospedeiros intermediários de *S. mansoni*: *B. glabatra*, *B. tenagophila* e *B. straminea*.

No molusco, o miracídio transforma-se no esporocisto primário, nas proximidades do local de penetração. O esporocisto secundário migra para as regiões do hepatopâncreas e do ovotestículo do molusco. O amadurecimento dura até 4 semanas, incluindo a formação de cercárias (Figura 19.25). Os moluscos intensamente infectados podem sofrer castração parasitária ou morrer em consequência da destruição causada no hepatopâncreas ou em outros órgãos. As cercárias têm uma cauda bifurcada no extremo distal e emergem do molusco nos horários mais quentes e de maior luminosidade, em um ritmo circadiano; elas têm uma viabilidade de até 60 h. A infecção em humanos ocorre pela penetração das cercárias pelas mucosas ou através da pele, por ocasião dos banhos ou trabalhos na água. A cercária perde a cauda e modifica seu tegumento, transformando-se em *esquistossômulo*, que representa a fase juvenil dos vermes adultos. Estes penetram nos vasos cutâneos, entram na linfa ou no sangue e daí vão para o coração, e depois para os pulmões. Pela circulação geral, são levadas para a rede capilar terminal da circulação arterial, passando finalmente para o sistema veia porta intra-hepática. A longevidade desses parasitos é de até 5 anos, mas foram registrados casos com períodos superiores.

Período pré-patente. Dois meses e meio a 3 meses.

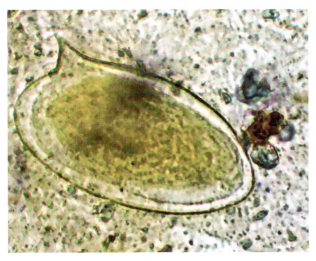

Figura 19.23 Ovo de *Schistosoma mansoni*.

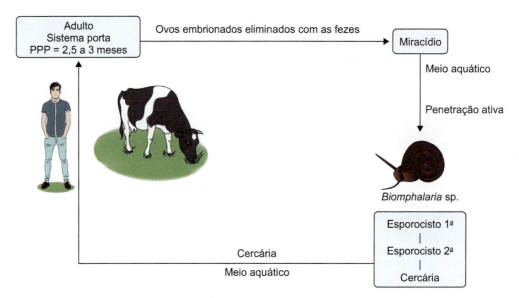

Figura 19.24 Ciclo biológico de *Schistosoma mansoni*.

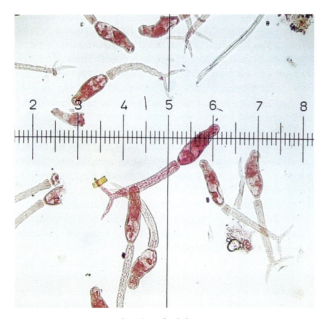

Figura 19.25 Cercária de *Schistosoma mansoni*.

Importância em Medicina Veterinária e Saúde Pública

Algumas espécies ocorrem em roedores e bovinos e suspeita-se que estes atuem como hospedeiros alternativos. É importante o tratamento de fontes de água natural, pois a água é o meio de infecção tanto para o hospedeiro definitivo quanto para o intermediário. Em humanos, os sintomas são diarreia sanguinolenta e com muco, anorexia, sede e anemia e foi constatada a chamada dermatite cercariana, ou "dermatite do nadador", provocada pela penetração das cercárias de *S. mansoni* na pele. Os ovos são os elementos fundamentais da patogenia da esquistossomose e, quando em grande número, alcançam a luz intestinal e podem provocar hemorragias, edemas e formações ulcerativas. Entretanto, os ovos que chegam ao fígado lá permanecem e causam reações inflamatórias granulomatosas, com a presença de processos necróticos. Esplenomegalia, varizes e ascite também foram relatadas. Entretanto, a patogenia está ligada a vários fatores, como a cepa do parasito, a carga parasitária adquirida, a idade, o estado nutricional e a resposta imunitária.

Controle

As condições inadequadas de saneamento básico são os principais fatores responsáveis pela presença de focos de transmissão. O combate aos caramujos transmissores, o saneamento básico e o tratamento da população infectada são medidas profiláticas fundamentais. Em relação aos bovinos, é importante identificar os meses de população máxima de caramujos pela temperatura, a fim de evitar que os bovinos fiquem expostos a extensões de água contaminada com cercárias nessas ocasiões.

Diagnóstico

O diagnóstico parasitológico direto é feito por meio de exames de fezes para constatar a presença de ovos. Entretanto, é importante mencionar que a fêmea elimina diariamente cerca de 200 ovos pelas fezes, portanto a possibilidade de detectá-los nas fezes é baixa, de modo que devem ser realizados vários exames. Outro método é a biopsia ou raspagem retal. Entre os métodos imunológicos ou indiretos, há a intradermorreação, reação de fixação de complemento, reação de hemaglutinação indireta, ELISA etc.

Família Eucotylidae

Gênero *Paratanaisia*

Espécie *Paratanaisia bragai* (Figura 19.26)

Características morfológicas

- Testículos pré-equatoriais e na mesma zona ou um pouco deslocados
- Ovário pré-testicular e com lobos pequenos
- Útero situado entre o esôfago e a margem posterior do corpo.

Hospedeiros

- Definitivos: pombos, aves galiformes e aves silvestres; por exemplo, *Columbina talpacoti* e *Paroaria dominicana*
- Intermediários: lesma *Leptinaria unilamellata*, *Subulina octona*

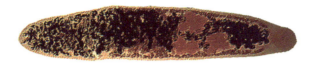

Figura 19.26 *Paratanaisia bragai* (espécime corado).

Local de infecção. Ductos renais.

Ciclo biológico

Ciclo terrestre. Keller e Araújo registraram a lesma *Leptinaria unilamellata* como hospedeiro intermediário de *P. bragai*. Brandolini e Amato estudaram o desenvolvimento larval de *Paratanaisia bragai* por meio de infecções experimentais em *Subulina octona*, o qual se completou aos 40 dias pós-infecção, com o encistamento da metacercária. Apresenta duas gerações de esporocistos.

Importância em Medicina Veterinária e Saúde Pública

A análise histopatológica demonstrou grande dilatação dos ductos coletores renais, com destruição e achatamento das células epiteliais de revestimento, sem reação inflamatória.

LEITURAS RECOMENDADAS

ACHA, P. N.; SZYFRES, B. *Zoonosis y Enfermedades Transmisibles Comunes al Hombre y a los Animales*. 3. ed. Organización Panamericana de la Salud, 2003. 544 p. v. 3.

BRANDOLINI, S. V. P. B.; AMATO, S. B. Morfologia externa de espécimes adultos de *Paratanaisia bragai* (Santos, 1934) (Digenea: Eucotylidae). *Rev. Bras. Parasitol. Vet.*, v. 16, n. 3, p. 129-132, 2007.

BUSH, A. O.; FERNÁNDEZ, J. C.; ESCH, G. W.; SEED, J. R. *Parasitism: the Diversity and Ecology of Animal Parasites*. Cambridge: Cambridge University, 2001. 576 p.

DALTON, J. P. *Fasciolosis*. Wallingford: CABI, 1998. 544 p.

FORTES, E. *Parasitologia Veterinária*. 4. ed. São Paulo: Ícone, 2004. 607 p.

KELLER, D. G.; ARAÚJO, J. L. B. Ciclo evolutivo de *Paratanaisia bragai* (Santos, 1934) (Trematoda, Eucotylidae) com novo hospedeiro intermediário no Brasil: *Leptinaria unilamellata* (D'Orbigny, 1835) (Gastropoda, Pulmonata, Subulinidae) em condições de laboratório. *Rev. Bras. Parasitol. Vet.*, v. 1, n. 2, p. 89-92, 1992.

NEVES, D. P. *Parasitologia Humana*. 11. ed. São Paulo: Atheneu, 2005. 494 p.

PINTO, R. M.; MENEZES, R. C.; TORTELLY, R. Systematic and pathologic study of *Paratanaisia bragai* (Santos, 1934) Freitas, 1959 (Digenea, Eucotylidae) infestation in ruddy ground dove *Columbina talpacoti* (Temminck, 1811). *Arq. Bras. Med. Vet. Zootec.*, v. 56, n. 4, p. 472-479.

REY, L. *Parasitologia*. 3. ed. Rio de Janeiro: Guanabara Koogan, 2001. 856 p.

ROBERTS, L. S.; JANOVY JR., J.; SCHMIDT, P. *Foundations of Parasitology*. 7. ed. New York: McGraw-Hill, 2004. 720 p.

SOULSBY, E. J. L. *Parasitología y Enfermedades Parasitarias en los Animales Domésticos*. 7. ed. México D.F.: Interamericana, 1987. 823 p.

THIENGO, S. C.; AMATO, S. B. *Phyllocaullis variegatus* (Mollusca: Veronicellidae), A new intermediate host for *Brachylaima* sp. (Digenea: Brachylaimatidae). *Mem. Inst. Oswaldo Cruz*, v. 90, n. 5, p. 14-18, 1995.

Classe Cestoda

Hélvio Tassinari dos Santos[*]

INTRODUÇÃO

Pertencente ao Reino Animalia, Filo Platyhelminthes, a classe Cestoidea, ou Cestoda (Rudolphi, 1808), compreende duas subclasses: a Cestodaria e a Eucestoda.

A subclasse Cestodaria é composta de helmintos parasitos de anelídeos e peixes primitivos, sem expressão em Medicina Veterinária e Humana.

Os helmintos da subclasse Eucestoda são conhecidos genericamente como tênias ou cestódeos e se caracterizam por serem segmentados e achatados dorsoventralmente, com poucas ou centenas de proglotes. As duas ordens mais importantes em Medicina Veterinária e Humana são a Cyclophyllidea e a Pseudophyllidea.

CARACTERÍSTICAS GERAIS DOS EUCESTODA

Localização

A forma adulta habita o intestino delgado de mamíferos e aves. A forma larval, ou metacestódeo, localiza-se em diversos tecidos e órgãos: músculos lisos e estriados; tecido subcutâneo; fígado, pulmão e baço; sistema nervoso de mamíferos, aves e peixes; e cavidade geral de artrópodes.

Morfologia externa

Apresentam corpo segmentado, em forma de fita, com três regiões morfologicamente distintas:

- Escólex, ou escólece (Figura 20.1): porção anterior mais ou menos cilíndrica, cônica ou globosa com a parte anterior saliente, denominada rostro ou rostelo (*rostellum*), que se destina à fixação nas vilosidades intestinais do hospedeiro. O escólex pode ter os seguintes órgãos:
  - Órgãos de adesão:
    - Ventosas: órgãos musculosos circulares ou elípticos, em número de dois a quatro, dispostos simetricamente em sua porção mais larga
    - Botrídios: músculos pedunculados, em número de dois ou quatro, em forma de orelhas
    - Pseudobotrídios: duas depressões alongadas nas porções dorsal e ventral do escólex
    - Tentáculos: quatro expansões retráteis, revestidas de acúleos com capacidade de invaginação
  - Órgãos de fixação:
    - Rostro, ou rostelo: estrutura muscular anterior, saliente, protrátil, situada entre as ventosas
    - Acúleos: ganchos quitinosos fixos por músculos, dispostos em coroa na extremidade do rostro (Figura 20.1)
- Colo: parte mais fina após o escólex, não segmentada, sem estrutura definida, formada por células embrionárias responsáveis pelo desenvolvimento dos proglotes
- Estróbilo (tronco ou corpo): formado por uma cadeia de segmentos denominados proglotes, que variam de forma e tamanho segundo o gênero e a espécie (Figura 20.2).

Os cestodas têm o corpo revestido pelo tegumento, que é formado por citoplasma de natureza sincicial, com mitocôndrias, vesículas e vacúolos, e provido de numerosos poros. Externamente, não tem espículas e apresenta microvilosidades (microtríquias) que aumentam a superfície de absorção do cestódeo.

Reprodução

São hermafroditas e heteroxenos, podendo ou não se reproduzir assexuadamente.

Formas larvais ou metacestódeos

Na ordem Cyclophyllidea, apresentam-se sob a forma de cistos únicos (monossomáticos) ou múltiplos (polissomáticos) com apenas um (monocefálico) ou inúmeros (policefálico)

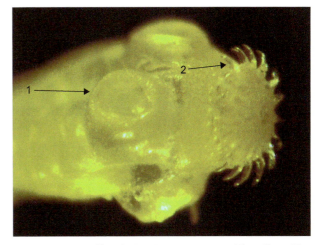

Figura 20.1 Escólex de *Taenia* spp.: ventosas (1), acúleos (2).

---

[*]Agradecimento a Norton Kleim e Mateus Santos Gaira, acadêmicos de Medicina Veterinária da Faculdade de Zootecnia, Veterinária e Agronomia da Pontifícia Universidade Católica do Rio Grande do Sul (PUC-RS), pelo auxílio na coleta e preparação do material para as fotos, e à Dra. Silvia Gonzalez Monteiro, pela gentileza das fotos cedidas.

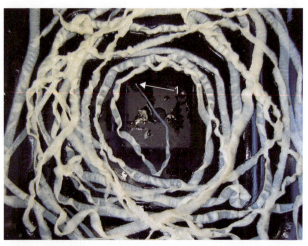

Figura 20.2 Estróbilo de *Taenia* spp. com escólex (1) e centenas de proglotes.

escóleces soltos ou aderidos na membrana germinativa com as seguintes formas (Tabela 20.1):

- Hidátide: vesícula formada por duas membranas delgadas e intimamente aderidas. Da membrana interna ou germinativa brotam escóleces fixos ou que se desprendem e invaginam, formando os protoescóleces. No interior do cisto podem-se desenvolver vesículas filhas e netas. Os hospedeiros intermediários são mamíferos domésticos, silvestres e humanos. Por exemplo, cisto hidático
- Cenuro: vesícula semelhante à hidátide com vários protoescóleces aderidos em áreas definidas na membrana germinativa. O hospedeiro intermediário também é um vertebrado. Por exemplo, *Taenia multiceps*
- Cisticerco: vesícula pequena, semitranslúcida, que tem, no interior, um único protoescólece, podendo ou não apresentar rostelo e acúleos. Nesse tipo larvar, o hospedeiro intermediário é um vertebrado. Por exemplo, *Cysticercus celullosae*
- Estrobilocerco: vesícula semitranslúcida que corresponde a uma larva com escólex longo e pseudossegmentado ligando duas vesículas. O hospedeiro intermediário é um vertebrado. Por exemplo, *Cysticercus fasciolaris*
- Cisticercoide: vesícula rudimentar rígida e pequena com escólex invaginado. O hospedeiro intermediário é um invertebrado. Por exemplo, *Moniezia* spp.

Na ordem Pseudophyllidea, as larvas geralmente são vermiformes:

- Coracídio: larva de vida livre, ciliada e móvel
- Procercoide: larva sólida e alongada com apêndice caudal, no qual ficam situados os acúleos. Parasitam artrópodes aquáticos dos gêneros *Cyclops* e *Diaptomus*, os primeiros hospedeiros intermediários
- Plerocercoide: vermiforme, maciça, com escólex invaginado e sem acúleos, encontrada na musculatura dos peixes, que constituem o segundo hospedeiro intermediário. Por exemplo, *Diphyllobothrium latum*.

Morfologia interna

Parênquima. Tecido de preenchimento constituído por um citoplasma de natureza sincicial, sem núcleo, contendo mitocôndrias, vacúolos e vesículas e provido de inúmeros poros, por meio dos quais realiza a respiração e a alimentação.

Sistema muscular. Músculos subcuticulares, radiais e circulares formam as ventosas. Nos proglotes, grupos de fibras longitudinais formam a zona cortical e fibras circulares formam a zona medular, onde se situam todos os órgãos.

Aparelho respiratório e digestivo. Os cestódeos não têm aparelho respiratório e digestivo; essas funções são realizadas por meio do tegumento e a nutrição é feita por osmose.

Aparelho excretor e osmorregulador. Formado por numerosos solenócitos ou *células em flama*, cílios vibráteis inseridos no parênquima que se comunicam por canalículos, indo desembocar em dois pares de canais coletores laterais, um ventral de maior calibre e outro dorsal, que percorrem todo o estróbilo, realizando, desse modo, o equilíbrio hídrico.

Sistema nervoso. Formado por um par de gânglios em forma de anel, localizados no escólex, de onde partem vários cordões nervosos longitudinais paralelos aos canais excretores por todo o estróbilo. Desses cordões, saem filetes de menor calibre, os quais inervam os diferentes órgãos.

Aparelho genital masculino. Os testículos são esparsos no parênquima e o número depende de cada espécie. Apresentam canais eferentes, que ligam os testículos ao canal deferente, no

Tabela 20.1 Forma larval e tipos de cistos dos principais cestódeos.

Hospedeiro definitivo/cestódeo	Forma larval	Tipo de cisto
Ser humano		
Taenia solium	*Cysticercus cellulosae*	Monossomático – monocefálico
T. saginata	*Cysticercus bovis*	Monossomático – monocefálico
Cão		
Echinococcus granulosus	Cisto hidático	Polissomático – policefálico
T. multiceps	*Coenurus cerebralis*	Monossomático – policefálico
T. hidatigena	*Cysticercus tenuicollis*	Monossomático – monocefálico
T. ovis	*Cysticercus ovis*	Monossomático – monocefálico
T. taeniformis	*Cysticercus fasciolaris*	Monossomático – monocefálico
Dipylidium caninum	Larva cisticercoide	Monossomático – monocefálico

qual há uma dilatação que forma a vesícula seminal. No final do canal deferente, encontra-se o poro genital, ou átrio (Figura 20.3) e a bolsa do cirro, onde se situa o cirro, órgão copulador protrátil. Na ordem Cyclophyllidea, o átrio está disposto na margem lateral do proglote, alternadamente ou não; nos Pseudophyllidea, o átrio situa-se na face ventral e no centro do proglote.

Aparelho genital feminino. Ovário único ou duplo, bi ou multilobulado, situado posteriormente, próximo ao oviduto que vai formar o oótipo, dilatação em que ocorre a fecundação. O viteloduto das glândulas vitelogênicas comunica-se com o oótipo e este com a vagina, situada no orifício genital feminino, próximo ao orifício genital masculino no átrio genital. O oótipo é envolvido pela glândula de Mehlis, que segrega produtos lubrificantes, e pelas glândulas vitelogênicas, que formam o vitelo e a membrana dos ovos. O útero apresenta diversidade de formas: é ramificado, tubular ou reticular (dendrítico) e persistente ou temporário. Nos proglotes maduros, o útero persistente permanece cheio de ovos; já o útero temporário regride, formando bolsas com ovos dentro, que se individualizam e formam cápsulas ovígeras (Figura 20.4).

Maturação dos proglotes. Os proglotes mais perto do colo são imaturos ou jovens, sem órgãos sexuais desenvolvidos; os proglotes maduros encontram-se no terço médio. Os proglotes grávidos estão no terço final do estróbilo e contêm apenas o útero ou fragmentos dele, ramificados, formando saculações horizontais ou transversais, com centenas a milhares de ovos.

Fecundação. Com exceção do gênero *Echinococcus*, a autofecundação dos proglotes é rara, pois ocorre protandria (tempo de maturação diferente dos órgãos sexuais de um mesmo proglote). A reprodução ocorre entre dois proglotes diferentes de um mesmo cestódeo ou entre proglotes de cestódeos diferentes.

Oviposição. Na ordem Cyclophyllidea, não ocorre oviposição por faltar orifício que se comunique com o exterior. Os proglotes desprendem-se do estróbilo por movimentos de contração e distensão (apólise e são eliminadas com as fezes. Nas tênias da ordem Pseudophyllidea, a oviposição é realizada pelo tocóstomo, orifício situado medianamente na face ventral dos proglotes.

Tipos de ovos. Na ordem Cyclophyllidea, os ovos, ou oncosferas, não apresentam opérculo. Na família Taeniidae, os ovos contêm um embrião com três pares de acúleos, denominado embrião hexacanto (Figura 20.5). Na família Anoplocephalidae, os ovos apresentam o embrião em forma de aparelho piriforme (Figura 20.6). Nos Pseudophyllidea, o ovo não é embrionado e tem um opérculo na extremidade.

SISTEMÁTICA DA SUBCLASSE EUCESTODA

A subclasse Eucestoda tem duas ordens de interesse em Medicina Veterinária e Saúde Pública, tanto pelo aspecto sanitário quanto pelos prejuízos socioeconômicos decorrentes do parasitismo pelas formas adultas e larvais: as ordens Cyclophyllidea e Pseudophyllidea (Tabela 20.2). Entretanto, cabe ressaltar que, atualmente, alguns gêneros e espécies estão sendo reestudados e redefinidos por meio da biologia molecular.

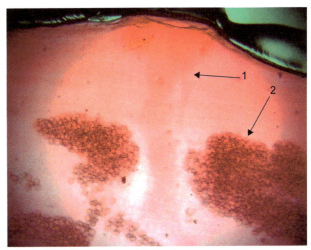

Figura 20.3 Proglote grávida de *Taenia* spp.: átrio genital (1), útero (2).

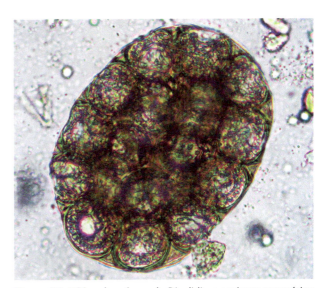

Figura 20.4 Cápsula ovígera de *Dipylidium caninum* com vários ovos no seu interior.

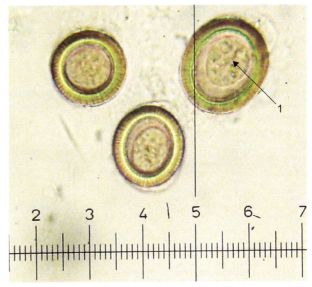

Figura 20.5 Ovos da família Taeniidae com embrião hexacanto (1).

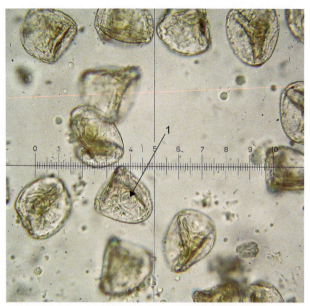

Figura 20.6 Ovos da família Anoplocephalidae com aparelho piriforme (1).

Ordem Cyclophyllidea

Principais características:

- Cestódeo com quatro ventosas, com ou sem acúleos
- Não apresenta tocóstomo (orifício genital externo) e realiza apólise (desprendimento) dos proglotes
- As oncosferas (ovos) não operculadas contêm embrião hexacanto ou embrião com aparelho piriforme
- Parasitam o intestino delgado dos mamíferos, incluindo humanos, e das aves.

Superfamília Tainoidea | Família Taeniidae (Tabela 20.3) | Ludwig, 1886

Principais características:

- Apresentam quatro ventosas, rostro armado com acúleos em forma de foice, com a série superior mais longa do que a inferior, com exceção da *T. saginata*, que não tem coroa de espinhos
- O tamanho e o número de proglotes são variáveis segundo a espécie. O aparelho genital é simples, com testículos e útero dispersos no parênquima. Fase larval tipo hidátide, cisticerco, estrobilocerco ou cenuro nos vertebrados e cisticercoide nos artrópodes
- Ovos arredondados com embrião hexacanto, indistinguíveis entre as espécies (ver Figura 20.5).

Gênero *Taenia* | Lineu, 1758

Principais características:

- Escólex armado (menos a *T. saginata*), com quatro ventosas circulares
- O estróbilo (corpo) tem centenas de proglotes
- Forma larval do tipo cisticerco.

Espécie *Taenia solium* (pronúncia: Tênia) | Lineu, 1758

Características morfológicas

- Escólex globoso, com 25 a 50 acúleos dispostos em duas fileiras
- Estróbilo com 700 a 900 proglotes
- Papilas genitais visíveis e dispostas alternadamente nos proglotes
- Em torno de 300 a 600 massas testiculares no parênquima medular
- Ovário bilobado ramificado, estendendo-se até a margem distal do proglote
- Útero disposto medianamente à proglote com aspecto irregular e com 7 a 16 ramificações dendríticas
- Mede de 1,5 a 8 m de comprimento por 5 a 8 mm de largura.

Doenças

Teníase. Doença ocasionada no hospedeiro definitivo, que tem o verme adulto

Cisticercose. Doença ocasionada no hospedeiro intermediário, que tem a forma larval do cestódeo.

Hospedeiros

- Definitivos: seres humanos
- Intermediário: suíno.

Forma larval

Cysticercus cellulosae (Figura 20.7) é uma pequena vesícula transparente, ovoide ou levemente alongada, com 5 a 20 mm

Tabela 20.2 Sistemática da subclasse Eucestoda.

Ordem	Família	Gênero
Cyclophyllidea (quatro ventosas sem tocóstomo; ovos não operculados embrionados)	Taeniidae	*Taenia* spp. *Echinococcus* spp.
	Dilepididae (cães e humanos)	*Dipylidium* sp.
	Davaneidae (aves)	*Davainea* spp. *Raillietina* spp.
	Anoplocephalidae (equinos e ruminantes)	*Anoplocephala* spp. *Paranaplocephala* sp. *Moniezia* spp. *Thysanosoma* spp.
Pseudophyllidea (dois pseudobotrídios com tocóstomo; ovos operculados não embrionados)	Diphyllobotriidae	*Diphyllobotrium* spp. *Spirometra* spp.

Tabela 20.3 Principais espécies, hospedeiros, tipos e localização das formas larvais dos principais Taeniidae de humanos e animais.

Espécie	Hospedeiro definitivo	Hospedeiro intermediário	Nome da larva	Localização
Taenia solium	Humanos	Suínos	C. celullosae	Musculatura cardíaca e esquelética
T. saginata	Humanos	Bovinos	C. bovis	Musculatura cardíaca e esquelética
T. hydatigena	Cães	Ruminantes e suínos	C. tenuicollis	Serosas
T. taeniformis	Felinos	Roedores	C. fasciolaris	Fígado e cavidade abdominal
T. serialis	Cães	Coelhos	Coenurus serialis	Tecido conjuntivo e serosas
T. pisiformis	Cães	Coelhos	Cysticercus pisiformis	Serosas e cavidade peritoneal
T. multiceps	Carnívoros	Herbívoros	Coenurus cerebralis	Cérebro

de diâmetro, dependendo da densidade do tecido no qual se localiza. É preenchida por um líquido claro em que se encontra o *receptaculum capitis*, que contém o escólex da futura tênia invaginado.

Localização

A forma adulta vive no intestino delgado do ser humano e a forma larval, tanto em humanos como em suínos, localiza-se no tecido interfascicular dos músculos lisos e estriados com maior oxigenação, como masseteres e pterigóideos e miocárdio, seguidos pelo diafragma, subcutâneo e alguns órgãos, como fígado, cérebro e olhos.

Ciclo evolutivo (Figura 20.8)

Os proglotes, com cerca de 30 mil a 50 mil oncosferas, são eliminados em cadeias de três a seis elementos com as fezes humanas, que, quando depositadas no solo, sofrem dessecação ou compressão, liberando os ovos, que se espalham por ação da chuva, do vento e de insetos e contaminam o meio ambiente.

Os ovos apresentam uma viabilidade de cerca de 12 meses e, ao serem ingeridos por humanos ou suínos, são atacados pelos sucos gástrico, pancreático e biliar e por enzimas (pepsina e tripsina), que digerem a membrana e ativam o embrião hexacanto, que é liberado cerca de 24 a 72 h após a ingestão.

O embrião evaginado atravessa a parede da submucosa intestinal e chega à via sanguínea ou linfática; alcança a corrente circulatória e segue para o fígado, o coração e os pulmões, abandonando, então, o sangue e se fixando no tecido interfascicular da musculatura. Em 3 meses, o *C. cellulosae* está desenvolvido e, conforme a imunidade do hospedeiro, pode permanecer viável por vários anos ou sofrer degeneração com calcificação.

O ciclo se completa quando o cisticerco do suíno ingerido pelo ser humano sofre ação dos sucos gástricos que ativam o embrião hexacanto, que desenvagina, fixa-se entre as vilosidades ou no interior das criptas de Lieberkühn do intestino delgado e inicia o desenvolvimento dos proglotes. O crescimento é rápido: cerca de 60 a 70 dias depois, o cestódeo já mede 2 m, com eliminação de proglotes.

Meios de infecção

- Ser humano:
  - Ingestão de ovos: causa a doença chamada cisticercose
  - Ingestão da forma larval *C cellulosae*: causa a doença chamada teníase
  - Infecção indireta ou heteroinfecção: ocorre por meio de ingestão acidental de ovos de *T. solium* nos alimentos e água contaminados ou práticas sexuais não convencionais
  - Infecção direta ou autoinfecção: decorrente da ingestão de ovos de tênias do próprio indivíduo, o que ocorre em duas situações:
    – Autoinfecção externa: o indivíduo portador da *T. solium* elimina proglotes e ovos, contaminando a região perianal, e, pela coprofagia ou falta de higiene, ingere os ovos
    – Autoinfecção interna: em razão dos movimentos antiperistálticos do intestino delgado, proglotes ou ovos retornam ao estômago e liberam os embriões hexacantos, que, pelo elevado número de oncosferas, disseminam-se para vários órgãos
- Suínos: a ingestão de fezes humanas com ovos causa a cisticercose em suínos.

Na espécie humana, a cisticercose pode ser adquirida de modo direto ou indireto, resultando na maior ou menor disseminação dos cisticercos no organismo

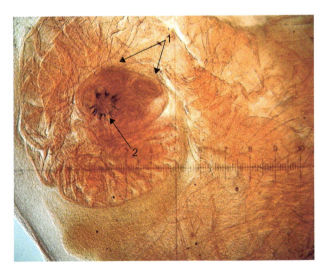

Figura 20.7 *Cysticercus celullosae*, metacestódeo da *T. solium*. Ventosas (1); acúleos (2).

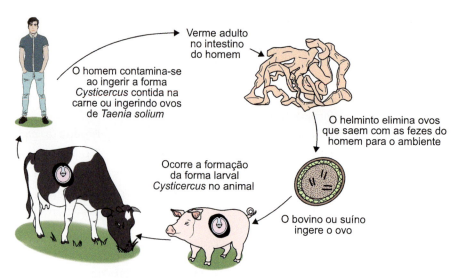

Figura 20.8 Ciclo evolutivo de *Taenia solium* e *T. saginata*.

Importância em Medicina Veterinária e Saúde Pública

No ser humano, ocorre a teníase quando este é infectado pela tênia adulta, a cisticercose quando o hospedeiro for portador do cisticerco e a neurocisticercose quando o cisticerco estiver localizado no cérebro; em suínos, ocorrem a cisticercose e a neurocisticercose. A teníase geralmente é assintomática. A neurocisticercose é a forma mais grave; pode provocar inúmeros sintomas, dependendo da localização e da quantidade de cisticercos. Os prejuízos nos animais são decorrentes da condenação parcial ou total das carcaças parasitadas durante a inspeção em matadouros e frigoríficos.

Espécie *Taenia saginata* (sinonímia: *Taeniarhynchus saginata*) | Goeze, 1782

Características morfológicas

- Com escólex cuboide, sem acúleos, é denominada tênia desarmada
- O corpo do parasito, chamado estróbilo, desenvolve de 9 a 12 proglotes diariamente, podendo chegar a 1 mil ou 2 mil proglotes quando adulto, os quais contêm até 80 mil ovos
- Tem de 800 a 1.200 testículos
- O útero apresenta de 14 a 32 ramificações do tipo dicotômico
- Mede de 4 a 12 m de comprimento por 5 a 7 mm de largura.

Hospedeiros

- Definitivos: seres humanos
- Intermediário: bovino.

Forma larval

Cysticercus bovis tem vesícula translúcida, oval ou levemente alongada, de aspecto pardacento, com 7 a 10 mm de diâmetro (Figura 20.9). O líquido cístico claro deixa aparecer o *receptaculum capitis* e o metacestódeo em seu interior (Figura 20.9).

Localização

A forma adulta localiza-se no intestino delgado de humanos, e a larval, nos músculos com maior teor de oxigenação dos bovinos, como masseteres, pterigóideos, coração e diafragma.

Ciclo evolutivo

Típico da família Taeniidae. Os proglotes saem com as fezes ou por movimentos próprios, independentemente da defecação. Algumas vezes se destacam pedaços maiores, com proglotes imaturos e maduros, seguindo-se um longo tempo sem eliminação até que haja novamente a apólise dos proglotes. O *C. bovis*, após 10 semanas, torna-se infectante para humanos. O crescimento da *T. saginata* é rápido; ela produz cerca de 9 a 12 proglotes por dia e alcança o estágio adulto em 3 meses.

Importância em Medicina Veterinária e Saúde Pública

Geralmente é assintomática, mas pode causar distúrbios digestivos, emagrecimento e prurido anal. Em bovinos, a cisticercose não causa sinais clínicos *in vivo*. Os prejuízos são

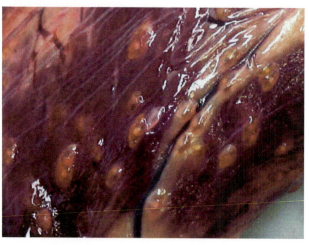

Figura 20.9 Cisticercose viva cardíaca em bovino.

decorrentes da condenação total ou parcial ou do tratamento pelo frio das carcaças parasitadas. As principais diferenças morfológicas entre *Taenia solium* e *Taenia saginata* estão descritas na Tabela 20.4.

Espécie *Taenia hydatigena* | Pallas, 1766

Características morfológicas

- Escólex reniforme, com 1 mm de largura, com rostro longo e fino, provido de dupla coroa de 24 a 26 acúleos
- O colo tem a mesma largura do escólex, e os proglotes têm poros genitais irregularmente alternados e com 600 a 700 testículos
- O útero grávido tem cinco a dez ramificações dendríticas lateralmente, com cerca de 30 mil ovos
- Mede entre 0,5 e 5 m de comprimento por 5 a 7 mm de largura.

Hospedeiros

- Definitivos: cães
- Intermediários: ovinos, bovinos, suínos e caprinos.

Forma larval. *Cysticercus tenuicollis* (Figura 20.10).
Localização. Forma adulta no intestino delgado do cão e forma larval nas serosas de órgãos (fígado e baço) e da cavidade peritoneal.

Ciclo evolutivo

O ciclo evolutivo é clássico da família *Taeniidae* spp. Após 60 dias, o *Cysticercus tenuicollis* já está formado como uma vesícula transparente em que se vê o protoescólece. Cerca de 70 a 80 dias após a ingestão do protoescólece, a tênia inicia a liberação de proglotes.

Importância em Medicina Veterinária e Saúde Pública

É apatogênica para o cão, mas as vísceras com cisticercos são condenadas durante a inspeção pela sua aparência. Não há desenvolvimento em humanos.

Espécie *Taenia ovis* | Cobbald, 1869

Principais características:

- Adultos medem de 0,5 a 2 m
- Apresenta o escólex e o rostro armado com dupla fileira com 24 a 36 acúleos grandes e pequenos

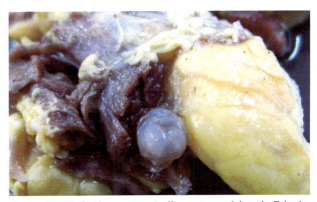

Figura 20.10 *Cysticercus tenuicollis*, metacestódeo da *T. hydatigena*.

- Os testículos, em número de 300, não atingem a margem posterior dos proglotes
- Útero grávido com 20 a 25 ramificações laterais.

Hospedeiros

- Definitivos: cães
- Intermediários: ovinos e caprinos.

Forma larval. *Cysticercus ovis*.
Localização. A forma adulta localiza-se no intestino delgado do cão, e a forma larval na musculatura esquelética e visceral de ovinos.

Ciclo evolutivo

Clássico da família Taeniidae.

Importância em Medicina Veterinária e Saúde Pública

É assintomática para cães e ovinos. O prejuízo corresponde à depreciação das carcaças de ovinos infectadas, condenadas pela sua aparência durante a inspeção nos frigoríficos. Não há envolvimento em Saúde Pública.

Espécie *Taenia pisiformis* | Bloch, 1780

Características morfológicas

- Escólex globoso, de forma quadrangular, com uma coroa com 34 a 48 acúleos, e colo mais estreito que o escólex, com 1 a 2 mm de comprimento

Tabela 20.4 Diferenças morfológicas entre *Taenia solium* e *Taenia saginata*.

Característica	T. solium	T. saginata
Comprimento (m)	1,5 a 8	4 a 12
Número de proglotes	700 a 900	1.000 a 2.000
Escólex: diâmetro (mm)	0,6 a 1	1,5 a 2
Acúleos	Presentes	Ausentes
Número de testículos	300 a 600	800 a 1.200
Esfíncter vaginal	Ausente	Presente
Número de ramos uterinos	7 a 16	14 a 32
Número de ovos	40.000	80.000
Forma de expulsão de proglotes	Passiva: de 3 a 6 proglotes	Ativa: 1 proglote de cada vez

- A vagina é estreita e curvada posteriormente e o útero grávido tem 8 a 15 ramificações dendríticas
- Mede 0,5 a 2 m de comprimento e tem 200 proglotes, em média
- Os proglotes do terço médio em diante têm a parte posterior mais larga do que a anterior, o que dá um aspecto triangular de franja ou serra.

Hospedeiros
- Definitivos: cães e, ocasionalmente, gatos
- Intermediários: coelhos e ratos.

Forma larval. *Cysticercus pisiformis*.
Localização. A forma adulta localiza-se no intestino delgado do cão e, eventualmente, de felinos e a forma larval localiza-se no fígado e na cavidade peritoneal de leporinos e roedores.

Ciclo evolutivo
É clássico da família Taeniidae. A falta de glucolato na bile do cão propicia o desenvolvimento da *T. pisiformis*, mas, por ser tóxico para o *C. pisiformis*, impede a sua formação nessa espécie.

Importância em Medicina Veterinária e Saúde Pública
No cão, causa teníase e, no coelho, a cisticercose. É assintomática para os cães. Em coelhos, nas altas infecções, a migração larvária no fígado pode provocar baixa conversão alimentar e caquexia. Não há envolvimento em Saúde Pública.

Espécie *Taenia serialis* (sinonímia: *Multiceps serialis*)

Características morfológicas
- Escólex com rostro e 24 a 36 acúleos em duas séries
- Adultos com tamanho de 0,5 a 2 m de comprimento
- Proglotes com cerca de 300 testículos, que não alcançam a margem posterior; o útero grávido apresenta cerca de 20 a 25 ramificações.

Hospedeiros
- Definitivos: cães
- Intermediários: leporinos (coelhos e lebres).

Forma larval. *Coenurus serialis* (cisto monossomático policefálico). Os protoescóleces aderem-se à membrana cística em fileiras, por isso o nome *serialis*. Aparentemente, a *T. serialis* é a mesma *M. multiceps*, apenas com características filogenéticas de adaptação em hospedeiros e localização diferentes.

Localização. A forma adulta localiza-se no intestino delgado do cão e a larval, no tecido subcutâneo e interfascicular dos músculos dos leporinos.

Ciclo evolutivo
Clássico da família Taeniidae. Após a penetração, e por tropismo, os metacestódeos atingem o tecido subcutâneo e a musculatura dos hospedeiros intermediários, desenvolvendo o *Coenurus serialis*.

Importância em Medicina Veterinária e Saúde Pública
É assintomática para os cães. Nos leporinos, a localização das lesões não produz alterações graves e não ocorrem sinais clínicos apreciáveis. Não foi comprovada a transmissão para o ser humano.

Espécie *Taenia multiceps* (sinonímia: *Multiceps multiceps*)

Características morfológicas
- Escólex com rostro provido de 24 a 36 acúleos grandes e pequenos, dispostos em duas séries
- Tamanho de 0,5 a 2 m de comprimento, com proglotes com 300 a 400 testículos, que não alcançam a margem posterior; o útero grávido apresenta cerca de 20 a 25 ramificações e poros genitais irregularmente alternados.

Hospedeiros
- Definitivos: cães
- Intermediários: ovinos, caprinos e bovinos.

Forma larval. *Coenurus cerebralis* apresenta-se como uma vesícula cheia de líquido, com inúmeros protoescóleces aderidos na membrana germinativa, constituindo um cisto monossomático policefálico (Figura 20.11).

Localização. A forma adulta localiza-se no intestino delgado do cão e a forma larval, no cérebro de ovinos, caprinos, bovinos e, eventualmente, equinos e humanos.

Ciclo evolutivo
Típico da família Taeniidae. O período pré-patente é de cerca de 7 semanas, quando ocorre a liberação das primeiros proglotes.

Importância em Medicina Veterinária e Saúde Pública
No cão, a doença é chamada de teníase; nas demais espécies, o parasito produz a *cenurose*, ou "torneio verdadeiro". A

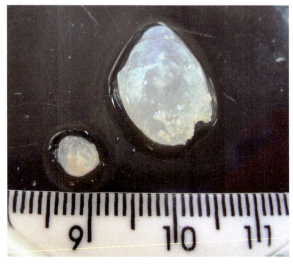

Figura 20.11 *Coenurus cerebralis*: protoescóleces aderidos à membrana germinativa.

patogenia está diretamente relacionada com a localização, o tamanho e a quantidade de cenuros. A localização mais frequente é no encéfalo, mas podem ser encontrados no cerebelo, no bulbo e, mais raramente, na medula espinal. O andar em círculo para um único lado (torneio verdadeiro) é um sinal clínico evidente. Ainda que raros, já foram diagnosticados casos em humanos.

Gênero *Echinococcus* (pronúncia: Equinocócus) | Rudolphi, 1801

Os representantes desse gênero são responsáveis pelo complexo equinococose-hidatidose, que se define como infecção ciclozoonótica, comum aos animais e aos humanos (zooantroponose), causada pelo cestódeo *Echinococcus* spp. em seu estágio cíclico larvário, apresentando um ciclo biológico que se completa entre dois mamíferos que têm uma relação de presa-predador.

Principais características:

- Taeniidae pequeno, com três a quatro proglotes, sendo o último grávido (Figura 20.12)
- Testículos laterais e anteriores aos órgãos femininos
- Ovário bilobado, mediano e situado posteriormente no proglote.

Espécies

- *Echinococcus granulosus*, com as amostras G1 (ovina), G5 (bovina), G6 (camelo), G7 (suína), entre outras
- *E. multilocularis*
- *E. vogeli*
- *E. oligarthrus*.

Essas espécies têm amostras com ciclos filogeneticamente adaptados a vários hospedeiros intermediários; atualmente, estão sendo estudadas pela biologia molecular e algumas foram reconhecidas como novas espécies (Tabela 20.5).

Características morfológicas

- *Echinococcus granulosus* é a menor espécie de cestódeos dos mamíferos
- Mede de 3 a 6 mm e tem escólex globoso e rostro com dupla coroa com 28 a 54 acúleos
- O colo é curto e tem três proglotes (no máximo, quatro): o primeiro jovem, o segundo maduro e o último grávido, que corresponde à metade de todo o cestódeo
- Apresenta de 40 a 60 testículos, com ovário em forma de ferradura e útero com 400 a 1.500 oncosferas de 30 a 36 mm de diâmetro.

Doença

- Em cães: produz a doença chamada equinococose, ou teníase
- Nos mamíferos: as diferentes espécies de *Echinococcus* spp. produzem a doença chamada hidatidose, atualmente denominada equinococose cística, com características diferentes:
  - *E. granulosus*: hidatidose clássica ou cística – presença de cistos simples
  - *E. multilocularis*: hidatidose multilocular – cistos com vários compartimentos
  - *E. vogeli*: hidatidose policística – vários cistos unidos
  - *E. oligarthrus*: hidatidose policística – vários cistos unidos.

Espécie *Echinococcus granulosus* (*Echinos* = espinhos; *Coccus* = grão) | Batsch, 1786

Hospedeiros

- Definitivos: cães domésticos e canídeos silvestres
- Intermediários: mamíferos domésticos, silvestres e humanos.

Forma larval

O cisto hidático, ou hidátide (Figuras 20.13 e 20.14; cisto polissomático e policefálico), é composto de três membranas:

- Membrana adventícia: é a membrana mais externa, formada pelo tecido do hospedeiro e composta de fibroblastos e células inflamatórias, como macrófagos, linfócitos, eosinófilos e células epiteliais. O cisto hidático em localização cerebral não forma a membrana adventícia e pode ser confundido com a cenurose, mas os protoescóleces da *T. multiceps* sempre estão aderidos à membrana e, no cisto hidático, também se encontram soltos no líquido hidático
- Membrana anista ou cuticular: é a membrana externa do metacestódeo, formada por fibras paralelas de células tegumentares basais
- Membrana germinativa: membrana interna do cisticerco, intimamente aderida à membrana externa e formada por cinco camadas celulares de fibras musculares, micotríquias, células em flama, grânulos de glicogênio e mitocôndrias; cumpre a função reprodutiva assexuada. Entre 5 e 8 meses, formam-se os protoescóleces (escóleces invaginados) soltos (Figura 20.15) ou aderidos ao líquido hidático (areia hidática). Por vezes, a membrana forma, no seu interior, vesículas filhas e vesículas netas. Ela produz o líquido hidático, que contém oxigênio, açúcares, proteínas e sais minerais, substâncias que mantêm a vitalidade do cisto.

Tabela 20.5 Principais ciclos evolutivos do *Echinococcus* spp.

Ciclos domésticos	Origem	Ciclos silvestres	Espécie
Cão – ovino	Principal/mundial	*Canis lupus – Rangifer e Alces*	*Echinococcus granulosus* – Canadá
Cão – bovino	Mundial	*Canis dingo* – Wallaby	*E. granulosus* – Austrália
Cão – suíno	Rússia – Polônia	*Felix concolor – Dasyprocta* spp.	*E. oligarthus* – Argentina
Cão – equino	Inglaterra	*Vulpes vulpes – Microtus* spp.	*E. multilocularis* – América
Cão – camelo	Oriente Médio	*Speothos venaticus – Cuniculis paca*	*E. vogeli* – Argentina

Localização. A forma adulta é localizada no intestino delgado de cães domésticos e canídeos silvestres. Nos mamíferos, 80% dos cistos hidáticos estão no fígado (Figura 20.16), 20% nos pulmões e 0,5% nos demais órgãos (rins, baço, cérebro, coração e medula óssea).

Epidemiologia

O ciclo do *E. granulosus* depende de fatores que contribuem para a manutenção dos agentes nos hospedeiros, como alta densidade populacional dos hospedeiros definitivos e intermediários (convívio de cães e ovinos em altas concentrações), fatores socioeconômicos (alto índice de abate domiciliar) e fatores culturais da população (hábito de alimentar cães com vísceras cruas). A pouca especificidade da forma larvária, que parasita várias espécies, a autofecundação e a reprodução assexuada (cisto polissomático policefálico) resultam em grande número de tênias geneticamente idênticas, o que facilita a adaptação a novos hospedeiros. A relação filogenética resultou em ciclos domésticos e silvestres, com patogenicidade diferente para animais e humanos. O principal ciclo é o cão-ovino, cuja amostra de *E. granulosus* está mundialmente disseminada e é a mais patogênica para o ser humano, enquanto a amostra do ciclo cão-equino na Inglaterra é considerada a menos patogênica para a espécie humana.

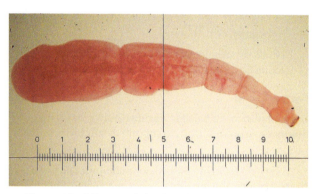

Figura 20.12 Forma adulta de *Echinococcus granulosus*.

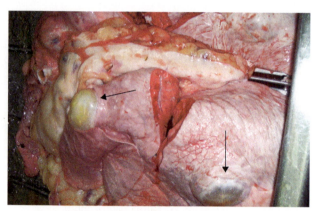

Figura 20.13 Cisto hidático em pulmão de bovino.

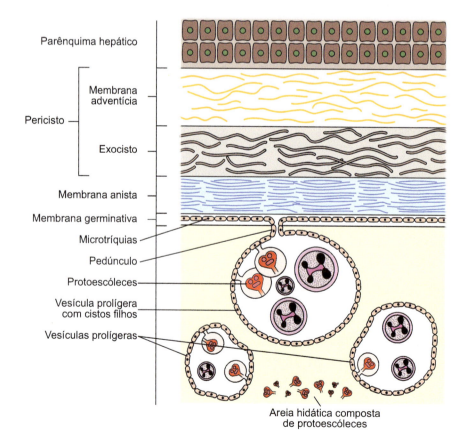

Figura 20.14 Estrutura de um cisto hidático.

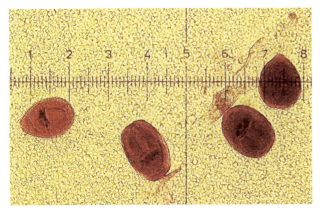

Figura 20.15 Protoescóleces do *Echinococcus granulosus* soltos no líquido hidático.

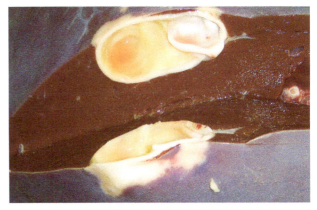

Figura 20.16 Cisto hidático hepático em bovino.

Ciclo evolutivo clássico da família Taeniidae

Os ovos são resistentes à dessecação e a desinfetantes comuns, mas são destruídos à temperatura de 70°C. A dispersão dos ovos no meio ambiente é realizada por vento, chuva e insetos em até 10 m por dia. A viabilidade das oncosferas logo após a expulsão dos proglotes é de cerca 2,5%, sem necessidade de maturação no meio ambiente. A tênia alcança a maturidade em cerca de 45 dias, com a expulsão de proglotes. O período de vida do *Echinococcus* spp. é de cerca de 12 meses, mas, após 5 a 6 meses, torna-se infértil, sem possibilidade de infecção para os mamíferos. O cão não adquire a hidatidose pela falta do ácido desoxicólico necessário para a ativação da oncosfera.

Formas infectantes

- Ovos: a ingestão resulta na formação do cisto hidático
- Protoescóleces de cistos hidáticos rompidos acidentalmente: provocam a formação de novos cistos hidáticos, o que é denominado hidatidose secundária
- Protoescóleces: a ingestão de cistos com protoescóleces férteis pelo cão resulta no cestódeo adulto.

Importância em Medicina Veterinária e Saúde Pública

É uma enfermidade mundialmente disseminada e uma das mais importantes zoonoses parasitárias para o ser humano. Os prejuízos para os animais correspondem à condenação de vísceras em matadouros e frigoríficos e à morte de animais de alto valor zootécnico e comercial.

Espécie *Taenia taeniformis* (pronúncia: Tênia teniformis; sinonímia: *Hydatigera taeniformis*) | Batsch, 1786

Características morfológicas

- Escólex cilíndrico, com 1,5 mm, e rostro curto com dupla coroa com 25 a 50 acúleos (Figura 20.17)
- O colo é curto e da mesma largura do escólex
- O ovário é bilobado e posterior e o útero grávido tem entre 15 e 18 ramificações laterais digitiformes
- Seu tamanho é de 15 a 60 cm de comprimento por 4 a 5 mm de largura.

Doença. Nos felinos, causa teníase e, nos ratos, cisticercose.

Hospedeiros

- Definitivos: gatos e, ocasionalmente, cães
- Intermediários: roedores, principalmente os ratos.

Forma larval. *Cysticercus fasciolaris*, tipo estrobilocerco (Figura 20.18). Geralmente, encontra-se envolvido por uma reação de neoformação sarcomatosa.

Localização. A forma adulta vive no intestino delgado do gato, e a forma larval, no fígado (Figura 20.19) e na cavidade peritoneal de ratos.

Ciclo evolutivo clássico da família Taeniidae

O período pré-patente é de cerca de 42 dias.

Importância em Medicina Veterinária e Saúde Pública

A forma larval em intensas infecções produz lesões no fígado dos roedores, comprometendo o seu desenvolvimento. Não há envolvimento em Saúde Pública.

Família Hymenolepididae

Principais características:

- Rostro inerme ou armado com uma única coroa de acúleos; ventosas inermes
- Aparelho genital simples com útero persistente, saculiforme e transversal; poros genitais geralmente unilaterais
- Parasitos de humanos e roedores
- Tem importância em Medicina Veterinária por ser frequente a infecção em animais de laboratório.

Gênero *Hymenolepis* (pronúncia: himenolépis; *Hymen* = membrana; *Lepis* = escama) | Weiland, 1958

Principais características:

- São monoxenos; a larva cisticercoide está no próprio hospedeiro definitivo
- Têm cerca de 2 a 4 cm de comprimento por 1 mm na parte mais larga do estróbilo, que pode ter cerca de 200 proglotes, sempre mais largas do que compridas
- Rostro com ou sem acúleos, dependendo da espécie.

Espécie *Hymenolepis nana* (sinonímia: tênia anã)

Características morfológicas

- O escólex apresenta uma única fileira de acúleos em torno do rostro
- O colo é comprido e o estróbilo tem cerca de 200 proglotes
- Tem 3 a 4 cm de tamanho por 1 mm de largura, e todas as aberturas genitais ficam no mesmo lado do proglote
- A membrana interna dos ovos tem mamelões polares com filamentos no espaço entre ela e a membrana externa (Figura 20.20).

Hospedeiros definitivos. Humanos e, eventualmente, ratos.
Forma larval. Cisticercoide.
Localização. Intestino delgado, jejuno e íleo de humanos e, eventualmente, ratos.

Ciclo evolutivo

O ciclo é geralmente monoxeno direto de indivíduo para indivíduo ou por autoinfecção externa ou interna:

- Ciclo evolutivo direto: a larva cisticercoide parasita as vilosidades do intestino delgado do próprio hospedeiro definitivo e, posteriormente, emerge para a luz intestinal, onde se fixa para alcançar o estado adulto, com cerca de 3 cm de comprimento. Os proglotes rompem-se e desintegram-se, liberando os ovos (oncosferas), que saem abundantemente ao meio exterior com as fezes e podem infectar outros indivíduos
- Autoinfecção interna: decorre da eclosão dos ovos dentro do próprio intestino do indivíduo, possibilitando a continuidade do ciclo evolutivo pela fixação da larva na mucosa intestinal; a larva emerge e se transforma em adulto, liberando os proglotes
- Autoinfecção externa: com a ingestão e digestão da oncosfera, o embrião invade os tecidos da mucosa junto com as vilosidades do jejuno, transformando-se, em 4 a 5 dias, na larva cisticercoide; esta, 10 a 12 dias depois, migra para o íleo, onde se fixa para alcançar a maturidade sexual.

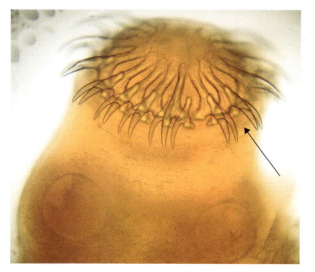

Figura 20.17 Escólex de *Taenia taeniformis* com dupla coroa de acúleos.

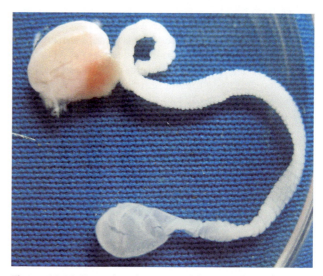

Figura 20.18 Forma larval tipo estrobilocerco da *Taenia taeniformis*.

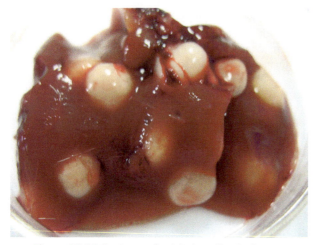

Figura 20.19 *Cysticercus fasciolaris* no fígado de rato.

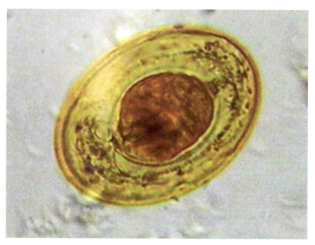

Figura 20.20 Ovo de *Hymenolepis nana*.

Importância em Medicina Veterinária e Saúde Pública

O parasitismo em adultos é assintomático, mas crianças com parasitismo intenso apresentam manifestações gastrintestinais, como dor abdominal, diarreia, tonturas, vômitos e, em alguns casos mais graves, convulsões e crises epileptiformes.

Espécies *Hymenolepis fraterna* e *H. diminuta*

Principais características:

- O comprimento dos adultos é de 10 a 60 cm
- Escólex com quatro ventosas, sem acúleos
- Os ovos, com 70 a 80 μm, diferenciam-se dos ovos de *H. nana* por serem relativamente esféricos e providos de cutícula dupla
- A membrana interna apresenta mamelões polares idênticos aos ovos do *H. nana*, mas não há filamentos no espaço entre a membrana externa e a membrana interna.

Hospedeiros

- Definitivos: ratos
- Intermediários:
  - *Hymenolepis diminuta* – numerosos artrópodes, como larvas de pulgas, larvas e adultos de coleópteros e larvas de *Tenebrio* spp. (gorgulho dos cereais)
  - *Hymenolepis fraterna* é uma espécie morfofisiologicamente idêntica à *H. nana*, com exceção do ciclo heteróxeno, mas é pouco infectante para o ser humano.

Forma larvária. Cisticercoide.

Ciclo evolutivo

A forma larvária do tipo cisticercoide pode ser encontrada na cavidade geral de inúmeros insetos, o que predispõe os ratos que se alimentam desses animais à infecção.

Importância em Medicina Veterinária e Saúde Pública

Reveste-se de importância por ser um problema em animais de biotério e de laboratório, que podem apresentar diarreia e perda de peso. O parasitismo em humanos é raro, com exceção das crianças, que podem apresentar diarreia.

Família Davaineidae

Gênero *Davainea* (pronúncia: Davânia) | Blanchard, 1891

Principais características

- Mede em torno de 0,5 a 4 mm de comprimento
- Estróbilo com poucos proglotes e rostro com duas ou três coroas de acúleos
- Tênia adulta em mamíferos e aves e larva cisticercoide em moluscos
- Os gêneros encontrados no Brasil somente parasitam aves.

Espécie *Davainea proglotina* | Davaine, 1860

Características morfológicas

- Escólex cilíndrico, com 1,5 mm
- Rostro curto com dupla coroa com 25 a 50 acúleos

- O colo é curto e da mesma largura do escólex
- O ovário é bilobado e posterior
- O útero grávido tem entre 15 e 18 ramificações laterais digitiformes
- Mede em torno de 15 a 60 cm de comprimento × 4 a 5 mm de largura.

Hospedeiros

- Definitivos: galináceos
- Intermediários: moluscos gastrópodes.

Forma larval. Cisticercoide.
Localização. A forma adulta vive no duodeno dos galináceos e a forma larval, nos moluscos gastrópodes.

Ciclo evolutivo

As cápsulas ovígeras, que contêm apenas um ovo, são eliminadas pelas fezes e, ao serem ingeridas pelo molusco, transformam-se em larvas cisticercoides em 3 semanas. Ao comerem os moluscos, as aves liberam as larvas, que se fixam na mucosa do duodeno e, cerca de 7 dias depois, completam o ciclo, transformando-se em cestódeos adultos.

Importância em Medicina Veterinária e Saúde Pública

De modo geral, as teníases em aves são raras em razão do desenvolvimento tecnológico da avicultura (tipo alimentar e idade de abate). Eventualmente, podem ser encontradas em aves criadas em "fundo de quintal", causando enterite mucosa e baixo desempenho no crescimento e na produção de ovos. Não há envolvimento em Saúde Pública.

Gênero *Raillietina* (pronúncia: Railêtina) | Fuhrmann, 1920

Principais características:

- Cestódeo com numerosos proglotes
- Mede de 13 a 25 cm de comprimento
- Rostro armado com dupla coroa de acúleos e ventosas com pequeninos acúleos
- Ovário simples ou lobulado e cápsulas ovígeras com um ou vários ovos (Figura 20.21)
- Os adultos vivem em aves e as larvas cisticercoides, em insetos.

Espécies

- *Raillietina tetragona*
- *R. cisticillus*
- *R. echinobothrida*.

Espécie *Raillietina tetragona*

Características morfológicas

- Rostro com dupla coroa de acúleos
- Tem mais de 15 proglotes; as anteriores em forma de trapézio (Figura 20.22) e as posteriores mais longas do que largas
- Tem 15 a 20 testículos e os orifícios genitais são unilaterais
- O útero tem 50 a 100 cápsulas ovígeras, com 6 a 18 ovos em cada uma.

Hospedeiros

- Definitivos: galináceos
- Intermediários: coleópteros coprófagos e terrícolas, formigas e moscas.

Forma larval. Cisticercoide.
Localização. A forma adulta vive no duodeno dos galináceos e a forma cisticercoide, em coleópteros coprófagos e terrícolas, formigas e moscas.

Ciclo evolutivo

Os hospedeiros intermediários se infectam pela ingestão de cápsulas ovígeras contidas nas fezes das aves parasitadas. Nas aves, a infecção se dá pela ingestão das larvas cisticercoides contidas nos hospedeiros, as quais alcançarão o estágio adulto cerca de 2 meses depois.

Importância em Medicina Veterinária e Saúde Pública

Poderá ocorrer em animais criados em "fundo de quintal". Os parasitos provocam nódulos caseosos ou calcificados na mucosa e na submucosa intestinal que lembram a tuberculose aviária. Não há transmissão para humanos.

Família Dilepididae | Furhmann, 1979

Principais características:

- Cyclophyllidea de rostro retrátil, com até sete séries de acúleos em forma de espinhos de roseira
- Produzem cápsulas ovígeras
- A forma larvária, chamada de cisticercoide, é encontrada em invertebrados.

Subfamília Dilepidinae

Gênero *Dipylidium* (*Di* = dois; *Pyle* = orifício; *Pylidos* = pequeno; pronúncia: Dipilídium) | Leuckart, 1863

Espécie *Dipylidium caninum* | Leuckart, 1886

Características morfológicas

- Escólex com rostro retrátil, armado com quatro a sete coroas de acúleos em forma de espinhos de roseira (Figura 20.23)
- Os proglotes têm movimentos próprios e formato de semente de pepino ou grão de arroz (Figura 20.24)
- Os adultos medem de 20 a 60 cm de comprimento por 2 a 4 mm de largura (Figura 20.25)

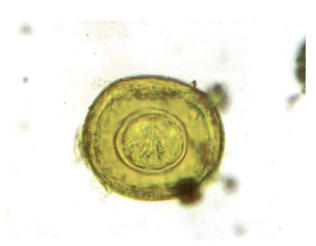

Figura 20.21 Ovo de *Raillietina* spp.

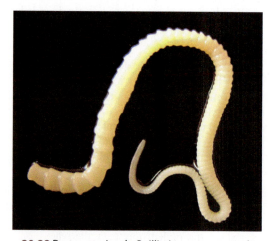

Figura 20.22 Parte anterior de *Raillietina* sp. com proglotes em forma de trapézio.

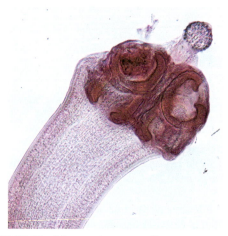

Figura 20.23 *Dipylidium caninum* – escólex com rostro exposto.

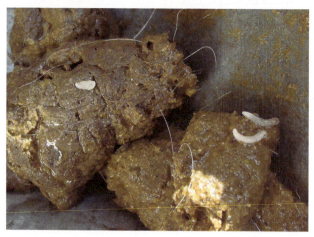

Figura 20.24 Proglotes de *Dipylidium caninum* nas fezes de cão.

- Apresentam poros genitais duplos e produzem cápsulas ovígeras (Figura 20.26).

Hospedeiros
- Definitivos: cães e, eventualmente, crianças
- Intermediários: *Pulex irritans*, *Ctenocephalides canis*, *C. felis* (pulgas) e *Trichodectes canis* (piolhos mastigadores).

Localização. A forma adulta localiza-se no intestino delgado de cães e humanos e o cisticercoide, na cavidade celomática dos insetos.

Ciclo evolutivo (Figura 20.27)
Os proglotes saem com as fezes ou ativamente pelo ânus e liberam as cápsulas ovígeras. As pulgas adultas, por serem hematófagas, não têm capacidade de ingerir ovos, mas, no estágio larval, assim como o piolho mastigador *Trichodectes canis*, podem ingerir os ovos, que, na cavidade geral, transformam-se em larvas cisticercoides. O hospedeiro definitivo (cão, gato ou ser humano) ingere os hospedeiros intermediários (pulga e piolho), que são digeridos e liberam a forma larval cisticercoide; esta, em 20 a 30 dias, torna-se um cestódeo adulto.

Importância em Medicina Veterinária e Saúde Pública
Produz a doença chamada dipilidiose. Ocorre mais em animais jovens e crianças e, geralmente, cursa de modo assintomático. Podem ocorrer cólicas, diarreia mucosa e ataques epileptiformes.

Gênero *Amoebotaenia* (pronúncia: Amebotênia)
Espécie *Amoebotaenia sphenoides*
Características morfológicas
- Rostelo com acúleos e ventosas sem acúleos
- Medem em torno de 4 mm de comprimento e o corpo tem, no máximo, 15 proglotes de forma mais ou menos triangular
- Aparelho genital simples, com presença de cápsulas ovígeras.

Hospedeiros
- Definitivos: galináceos
- Intermediários: anelídeos (minhocas).

Forma larval. Cisticercoide.
Localização. As formas adultas localizam-se no duodeno dos galináceos e a forma larval, nas minhocas.

Ciclo evolutivo
O hospedeiro intermediário ingere os ovos, que originam a larva cisticercoide. As aves se infectam ao ingerirem o hospedeiro intermediário com a larva.

Importância em Medicina Veterinária e Saúde Pública
De baixa patogenicidade, só em elevadíssimas infecções causa baixo desempenho na produção. Não há transmissão para humanos.

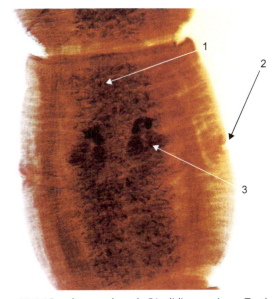

Figura 20.26 Proglote maduro de *Dipylidium caninum*. Testículos (1); poro genital (2); ovário (3).

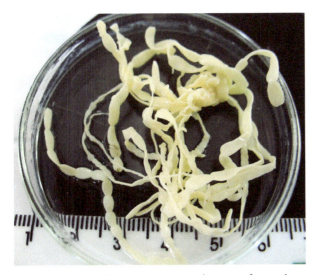

Figura 20.25 *Dipylidium caninum*: proglotes em forma de semente de melão.

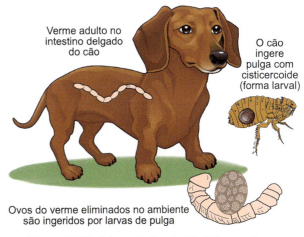

Figura 20.27 Ciclo evolutivo do *Dipylidium caninum*.

Família Anoplocephalidae (*Anoplo* = desarmado; *Cephalidae* = cabeça) | Cholodkowsky, 1902

Principais características:

- Parasitos de equídeos e ruminantes
- Escólex musculoso, desprovido de rostelo e acúleos
- Ventosas espessas
- Útero no plano horizontal com saculações verticais
- Ovos irregularmente quadrados ou triangulares com aparelho piriforme (Figura 20.28) e forma larval cisticercoide em artrópodes.

Subfamília Anoplocephalinae

Gênero *Anoplocephala* (pronúncia: Anoplocéfala) | Blanchard, 1848

Espécie *Anoplocephala perfoliata* | Goeze, 1782

Características morfológicas

- Com escólex quase cúbito, não se destacando do colo
- Ventosas laterais com quatro apêndices, dois dorsais e dois ventrais posteriores
- Proglotes empilhados com 3 a 6 cm de comprimento × 1 a 2 cm de largura (Figura 20.29)
- Útero tubular e transversal e ovos com aparelho piriforme bem desenvolvido.

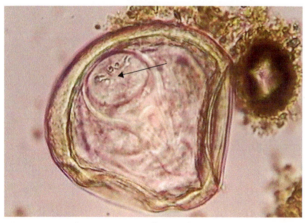

Figura 20.28 Ovos com aparelho piriforme de *Anoplocephala perfoliata*.

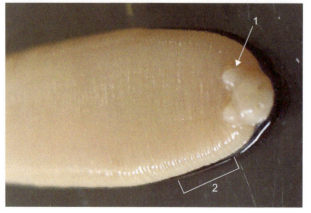

Figura 20.29 *Anoplocephala perfoliata*: escólex com apêndices (1) e proglotes empilhadas (2).

Hospedeiros

- Definitivos: equídeos
- Intermediários: ácaros oribatídeos de vida livre (*Cryptostigmata*).

Forma larval. Cisticercoide.

Localização. A forma adulta localiza-se na válvula ileocecal, raramente no cólon de equinos e a forma larval, na hemocele dos ácaros.

Ciclo evolutivo (Figura 20.30)

Os proglotes maduros são eliminados em cadeia ou isolados e dissolvem-se durante o trajeto intestinal. Liberam no meio exterior, com as fezes, ovos com aparelho piriforme, que são ingeridos por ácaros oribatídeos (*Cryptostigmata*), localizando-se na hemocele, onde se transformam em larvas cisticercoides em 2 a 4 meses. Os equinos ingerem os hospedeiros intermediários com as larvas infectantes e a ação dos sucos digestivos rompe a membrana da larva, liberando o embrião, que se fixa na mucosa intestinal, no nível da válvula ileocecal, e chega à forma adulta em cerca de 1 a 2 meses.

Importância em Medicina Veterinária e Saúde Pública

O quadro clínico da teníase por *A. perfoliata*, geralmente em infecções intensas e crônicas, produz a formação de membranas diftéricas, hipertrofia e estenose da válvula ileocecal, causando cólicas de difícil diagnóstico. Não há transmissão para humanos.

Espécie *Anoplocephala magna* | Abilgaard, 1907

Características morfológicas

- É o maior cestódeo dos equinos: mede até 30 cm de comprimento por 2,5 cm de largura
- Escólex globoso, de 3 a 5 mm de diâmetro, e ventosas em forma de cúpula (Figura 20.31).

Hospedeiros

- Definitivos: equídeos
- Intermediários: ácaros oribatídeos de vida livre (*Cryptostigmata*).

Forma larval. Cisticercoide.

Localização. A forma adulta localiza-se no jejuno e, raramente, no estômago de equinos, e a forma larval, na hemocele dos ácaros.

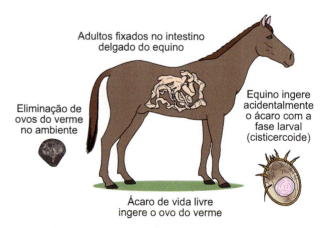

Figura 20.30 Ciclo da família Anoplocephalidae.

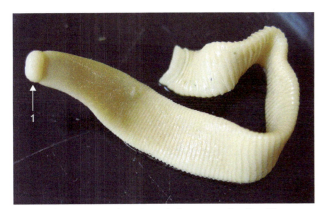

Figura 20.31 *Anoplocephala magna*. Escólex (1).

Ciclo evolutivo

Semelhante ao da *A. magna*.

Importância em Medicina Veterinária e Saúde Pública

A. magna é menos patogênica do que *A. perfoliata*. Os sinais clínicos estão associados à enterite mucosa ou catarral crônica. Não há transmissão para humanos.

Gênero *Paranoplocephala* (pronúncia: Paranoplocéfala) | Lühe, 1910

Espécie *Paranoplocephala mamillana* | Mehlis, 1831

Características morfológicas

- Escólex tetrágono, com quatro ventosas com as aberturas em fenda longitudinal
- Testículos e útero um de cada lado do proglote e poros genitais unilaterais
- Tamanho de 1 a 5 cm de comprimento × 6 mm de largura.

Hospedeiros

- Definitivos: equídeos
- Intermediários: ácaros oribatídeos.

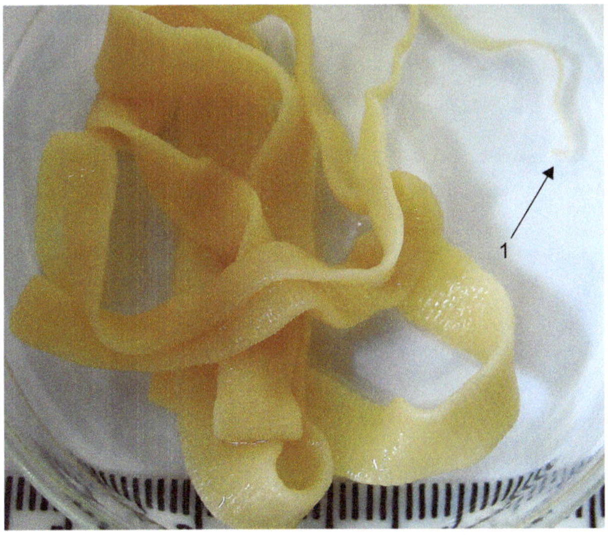

Forma larval. Cisticercoide.
Localização. A forma adulta localiza-se no intestino delgado, eventualmente na região pilórica do estômago e a forma larval, na hemocele dos ácaros oribatídeos.

Ciclo evolutivo

Semelhante ao de *Anoplocephala* spp. Completa-se em cerca de 1 a 2 meses.

Importância em Medicina Veterinária e Saúde Pública

Não há manifestação clínica aparente; eventualmente, há emagrecimento e diarreia mucosa. Não há envolvimento humano.

Gênero *Moniezia* (pronúncia: Moniézia) | Blanchard, 1891

Principais características:

- Parasitos de ruminantes
- Escólex com ventosas bem visíveis
- Colo fino e longo
- Aparelho genital duplo
- Parasitos adultos medem entre 4,5 e 6 m de comprimento (Figura 20.32)
- Útero persistente
- Os ovos apresentam aparelho piriforme.

Espécie *Moniezia expansa* | Rudolphi, 1810

Características morfológicas

- Escólex globoso
- Ventosas proeminentes com aberturas em fenda longitudinal
- Os adultos medem entre 1 e 5 m de comprimento × 1,5 cm de largura
- Glândulas interproglotidianas de função desconhecida, distribuídas em toda a largura do proglote
- Os ovos têm formato irregularmente triangular, ao redor de 57 a 67 μm (Figura 20.33).

Figura 20.32 Adulto de *Moniezia* sp. de intestino delgado de ruminantes. Escólex (1).

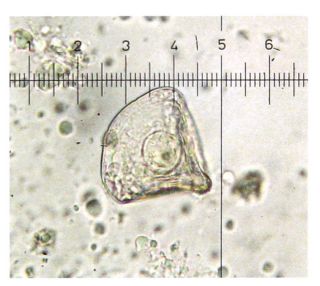

Figura 20.33 Ovo de formato triangular de *Moniezia expansa*.

Hospedeiros

- Definitivos: ovinos e caprinos
- Intermediários: ácaros oribatídeos dos gêneros *Oribatula*, *Ceratozetes* e *Galumna*.

Forma larval. Cisticercoide.
Localização. A forma adulta localiza-se no intestino delgado de ovinos e caprinos e o cisticercoide, na hemocele dos ácaros.

Ciclo evolutivo

Os ovos ingeridos por ácaros oribatídeos ou insetos da ordem Psocoptera liberam o embrião, que passa para a hemocele, originando a larva cisticercoide. O hospedeiro intermediário, depois de deglutido, libera o embrião, que se fixa na mucosa intestinal e inicia o desenvolvimento dos proglotes.

Importância em Medicina Veterinária e Saúde Pública

A prevalência do parasitismo é maior em cordeiros, nos quais provoca diarreia. Atualmente, no Rio Grande do Sul, não têm sido observados prejuízos elevados em decorrência dessa parasitose. Não há envolvimento em humanos.

Espécie *Moniezia benedeni* | Moniez, 1879

Características morfológicas

- Cabeça com escólex cúbito, com quatro ventosas salientes cujas aberturas são circulares
- Glândulas interproglotidianas em curta fileira, comprimidas no terço mediano das bordas dos proglotes
- Tamanho de 0,5 a 2,5 m de comprimento × 1,5 cm de largura
- Os ovos são quadrados irregulares e maiores do que os da *M. expansa* (Figura 20.34)

Hospedeiros

- Definitivos: bovinos
- Intermediários: ácaros oribatídeos de vida livre.

Forma larval. Cisticercoide.
Localização. As formas adultas vivem no intestino delgado de bovinos e, excepcionalmente, de ovinos e a forma larval, na hemocele de ácaros oribatídeos.

Ciclo evolutivo

Idêntico ao da *Moniezia expansa* (Figura 20.35).

Importância em Medicina Veterinária e Saúde Pública

As grandes infecções são raras e provocam diarreia mucosa. Não há envolvimento para humanos.

Gênero *Thysanosoma* (*Thysanos* = franja; pronúncia: tisanossôma; *Soma* = corpo) | Diesing, 1835

Principais características:

- Anoplocephalidae com margem posterior dos proglotes franjada (Figura 20.36)
- Útero transversal com vários ovos sem aparelho piriforme.

Espécie *Thysanosoma actinioides* | Diesing, 1834

Características morfológicas

- Escólex esférico com 1,5 mm de diâmetro e quatro ventosas globosas
- Proglotes mais largas que longas e com a margem franjada (Figura 20.36)

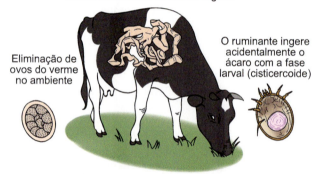

Figura 20.35 Ciclo evolutivo do gênero *Moniezia*.

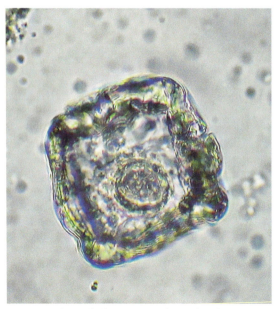

Figura 20.34 Ovos de formato quadrangular de *Moniezia benedeni*.

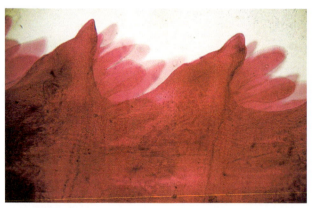

Figura 20.36 *Thysanosoma actinioides*: borda característica do proglote.

- Ovos desprovidos de aparelho piriforme
- Tamanho dos adultos entre 35 e 80 cm de comprimento.

Hospedeiros
- Definitivos: ovinos
- Intermediários: insetos da ordem Psocoptera (gêneros *Loposcelis* e *Rhyopsocus*).

Forma larval. Cisticercoide.

Localização. A forma adulta da tênia vive nos canais hepáticos e no colédoco e sua forma larval, na hemocele de ácaros oribatídeos, entre eles *Zygoribatula striassima*, da família Oribatulidae, e *Oribatella* spp., da família Oribatellidae.

Ciclo evolutivo
Por meio de contrações, os proglotes eliminam, por sua borda anterior, órgãos parauterinos com os ovos envoltos por uma substância viscosa, os quais aderem ao capim. Ao serem ingeridos por um inseto da ordem Psocoptera, os ovos liberam o embrião; este atravessa a parede intestinal, localiza-se na hemocele e origina a larva cisticercoide, que pode sobreviver por até 2 anos. Quando o inseto for ingerido pelo ovino, libera-se a larva, que alcança os canais hepáticos pela via linfo-hematógena e se desenvolve, chegando até o colédoco.

Importância em Medicina Veterinária e Saúde Pública
No Brasil, a teníase foi inicialmente identificada em Uruguaiana, RS, no início da década de 1940; causava debilidade orgânica em ovinos da raça Merina, importados da Patagônia argentina. Atualmente, encontra-se disseminada no Rio Grande do Sul, na região da fronteira com o Uruguai, e ocorrem pequenas infecções, sem manifestações clínicas. Não há transmissão para humanos.

Ordem Pseudophyllidea | Carus, 1983
Principais características:

- Escólex com dois pseudobotrídios e tocóstomo
- Ovos operculados, não embrionados, com membrana espessa de coloração marrom.

Família Diphyllobothriidae | Lühe, 1909
Gênero *Diphyllobothrium* (pronúncia: Difilobótrium) | Cobbold, 1858
Espécies *Diphyllobothrium latum* e *D. pacificum*
- A *D. pacificum* é encontrada no Peru e no Chile. A forma adulta parasita focas e otárias (*Callorhinus ursinus*) do Oceano Pacífico e humanos
- *D. latum*, Lineu, 1758: a infecção pela forma adulta é denominada botriocefalose e a infecção pelas formas larvais é chamada de esparganose.

Características morfológicas
- Escólex em forma de amêndoa, com 2 ou 3 mm, sem acúleos
- No lugar das ventosas, tem duas fendas longitudinais, uma ventral e outra dorsal, com musculatura pouco desenvolvida, denominadas pseudobotrídios
- Apresenta tocóstomo para saída dos ovos na face mediana e ventral dos proglotes
- O estróbilo tem de 3.000 a 4.000 proglotes e mede de 7 a 15 m de comprimento × 2 a 4 mm de largura (Figura 20.37)
- Ovos com um opérculo nem sempre muito visível medem em torno de 40 a 60 µ (Figura 20.38).

Hospedeiros
- Definitivos: humanos e cães
- Intermediários:
  - Primeiros hospedeiros intermediários: microcrustáceos dos gêneros *Cyclops*, *Diaptomonus* e *Daphnia*
  - Segundos hospedeiros intermediários: peixes.

Formas larvais
- Coracídio: forma de vida livre, ciliada e móvel, infectante para crustáceos
- Procercoide: forma alongada, com apêndice caudal, em que os acúleos do coracídio medem 0,5 mm, localiza-se na

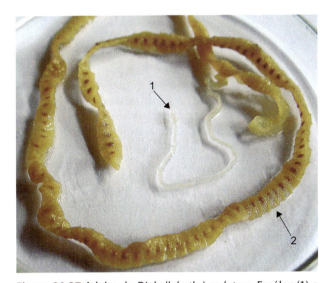

Figura 20.37 Adulto de *Diphyllobothrium latum*. Escólex (1) e estróbilo com manchas (2).

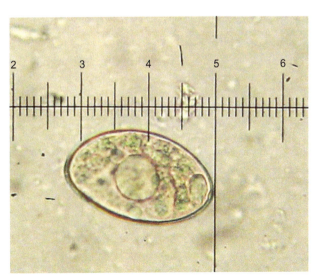

Figura 20.38 Ovo de *Diphyllobothrium latum*.

cavidade geral dos microcrustáceos (primeiro hospedeiro intermediário) e infectante para os peixes

- Plerocercoide ou espárgano: larva vermiforme, 2 a 4 vezes maior que a anterior, localiza-se na musculatura e em órgão de peixes (segundo hospedeiro intermediário) e infectante para cães e humanos.

Localização. A forma adulta localiza-se no intestino delgado de humanos, cães e carnívoros.

Ciclo evolutivo

O ciclo envolve dois hospedeiros intermediários. Os ovos não embrionados são liberados pelo tocóstomo, aos milhares, no intestino dos hospedeiros definitivos. Ao caírem na água, em 10 dias embrionam; por meio do opérculo, emerge o coracídio, que se locomove até ser ingerido por crustáceos e se transformar em larva procercoide na cavidade geral. São necessários de 10 a 20 dias para sua maturação.

A infecção do segundo hospedeiro intermediário (peixes) se dá pela ingestão dos crustáceos com larvas procercoides, que atravessam a mucosa intestinal e se encistam nos músculos e órgãos, transformando-se, no final de 7 a 15 dias, na larva plerocercoide infectante para cães e humanos. Caso um peixe infectado seja ingerido por outro, a larva migra para a musculatura do novo pescado, podendo, desse modo, sobreviver por vários anos, e o peixe, ao continuar se alimentando, torna-se altamente infectado.

O hospedeiro definitivo (humano ou cão), ao ingerir o peixe cru, infecta-se com a larva plerocercoide, que se desenvagina e se fixa na mucosa do intestino delgado e inicia seu desenvolvimento, produzindo até 30 proglotes por dia, alcançando a maturidade aos 15 dias. Depois de 1 mês, tem 1,5 m de comprimento e sua estimativa de vida é de 10 a 30 anos.

Importância em Medicina Veterinária e Saúde Pública

Em cães, não apresenta sinais clínicos apreciáveis. Em humanos, o *D. latum* produz eventos de indisposição gástrica e anemia decorrente da competição entre o parasito e o indivíduo pela cianocobalamina (vitamina B$_{12}$).

DIAGNÓSTICO DAS TENÍASES E SUAS FORMAS LARVAIS

O diagnóstico das teníases é realizado rotineiramente, por meio de exames coprológicos, que variam de técnica conforme as espécies animais e o cestódeo a ser pesquisado.

Macroscopicamente, é possível o achado dos proglotes nas fezes por observação direta e tamisação, evidenciando o parasitismo por cestódeo, mas praticamente não é possível identificar o gênero ou a espécie, devido à grande semelhança entre eles. Entretanto, o achado de proglotes característicos, com movimentação própria e cápsulas ovígeras, nas fezes de cães novos praticamente determina a infecção pelo *Dipylidium caninum*.

Os ovos dos cestódeos da ordem Cyclophyllidea são facilmente visíveis nas técnicas de flutuação; as mais utilizadas são as de Willis-Mollay e Faust, em fezes de cães, felinos, equinos e humanos, e a de McMaster, modificada por Gordon, em ruminantes. A presença de ovos arredondados com embrião hexacanto define a infecção por cestódeos da família Taeniidae e os ovos irregularmente quadrados ou triangulares com aparelho piriforme definem os cestódeos da família Anoplocephalidae, mas esses fatores não possibilitam identificar os gêneros e as espécies.

A pesquisa de ovos pelo método da "fita adesiva" tem eficiência de 90% para a *T. saginata*, já que, pelos movimentos próprios de contração e distensão do proglote e compressão pelo ânus durante a sua expulsão, favorece a liberação de ovos, que se aderem à região perianal. Em outros cestódeos, como *T. solium*, a compressão do material fecal sobre os proglotes pode causar a liberação de ovos dentro do intestino, o que torna possível seu achado nessa região.

Os ovos dos cestódeos da ordem Pseudophyllidea, como *D. latum*, não aparecem nos exames de flutuação em virtude de seu alto peso específico, mas, nos exames de sedimentação, pela intensa oviposição decorrente da presença do tocóstomo e da característica dos ovos operculados, facilitam a identificação da teníase.

A quantidade de ovos encontrada nos exames fecais não tem relação com a intensidade do parasitismo, bem como a ausência de ovos não determina o resultado negativo, pois, no início da infecção ou após a eliminação de um longo segmento do estróbilo, não há liberação de proglotes e ovos; por isso, é aconselhável a repetição dos exames coprológicos com regularidade semanal.

Por meio dos diagnósticos por imagens, podem-se definir o número, a localização e as condições de integridade dos cistos, caracterizando-os como vivos, degenerados ou calcificados.

A integridade das membranas císticas interfere na passagem de antígenos para o hospedeiro, o que resulta em maior ou menor resposta antigênica e, consequentemente, interfere no resultado dos exames sorológicos.

No diagnóstico da cisticercose, os exames mais frequentes são:

- Exame parasitológico de fezes: de relativa efetividade, pelos motivos anteriormente comentados
- Exame anatomopatológico: realizado *ante mortem* quando eventuais nódulos subcutâneos possibilitam biopsia ou *post mortem* quando da realização de necropsia
- Exame do líquido cefalorraquidiano: fornece elementos consistentes para o diagnóstico, pois o parasito determina alterações compatíveis com o processo inflamatório crônico
- Diagnóstico por imagens: realizado mediante a visualização dos cistos, cujo aspecto é relativamente característico por radiografia e ultrassonografia. A tomografia computadorizada e a ressonância magnética auxiliam na localização das lesões, notadamente ao nível do sistema nervoso central, tanto para os cistos vivos quanto para os calcificados
- Provas sorológicas: apresentam resultados limitados, pois não possibilitam localizar os parasitos ou estimar a carga parasitária, além de a simples presença de anticorpos não significar que a infecção seja atual. As mais utilizadas são hemaglutinação indireta, fixação do complemento, imunofluorescência indireta, teste de ELISA (do inglês *enzyme-linked immunosorbent assay*), com alta especificidade e sensibilidade de 80%, e imunoblot, com 100% de sensibilidade.

Nos diagnósticos da hidatidose e da cenurose, levam-se em consideração a localização e o tamanho dos metacestódeos. A radiografia é utilizada para observação de lesões nas cavidades torácica e abdominal e, eventualmente, cerebrais quando ocorrer rarefação óssea. Usam-se a ultrassonografia em localizações musculares, subcutâneas e abdominais, e a tomografia computadorizada e a ressonância magnética principalmente no sistema nervoso central e na medula espinal.

Nos diagnósticos de teníases, em pesquisas mais aprofundadas, têm sido utilizadas técnicas apuradas, com a detecção de antígenos específicos pela sorologia, como o coproantígeno, provas enzimáticas (ELISA), reação em cadeia de polimerase (PCR, do inglês *polymerase chain reaction*) e ácidos nucleicos (DNA).

TRATAMENTO

O tratamento das teníases é realizado com diversos princípios ativos que promovem a expulsão ou a morte das tênias. Atualmente, são utilizados os derivados do benzimidazol (albendazol e mebendazol), a niclosamida e o pamoato de pirantel, que têm boa atuação nas formas adultas, embora nem sempre sejam plenamente eficazes nas formas larvais. O praziquantel é um excelente tenicida, que tem a indicação preferencial para o tratamento das infecções por *Echinococcus* spp.

O tratamento cirúrgico de hidatidose e cenurose é indicado quando não houver resposta ao tratamento medicamentoso ou para resolução de patologias decorrentes da compressão de órgãos. Na hidatidose, o tratamento pré-cirúrgico, na tentativa de inativar os protoescóleces para evitar a hidatidose secundária, é realizado com derivados do benzimidazol e, no transoperatório, com inoculação intracística de solução de NaCl a 20% ou álcool a 75%.

PROFILAXIA

A profilaxia das teníases e suas formas larvais baseia-se nas medidas gerais de higiene e Saúde Pública, já que ainda não se dispõe de vacinas comerciais.

Medidas gerais de higiene e Saúde Pública

São adequadas a cada espécie de cestódeo e visam a impedir a contaminação dos alimentos e da água com os ovos do parasito, a infecção dos hospedeiros intermediários e a ingestão de formas larvárias por parte dos hospedeiros definitivos. Entre essas medidas, destacam-se principalmente:

- Educação sanitária das pessoas quanto ao ciclo evolutivo dos parasitos e métodos de profilaxia
- Tratamento dos animais e das pessoas parasitadas
- Uso de instalações sanitárias adequadas, como fossas e rede de esgoto
- Criação de animais sem acesso a fezes humanas
- Inspeção de produtos de origem animal.

Vacinas

Atualmente, estão em estudo várias vacinas contra as cisticercoses suína e bovina, com o uso de oncosferas ou a partir de proteínas musculares e tegumentares recombinantes contra *Cysticercus cellulosae* e *C. bovis*, *T. solium*, *T. ovis*, *T. saginata*, *Echinococcus granulosus* e hidatidose, principalmente para utilização em animais. Algumas vacinas conferem boa proteção; entretanto, muitas têm pouco interesse comercial e seu uso ainda depende de acordos internacionais para definir procedimentos padrão de produção, motivo pelo qual não estão disponíveis para uso imediato.

LEITURAS RECOMENDADAS

ALUJA, A. S. Cysticercosis in the pig. *Current Topics in Medical Chemistry*, v. 8, p. 74-368, 2008.

ALVAREZ, J. I.; RIVEIRA, J.; TEALE, J. M. Differential release and phagocytosis of tegument glycoconjugates in neurocysticercosis: implications for immune evasion strategies. *Plos. Negl. Trop. Dis.*, v. 2, p. 218, 2008.

BENITO, A.; CARMENA, D.; JOSEPH, L. *et al.* Dog echinococcosis in northern Spain: comparison of coproantigen and serum antibody assays with coprological exam. *Veterinary Parasitology*, v. 142, n. 1-2, 2006.

BOSWINKEL, M.; OLDRUITENBORGH, M. M. Correlation between colic and antibody levels against *Anoplocephala perfoliata* in horses in the Netherlands. *Tijdschrift Voor Diergeneeskunde*, v. 132, n. 13, 2007.

CHARLES, G.; VURAL, G.; ONCEL, T.; VARCASIA, A. *et al.* Vaccination with recombinant oncosphere antigens reduces the susceptibility of sheep to infection with *Taenia multiceps*. *Intern. J. Parasitol.*, v. 38, n. 8-9, 2008.

CRAIG, T. M.; SHEPHERD, E. Efficacy of albendazole and levamizole in sheep against *Thysanosoma actinioides* and *Haemonchus contortus* from the Edwards Plateux, Texas. *Am. J. Vet. Res.*, v. 41, n. 3, 1980.

D'ALESSANDRO, A.; RAUSCH, R. L. New aspects of neotropical polycystic (*Echinococcus vogeli*) and unicystic (*Equinococcus oligartrus*) echinococcosis. *Clinical Microbiology Reviews*, v. 21, n. 2, 2008.

DE LA RUE, M. L. Cystic echinococcosis in southern Brazil. *Rev. Inst. Med. Trop. (São Paulo)*, v. 50, n. 1, p. 53-56, 2008.

DENEGRI, G. M.; ELISSONDO, M. C.; DOPCHIZ, M. C. Oribatid mites as intermediate hosts of *Thysanosoma actinioides* (*Cestoda*: *Anoplocephalidae*): a preliminary study. *Veterinary Parasitology*, v. 103, n. 3, p. 267-271, 2002.

FAGUNDES DOS SANTOS, A.; TASSINARI DOS SANTOS, H.; MOREIRA, W. Fatores epidemiológicos importantes na propagação da hidatidose em propriedades rurais no município de Uruguaiana, RS-Brasil. *In*: Congreso Latinoamericano de Parasitología. Montevideo, FLAP. *Resúmenes*, 1991, p. 356.

GUSSO, R. L. F. Comparative study of *Cysticercus longicollis* and *Cysticercus cellulosae* antigens in neurocysticercosis immunodiagnosis of human. *Arquivos de Neuropsiquiatria (São Paulo)*, v. 3A, 2002.

HOBERG, E. Phylopatogeny of *Taenia*: species definitions and origins of human parasites. *Parasitology International*, v. 55, p. 23-30, 2006.

HOBERG, E. O.; JONES, A.; RAUSCH, R. L.; EOSM, K. S. *et al.* A phylogenetic hypotesis for species of the genus *Taenia* (*Eucestoda: Taeniidae*). *J. Parasitol.*, v. 86, n. 1, 2000.

JAMJOOM, M. B. Contribution of electron microscopic studies to the biology and classification of parasitic cestodes (review article). *Journal of the Egyptian Society of Parasitology*, v. 37, n. 58, suppl. 3, p. 1125, 2007.

LIGHTOWLERS, M. W. Cestodes vaccines: origins, currents status and future prospects. *Parasitology*, suppl. 133, 2006.

MARIAUX, J. A molecular phylogeny of the *Eucestoda*. *J. Parasitology*, v. 84, p. 24-144, 1998.

MEANA, A.; PATO, N.; MARTÍN, R. *et al.* Epidemiological studies on equine cestodes in central Spain: infection pattern and population dynamics. *Veterinary Parasitology*, v. 130, n. 2-4, 2005.

OLSON, P. D.; LITLLEWOOD, D. T.; BRAY, R. A.; MARIAUX, J. Interrelationships and evolution of the tapeworms (*Platyhelminthes: Cestoda*). *Molecular Phylogenetics and Evolution*, v. 19, n. 3, Jun. 2001.

OSMEN, O.; SAHINDURAN, S.; HALIGUR, M. *et al.* Clinicopathologic observations on *Coenurus cerebralis* in naturally infected sheep. *Schweizer Archiv fur Tierheilkunde*, v. 147, n. 3, 2005.

ROELFSTRA, L.; BETSCHART, B.; PFISTER K. A study on the seasonal epidemiology of *Anoplocephala* spp.-infection in horse and appropriate treatment using a praziquantel gel (Droncit 9% oral gel). *Berliner und Muchener Tierarztliche Wochenschrift*, v. 119, n. 7-8, 2006.

SAMKARI, A.; KISKA, D.; RIDDELL, S. W. *et al. Dipylidium caninum* mimicking reccurent *Enterobius vermicularis* (pinworm) infection. *Clinical Pediatrics*, v. 47, n. 4, 2008.

TASSINARI DOS SANTOS, H. *Estudo da Relação entre o Uso do Albendazole no Tratamento da Verminose Ovina e o Decréscimo da Prevalência da Hidatidose em Ovinos e do* Echinococcus *granulosus em Cães no Município de Uruguaiana, Rio Grande do Sul, Brasil.* 1995. Dissertação (Mestrado) – Universidade Federal de Santa Maria, Santa Maria, 1995.

TASSINARI DOS SANTOS, H.; SANTOS, A. F.; DE LA RUE, M. L. Action of albendazole in hydatid cysts in sheep experimentally infected with eggs of *Echinococcus granulosus*. *Journal of Epidemiology*, v. 82, p. 109-112, 2008.

SANTOS, V. T. *Memórias de um Veterinário Sanitarista*. Porto Alegre: Palloti, 1999. 240 p.

SOLÍS, C. F.; TALAVERA, J. V.; LACLETTE, J. P. Hacia el desarrollo de una vacuna contra la cisticercosis porcina basada en la paramiosina de *Taenia solium*. *Gaceta Médica México*, v. 140, n. 2, 2004.

TRAVERSA, D.; FICHI, G.; CAMPIGLI, M. *et al.* A comparison of coprological, serological and molecular methods for the diagnosis of horse infection with *Anaplocephala perfoliata* (*Cestoda, Cyclophyllidea*). *Veterinary Parasitology*, v. 152, n. 3-4, 2008.

Classe Nematoda

21

Silvia Gonzalez Monteiro

FILO NEMATHELMINTHES

Classe Nematoda

Os nematoides são vermes cilíndricos que apresentam boca, cavidade corporal e ânus. A maioria vive em liberdade na natureza e alguns são parasitos de plantas e animais.

As espécies parasitas de animais são comumente filariformes e variam em tamanho; são encontradas espécies de 1 mm e outras de até 8 m (*Placentonema gigantissima* – parasito de baleia). A maioria dos gêneros apresenta dimorfismo sexual, é ovípara e seu meio de infecção é pela ingestão de L3.

Principais características

Corpo

- Vermes de corpo cilíndrico, com pseudoceloma (cavidade corporal)
- Corpo com simetria bilateral revestido por uma cutícula externa resistente de cor clara. Abaixo da cutícula, está a hipoderme (contém glicogênio, mitocôndrias e lipídios) e, mais internamente, a camada de fibras musculares, composta de músculos lisos e segmentados
- A cutícula pode apresentar cristas, espinhos ou asas (essas podem ser cefálicas, cervicais ou caudais)
- Sistema digestivo completo (lábios, vestíbulo oral, boca, faringe, esôfago, intestino e ânus ou abertura anal)
- Dimorfismo sexual (embora existam fêmeas partenogenéticas). Os machos são menores que as fêmeas e têm espículos para a cópula (com exceção de *Trichinella*).

Boca

A boca dos nematoides pode variar em formato e tamanho, podendo ser encontrados gêneros com:

- Boca simples, sem cavidade bucal
- Coroa franjada na parte anterior
- Cavidade bucal arredondada, triangular ou hexagonal
- Lamelas ou dentes no interior da cavidade bucal (hematófagos)
- Boca com dois a seis lábios ou com interlábios.

Esôfago

Os parasitas podem ter esôfagos de diferentes formas, dependendo do grupo taxonômico a que pertencem. Os mais comuns são:

- Simples ou filariformes (típico de estrongilídeos)
- Com bulbo duplo; há uma constrição na sua parte média (típico de oxiurídeos)
- Com expansões anterior e posterior (típico de *Strongyloides*)
- Capilar, muito fino (típico de trichurídeo)
- Esôfago muscular-glandular (típico de filarídeos e espirurídeos).

Intestino

É um tubo simples, que se estende do esôfago até o ânus, podendo este ter sua abertura externa no final do corpo ou no meio do corpo.

Sistema genital

A maioria dos nematoides tem sexos separados. Os órgãos sexuais ficam livres na cavidade corporal. Na cópula, o macho introduz seus espículos na vulva, onde os espermatozoides são injetados e, posteriormente, migram para o útero e o oviduto – órgão que funciona como um receptáculo seminal.

Sistema genital feminino

Na maioria dos nematoides, é composto por dois ovários, dois ovidutos, um útero, um ovoejetor, uma vagina e uma vulva. Os órgãos sexuais da fêmea partem da vulva e sua disposição depende da localização da vulva no corpo da fêmea, podendo ser:

- Opistodelfas: a vulva próximo da parte anterior. O útero fica voltado para a parte posterior do corpo
- Prodelfas: a vulva se abre na parte posterior do corpo e o útero fica voltado para a parte anterior do corpo
- Anfidelfas: a vulva se abre na metade do corpo, o útero é dividido e os ovários ficam um em cada lado do corpo.

Sistema genital masculino

Na maioria dos parasitos de animais, é composto por dois testículos, dois canais deferentes, um canal ejaculador, um ou dois espículos (estruturas quitinizadas para condução do sêmen à abertura genital que podem ser simples, com ganchos ou ornamentadas), um gubernáculo (pode ou não existir e tem a função de orientar os espículos durante a cópula) e uma bolsa copuladora com raios bursais, dividida em troncos que servem para abraçar a fêmea durante a cópula.

Forma infectante para o hospedeiro

A maioria dos nematoides chega até o hospedeiro pela ingestão da larva L3 dentro do ovo ou livre. Alguns gêneros de parasitas podem penetrar ativamente a pele íntegra do hospedeiro e outros necessitam de artrópodes hematófagos para a sua dispersão.

Ovos

Podem ser redondos, ovais, em formato de bastão ou subglobulares e ter os lados diferentes; a superfície pode ser lisa, rugosa e com perfurações e alguns podem ter filamento.

Tipos de ovos mais comuns

- Simples: casca lisa sem protuberâncias. Por exemplo: ovo de *Ancylostoma* (Figura 21.1)
- Operculados: com uma protuberância em uma das extremidades. Por exemplo: ovos de *Oxyuris* (Figura 21.2)
- Bioperculados: com duas protuberâncias, uma em cada extremidade. Por exemplo: ovos de *Trichuris* (Figura 21.3)
- Larvados: com uma larva no interior. Por exemplo: ovos de *Strongyloides* (Figura 21.4).

Os ovos podem ser encontrados em fezes, urina e expectoração brônquica. A casca pode apresentar três camadas:

- Membrana lipídica: responsável pela impermeabilidade do ovo. É a parte mais interna
- Membrana quitinosa: responsável pela rigidez do ovo
- Membrana proteica: só aparece em alguns helmintos, e esses ficam mais resistentes às condições ambientais (como os ascarídeos). Ela é secretada pelo útero da fêmea e deixa o ovo mais espesso e viscoso.

Tipos de fêmeas

- Ovovivíparas: postura dos ovos já com um embrião ou larva formada no seu interior
- Ovíparas: postura da fêmea de ovos no primeiro estágio (sem segmentação)
- Vivíparas: as fêmeas fazem a postura de larvas.

Meios de infecção

- Picada de insetos
- Ingestão de ovos
- Ingestão de larvas
- Ingestão do hospedeiro intermediário (HI)
- Infecção cutânea (penetração).

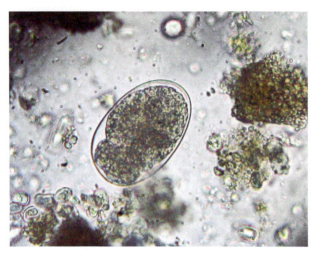

Figura 21.1 Ovo de *Ancylostoma* sp.

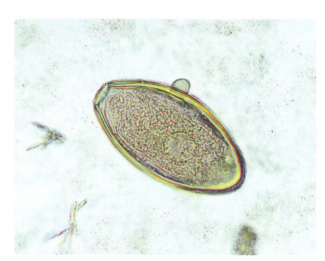

Figura 21.2 Ovo de *Oxyuris*.

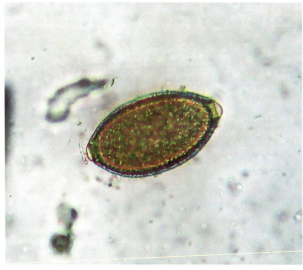

Figura 21.3 Ovo de *Trichuris*.

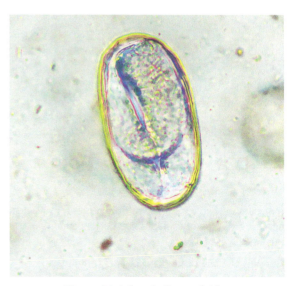

Figura 21.4 Ovo de *Strongyloides*.

Biologia geral dos nematoides

A maioria dos parasitos desenvolve seus primeiros estágios larvais (L1 e L2) no interior do bolo fecal, alimentando-se de microrganismos e matéria orgânica. Os nematoides parasitas de animais, para prosseguirem seu desenvolvimento, necessitam, na fase de L3, encontrar um hospedeiro. Essa larva (L3) é muito ativa nos horários mais frescos do dia, subindo nas pastagens em movimentos de serpente, desde que haja temperatura e umidade favoráveis (precisa de uma fina película de água sobre a planta para conseguir subir). Se as condições climáticas não estão adequadas, as larvas permanecem escondidas na bainha das folhas ou subsolo; elas são muito sensíveis ao calor do sol. O parasitismo das L3 quase sempre é feito por via oral, porém algumas larvas podem penetrar ativamente na pele.

O desenvolvimento de L3 a adulto pode ocorrer de várias maneiras. Por exemplo, alguns parasitos, ao serem ingeridos, seguem para o tubo digestivo, onde permanecem até chegar à fase adulta; alguns se desenvolvem no interior da mucosa intestinal, saindo somente quando devem se tornar adultos; outros, ao serem ingeridos, migram pela circulação, a fim de se desenvolver nos mais diversos órgãos do hospedeiro.

Após encontrarem seu local de predileção, tornam-se adultos, diferenciando-se em machos ou fêmeas, que copulam, e a fêmea inicia a postura de seus ovos ou larvas.

É importante observar que a resistência da larva no ambiente decorre, principalmente, de sua cutícula. Em cada muda, a larva perde uma cutícula e ganha outra, mas, na passagem de L2 para L3, a L3 retém a cutícula da L2 e fica com as duas, tornando-se, assim, mais resistente às condições do meio ambiente. A L3 perde essa cutícula somente quando estiver no corpo do hospedeiro. A L3, ao ser ingerida pelo hospedeiro, segue seu desenvolvimento, trocando a cutícula para passar a L4 e depois para L5; esta última é considerada a fase de adultos jovens (macho e fêmea).

As seis ordens de nematoides mais estudadas e de importância em Medicina Veterinária são:

- Ordem Rhabditida
- Ordem Enoplida
- Ordem Oxyurida
- Ordem Strongylida
- Ordem Spirurida
- Ordem Ascaridida.

LEITURAS RECOMENDADAS

BARRIGA, O. O. *Las enfermedades parasitarias de los animales domesticos*. Santiago: Germinal, 2002. 247 p.

BORCHERT, A. *Parasitologia Veterinária*. 3. ed. Zaragoza: Acribia, 1981. 745 p.

BOWMAN, D. D.; DWIGHT, D. *Parasitologia Veterinária de Georgis*. 8. ed. Barueri: Manole, 2006. 422 p.

DUNN, A. M. *Helmintologia Veterinária*. México: Editorial El manual Moderno, 1983. 391 p.

REY, L. *Parasitologia*. 3. ed. Rio de Janeiro: Guanabara Koogan, 2001. 856 p.

SOULSBY, E. J. L. *Helminths, Arthopods and Protozoa of Domesticated Animals*. Philadelphia: Lea & Febiger, 1982.

URQUHART, G. M.; ARMOUR, J.; DUNCAN, J. L. *et al. Parasitologia Veterinária*. 2. ed. Rio de Janeiro: Guanabara Koogan, 1998. 273 p.

Ordem Rhabditida

Silvia Gonzalez Monteiro

ORDEM RHABDITIDA

Superfamília Rhabditoidea | Família Strongyloididae

Apresentam gerações de vida livre e de vida parasitária.

Os parasitos fêmeas são partenogenéticos e têm pequena cápsula bucal sem dentes.

O esôfago dos adultos de vida livre e das larvas de primeiro estágio (L1) são rabditiformes.

Gênero *Strongyloides* (*Strongy* = redondo; *Oides* = forma; pronúncia: Istrongiloides)

Espécies e hospedeiros

Há em torno de 50 espécies de parasitos de vertebrados; os mais comuns são:

- *Strongyloides westeri*: equinos
- *S. ransomi*: suínos
- *S. papillosus*: ruminantes
- *S. stercoralis*: humanos, cães e gatos
- *S. ratti*: ratos.

Localização. Parasitos fêmeas vivem embebidos na mucosa do intestino delgado. Não há parasitos machos.

Características morfológicas

- Os parasitos fêmeas partenogenéticos são muito pequenos, têm em torno de 2 a 3 mm de comprimento. Apresentam esôfago filariforme, que ocupa pelo menos um quarto do corpo, e boca trilabiada. Ovário e útero são anfidelfos (alças para lados diferentes)
- Os ovos estão distribuídos por todo o corpo da fêmea, quando eliminados com as fezes, são larvados e medem 40 a 70 μm de comprimento × 25 a 40 μm de largura (Figura 22.1)
- O parasito pode ser eliminado para o ambiente na forma larval, dependendo da espécie de *Strongyloides* (ocorre nas espécies parasitas de carnívoros)
- Larvas L3 infectantes não têm dupla membrana, o que as tornam frágeis no meio ambiente; seu esôfago é filariforme e ocupa um terço do tamanho do corpo
- Fêmeas e machos de vida livre medem em torno de 1 mm de comprimento e têm o esôfago rabditiforme
- Larvas L1, L2 e L3 de vida livre têm esôfago rabditiforme.

Ciclo biológico (Figura 22.2)

Parasitário (homogônico)

Somente fêmeas partenogenéticas parasitam o intestino delgado. Estas fazem postura de ovos, que saem ao meio exterior com as fezes. Há uma exceção na espécie *S. stercoralis*, em que os ovos eclodem no intestino e as L1 saem nas fezes. Esses ovos, em condições ambientais favoráveis, embrionam, desenvolvendo L1, L2 e L3 parasitas. O hospedeiro se contamina por meio da penetração das larvas L3 na pele e estas migram, pelas arteríolas, para o coração e o pulmão. Nos bronquíolos, a L3 passa a L4 e segue para brônquios, traqueia e laringe, onde são deglutidas. No tubo digestivo, tornam-se adultos, que se fixam no intestino e passam a ser chamados de fêmeas partenogenéticas. Outro meio de infecção é pela ingestão de alimentos contaminados, em que a L3 chega ao tubo digestivo e, no intestino, passa para a circulação e repete o ciclo pulmonar anterior. Também pode haver contaminação da mãe para os filhotes por meio do leite. Em *S. stercoralis*, há autoinfecção (larvas eclodem ainda no intestino, passam a L2 e L3 no intestino e penetram novamente na mucosa, fazendo o ciclo pulmonar pela circulação). Existem três modos de eliminação de estádios de *Strongyloides* spp. nas fezes do hospedeiro:

- Eliminação de ovos larvados nas fezes recém-eliminadas, o que ocorre em *S. papillosus*, *S. ransomi* e *S. westeri*
- Eliminação de larvas L1 nas fezes frescas, como em *S. stercoralis*
- Eliminação de ovos larvados e larvas de primeiro estádio, que acontece em *S. ratti*.

De vida livre (heterogônico)

Em condições ambientais ideais, dos ovos postos pela fêmea partenogenética, eclodem as L1, que passam a L2, L3, L4 e adultos de vida livre (não parasitam), todos com

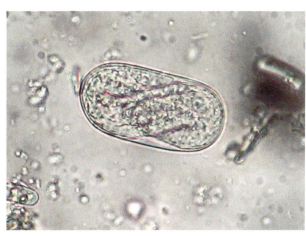

Figura 22.1 Ovo larvado de *Strongyloides* sp.

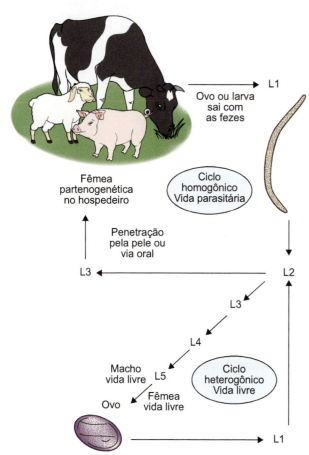

Figura 22.2 Ciclo biológico de *Strongyloides* sp. L1 a L5: estágios larvais.

esôfago rabditiforme (com bulbos). Os machos e as fêmeas de vida livre de *Strongyloides* spp., após copularem, podem, dependendo da espécie, desenvolver somente L3 infectantes ou também larvas de vida livre. Para muitas espécies de *Strongyloides*, como em *S. stercoralis*, há somente uma geração de adultos de vida livre, mas, em outras, como em *Strongyloides planiceps*, há relatos de até nove gerações de vida livre.

Período pré-patente. De 7 a 15 dias.

Importância em Medicina Veterinária e Saúde Pública

Atingem principalmente animais jovens (primeiros meses de idade) e podem afetar fêmeas em lactação. A penetração das larvas na pele causa irritação, inflamação local e dermatite localizada (que pode ser purulenta). A passagem das larvas pelo pulmão pode causar processos inflamatórios, como bronquite e pneumonia. As formas adultas que estão no intestino promovem a erosão das vilosidades intestinais, provocando infecção e levando à enterite catarral, que apresenta muito muco. Podem acarretar também aumento do peristaltismo intestinal, provocando diarreia, má absorção alimentar e desidratação, o que acarreta diminuição do desenvolvimento dos animais jovens. Em casos graves, leva à morte do animal. O *S. stercoralis* é uma zoonose.

Diagnóstico

Utilizam-se técnicas de exames de fezes com solução hipersaturada para flutuação dos ovos no caso de pesquisa de *S. westeri*, *S. ransomi* e *S. papillosus*.

Para diagnosticar *S. stercoralis*, utiliza-se a técnica de Baermann, que procura larvas, pois os ovos dessa espécie eclodem ainda no intestino. É preciso diferenciar *S. stercoralis* de vermes pulmonares, como *Filaroides* sp. e *Aelurostrongylus* sp. As L1 de *S. stercoralis* têm um esôfago mais largo e sua cauda termina em ponta. Em coprocultura, a L3 tem esôfago filariforme, que ocupa quase metade do corpo; a cauda é tripartida, mas, quando vista no microscópio, parece uma forquilha.

Controle

- Tratamento dos animais parasitados com ivermectina, albendazol ou tiabendazol
- Limpeza e higiene das instalações em intervalos inferiores a 24 h, já que as larvas infectantes podem se desenvolver em 24 a 36 h
- As larvas não sobrevivem em ambiente com pouca umidade
- Como *S. stercoralis* é uma zoonose, deve-se isolar e tratar o animal parasitado
- Exames de fezes mensais para pesquisa de larvas devem ser realizados por pelo menos 6 meses para confirmar a eliminação do parasito, já que muitas larvas ficam inibidas nos tecidos.

Família Rhabditidae

A maioria das espécies vive em ambientes com muita matéria orgânica, sendo comuns no solo, em água parada e em frutas em decomposição. Podem tornar-se parasitos casuais, invadindo a pele e causando prurido intenso.

Gênero *Rhabditis* (pronúncia: Rabidítis; sinonímia: *Pelodera*)

Espécies e hospedeiros

- *Rhabditis strongyloides*: cães
- *R. bovis*: bovinos
- *R. freitasi*: bovinos
- *R. costai*: bovinos
- *Rhabditis* sp.: há várias espécies descritas parasitando o ser humano.

Características morfológicas

- Os vermes adultos são muito pequenos (1 a 3 mm de comprimento) e têm esôfago rabditiforme (com bulbos)
- Suas larvas medem em torno de 400 a 700 μm de comprimento.

Ciclo biológico

Não é bem conhecido. Sabe-se que esse gênero é de vida livre e vive em ambientes úmidos com matéria orgânica em decomposição. São parasitos ocasionais. As fêmeas são vivíparas.

Importância em Medicina Veterinária e Saúde Pública

Há notas de parasitismo em cães pelo gênero *Rhabditis* sp. As larvas, que se desenvolvem em ambiente úmido e rico em matéria orgânica, invadem a pele íntegra dos animais, produzindo sinais clínicos, como prurido, alopecia e dermatite.

A espécie *Rhabditis bovis* é considerada, na África, causadora de otite. No Brasil, há relatos de frequente envolvimento das espécies *R. freitasi* e *R. costai* em otites de bovinos, principalmente da raça Gir, criados em regiões quentes e úmidas.

Nos animais parasitados, podem-se observar otorreia, muitas vezes purulenta, com odor fétido, e certo grau de estenose do conduto auditivo, o que denota processo inflamatório. Alguns animais apresentam cabeça pendente para um dos lados e desconforto, observado em razão do constante balançar de orelhas.

Diagnóstico

Em casos de dermatite com muito prurido e alopecia, podem ser realizados raspados de pele para a identificação das larvas.

A pesquisa do material das orelhas é feita com o uso de uma zaragatoa (mecha de algodão enrolada na ponta de um bastão) para a coleta do cerume e do corrimento das orelhas dos animais. O material deve ser acondicionado em tubos de ensaio e fixado em álcool 70° para análise em microscópio estereoscópico. Pode-se também semear o material suspeito em placas com ágar-sangue, para o desenvolvimento das formas larvais e adultas do parasito.

Controle

• Evitar ambientes úmidos e sujos
• Tratar os animais com ivermectinas.

LEITURAS RECOMENDADAS

ANDERSON, R. C.; CHABAUD, A. C.; WILLMONT, S. *CIH Keys to the Nematode Parasites of Vertebrates*. Wallingford: CAB International, 1974-1983. v. 1-10.

ANDERSON, R. C. Nematode parasites of vertebrates. *In*: *Their Development and Transmission*. 2. ed. Wallingford, Oxon (UK): CABI Publishing, 2000. 650 p.

BARRIGA, O. O. *Las Enfermedades Parasitarias de los Animales Domésticos*. Santiago: Germinal, 2002. 247 p.

CAMPOS, D. M. B.; ARAÚJO, J. L. B.; VIEIRA, M. C. M. *et al*. Um caso de parasitismo por *Rhabditis* sp. em criança natural de Goiânia, Goiás, Brasil. *Revista da Sociedade Brasileira de Medicina Tropical*, v. 35, n. 5, p. 519-522, 2002.

COLBY, E. D.; MCGREW, L. S. *Rhabditis strongyloides* alopecia in a dog – A case report. *Vet. Med. Small Anim. Clin.*, v. 71, n. 10, p. 1426, 1976.

DESMOND, S. Introduction to animal parasitology.Cambridge: Cambridge University Press,1994. 569 p.

DUARTE, E. R.; MELO, M. M.; HAMDAN, J. S. Epidemiological aspects of bovine parasitic otitis caused by *Rhabditis* spp. and/or *Raillietia* spp. in the state of Minas Gerais, Brazil. *Veterinary Parasitology*, v. 101, n. 1, p. 45-52, 2001.

GROSS, T. L.; IHRKE, P. J.; WALDER, E. J.; AFFOLTER, V. K. (eds.). *Pelodera* dermatitis. *In*: *Skin Diseases of the Dog and Cat – Clinical and Histopathologic Diagnosis*. Oxford: Blackwell Publishing, 2005. p. 449-451.

GROVE, D. I. Human strongyloidiasis. *Advance in Parasitology*, v. 38, p. 251-309, 1996.

LEITE, R. C.; LEITE, R. C.; FACCINI, J. L. H. Diagnóstico e tratamento da otite parasitária por nematóides rhabditiformes em bovinos. *Revista Brasileira de Parasitologia Veterinária*, v. 3, n. 1, p. 69-70, 1994.

LEITE, R. C.; NUNES, V. A.; NUNES, I. J. *et al*. Otite parasitária por nematóides rhabditiformes: aspectos epidemiológicos e clínicos. *Revista Brasileira de Medicina Veterinária*, v. 15, n. 2, p. 49-51, 1993.

MARTINS JR., W. *Rhabditis (Rhabditis) freitasi* sp. n. e *Rhabditis (Rhabditis) costai* sp. n. (Nematoda – Rhabditidae) isolados de otite bovina. *Memórias do Instituto Oswaldo Cruz*, v. 80, n. 1, p. 11-16, 1985.

MATANDALA, M. M.; MUGERA, G. M.; NGATIA, T. A. Prevalence of Bovine (Nematodes) Otitis in Kenya. *The Kenya Veterinarian*, v. 25, p. 32-35, 2002.

MULLER, R. *Worms and Human Disease*. 2. ed. 2001. 320 p.

SAARI, S. A. M.; NIKANDER, S. E. *Pelodera* (syn. *Rhabditis*) *strongyloides* as a cause of dermatitis – a report of 11 dogs from Finland. *Acta Vet. Scand.*, v. 48, n. 1, p. 18, 2006.

SOULSBY, E. J. L. *Helminths, Arthropods and Protozoa of Domesticated Animals*. Philadelphia: Lea & Febiger, 1982.

URQUHART, G. M.; ARMOUR, J.; DUNCAN, J. L. *et al*. *Parasitologia Veterinária*. 2. ed. Rio de Janeiro: Guanabara Koogan, 1998. 273 p.

VEROCAI, G. G.; FERNANDES, J. I.; CORREIA, T. R. *et al*. Otite parasitária bovina por nematóides rhabditiformes em vacas Gir no estado do Rio de Janeiro, Brasil. *Brazilian Journal of Veterinary Parasitology*, v. 16, n. 2, p. 105-107, 2007.

VIEIRA, M.; SILVA, L.; BORGES, N. *et al*. Estudo da Prevalência de Otites Clínicas por *Rhabditis* sp. em Bovinos da Raça Gir no Estado de Goiás, 2007. (Pesquisa Agropecuária Tropical). Disponível em: <http://www.revistas.ufg.br/index.php/pat/article/view/2992/3035>.

VIEIRA, F. M.; LIMA, S. S.; BESSA, E. C. A. Morfologia e biometria de ovos e larvas de *Strongyloides* sp. Grassi, 1879 (Rhabditoidea: Strongyloididae) parasito gastrointestinal de Hydrochaeris hydrochaeris (Linnaeus, 1766) (Rodentia: Hydrochaeridae), no município de Juiz de Fora, Minas Gerais. *Revista Brasileira de Parasitologia Veterinária*, v. 15, n. 1, p. 7-12, 2006.

VINEY, M. E.; LOK, J. B. *Strongyloides* spp. *Worm Book*, v. 23, p. 1-15, 2007. (review).

Ordem Enoplida

23

Silvia Gonzalez Monteiro

ORDEM ENOPLIDA | SUBORDEM TRICHINELLINA

Superfamília Trichinelloidea | Família Trichuridae | Subfamília Trichurinae

Parasitos do intestino grosso de mamíferos, são facilmente reconhecidos pela porção anterior do corpo muito fina e longa. O formato do corpo assemelha-se a um chicote.

Gênero *Trichuris* (pronúncia: Tricúris)

Espécies e hospedeiros

- *Trichuris suis*: suínos
- *T. vulpis*: cães e raposas
- *T. campanula*: gatos
- *T. discolor*: bovinos e bubalinos
- *T. ovis*: ovinos
- *T. skrjabini*: camelos, ovinos, cabras, bovinos, cervos e gazelas
- *T. trichiura*: humanos e primatas
- *T. muris*: ratos, camundongos e outros roedores.

Características morfológicas

- Tamanho pequeno a médio (fêmeas: 3 a 7 cm; machos: 2 a 4 cm)
- Extremidade anterior simples e mais afilada que a posterior (Figura 23.1)
- Esôfago com duas porções: a primeira simples e a outra formada por várias células
- As fêmeas têm extremidade posterior simples e são ovíparas
- Os ovos têm formato de barril, casca lisa e cor castanha e apresentam um opérculo saliente em cada um dos polos (Figura 23.2)
- Os machos têm a porção posterior em espiral e apenas um espículo, que é envolvido por uma bainha, dando aspecto de prepúcio (Figura 23.3).

Localização. Cecos.

Ciclo biológico

Os ovos saem nas fezes do hospedeiro e, no meio ambiente, embrionam em aproximadamente 30 dias em temperatura de 25°C. Os ovos larvados contendo a L1 podem permanecer viáveis no ambiente por anos. O ovo embrionado, se for ingerido pelo hospedeiro, libera a L1 no intestino delgado, a qual migra até o intestino grosso, invadindo a mucosa epitelial. Nesse local, fazem quatro mudas, passando a L2, L3, L4 e L5 (adultos jovens), machos ou fêmeas. Os adultos ficam fixados pela parte anterior no epitélio intestinal, onde copulam. A fêmea faz a postura dos ovos (2 mil a 5 mil ovos/dia), que saem com as fezes para o meio ambiente. O período de vida dos parasitos adultos no hospedeiro é, em média, de 3 a 4 meses.

Período pré-patente. Em torno de 2 a 3 meses.

Importância em Medicina Veterinária e Saúde Pública

Apesar da grande eliminação diária de ovos, somente infecções muito elevadas, acima de 25 mil ovos por grama de fezes, produzem sinais clínicos que afetam principalmente animais jovens. Em um intenso parasitismo, leva à lesão da mucosa cecal, provocando enterite no hospedeiro e diarreia com sangue

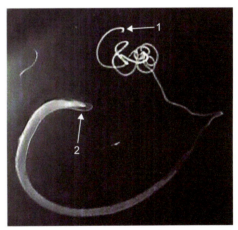

Figura 23.1 Nematoide do gênero *Trichuris*, chamado vulgarmente de verme chicote. (1) Parte anterior e (2) parte posterior.

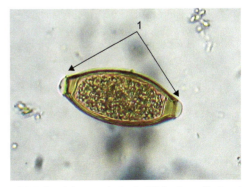

Figura 23.2 Ovo bioperculado de *Trichuris* sp. Opérculos (1).

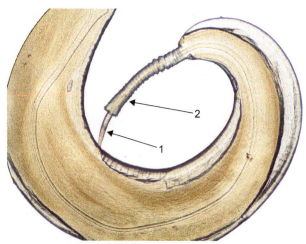

Figura 23.3 Porção posterior de um macho de *Trichuris* sp. com espículo (1) e bainha (2).

vivo. A lesão abre uma porta para infecções secundárias. A maioria das infecções é leve e assintomática. Há relatos de prolapso de reto em humanos e cães muito parasitados.

Diagnóstico
É realizado com base na presença de ovos bioperculados nos exames de fezes.

Controle
Os ovos sobrevivem até 6 anos em ambiente úmido e sombreado, então é importante manter as instalações arejadas e secas. As ivermectinas e os benzimidazóis eliminam os parasitos do hospedeiro.

Subfamília Capillarinae
Gênero *Capillaria* (pronúncia: Capilária)
Há muitas espécies de *Capillaria*. São listadas, a seguir, as mais frequentes, seus hospedeiros e sua localização:

- *Capillaria plica*: cães, gatos e raposas; rim e bexiga. Sinonímia: *Pearsonema* (*Capillaria*) *plica*
- *C. feliscati*: gatos; rim e bexiga. Sinonímia: *Pearsonema* (*Capillaria*) *feliscati*
- *C. bovis*: bovinos; intestino delgado
- *C. hepatica*: cães, gatos, humanos e roedores; fígado. Sinonímia: *Calodium* (*Capillaria*) *hepaticum*
- *C. annulata* (sinonímia: *Contorta*): galinhas e perus; esôfago e inglúvio (papo)
- *C. caudinflata*: galinhas e perus; intestino delgado
- *C. obsignata*: galinhas, perus e pombos; intestino delgado
- *C. aerophila*: cães, gatos e raposas; traqueia, brônquios e vias nasais. Sinonímia: *Eucoleus* (*Capillaria*) *aerophilus*.

Características morfológicas
- Têm tamanho pequeno (1 a 5 cm de comprimento) e são muito finos
- A extremidade anterior do corpo é mais afilada que a posterior, porém essa característica não chama a atenção macroscopicamente
- O esôfago é muito longo, ocupa metade do comprimento do corpo e apresenta uma fileira de células

- Fêmeas têm extremidade posterior simples e são ovíparas; os ovos ficam em fileira no ovário
- Os ovos (Figura 23.4) bioperculados são muito semelhantes aos de *Trichuris* sp.
- Os machos têm apenas um espículo, que é envolvido por uma bainha, o que dá o aspecto de prepúcio.

Ciclo biológico
No ciclo das espécies que vivem no sistema digestório, os ovos saem nas fezes; no ambiente, tornam-se larvados (L1) em 2 a 4 semanas. O ovo com a L1 é ingerido pelo hospedeiro em alimentos ou água contaminados. Algumas espécies, como *C. annulata* e *C. caudinflata*, necessitam de hospedeiros intermediários para continuar seu ciclo evolutivo. A L1 é liberada no tubo digestivo, onde faz as mudas para L2, L3, L4, L5 e adultos.

No ciclo da espécie *Capillaria hepatica*, as fêmeas adultas vivem no parênquima hepático do hospedeiro, onde fazem a postura, porém os ovos somente são liberados do fígado em duas ocasiões: quando ocorre a digestão do fígado parasitado no trato digestivo do predador carnívoro, o qual eliminará os ovos nas fezes; ou quando ocorre a morte do hospedeiro e a consequente decomposição da carcaça e do fígado, com a liberação dos ovos no meio externo. No ambiente externo, com a presença de oxigênio, os ovos evoluem e se tornam embrionados e infectantes em um período de 28 a 30 dias. Os hospedeiros se contaminam ao ingerirem esses ovos, que posteriormente irão eclodir e liberar o primeiro estágio larval. As larvas eclodidas penetram na parede intestinal e, pela via porta, atingem o tecido hepático, transformando-se em adultos. Após a postura, as fêmeas morrem dentro de poucas semanas. No local das lesões, podem ser encontrados de um a vários parasitos mortos e o número de ovos é muito variável.

Em *C. aerophila*, os ovos depositados nos pulmões seguem até a glote com a secreção bronquial, são deglutidos e eliminados com as fezes. No ambiente, a L1 desenvolve-se dentro do ovo, que, ao ser ingerido, já no intestino delgado, a L1 eclode; em seguida, ela migra pela circulação, durante 7 a 10 dias, até os pulmões, onde evolui para L2, L3, L4 e L5, tornando-se adulta.

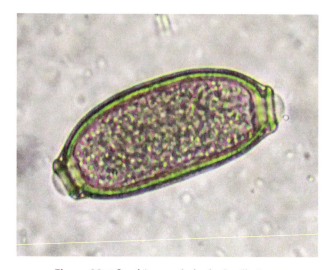

Figura 23.4 Ovo bioperculado de *Capillaria* sp.

Os nematoides adultos de *C. plica* e *C. feliscati* fixam-se na mucosa da bexiga, onde eliminam ovos, que são expelidos para o meio externo com a urina. O ovo embriona no meio ambiente, formando a L1. Para que o ciclo prossiga, o ovo com a L1 precisa ser ingerido por uma minhoca. O hospedeiro definitivo infecta-se ingerindo a minhoca com a L1, que migra até a bexiga, onde os vermes tornam-se adultos.

Período pré-patente. Depende da espécie e varia de 3 a 6 semanas.

Importância em Medicina Veterinária e Saúde Pública

Somente em um grande parasitismo ocorrem reações inflamatórias originadas pela inserção profunda da porção anterior do parasito na mucosa. Em *C. hepatica*, pode ocorrer cirrose hepática.

Em infecções por *C. aerophila* pode ocorrer rinite com descarga nasal, bronquite e pneumonia. O animal pode apresentar sibilos na auscultação e a boca aberta pela dispneia.

A maioria das espécies que parasitam mamíferos não causa sinais clínicos no hospedeiro e é encontrada acidentalmente em necropsia.

Diagnóstico

Para espécies do sistema digestório, podem-se usar técnicas de exames de fezes de sedimentação ou flutuação para a identificação dos ovos bioperculados. Para o diagnóstico de *C. plica*, deve-se examinar a urina após a sedimentação. Os ovos de *C. hepatica* medem de 54 a 64 μm de comprimento × 29 a 33 μm de largura, são bioperculados e têm forma de bandeja; podem ser identificados na forma não embrionada em cortes histológicos corados por hematoxilina e eosina. *C. aerophila* pode ser diagnosticada pela presença de ovos em lavado nasal ou traqueal.

Controle

Para a eliminação dos parasitos presentes no hospedeiro, o uso de benzimidazóis e ivermectinas é eficiente.

As espécies de *Capillaria* que têm hospedeiro intermediário devem ser controladas, evitando-se a presença dos animais no ambiente onde há o hospedeiro intermediário (minhoca).

Os comedouros e bebedouros devem ficar fora do alcance de fezes dos animais para evitar a contaminação por ovos do parasito.

Deve-se manter o ambiente limpo, seco e arejado.

Família Trichinellidae

Gênero *Trichinella* (pronúncia: Triquinéla)

Espécie *Trichinella spiralis*

Características morfológicas

- Os parasitos adultos são muito pequenos (1 a 3 mm de comprimento) e têm corpo com diâmetro ligeiramente espessado posteriormente
- Fêmea larvípara
- Larva de forma espiralada em cistos no interior do músculo (Figura 23.5)
- Machos com um único espículo.

Hospedeiros. A maioria dos mamíferos, principalmente em humanos, suínos e ratos.

Localização. Os adultos localizam-se no intestino delgado, e larvas encistadas principalmente nos músculos diafragmáticos, intercostais e masseter.

Ciclo biológico

Os hospedeiros (humanos ou animais) comem carne com cistos que contêm larvas infectantes de *Trichinella* e o músculo é dissolvido pelos ácidos do estômago, liberando as larvas. Estas passam ao intestino delgado, onde, em 2 a 4 dias, ficam adultas. Após a cópula, os machos morrem e as fêmeas fazem a postura de larvas L1 (cada fêmea produz em torno de 500 larvas), que, pela circulação, alcançam a musculatura esquelética, onde ficam encapsuladas. As larvas podem permanecer na musculatura por vários anos. As infecções ocorrem quando esse músculo com os cistos é ingerido, liberando a L1, que passa por quatro mudas (L2, L3, L4 e adultos) no intestino delgado. Os parasitos adultos vivem embebidos na mucosa do intestino delgado.

Importância em Medicina Veterinária e Saúde Pública

Não há relatos dessa parasitose no Brasil, porém países vizinhos, como Argentina e Chile, registram casos da enfermidade.

Como é uma zoonose, deve ser constantemente monitorada por meio da pesquisa de larvas na carne e de sorologia.

A infecção nos animais é leve e a maioria ocorre sem sinais clínicos. Em casos de uma ingestão maciça de larvas, ocorre enterite, e a invasão de larvas na musculatura costuma produzir miosite, miocardite e eosinofilia.

Diagnóstico

Em humanos, a confirmação é feita por anamnese e sorologia.

Em grandes infecções, podem-se encontrar as larvas no sangue por meio do exame direto.

Nos laboratórios de controle de qualidade da carne, são utilizadas enzimas, como a pepsina a 1%, para a pesquisa de *T. spiralis* (Figura 23.5) em carcaças de suínos, principalmente as destinadas ao mercado de exportação.

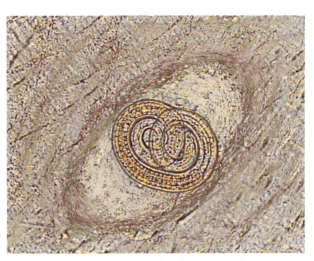

Figura 23.5 *Trichinella spiralis* no tecido.

Controle

Deve-se fazer o tratamento dos hospedeiros com benzimidazóis (esses produtos atuam nas formas larvais e adultas).

A principal fonte de contaminação para o ser humano é a carne suína mal cozida; as larvas de *Trichinella* morrem em temperaturas de 60°C, por isso deve-se cozinhar bem a carne ou evitar seu consumo.

O congelamento da carne a –15°C por 20 dias mata as larvas.

Deve-se evitar alimentar animais com carne crua ou mal cozida.

Subordem Dioctophymina

Superfamília Dioctophymatoidea | Família Dioctophymatidae | Subfamília Dioctophymatinae

Gênero *Dioctophyme* (pronúncia: Dióquitofime; sinonímia: *Dioctophyma*)

Em razão de o nematoide ser chamado por diferentes autores de *Dioctophyme* ou *Dioctophyma*, Tollit, em 1987, propôs que ele fosse denominado *Dioctophyme*, o que foi aprovado pela Comissão Internacional de Nomenclatura Zoológica em 1989.

Espécie *Dioctophyme renale*

Características morfológicas

- Nematoides de cor vermelha (apresentam um pigmento semelhante à hemoglobina dos vertebrados)
- As fêmeas podem chegar a até 1 m de comprimento × 1 cm de diâmetro e têm a vulva próxima à extremidade anterior do corpo
- Ovos bioperculados de casca grossa e enrugada (Figura 23.6)
- Os machos medem em torno de 40 cm de comprimento, têm somente um espículo e apresentam uma pequena bolsa copuladora com aspecto de sino (Figura 23.7).

Hospedeiros

- Definitivos: humanos, carnívoros (preferencialmente cães) e, excepcionalmente, herbívoros
- Intermediários: anelídeos, rãs e peixes dulcícolas.

Localização do verme adulto. Rim e cavidade abdominal são os locais mais parasitados, porém pode ser encontrado na pleura, no peritônio, no tecido subcutâneo, na próstata, na bexiga, no ureter, na uretra, no fígado e no estômago.

Ciclo biológico

Os ovos saem na urina morulados e, no ambiente, a L1 se desenvolve dentro do ovo em torno de 35 dias. O anelídeo aquático ingere o ovo e a L1 é liberada, indo para sua cavidade celomática, onde passa a L2 e L3 em torno de 100 dias. O peixe ou a rã pode ingerir o anelídeo com a L3, tornando-se parasitado; nesse caso, é chamado de hospedeiro paratênico, e não há evolução do nematoide. O hospedeiro definitivo ingere o peixe ou a rã com a L3; esta atravessa ativamente o tubo digestivo e migra preferencialmente para o rim direito, podendo localizar-se em vários órgãos, onde passa a L4 e adulto.

Os animais e os humanos podem adquirir o nematoide a partir da ingestão de carne de peixe e rã pouco cozida e também ao comerem anelídeos aquáticos infectados com a forma larval L3.

Importância em Medicina Veterinária e Saúde Pública

A parasitose é encontrada principalmente em carnívoros piscívoros. Na maioria dos casos, não há sinais clínicos. Na literatura, há descrição da presença desse helminto na pele e em rins de humanos, ocasionando cólicas renais e hematúria. Nos carnívoros, é comumente encontrado nos rins, principalmente o direito, e livre na cavidade abdominal (Figura 23.8). O parasito destrói o parênquima renal (Figura 23.9), o que causa insuficiência renal e pode levar ao óbito. Em casos de localização na cavidade abdominal, provoca peritonite. Geralmente, apenas um rim é parasitado; o outro sofre hipertrofia para compensar a falta do destruído.

Diagnóstico

É um achado acidental. A sedimentação da urina deve ser realizada para a pesquisa dos ovos, porém nem sempre o verme está no rim. A ultrassonografia pode visualizar os parasitos no rim e na cavidade abdominal. A maioria dos casos registrados é de achados de necropsia.

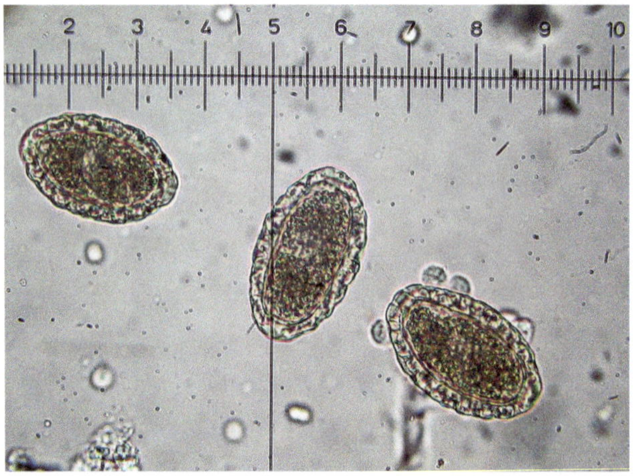

Figura 23.6 Ovos de *Dioctophyme renale* encontrados após a sedimentação da urina de um cão.

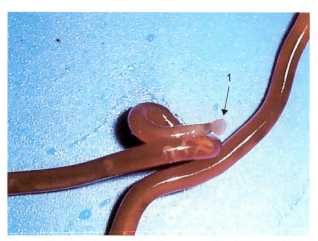

Figura 23.7 Porção posterior de um macho de *Dioctophyme renale* com pequena bolsa em forma de sino (1).

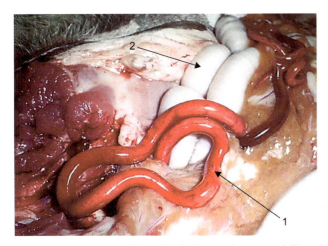

Figura 23.8 Parasitos adultos (1) de *Dioctophyma renale* livres na cavidade abdominal de um cão com peritonite. Intestino (2). Foto: Daniel Roulim Stainki.

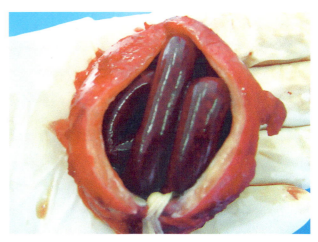

Figura 23.9 *Dioctophyma renale* no interior da cápsula renal de um cão. Foto: Daniel Roulim Stainki.

Controle

Não existe tratamento. Deve-se remover cirurgicamente os parasitos. A prevenção resume-se a evitar que humanos e animais se alimentem de minhocas, rãs e peixes crus.

LEITURAS RECOMENDADAS

ANDERSON, R. C. Nematode parasites of vertebrates. *Their Development and Transmission*. 2. ed. Wallingford, Oxon: CABI (UK) Publishing, 2000. 650 p.

BARRIGA, O. *Las Enfermedades Parasitarias de los Animales Domésticos em la América Latina*. Santiago: Editorial Germinal, 2002. 247 p.

BÉDARD, C.; DESNOYERS, M.; LAVALLÉE, M. C.; POIRIER, D. Capillaria in the bladder of an adult cat. *Can. Vet. J.*, v. 43, n. 12, p. 973-974, 2002.

BOWMAN, D. D. *Parasitologia Veterinária de Georgis*. 8. ed. Barueri: Manole, 2006. 423 p.

BROWN, S. A.; PRESTWOOD, A. K. Parasitas do trato urinário. In: KIRK, R. W. *Atualização Terapêutica Veterinária – Pequenos Animais*. Barueri: Manole, 1988. v. 2, Cap. 13, p. 1455-1457.

COLPO, C. B.; SILVA, A. S.; MONTEIRO, S. G. Ocorrência de Dioctophyma renale em cães no município de Uruguaiana, RS. *Revista da Faculdade de Zootecnia, Veterinária e Agronomia (Uruguaiana)*, v. 14, p. 175-180, 2007.

COLPO, C. B.; STAINKI, D. R.; MONTEIRO, S. G. et al. Capilariose em um cão – Relato de caso. In: XIX Congresso Brasileiro De Parasitologia, 2005. Porto Alegre. *Anais do XIX Congresso Brasileiro de Parasitologia*, 2005.

DAGUER, H.; GENIZ, P. V.; SANTOS, A. V. Ausência de Trichinella spiralis em suínos adultos abatidos em Palmas, estado do Paraná, Brasil. *Ciência Rural*, v. 35, n. 3, p. 660-663, 2005.

EVINGER, J. V.; KAZACOS, K. R.; CANTWELL, H. D. Ivermectina for treatment of nasal capillariasis in a dog. *J. Am. Vet. Med. Assoc.*, v. 15, n. 2, p. 174-175, 1985.

FORTES, E. *Parasitologia Veterinária*. 4. ed. Rio Grande do Sul: Ícone, 2004. 600 p.

GARGILI, A.; FIRAT, I.; TOPARLAK, M.; ÇETINKAYA, H. First Case Report of Dioctophyme renale (Goeze, 1782) in a dog in Istanbul, Turkey. *Turk J. Vet. Anim. Sci.*, v. 26, p. 1189-1191, 2002.

KIRKOVA, Z.; PETKOV, P.; GOUNDASHEVA, D. Clinical and haematological studies in dogs, experimentally infected with Trichuris vulpis. *Bulgarian Journal of Veterinary Medicine*, v. 8, n. 2, p. 141-148, 2005.

KIRKPATRICK, C. E.; NELSON, G. R. Ivermectina treatment of urinary capillariasis in a dog. *J. Am. Vet. Med. Assoc.*, v. 15, n. 6, p. 701-702, 1987.

MONTEIRO, S. G.; SALLIS, E. S. V.; STAINKI, D. R. Infecção natural por trinta e quatro helmintos da espécie Dioctophyma renale (GOEZE, 1782) em um cão. *Revista da Faculdade de Zootecnia, Veterinária e Agronomia (Uruguaiana)*, v. 9, p. 29-32, 2002.

NAKAGAWA, T. L. D. R.; BRACARENSE, A. P. F. R. L.; REIS, A. C. F. et al. Giant kidney worm (Dioctophyma renale) infections in dogs from Northern Paraná, Brazil. *Veterinary Parasitology*, v. 145, p. 366-370, 2007.

OLIVEIRA, C. M. B.; GONZALES, J. C. Fauna parasitária riograndense. *Arquivos da Faculdade de Veterinária – UFRGS*, v. 18, p. 19-59, 1990.

OSBORNE, C. A.; STEVENS, J. B.; HANLON, G. F. et al. Dioctophyma renale in the dog. *J. Am. Vet. Med. Assoc.*, v. 155, n. 4, p. 605-619, 1969.

PEDRASSANI, D.; DO NASCIMENTO, A. A. Verme gigante renal. *Revista Portuguesa de Ciências Veterinárias*, v. 110, n. 593-594, p. 30-37, 2015.

RUAS, J. L.; SOARES, M. P.; FARIAS, N. A. R.; BRUM, J. G. W. Infecção por Capillaria hepatica em carnívoros silvestres (Lycalopex gymnocercus e Cerdocyon thous) na região sul do Rio Grande do Sul. *Arq. Inst. Biol.*, v. 70, n. 2, p. 127-130, 2003.

SADIGHIAN, A.; AMINI, F. Dioctophyme renale (GOEZE, 1782) Stiles, 1901 in Stray Dogs and jackals in Shahsavar Area, caspian Region, Iran. *J. Parasitol.*, v. 53, p. 961, 1967.

SENIOR, D. F.; SOLOMON, G. B.; GOLDSCHMIDT, M. H. et al. Capillaria plica infection in dogs. *J. Am. Vet. Med. Assoc.*, v. 176, p. 901-905, 1980.

SOULSBY, E. J. L. *Helminths, Arthropods and Protozoa of Domesticated Animals*. Philadelphia: Lea & Febiger, 1982.

SUJATHA, S. E.; FERNANDO, M. B. B. S. The Giant Kidney Worm (Dioctophyma renale) infection in man in Australia. *Am. J. Surg. Pathol.*, v. 7, n. 3, p. 281-284, 1983.

TOLLITT, M. E. Case 2604 Dioctophyme ColletMeygret, 1802 (Nematoda): Proposed confirmation of spelling (CIOMS Case No. 7). *Bulletin of Zoological Nomenclature, Londres*, v. 44, p. 237-239, 1987.

URQUHART, G. M.; ARMOUR, J.; DUNCAN, J. L. et al. *Parasitologia Veterinária*. 2. ed. Rio de Janeiro: Guanabara Koogan, 1998. 273 p.

VIBE, P. P. Dioctophyma infection in humans. *Med. Parasitol. (Mosk)*, v. 1, p. 83-84, 1985.

Ordem Oxyurida

Silvia Gonzalez Monteiro

ORDEM OXYURIDA

Superfamília Oxyuroidea

Família Oxyuridae

Principais características:

- Boca trilabiada
- Esôfago com bulbo posterior bem desenvolvido
- Parasitos monóxenos
- Todos os gêneros parasitam o intestino grosso
- São chamados de verme alfinete, pois a parte anterior, mais grossa, afila-se progressivamente até o final do corpo.

Gênero *Oxyuris* (pronúncia: Óxiuris)

Espécie *Oxyuris equi*

Características morfológicas

- Tamanho médio: as fêmeas têm 4 a 15 cm e os machos, 0,9 a 1,2 cm (Figura 24.1)
- Esôfago oxiuriforme (com bulbo posterior), com istmo longo
- Fêmeas brancas ou acinzentadas, com muitos ovos por toda a extensão do corpo e cauda longa e fina, que pode chegar a até 3 vezes o comprimento do corpo
- Macho com um espículo e asa caudal com dois pares de papilas grandes e várias papilas pequenas
- Os ovos medem em torno de 90 μm de comprimento × 42 μm de largura e apresentam um opérculo e um dos lados ligeiramente mais côncavo; são de forma oval e têm cor amarelada (Figura 24.2).

Hospedeiros. Equinos.
Localização. Intestino grosso.

Ciclo biológico (Figura 24.3)

- O ovo com L3 é ingerido
- A larva L3 é liberada no intestino delgado
- A L3 passa a L4 e L5 e adulto no intestino grosso, onde se alimenta da mucosa intestinal
- A fêmea migra até o ânus, onde deposita os ovos na região perianal com uma substância cimentante acinzentada
- Os ovos no ambiente embrionam em 3 a 5 dias até o estágio infectante (L3).

Uma observação importante é que as larvas podem eclodir e voltar ao intestino grosso (retroinfecção).

Período pré-patente. De 4 a 5 meses.

Importância em Medicina Veterinária e Saúde Pública

As formas jovens são mais patogênicas, pois se fixam na mucosa, levando à inflamação intestinal (enterite), seguida de diarreia. A migração das fêmeas e a substância colocada com o ovo na região perianal são irritantes e provocam prurido intenso; o animal, ao se coçar, pode se machucar e perder o pelo da região posterior. Cavalos acometidos por essa parasitose costumam ter os pelos da cauda ralos e arrepiados. Não é zoonose.

Diagnóstico

Deve ser coletado material da região perianal, já que, no exame de fezes, apenas 5% dos diagnósticos são positivos, pois as fêmeas fazem a postura ao redor do ânus. O mais

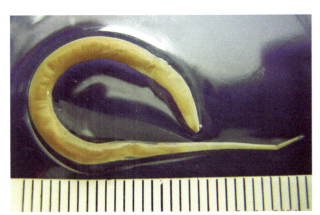

Figura 24.1 Nematoide adulto do gênero *Oxyuris*, chamado vulgarmente de verme alfinete.

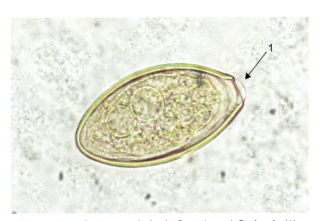

Figura 24.2 Ovo operculado de *Oxyuris equi*. Opérculo (1).

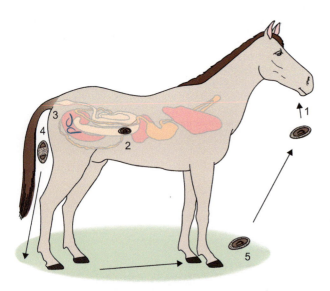

Figura 24.3 Ciclo biológico de *Oxyuris equi*.

indicado é grudar uma fita adesiva (Durex®) na parte externa do ânus do animal, colar a fita em uma lâmina de microscopia e examinar ao microscópio em aumento de 100 vezes.

Controle

O controle é feito com higiene dos estábulos, troca das camas com frequência e com o cuidado de manter água e alimentos longe das fezes dos animais.

Deve-se lavar e limpar a região anal do animal com uma toalha descartável de papel para remover os ovos, queimando-a em seguida para não contaminar o ambiente.

Os animais devem ser tratados com benzimidazóis e ivermectinas.

Gênero *Enterobius* (pronúncia: Enteróbius)

Espécies e hospedeiros

- *Enterobius vermicularis*: humanos e macacos
- *E. anthropopitheci*: macacos.

Características morfológicas

- Esôfago com bulbo posterior, sem estreitamento
- Os ovos têm um dos lados mais plano que o outro, medem em torno de 75 μm de comprimento e são eliminados larvados
- As fêmeas são pequenas (0,8 a 1,3 cm de comprimento) e anfidelfas e apresentam expansões cuticulares na região cefálica
- Os machos têm 0,2 a 0,5 cm de comprimento, somente um espículo e extremidade posterior curva.

Localização. Ceco.

Ciclo biológico

- A fêmea grávida costuma migrar até o ânus do hospedeiro, onde deposita fileiras de ovos embrionados na região perianal. Em torno de 6 h após a postura, os ovos tornam-se infectantes

- O hospedeiro torna-se parasitado quando ingere esses ovos com a larva L3. As larvas eclodem no duodeno e passam a L4 e L5. Esses jovens adultos migram até o intestino grosso (cólon), fixando-se na mucosa e tornando-se adultos. Machos e fêmeas copulam e as fêmeas grávidas recomeçam o ciclo migrando até o ânus para fazer a postura
- Geralmente, a postura dos ovos é feita à noite e as roupas íntimas e pijamas ficam contaminados por minúsculos ovos. Em algumas ocasiões, a larva eclode na mucosa anal e as larvas L3 infectantes retornam ao intestino grosso, o que é chamado de retroinfecção.

Período pré-patente. De 35 a 60 dias.

Importância em Medicina Veterinária e Saúde Pública

A migração da fêmea até o ânus causa coceira, principalmente em crianças e animais jovens. Ocorre sobretudo à noite, causando insônia e desconforto. Em macacos, a infecção costuma ser assintomática.

Diagnóstico. Idêntico ao de *O. equi*.

Controle

- Lavar as roupas íntimas, pijamas e roupas de cama com água quente e sabão
- Fazer o tratamento dos hospedeiros com anti-helmínticos e limpeza do ambiente
- Sempre lavar muito bem as mãos.

Gênero *Syphacia* (pronúncia: Sifácia)

Espécies e hospedeiros

- *Syphacia muris*: ratos e outros roedores silvestres
- *S. obvelata*: camundongos.

Características morfológicas

- Pequenos vermes brancos pontiagudos; machos com 0,1 a 0,15 cm e fêmeas com 0,3 a 0,5 cm
- Machos com um espículo
- Esôfago com uma dilatação pré-bulbar e um bulbo redondo posterior
- Os ovos de *S. muris* medem 75 × 20 μm (Figura 24.4), e os de *S. obvelata* 134 × 36 μm.

Localização. Intestino grosso, principalmente no ceco.

Ciclo biológico

O ciclo é direto; as fêmeas depositam os ovos na região perianal. Em poucas horas, os ovos tornam-se infectantes. Quando o ovo com L3 é ingerido, as larvas são liberadas e seguem para o intestino grosso, onde passam a L4 e adultos jovens. Os adultos tornam-se maduros sexualmente e copulam; as fêmeas migram até o ânus, para depositar os ovos junto com uma substância pegajosa. A postura também é feita no intestino grosso.

Importância em Medicina Veterinária e Saúde Pública

Não é muito patogênico. Em infecções maciças, pode haver redução no peso e no crescimento dos animais. Não é zoonose.

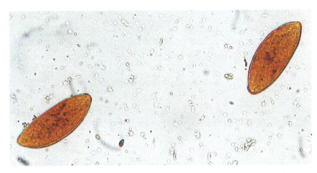

Figura 24.4 Ovos de *Syphacia* sp. corados com lugol.

Diagnóstico
É realizado pela detecção de ovos em exame de fezes de flutuação e com a técnica da fita adesiva utilizada para *Oxyuris*.

Controle
- Limpeza do ambiente
- Remoção da maravalha contaminada
- Tratamento dos animais com anti-helmínticos de amplo espectro.

Gênero *Skrjabinema* (pronúncia: Iscrijabinema)
Espécie *Skrjabinema ovis*
Características morfológicas
- Mede de 0,3 a 0,8 cm de comprimento
- Tem três lábios grandes e três lábios intermediários
- Esôfago cilíndrico com um grande bulbo redondo
- A cauda do macho é redonda e tem apenas um espículo.

Hospedeiros. Ovinos e caprinos.
Localização. Intestino grosso.

Ciclo biológico
Semelhante ao do gênero *Syphacia*.

Importância em Medicina Veterinária e Saúde Pública
Não causa patogenicidade evidente. Não é zoonose.

Diagnóstico
Encontrado em exames de fezes de flutuação e, mais frequentemente, pela técnica da fita adesiva.

Controle
O tratamento com anti-helmíntico e higiene dos recintos, feito para eliminar nematoides patogênicos, elimina esse oxiurídeo.

Gênero *Passalurus ambiguus* (pronúncia: Passalurus)
Espécie *Passalurus ambiguus*
Características morfológicas
- Machos com 0,4 a 0,5 cm e fêmeas com 0,9 a 1,2 cm
- Esôfago com dilatação pré-bulbar e um bulbo posterior bem marcado

- Cauda do macho com pequena asa caudal e um espículo
- Ovos aplainados de um lado.

Hospedeiros. Coelhos e lebres.
Localização. Intestino grosso (ceco e cólon).

Ciclo biológico
Semelhante ao de *Syphacia* sp.

Importância em Medicina Veterinária e Saúde Pública
Não é patogênico. Não é zoonose.

Diagnóstico
Encontrado em exames de fezes de flutuação e pela técnica da fita adesiva.

Controle
Limpeza do ambiente e tratamento dos animais com anti-helmínticos de amplo espectro.

Família Heteroxynematidae
Gênero *Aspiculuris* (pronúncia: Aspiculuris)
Espécie *Aspiculuris tetraptera*
Características morfológicas
- Machos com 0,2 a 0,4 cm e fêmeas com 0,3 a 0,4 cm de comprimento
- Os ovos são simétricos e medem em torno de 85 μm de comprimento × 37 μm de largura (Figura 24.5).

Hospedeiros. Ratos e outros roedores.
Localização. Intestino grosso.

Ciclo biológico
Semelhante ao de *Syphacia* sp. Há retroinfecção.

Período pré-patente. É de aproximadamente 25 dias.

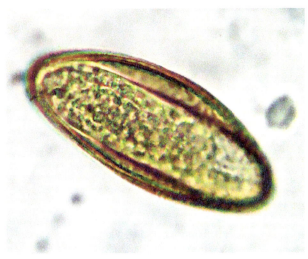

Figura 24.5 Ovo de *Aspiculuris tetraptera* encontrado em exame de fezes de roedor.

Importância em Medicina Veterinária e Saúde Pública

Não é patogênico. Não é zoonose.

Diagnóstico

Idêntico ao de *Syphacia* sp.

Controle

Idêntico ao de *Syphacia* sp.

LEITURAS RECOMENDADAS

ANDERSON, R. C. *Nematode parasites of vertebrates. Their Development and Transmission*. 2. ed. Willingford, Oxon (UK): CABI Publishing, 2000. 650 p.

ANYA, A. O. Studies on the biology of some oxyurid nematodes. I Factors in the development of eggs of *Aspiculuris tetraptera* Schulz. *Journal of Helminthology*, v. 40, p. 253-260, 1966b.

BARRIGA, O. O. *Las Enfermedades Parasitárias de los Animales Domesticos*. Santiago: Germinal, 2002. 247 p.

BOWMAN, D. D. *Parasitologia Veterinária de Georgis*. 8. ed. Barueri: Manole, 2006. 422 p.

CHAN, K. F. Life cycle studies on the nematode *Syphacia obvelata*. *American Journal of Hygiene*, v. 56, p. 14-21, 1952.

DOYLE, R. L.; MONTEIRO, S. G.; GRAÇA, D. L.; SANTURIO, J. M.; SILVA, A. S.; BERTOLIN, K. Avaliação helmintológica de camundongos (Mus musculus) criados em biotério experimental. *Rev Fac Zoot Vet*, v. 13, p. 108-115, 2006.

D'SILVA, J. *Syphacia muris* Yam (Nematoda: Oxyuroidea) oviposition and host behaviour. *Bangladesh Journal of Zoology*, v. 20, p. 301-304, 1992.

EIRA, C.; TORRES, J.; MIQUEL, J.; VINGADA, J. The helminth parasites of the wild rabbit *Oryctolagus cuniculus* and their effect on host condition in Dunas de Mira, Portugal. *Journal of Helminthology*, v. 81, n. 3, p. 239-46, 2007.

GODOY, K. C. I.; ODALIA-RÍMOLI, A.; RÍMOLI, J. Infecção por endoparasitos em um grupo de bugios-pretos (*Alouatta caraya*) em um fragmento florestal no estado do Mato Grosso do Sul, Brasil. *Neotropical Primates*, v. 12, n. 2, p. 63-68, 2004.

HSÜ, K. C. Experimental studies on egg development, hatching and retrofection in *Aspiculuris tetraptera*. *Journal of Helminthology*, v. 25, p. 131-160, 1951.

HUSSEY, K. L. *Syphacia muris* v. *S. obvelata* in laboratory rats and mice. *Journal of Parasitology*, v. 43, p. 555-559, 1957.

INSTITUTO DE BIOLOGIA. *Roteiro de Aulas Práticas – Parasitologia II, Ib–501*. Rio de janeiro: Universidade Federal Rural do Rio de Janeiro, 1996. 132 p.

LAWLER, H. J. Demonstration of the life history of the nematode *Syphacia obvelata* (Rudolphi, 1802). *Journal of Parasitology*, v. 25, p. 442, 1939.

LEWIS, J. W.; D'SILVA, J. The life-cycle of *Syphacia muris* Yamaguti (Nematoda: Oxyuroidea) in the laboratory rat. *Journal of Helminthology*, v. 60, p. 39-46, 1986.

NOSAL, P.; PETRYSZAK, A.; NOWOSAD, B.; SOBOLEWSKA, M. Gastrointestinal parasites of rabbits in coproscopic investigations. *Wiad. Parazytol.*, v. 52, n. 4, p. 327-330, 2006.

PERCY, D. H.; BARTHOLD, S. W. *Pathology of Laboratory Rodents and Rabbits*. Ames: Iowa State University Press, 2007.

PRINCE, M. J. R. Studies on the life cycle of *Syphacia obvelata*, a common nematode parasite of rats. *Science*, v. 11, p. 66-68, 1950.

SCHAD, G. A. Preliminary observations of the sheep pinworm, *Skrjabinema ovis*. *Journal of Parasitology*, v. 43, p. 13, 1957. (suppl.).

SCHÜFFNER, W.; SWELLENGREBEL, N. H. Retrofection in oxyuriasis. A newly discovered mode of infection with *Enterobius vermicularis*. *Journal of Parasitology*, v. 35, p. 138-146, 1949.

SOULSBY, E. J. L. *Helminths, Arthropods and Protozoa of Domesticated Animals*. Philadelphia: Lea & Febiger, 1982.

STAHL, W. Studies on the life cycle of *Syphacia muris*, the rat pinworm. *Keio Journal of Medicine*, v. 12, p. 55-60, 1963.

URQUHART, G. M.; ARMOUR, J.; DUNCAN, J. L. *et al. Parasitologia Veterinária*. 2. ed. Rio de Janeiro: Guanabara Koogan, 1998. 273 p.

Ordem Strongylida

25

Marcelo Beltrão Molento e Fernanda Silva Fortes Suchodolak Braz*

ORDEM STRONGYLIDA

Superfamília Strongyloidea

Principais características:

- Parasitos de grande importância para mamíferos e aves
- Cápsula bucal bem desenvolvida, geralmente com dentes e coroas lamelares
- Machos com bolsa copuladora
- Ovos de casca dupla e fina, com várias células no seu interior (ovo morulado; Figura 25.1)
- Ciclo biológico direto, não sendo necessário outro animal para completar seu ciclo de vida
- Infecção pela larva infectante de terceiro estágio (L3)
- Com exceção dos gêneros *Stephanurus* (parasito da região perirrenal), *Syngamus*, *Mammomonogamus* e *Cyathostomum* (parasitos da traqueia e dos brônquios), todos os outros gêneros de importância em Medicina Veterinária parasitam a mucosa gastrintestinal e se alimentam pela ingestão de tampões de mucosa. Podem ser divididos convenientemente em *estrôngilos* e *ancilóstomos*
- Os estrôngilos parasitam o intestino grosso e incluem os gêneros *Strongylus*, *Triodontophoros*, *Cyathostomum* (triconemas), *Chabertia* e *Oesophagostomum*. *Syngamus* e *Cyathostoma* são parasitos importantes do trato respiratório de aves. *Mammomonogamus* são parasitos do trato respiratório de ruminantes.

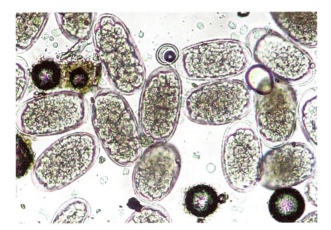

Figura 25.1 Ovos típicos da ordem Strongylida.

---

* Agradecimento a Daisy Wellner Santos, graduanda de Medicina Veterinária da Universidade Federal do Paraná (UFPR), pela ajuda na elaboração do capítulo.

Família Strongylidae

Tem como principais características a cápsula bucal e o esôfago claviforme.

Subfamília Strongylinae

Suas principais características são cápsula bucal com formato subglobular e adultos hematófagos.

Grandes estrongilídeos

Gênero *Strongylus* (pronúncia: Estrôngilus)

Espécies

- *Strongylus vulgaris*
- *S. equinus*
- *S. edentatus*
- *S. anseris* (*Epomidiostomum orispinum*)
- *S. orispinum* (*Epomidiostomum orispinum*)
- *S. tubaeformis* (*Ancylostoma tubaeforme*)
- *S. uncinatus* (*Epomidiostomum anatinum*).

Espécie *Strongylus vulgaris*

Características morfológicas

- Vermes robustos (fêmea: 20 a 24 mm; macho: 14 a 16 mm), de coloração vermelho-escura, encontrados facilmente na mucosa intestinal
- Adultos hematófagos
- Cápsula bucal bem desenvolvida e oval, com coroa franjada, dois dentes arredondados em formato de orelha em sua base e um ducto dorsal da glândula esofágica
- Esôfago claviforme
- Machos com bolsa copuladora bem desenvolvida e dois espículos de tamanho médio
- O corpo das fêmeas afila-se no final
- Os ovos são ovais, de casca fina, e medem de 83 a 93 μm de comprimento × 48 a 52 μm de largura (Figura 25.2).

Hospedeiros. Equinos e asininos.
Localização. Intestino grosso.

Ciclo biológico (Figura 25.3)

Os parasitos adultos são encontrados no ceco e no cólon. A fase de vida livre é semelhante à descrita para *S. edentatus*. Os ovos são eliminados nas fezes e há desenvolvimento para L3 em aproximadamente 2 semanas. O hospedeiro definitivo ingere as L3 nas pastagens ou na água contaminada. No intestino delgado, as larvas perdem a bainha de proteção e seguem para o intestino grosso para penetrar na mucosa (também podem penetrar no intestino delgado); após 7 dias da ingestão, realizam a muda para L4 na submucosa. As L4 penetram em pequenas artérias e vão, pelo endotélio, até seu local de predileção, na artéria mesentérica anterior (cranial), onde fazem a muda para L5, após vários meses, e retornam à parede intestinal por meio da luz das artérias.

São formados nódulos e lesões (arterites) ao redor das larvas, principalmente na parede do ceco e do cólon. Há ruptura desses nódulos à medida que as larvas aumentam de tamanho, com a liberação de adultos jovens na luz intestinal. Nesse local, ocorre a diferenciação sexual. Após a cópula, as fêmeas colocam os ovos, que são expelidos com as fezes e se desenvolvem no meio ambiente.

Período pré-patente. De 6 a 7 meses.

Importância em Medicina Veterinária e Saúde Pública

É a espécie mais patogênica para equinos. As lesões causadas por larvas ocorrem frequentemente na artéria mesentérica cranial e em seus ramos e consistem em tromboembolias e endoarterites, que resultam em cólicas e infarto do intestino grosso, ao passo que as formas adultas causam anemia e apatia. Os animais podem apresentar febre, inapetência, apatia e cólica. Na necropsia, são observadas arterites e tromboses das veias intestinais, além de infarto e necrose em algumas áreas intestinais. Infecções graves em potros não ocorrem comumente, provavelmente porque a ingestão de larvas é contínua durante o pastoreio.

Os vermes adultos alimentam-se por ingestão de tampões da mucosa intestinal, lesionando-a; isso pode causar considerável hemorragia e ruptura dos nódulos na parede intestinal, deixando úlceras e cicatrizes circulares.

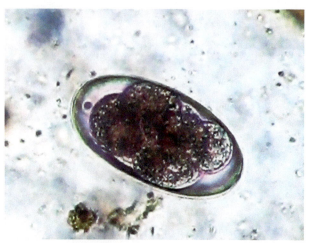

Figura 25.2 Ovo de *Strongylus* sp. Os blastômeros no seu interior podem ser contados.

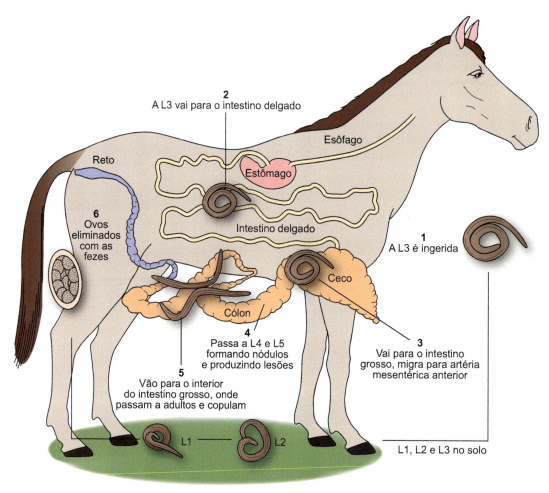

Figura 25.3 Ciclo biológico de *Strongylus*. L1 a L5: estágios larvais 1 a 5.

Os sinais clínicos incluem anemia, apatia, perda da condição física, vários graus de cólica, debilidade progressiva e estase intestinal; raramente, há ruptura intestinal e morte.

Não é transmitido ao ser humano.

Diagnóstico

Baseia-se na história de pastejo e em sinais clínicos, como perda de condições físicas dos animais e anemia. A cólica em decorrência da localização dos vermes nas artérias pode estar associada com a palpação, que indica um aumento da dor na origem do mesentério. A identificação dos ovos nas fezes pode ser um auxílio útil ao diagnóstico, mas convém ressaltar que cargas substanciais de vermes podem ser associadas a contagem pouco elevada de ovos por grama de fezes, em razão da baixa fecundidade de parasitos adultos ou da presença de muitas formas imaturas.

Controle

Os equinos acima de 2 anos de idade devem ser tratados com anti-helmíntico de amplo espectro (benzimidazóis ou lactonas macrocíclicas) em períodos de 12 a 16 semanas, já que animais de todas as idades podem se infectar e eliminar ovos. Dessa maneira, controlam-se também infecções por outras espécies de parasitos intestinais, tais como *Parascaris equorum* e *Oxyuris equi*. Novos animais que serão introduzidos ao rebanho devem receber anti-helmíntico antes de serem misturados. É aconselhável utilizar sistema de rotação de pastagens, com o objetivo de reduzir a ingestão de L3.

Espécie *Strongylus equinus*

Características morfológicas

- Vermes robustos (fêmea: 3,8 a 4,7 cm; macho: 2,6 a 3,5 cm) de coloração vermelho-escura, encontrados facilmente na mucosa intestinal
- Cápsula bucal bem desenvolvida e oval, com coroa franjada, três dentes pontiagudos (sendo um deles maior e bífido) e um ducto dorsal da glândula esofágica
- Esôfago claviforme
- Machos com bolsa copuladora bem desenvolvida e dois espículos finos de tamanho médio
- Fêmeas com vulva posicionada a 12 a 14 mm da extremidade posterior
- Os ovos são ovais e medem 75 a 92 μm de comprimento $\times$ 41 a 54 μm de largura.

Hospedeiros. Equinos e asininos.
Localização. Intestino grosso.

Ciclo biológico

Os parasitos adultos são encontrados no ceco e no cólon. A fase de vida livre é semelhante à descrita para *S. edentatus*. Os ovos são eliminados nas fezes e há desenvolvimento para L3 em aproximadamente 2 semanas. O hospedeiro definitivo ingere a L3 nas pastagens ou na água contaminada. Pouco se conhece sobre a migração das L3; acredita-se que elas perdem a bainha de proteção no intestino delgado e penetram no ceco e no cólon ventral (podem penetrar no delgado), onde formam nódulos nas camadas muscular e subserosa dentro de 1 semana. A muda para L4 ocorre no interior desses nódulos e as larvas se deslocam para o fígado, por meio da cavidade peritoneal, onde migram no parênquima durante 6 semanas ou mais. Depois, L4 e L5 podem ser encontradas no pâncreas e ao seu redor, antes de migrarem para a luz do intestino grosso.

Período pré-patente. De 8 a 9 meses.

Importância em Medicina Veterinária e Saúde Pública

Adultos são hematófagos. Poucos efeitos patogênicos podem ser atribuídos a essa espécie. Dependendo da quantidade de L3 ingerida, o animal pode apresentar diarreia, febre, edema, anorexia, depressão, dor e cólica, em decorrência de a função hepática ou pancreática estar anormal. Não é transmitido ao ser humano.

Diagnóstico

Semelhante ao de *S. vulgaris*.

Controle

Semelhante ao de *S. vulgaris*.

Espécie *Strongylus edentatus* (sinonímia: *Alfortia edentatus*)

Características morfológicas

- Vermes robustos (fêmea com 3,3 a 4,4 cm; macho com 2,3 a 2,8 cm de comprimento) de coloração vermelho-escura, encontrados facilmente na mucosa intestinal
- Cabeça alargada
- Cápsula bucal bem desenvolvida, com coroa franjada, um ducto da glândula esofágica e ausência de dentes
- Esôfago claviforme
- Machos com bolsa copuladora bem desenvolvida.

Hospedeiros. Equinos e asininos.
Localização. Intestino grosso.

Ciclo biológico

Os parasitos adultos são encontrados no ceco e no cólon. Os ovos são eliminados nas fezes e há desenvolvimento para L3 em aproximadamente 2 semanas quando em condições favoráveis em regiões de clima temperado. O hospedeiro definitivo ingere a L3 nas pastagens ou na água contaminada. Após penetrarem na mucosa intestinal, as L3 atingem o fígado, por meio da circulação porta, em poucos dias. Após 2 semanas, aproximadamente, há muda para L4 e migração no parênquima hepático. Seis a 8 semanas pós-infecção, as larvas podem ser encontradas sob o peritônio que circunda o ligamento hepatorrenal, de onde seguem para vários locais, preferencialmente flancos e ligamentos hepáticos. Após 4 meses, há muda para L5, que migra para a parede do intestino grosso, onde produz um grande nódulo purulento que libera o parasito adulto jovem na luz em consequência de seu rompimento. O período pré-patente é de 10 a 12 meses.

Importância em Medicina Veterinária e Saúde Pública

Os adultos são hematófagos. Alterações hepáticas podem ser associadas com recente migração larval, mas raramente há manifestação de sinais clínicos. Dependendo da quantidade de L3 ingerida, o animal pode apresentar diarreia, febre, edema, emagrecimento, depressão, dor e cólica. Não é transmitido ao ser humano.

Diagnóstico
Semelhante ao de *S. vulgaris*. Na necropsia, podem-se encontrar sinais de hemorragia e cicatrizes no parênquima hepático, devido à migração larval. Também podem ser vistos, sob o peritônio, hematomas, hemorragias, peritonites e aderências do omento, além de nódulos na parede intestinal.

Controle
Semelhante ao de *S. vulgaris*.

Gênero *Triodontophorus* (pronúncia: Triodontóforus)

Espécies
- *Triodontophorus serratus*
- *T. tenuicollis*
- *T. brevicauda*
- *T. minor*
- *T. nipponicus.*

Espécie *Triodontophorus* spp.

Características morfológicas
- Vermes de tamanho médio (9 a 25 mm), avermelhados, facilmente encontrados na mucosa do cólon
- Adultos hematófagos
- Cápsula bucal de tamanho médio, com coroa franjada, ducto da glândula esofágica e lâminas serrilhadas no fundo da cápsula (Figura 25.4).

Hospedeiros. Equinos e asininos.
Localização. Intestino grosso.

Ciclo biológico
Não é migratório e há poucas informações sobre o ciclo biológico desse gênero, mas acredita-se que seja similar ao do gênero *Cyathostomum*.

Importância em Medicina Veterinária e Saúde Pública
Uma grande quantidade desses vermes é frequentemente encontrada no cólon, o que contribui para os efeitos patogênicos em infecções associadas a *Strongylus*. Os parasitos causam uma grande lesão na mucosa do intestino grosso em virtude dos hábitos alimentares dos parasitos adultos. O animal pode apresentar anemia, fraqueza e diarreia. Os vermes podem ocasionar a formação de grandes úlceras no cólon, principalmente quando se alimentam em grupos (*T. tenuicollis*), que podem ser profundas e hemorrágicas.

Diagnóstico
Semelhante ao de *S. vulgaris*.

Controle
Semelhante ao de *S. vulgaris*.

Pequenos estrongilídeos

Subfamília Cyathostominae (Figura 25.5)
São chamados de pequenos estrôngilos por serem menores que os *Strongylus*. Também parasitam o intestino grosso e há mais de 40 espécies descritas. A cápsula bucal apresenta coroa franjada e é bem menor do que a dos grandes estrôngilos (*Strongylus* sp.).

Os gêneros mais comuns são *Cyathostomum*, *Cylicocyclus*, *Cylicostephanus* e *Poteriostomum*.

Gênero *Cyathostomum* (pronúncia: Ciatóstomum)

Espécies
- *Cyathostomum alveatum*
- *C. catinatum*
- *C. coronatum*
- *C. labiatum*
- *C. labratum*
- *C. montgomeryi*
- *C. pateratum*
- *C. saginatum*
- *C. tetracanthrum.*

Espécie *Cyathostomum* spp. (sinonímia: *Trichonema* spp.)

Características morfológicas
- Vermes pequenos (5 a 12 mm de comprimento), com coloração que varia de esbranquiçada a vermelho-escura; a maioria é visível ao exame detalhado da mucosa e do conteúdo intestinal
- Não são hematófagos

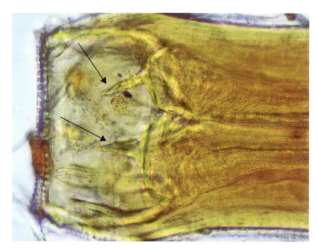

Figura 25.4 Cápsula bucal com lâminas serrilhadas de *Triodontophorus* sp.

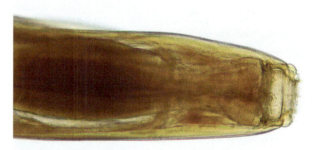

Figura 25.5 Adulto de Cyathostominae.

- Cápsula bucal cilíndrica grande e profunda, desprovida de dentes e de canal dorsal. Papilas cervicais pouco proeminentes. Apresenta parede espessa, coroa franjada dupla, ducto da glândula esofágica e lâminas no fundo da cápsula
- Esôfago claviforme
- Machos com bolsa copuladora bem desenvolvida e espículos filiformes, iguais em tamanho, com extremidades afiladas
- Fêmeas com vulva próxima ao ânus
- A cauda pode ser reta ou curvada dorsalmente com uma saliência ventral, anterior à vulva.

Hospedeiros. Equinos e asininos.
Localização. Intestino grosso.

Ciclo biológico

Ocorre a eclosão dos ovos, com o desenvolvimento e a liberação de L3, em aproximadamente 2 semanas em áreas temperadas. As larvas presentes nas fezes migram até a pastagem adjacente e, após serem ingeridas, as L3 infectantes se desencapsulam e penetram nas glândulas do íleo e do intestino grosso, onde há formação de um foco de células inflamatórias ao redor das larvas. As L3 mudam para L4 dentro desses nódulos inflamatórios na segunda semana da infecção e emergem para a luz 1 a 2 meses depois para amadurecerem (L5). Em animais reinfectados, as L4 permanecem nos nódulos por vários meses, o que é conhecido como hipobiose larval, estimulada pela imunidade do animal. Os ovos começam a aparecer nas fezes após 6 a 14 semanas na primoinfecção e após 12 a 18 semanas na reinfecção.

Período pré-patente. Aproximadamente 2 a 3 meses, embora possa se estender em razão da hipobiose de algumas espécies.

Importância em Medicina Veterinária e Saúde Pública

A patogenicidade é baixa. Essa infecção pode produzir diarreia, cólica e, ocasionalmente, morte. Na necropsia, pode ser observada enterite catarral e hemorrágica, com numerosas larvas dentro da mucosa. Em infecções maciças, pode ocorrer enterite descamativa.

Diagnóstico

É semelhante ao de *S. vulgaris*. Quando ocorrem infecções maciças por ciatostomíneos na primavera, que causam diarreia grave, podem ser encontrados milhares deles nas fezes.

Controle

É semelhante ao de *S. vulgaris*. Tratando-se equinos estabulados, no inverno, com anti-helmíntico eficaz contra ciatostomíneos larvais, consegue-se diminuir o risco da doença, decorrente de sua emergência maciça durante a primavera. É aconselhado o monitoramento da eficácia dos produtos, comparando-se a quantidade de ovos nas fezes pré e pós-tratamento (10 a 14 dias), pois já foi relatada resistência a benzimidazóis e lactonas macrocíclicas.

Família Syngamidae

Parasitos que vivem em permanente cópula e têm formato de taça.

Subfamília Syngaminae

Gênero *Syngamus* (pronúncia: Síngamus)

Espécies

- *Syngamus trachea* (sinonímias: *S. parvis* e *S. gracilis*)
- *S. bronchialis*
- *S. laryngeus*
- *S. nasicola*.

Espécie *Syngamus trachea* (sinonímia: *Syngamus parvis, S. gracilis*)

Características morfológicas

- As fêmeas são avermelhadas e medem em torno de 0,5 a 3 cm, enquanto os machos são pequenos e esbranquiçados e medem cerca de 0,2 a 0,5 cm
- Cápsula bucal grande, em formato de taça, com coroa franjada de seis a dez dentículos em sua base
- Esôfago claviforme e bem musculoso
- Aparecem em cópula permanente (por esse motivo têm formato de Y) e são os únicos parasitos encontrados na traqueia das aves domésticas
- O macho apresenta bolsa copuladora forte e quitinizada, com dois espículos de tamanho curto, e o corpo da fêmea termina afiladamente
- A abertura vulvar é no meio do corpo
- Os ovos elipsoidais medem 70 a 100 μm $\times$ 43 a 46 μm, com opérculos em ambas as extremidades.

Hospedeiros

- Aves domésticas e de caça (faisões e perdizes), assim como várias aves selvagens no mundo todo
- Hospedeiros paratênicos: principalmente minhocas e moluscos, mas há grande variedade de invertebrados (moscas e artrópodes).

Localização. Traqueia ou pulmões.

Ciclo biológico

Pode ser direto ou indireto. Após a ingestão de ovos ou larvas, os adultos copulam na traqueia ou nos brônquios, normalmente 7 dias após a infecção, e a fêmea faz a postura dos ovos. Estes são carreados dorsalmente pela traqueia junto ao muco em excesso, que é produzido em resposta à infecção, e podem ser expectorados para o meio ambiente ou deglutidos e eliminados com as fezes. Há o desenvolvimento de L1 a L3 no interior do ovo e a liberação de L3 para o meio ambiente. O hospedeiro definitivo pode se infectar de três maneiras:

- Ingerindo o ovo com a L3
- Ingerindo a L3 livre no ambiente
- Ingerindo um hospedeiro paratênico (principalmente minhocas) infectado com a L3.

As L3 ingeridas libertam-se de sua cutícula, atravessam a parede intestinal e, pela circulação, atingem fígado, coração e pulmões, onde podem ser encontradas 4 a 6 h pós-infecção. Nos pulmões, perfuram os capilares dos alvéolos e seguem para bronquíolos, brônquios e traqueia, onde realizam duas mudas em aproximadamente 5 dias, estando os vermes com 1 a 2 mm de comprimento. O período pré-patente é de 3 semanas. A longevidade é de aproximadamente 9 meses.

Importância em Medicina Veterinária e Saúde Pública

Em aves jovens, principalmente filhotes de aves de caça e peruzinhos, a infecção é mais grave. Nelas, a migração dos vermes pelos pulmões causa grave infecção, que pode produzir enfisema, edema, pneumonia e morte. Uma forma menos grave de infecção causa hemorragia na traqueia, com excessiva produção de muco, o que pode obstruí-la e obstruir os brônquios, levando à morte por asfixia. No ponto onde os vermes se fixam, há formação de nódulos cheios de pus, que podem se transformar em abscesso, obstruindo a traqueia. As aves apresentam-se com dispneia, intranquilidade, bico aberto e pescoço espichado, como se tentassem deglutir algo.

Diagnóstico

É baseado na presença de sinais clínicos e de ovos nas fezes. A doença pode ser confirmada pela detecção de grande quantidade de muco na traqueia e pela presença de vermes avermelhados na mucosa traqueal, durante exame pós-morte.

Controle

As aves jovens não deveriam ser criadas junto às adultas. Para prevenir a infecção, deve-se criar as aves em terrenos secos e mantê-las em contato somente com aves saudáveis. O tratamento profilático com drogas também pode ser feito. Geralmente, não é possível realizar a eliminação de hospedeiros paratênicos.

Subfamília Stephanurinae

Gênero *Stephanurus* (pronúncia: Estefanúrus)

Espécie *Stephanurus dentatus*

Características morfológicas (Figura 25.6)

- Vermes grandes e robustos (fêmea com 3 a 4,5 cm; macho com 2 a 3 cm), normalmente rosados. O tamanho dos parasitos e sua localização são diagnósticos
- Cápsula bucal proeminente, em forma de taça, com duas projeções cuticulares anteriores transparentes, coroa franjada e dentículos em sua base
- Esôfago claviforme e bem musculoso
- Os machos apresentam bolsa copuladora pequena com dois espículos, iguais ou desiguais em tamanho
- O corpo da fêmea termina afiladamente e a abertura vulvar fica no meio do corpo
- Os ovos medem em torno de 100 μm de comprimento × 60 μm de largura.

Hospedeiros. Suínos e, raramente, bovinos.
Localização. Rins e gordura perirrenal.

Ciclo biológico

Os ovos saem na urina e, no solo, eclodem em 24 a 48 h. A L3 desenvolve-se no interior do ovo em 3 a 5 dias e o hospedeiro definitivo se contamina de três maneiras:

- Oral: o suíno ingere a L3 livre no ambiente ou a minhoca com a L3, a qual serve como hospedeiro transportador de L3. Na parede do estômago, a larva faz sua muda imediata para L4 e então segue para o fígado (em 3 dias) pela circulação sanguínea; também chega ao intestino pelo sistema porta ou ao pulmão pelo sistema circulatório. No fígado, a

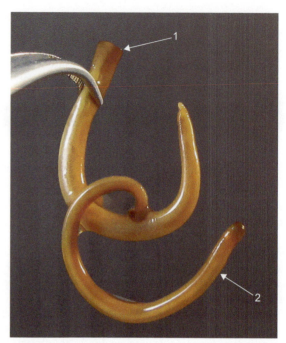

Figura 25.6 *Stephanurus dentatus* em cópula. Fêmea (1) e macho (2).

L4 realiza a muda final e os adultos jovens ficam migrando no parênquima por 3 meses ou mais. Os adultos jovens perfuram a cápsula de Glisson e migram na cavidade peritoneal até a região perirrenal, onde permanecem acasalados em cistos no próprio tecido gorduroso em comunicação direta com os ureteres ou por canalículos e completam seu desenvolvimento. Os ovos são excretados com a urina
- Percutânea: as larvas L3 penetram na pele escarificada e fazem migração para os pulmões, onde se tornam L4, seguem para a aorta e atingem o fígado em 40 dias, onde migram por 3 a 9 meses e, após esse período, passam a L5. Os adultos jovens perfuram a cápsula de Glisson e migram na cavidade peritoneal até a região perirrenal, onde permanecem acasalados em cistos no próprio tecido gorduroso ou em comunicação dos cistos com ureteres por canalículos e completam seu desenvolvimento. Os ovos são excretados com a urina
- Pré-natal: quando as larvas L5 caem na cavidade peritoneal, ocorre esse tipo de infecção.

Período pré-patente. De 6 a 19 meses. A longevidade varia de 2 a 3 anos.

Importância em Medicina Veterinária e Saúde Pública

É uma doença de animais adultos, pois os leitões são abatidos com 6 meses de vida; ocorre mais comumente em animais criados em piquetes. É comum ocorrer migração errática em infecções por *Stephanurus* e as larvas podem ser encontradas em muitos órgãos, incluindo pulmões, baço e músculos. Nesses locais, as larvas se encapsulam e podem nunca migrar para a área perirrenal.

Os principais efeitos patogênicos são causados pelas L4, que provocam grandes lesões no fígado e, ocasionalmente, em outros órgãos. Em infecções maciças, podem ocorrer cirrose grave, trombose em vasos hepáticos, ascite e, mais raramente, insuficiência hepática e óbito. Normalmente, os efeitos são detectados somente no exame pós-morte (p. ex., frigoríficos, outros). É de grande importância econômica em virtude da condenação do fígado. Em geral, as formas adultas não são patogênicas e ficam encapsuladas em cistos com pus esverdeado na região perirrenal. Raramente, os ureteres são comprimidos e estenosados, com consequente hidronefrose.

Geralmente, os animais apresentam dificuldade em ganhar peso ou, em infecções mais graves, ocorre emagrecimento. A ascite só é observada em infecções maciças, que podem levar o animal a óbito. A doença pode, ocasionalmente, causar danos ao fígado em bezerros de pastos contaminados.

Diagnóstico
Normalmente, há poucos sinais clínicos, e os ovos podem não ser encontrados na urina, pois a maior parte das lesões ocorre no período pré-patente. Em áreas endêmicas, quando uma grande quantidade de suínos abatidos apresentar cirrose hepática, pode-se fazer um diagnóstico presuntivo. Os vermes podem ser identificados durante a necropsia.

Controle
Como as L3 são suscetíveis à dessecação e a via percutânea é uma importante via de infecção, sugere-se manter os animais em pisos cimentados, limpos e secos, com comedouros mantidos em locais seguros de contaminação pela urina dos animais. A separação de suínos jovens de suínos de idade acima de 9 meses (que eliminam ovos na urina) também pode auxiliar no controle.

Outro esquema recomendado é utilizar apenas marrãs para a reprodução, pois são criadas ao sol em solo seco e, delas, retira-se uma única ninhada; quando feito o desmame dos leitões, elas são comercializadas, o que evita o início da oviposição. Os varrões são mantidos em piso de concreto.

Pode ser feito tratamento anti-helmíntico em porcas e marrãs 1 a 2 semanas antes de terem contato com o macho e novamente 1 a 2 semanas antes do parto.

Deve-se considerar que as minhocas são reservatórios contínuos da infecção.

Família Chabertidae
Subfamília Oesophagostominae
- Cápsula bucal retangular e pequena
- Dilatações cuticulares
- Presença de vesícula cefálica
- As fêmeas colocam até 10 mil ovos/dia.

Gênero *Oesophagostomum* (pronúncia: Esofagóstomum)
Espécies
- *Oesophagostomum radiatum*
- *O. columbianum*
- *O. asperum*
- *O. brevicaudum*
- *O. dentatum*
- *O. georgianum*
- *O. granatensis*
- *O. longicaudatum*
- *O. multifoliatum*
- *O. quadrispinulatum*
- *O. venulosum*.

Espécie *Oesophagostomum radiatum*
Características morfológicas
- Vermes brancos delgados, que medem de 1 a 2 cm (fêmeas com 16 a 22 mm; machos com 12 a 17 mm de comprimento)
- Cápsula bucal muito pequena, com coroa externa ausente e coroa interna com 38 a 40 pequenos dentículos triangulares
- Vesícula cefálica grande (ou colar cefálico) e asa cervical pouco desenvolvida. Apresentam papilas cervicais situadas posteriormente ao canal cervical (Figura 25.7)
- Esôfago claviforme
- Machos com bolsa copuladora bem desenvolvida com dois espículos de tamanho médio
- O corpo das fêmeas termina afiladamente
- Ovos de tamanho médio (86 μm de comprimento × 49 μm), com formato de barril e 16 a 32 blastômeros quando passam pelas fezes
- As L3 apresentam cauda com longos filamentos, 32 células intestinais e cabeça arredondada.

Hospedeiros. Bovinos e bubalinos.
Local. Intestino grosso.

Ciclo biológico
A fase pré-parasitária é típica dos estrongilídeos. O hospedeiro definitivo ingere as L3 e estas penetram na mucosa de qualquer parte do intestino delgado ou grosso, formando nódulos evidentes, onde se dá a muda para L4. As L4 emergem para a superfície da mucosa e migram para o cólon, a fim de se desenvolverem até adultos. Em reinfecções, as L4 podem ser mantidas nos nódulos por até 1 ano. O período pré-patente é de 40 dias.

Importância em Medicina Veterinária e Saúde Pública
Em bovinos, o efeito patogênico é atribuído à presença de nódulos de até 5 mm de diâmetro (Figura 25.8) na parede do intestino, os quais causam danos quando os vermes estão em quantidade suficiente para produzir sintomatologia clínica,

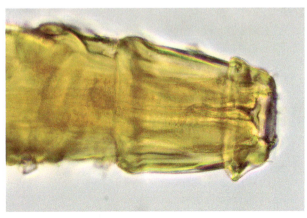

Figura 25.7 Parte anterior de adulto de *Oesophagostomum radiatum*.

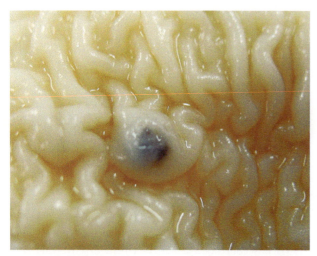

Figura 25.8 Nódulos com larvas de *Oesophagostomum* sp.

isto é, com mais de 200 vermes adultos em bezerros e mais de 1.000 em bovinos adultos. Em infecções agudas, há anemia, edema e diarreia verde-escura; pode ocorrer também emagrecimento e edema submandibular, com hipoalbuminemia.

Diagnóstico

É baseado nos sinais clínicos e no exame pós-morte. A presença de nódulos com formato de ervilha na parede intestinal é indicativa da infecção. Em infecções crônicas, os ovos estão presentes nas fezes, e as L3 podem ser identificadas por meio de cultura fecal.

Controle

Como não são consideradas espécies muito patogênicas, a combinação de estratégias de controle com anti-helmínticos contra outros nematódeos com outras medidas, como rotação do pasto, pode ajudar no controle dessa espécie.

Espécie *Oesophagostomum columbianum*
Características morfológicas

- Os vermes adultos são delgados, com tamanho pequeno (fêmea com 15 a 22 mm e macho com 12 a 17 mm de comprimento)
- Cápsula bucal muito pequena, com coroa franjada dupla e vesícula cefálica pouco desenvolvida
- Esôfago claviforme
- Presença de asa cervical bem desenvolvida e de papilas cervicais
- Machos com bolsa copuladora bem desenvolvida com dois espículos iguais de tamanho médio
- O corpo das fêmeas termina afiladamente
- Os ovos têm tamanho médio (73 a 89 μm × 34 a 45 μm) e formato de barril, com 8 a 16 blastômeros quando saem nas fezes
- As L3 têm longos filamentos caudais, com 32 células intestinais e uma cabeça arredondada.

Hospedeiros. Ovinos e caprinos.
Localização. Intestino grosso.

Ciclo biológico

A fase pré-parasitária é típica dos estrongilídeos. O hospedeiro definitivo ingere as L3, que penetram na mucosa de qualquer parte do intestino delgado ou grosso e ficam envoltas em nódulos evidentes, onde se dá a muda para L4. As L4 emergem para a superfície da mucosa e migram para o cólon, para se desenvolverem até adultos. Em reinfecções, as L4 podem ser mantidas inativas nos nódulos (até 2 cm de diâmetro) por até 1 ano. O período pré-patente é de aproximadamente 45 dias.

Importância em Medicina Veterinária e Saúde Pública

Causa patologia moderada a grave. Os nódulos na parede do intestino são visíveis a olho nu e contaminados por bactérias, deixando o intestino impróprio para processamento (é usado como pele de linguiça e material cirúrgico de sutura). Em infecções agudas, o principal sinal clínico é a grave diarreia esverdeada e escura, que normalmente causa emagrecimento rápido, prostração e morte em animais jovens. Em infecções maciças, pode ocorrer colite ulcerativa, com debilitação progressiva do animal e sinais sobre a produção de lã e carne. Em infecções crônicas, há inapetência e emaciação, com diarreia intermitente e anemia.

Diagnóstico

É baseado nos sinais clínicos e no exame pós-morte. Em infecções agudas, ovos de *Oesophagostomum* spp. normalmente não estão presentes nas fezes. Em infecções crônicas, os ovos estão presentes e as L3 podem ser identificadas por cultura fecal.

Controle

Semelhante ao de *Oesophagostomum radiatum*.

Espécie *Oesophagostomum dentatum*
Características morfológicas

- Verme branco de tamanho pequeno (fêmea com 11 a 14 mm e macho com 8 a 10 mm de comprimento)
- Cápsula bucal muito pequena, com coroa franjada dupla
- A vesícula cefálica é proeminente, mas a asa cervical é praticamente ausente, com papilas cervicais
- Esôfago claviforme
- Machos com bolsa copuladora e dois espículos de tamanho médio
- Fêmeas com cauda relativamente curta, que termina afiladamente
- As L3 são menores que 600 μm, com cauda menor que 60 μm.

Hospedeiros. Suínos.
Localização. Intestino grosso.

Ciclo biológico

A fase pré-parasitária é tipicamente de estrongilídeos. O hospedeiro definitivo ingere as L3, embora seja possível a penetração pela pele. As L3 penetram na mucosa de qualquer parte do intestino delgado ou grosso, para ocorrer a muda para L4. As L4 emergem para a superfície da mucosa e migram para o cólon, onde se desenvolvem até adultos. Na reinfecção, as larvas podem ficar inibidas como L4 no interior de nódulos por até 1 ano, porém são pouco visíveis nessa espécie. O período pré-patente é de aproximadamente 45 dias.

O ciclo de vida é livre (para grandes estrongilídeos, pequenos estrongilídeos e Oesophagostominae). Os ovos são eliminados nas fezes e desenvolvem-se no meio ambiente, de acordo com as condições de umidade e temperatura. Ainda nas fezes, o ovo se rompe e há liberação de L1 em locais de alta umidade (com temperatura e umidade adequadas), onde cresce e troca de cutícula, passando a L2. A L2 cresce e, ao fazer a ecdise para L3, retém a cutícula antiga e forma outra, de modo a permanecer com uma cutícula dupla e mais rugosa. A L3 contamina pastagens e águas próximas. A L1 apresenta um bulbo posterior; na L3, o bulbo desaparece.

Importância em Medicina Veterinária e Saúde Pública

Causa doença moderada a grave. Em infecções maciças, há espessamento da parede intestinal, com enterite catarral. Os nódulos formados pelo *O. dentatum* são pequenos em comparação com os de outras espécies. São menos frequentemente associadas à doença clínica, mas, ocasionalmente, podem causar diarreia, depressão e aumento na conversão alimentar, o que diminui a produtividade. As porcas prenhes têm inapetência, emagrecem muito e têm sua produção de leite reduzida, com efeitos negativos sobre o desempenho da ninhada.

Diagnóstico

Tem como base o exame pós-morte e a contagem de ovos nas fezes. Infecções concomitantes com *Hyostrongylus* ocorrem frequentemente em suínos presentes no pasto e os ovos são de difícil diferenciação, por isso é necessário realizar cultura fecal para distinção de L3.

Controle

A infecção ocorre mais facilmente em suínos criados livremente no pasto. Boas práticas de manejo nos pastos, como rotação e redução da carga animal, devem ser consideradas. Para suínos em recintos abertos, recomenda-se o controle descrito para *Hyostrongylus*. Para suínos em recintos fechados, pode-se usar o controle recomendado para *Ascaris suum*.

Superfamília Ancylostomatoidea

Os ancilóstomos parasitam o intestino delgado, e os gêneros de maior importância em Veterinária incluem *Ancylostoma*, *Uncinaria* e *Bunostomum*.

Em humanos, os gêneros de importância incluem *Ancylostoma* e *Necator*.

Família Ancylostomidae

- Presença de cápsula bucal na extremidade anterior
- Forma característica de gancho das extremidades anteriores
- Hematófagos.

Subfamília Ancylostominae

- Cápsula bucal subglobular e com dentes
- Esôfago claviforme e musculoso.

Gênero *Ancylostoma* (pronúncia: Ancilóstoma)

Espécies

- *Ancylostoma caninum*
- *A. braziliense*
- *A. ceylanicum*
- *A. tubaeforme*.

Espécie *Ancylostoma caninum*

Características morfológicas

- As fêmeas têm de 15 a 20 mm e os machos, 12 mm de comprimento e são facilmente identificáveis pela coloração cinza-avermelhada. São muito menores do que os nematoides ascarídeos comumente encontrados no intestino delgado
- São curvados dorsalmente (postura característica "em gancho"; Figura 25.9)
- Cápsula bucal subglobular grande, com três pares de dentes marginais, um par de dentes localizados ventrolateralmente e um canal dorsal (Figura 25.10)
- Esôfago claviforme e bem musculoso
- Machos com bolsa copuladora bem desenvolvida
- Os ovos têm forma de barril, medem de 56 a 75 μm de comprimento × 34 a 47 μm de largura e contêm de dois a oito blastômeros (Figura 25.11).

Hospedeiros. Cães, raposas e, ocasionalmente, humanos.
Localização. Intestino delgado.

Ciclo biológico

O ciclo biológico é direto. Os ovos são liberados para o meio ambiente com as fezes. As larvas L1 podem eclodir, passar a L2 e desenvolver a forma L3 em 5 dias, em condições ambientais favoráveis. A infecção ocorre pela penetração cutânea ou ainda pela ingestão da L3. Hospedeiros paratênicos (que têm a L3) podem ser importantes na transmissão. Na infecção percutânea, as larvas migram pela via sanguínea para os pulmões, onde se desenvolvem em L4 nos brônquios e na traqueia, são deglutidas e chegam ao intestino delgado, onde se desenvolvem até a forma adulta. Se a infecção ocorrer pela ingestão da L3, as larvas podem penetrar a mucosa bucal e migrar para os pulmões ou ir diretamente ao intestino e tornarem-se patentes. Como os vermes são ovipositores prolíferos, um cão infectado pode eliminar milhões de ovos por dia durante várias semanas. Em cadelas suscetíveis, parte das L3 que migram até os pulmões alcança os músculos esqueléticos, onde ficam latentes.

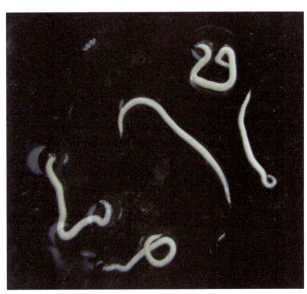

Figura 25.9 *Ancylostoma caninum* adultos colhidos de um cão.

Quando a cadela fica prenhe, há reativação das L3, eliminadas no leite durante aproximadamente 3 semanas após o parto, infectando, assim, a ninhada. Normalmente, há anemia grave em filhotes até a 3ª semana de vida. Não é evidenciada transmissão transplacentária.

Período pré-patente. De 14 a 21 dias.

Importância em Medicina Veterinária e Saúde Pública

A doença é observada mais frequentemente em cães com até 1 ano de vida, que, em geral, apresentam anemia grave (Figura 25.12) e diarreia (pode conter sangue e muco). Em infecções agudas, há anemia, cansaço e, ocasionalmente, dificuldade respiratória.

Em cães mais velhos, há uma infecção mais branda e a anemia não é tão grave, em função da resposta medular compensatória. Contudo, se o cão apresentar deficiência de ferro, desenvolverá anemia hipocrômica microcítica.

Em infecções crônicas, podem ocorrer anorexia, emagrecimento e pelagem escassa. Há sinais de dificuldade respiratória, além de lesões cutâneas e claudicação.

Diagnóstico

É feito por meio de sinais clínicos presentes e exame hematológico e fecal. A detecção de grande quantidade de ovos nas fezes confirma o diagnóstico, embora, em alguns casos, não sejam identificados durante o período de sinais clínicos graves. Na necropsia, o intestino delgado encontra-se com vários pontos hemorrágicos causados pela fixação do parasito (Figura 25.13).

Controle

Devem ser adotadas terapia anti-helmíntica e higiene adequada. Após confirmação da infecção pelo exame de fezes, os cães desmamados e os adultos podem ser tratados em intervalo de 3 meses.

As fêmeas gestantes devem ser tratadas durante a prenhez, no mínimo 1 vez, com anti-helmíntico eficaz contra as formas larvais (milbemicina), para reduzir a infecção transmamária; também deve ser feito exame de fezes no período de acasalamento e durante a gestação. Já os filhotes lactentes devem ser tratados, no mínimo, 2 vezes – com 1 a 2 semanas de vida e 2 semanas depois –, com atenção especial às dosagens.

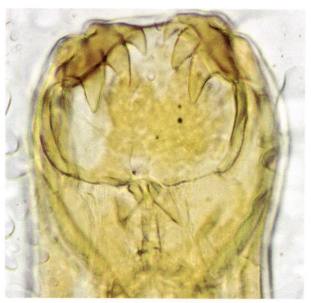

Figura 25.10 Cápsula bucal de *Ancylostoma caninum*.

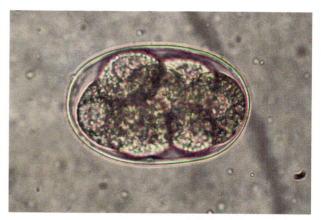

Figura 25.11 Ovo de *Ancylostoma* sp.

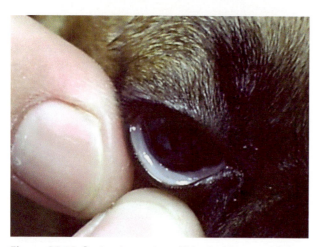

Figura 25.12 Conjuntiva muito pálida de cão com infecção maciça por *Ancylostoma caninum*. Foto: Daniel Roulim Stainki.

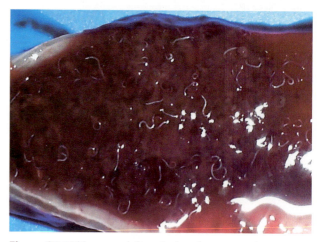

Figura 25.13 Vermes adultos de *Ancylostoma caninum* no intestino de cão. Foto: Daniel Roulim Stainki.

A transmissão perinatal de formas larvais de *Ancylostoma* e *Toxocara* pode ser reduzida por meio da administração oral de fembendazol diariamente por 3 semanas antes até 2 dias após o parto.

No local onde vivem os cães, recomenda-se que o piso não apresente fendas, seja seco e feito preferencialmente de concreto. As fezes devem ser removidas diariamente.

Espécie *Ancylostoma braziliense*
Características morfológicas
- Tamanho pequeno (fêmea com 9 a 10 mm; macho com 7,5 mm), curvado dorsalmente
- Cápsula bucal subglobular profunda, que apresenta dois pares de dentes: um grande e um pequeno
- Esôfago claviforme e bem musculoso
- Machos com bolsa copuladora e dois espículos de tamanho médio
- As fêmeas apresentam abertura vulvar no meio do corpo e seu corpo termina afiladamente
- Os ovos são semelhantes aos de *A. caninum* e medem aproximadamente 75 a 95 μm × 41 a 45 μm.

Hospedeiros. Cães e gatos.
Localização. Intestino delgado.

Ciclo biológico
Em muitos aspectos, é semelhante ao ciclo do *A. caninum*, com a infecção por via oral e percutânea. A transmissão transmamária ainda não foi evidenciada. Roedores podem atuar como hospedeiros paratênicos.

Período pré-patente. Aproximadamente 14 dias.

Importância em Medicina Veterinária e Saúde Pública
Mesmo podendo causar algum grau de hipoalbuminemia pelo extravasamento intestinal de plasma e outros componentes, os vermes não são hematófagos. Eles ocasionam apenas discreto distúrbio digestivo e, por vezes, diarreia; portanto, apresentam patogenicidade leve. A maior importância desses vermes se deve ao fato de serem a principal causa de *Larva migrans* cutânea, zoonose caracterizada por inflamação cutânea com eritema e prurido intenso em seres humanos. Nestes, as larvas infectantes de *A. braziliense* não se desenvolvem, porém as lesões na derme podem persistir por semanas, causando, inclusive, gangrena por infecção secundária.

Diagnóstico
Podem ser realizados exame na região da vulva, onde vermes fixados podem ser encontrados, exame de fezes e observação de sinais clínicos.

Controle
Semelhante ao de *A. caninum*.

Subfamília Bunostominae
- Cápsula bucal mais retangular e pouco subglobular
- Presença de estruturas cortantes chamadas de lancetas.

Gênero *Bunostomum* (pronúncia: Bunóstomum)
Espécies
- *Bunostomum phlebotomum*
- *B. trigonocephalum*.

Espécie *Bunostomum phlebotomum* (sinonímia: *Monodontus phlebotomum*)
Características morfológicas
- Verme grande, com 1 a 3 cm de comprimento, robusto e de coloração cinza esbranquiçada
- Apresentam-se curvados dorsalmente
- Hematófagos
- Cápsula bucal semirretangular, grande, com uma abertura anterodorsal que contém um par de lâminas cortantes na base e um grande cone dorsal interno. Não apresenta dentes dorsais, mas há dois pares de lancetas pequenas em sua base (Figura 25.14)
- Tem a forma característica de gancho na extremidade anterior
- Esôfago claviforme e bem musculoso
- Machos com bolsa copuladora desenvolvida, com uma bifurcação dorsal e dois espículos longos e delgados (Figura 25.15)
- As fêmeas apresentam abertura vulvar anterior à metade do corpo
- As larvas L3 infectantes são pequenas e contêm 16 células e filamentos curtos na cauda
- Os ovos medem 97 μm de comprimento × 50 μm de largura e contêm quatro a oito blastômeros.

Hospedeiros. Bovinos.
Localização. Intestino delgado, particularmente o jejuno anterior e/ou o duodeno.

Ciclo biológico
A infecção com as L3 pode ocorrer por via percutânea ou oral. Após a penetração na pele, as L3 migram para os pulmões, onde se transformam em L4, e estas atingem o trato gastrintestinal em mais ou menos 11 dias. As larvas ingeridas normalmente não fazem a migração pulmonar. Elas continuam seu desenvolvimento no intestino.

Período pré-patente. Seis semanas após a penetração e de 7 a 10 semanas após a ingestão.

Importância em Medicina Veterinária e Saúde Pública
Os vermes adultos são hematófagos, e infecções por 100 a 500 vermes adultos podem causar anemia progressiva,

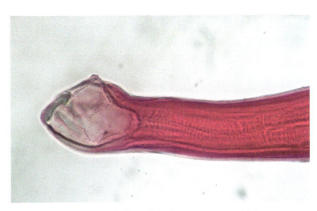

Figura 25.14 Cápsula bucal de *Bunostomum phlebotomum*.

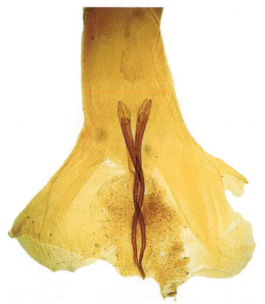

Figura 25.15 Bolsa copuladora e espículos de *Bunostomum phlebotomum*.

hipoalbuminemia, emagrecimento e, ocasionalmente, diarreia, mais frequentemente em animais jovens. Em animais estabulados e bezerros, sinais de prurido nos pés são observados provavelmente quando há penetração cutânea das larvas. Infecções por 2 mil vermes podem causar edema submandibular e levar o animal à morte.

Diagnóstico

A anemia e a diarreia em bezerros não são sinais patognomônicos de bunostomose. Entretanto, o conhecimento epidemiológico em áreas temperadas pode ser útil para eliminar a possibilidade de infecção por *Fasciola hepatica*. Nos trópicos, a hemoncose, que pode ser originária de larvas em hipobiose, deve ser considerada. O diagnóstico diferencial pode ser confirmado após exame coproparasitológico. Deve ser feita cultura de fezes para a diferenciação larval.

Controle

O controle pode ser feito pela combinação de estratégias, como:

- Tratamento anti-helmíntico nos animais
- Manejo adequado de pastos, controlando larvas suscetíveis à dessecação, já que a infecção ocorre principalmente em pastos úmidos
- Proteção dos animais estabulados, com a remoção de fezes do chão e a limpeza de fontes de água e de alimento, além da manutenção de camas secas para os animais estabulados.

Espécie *Bunostomum trigonocephalum* (sinonímia: *Monodontus trigonocephalum*)

Características morfológicas

Semelhantes às de *B. phlebotomum*. Os ovos medem 90 μm de comprimento por 51 μm de largura e contêm quatro a oito blastômeros.

Hospedeiros. Ovinos e caprinos.
Localização. Intestino delgado.

Ciclo biológico

Semelhante ao de *B. phlebotomum*.

Período pré-patente. De 4 a 8 semanas.

Importância em Medicina Veterinária e Saúde Pública

Os vermes adultos são hematófagos, e infecções por 100 a 500 vermes adultos podem causar anemia progressiva, hipoalbuminemia, inapetência e, por vezes, diarreia, mais frequentemente em animais jovens. Infecções por 600 vermes podem levar o animal à morte. O sangue ingerido não é metabolizado, e sim reabsorvido no duodeno, o que faz com que as fezes fiquem diarreicas e mais escuras. Os principais sinais clínicos são anemia progressiva, associada à hipotermia, e edema (como edema submandibular). Os animais ficam debilitados e emagrecem; normalmente há anorexia. A pele fica ressecada e há perda de lã em algumas partes do corpo. Colapso e morte podem ocorrer.

Diagnóstico

Semelhante ao de *B. phlebotomum*.

Controle

Semelhante ao de *B. phlebotomum*.

Superfamília Trichostrongyloidea

- Nematódeos delgados e pequenos, geralmente capiliformes, que parasitam o trato digestivo de mamíferos e aves, com exceção do *Dictyocaulus*
- Cápsula bucal vestigial e poucos apêndices cuticulares
- Macho com bolsa copuladora bem desenvolvida e dois espículos curtos e grossos (usados para diferenciação das espécies)
- Ciclo biológico direto (monoxeno), comumente não migratório (Figura 25.12)
- Infecção por L3 encapsulada
- Os tricostrongilídeos são responsáveis por causar mortalidade considerável e morbidade frequente, especialmente em ruminantes. Os gêneros de maior importância incluem *Ostertagia*, *Haemonchus*, *Trichostrongylus*, *Nematodirus*, *Hyostrongylus*, *Cooperia* e *Dictyocaulus*.

Família Trichostrongylidae

Ciclo biológico geral dos tricostrongilídeos (Figura 25.16)

Os ovos saem nas fezes (A) para o meio ambiente. Em condições favoráveis de temperatura e umidade, as L1 se desenvolvem nas primeiras 24 h. A L1 liberada no conteúdo fecal se alimenta de organismos em decomposição e passa a L2 e L3 (formadas em até 7 dias após a postura). As chuvas dispersam a L3, que é a forma infectante, mas pode sobreviver por meses em ambiente favorável quanto à temperatura e à pluviosidade. Os hospedeiros definitivos se contaminam ao ingeri-las (B). No rúmen do animal, as larvas perdem a bainha e se dirigem ao local de ação – abomaso ou intestino delgado (C) –, onde passam a L3, L4 e L5, tornando-se parasitos adultos em até 2 semanas. Os parasitos adultos fixam-se no local e copulam; e então a fêmea faz a postura de 500 a 10 mil ovos/dia. O período pré-patente é de aproximadamente 3 semanas.

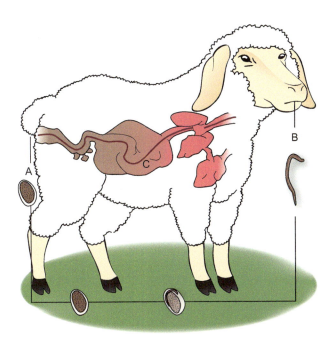

Figura 25.16 Ciclo biológico típico da Superfamília Trichostrongyloidea.

As larvas migram verticalmente para a ponta do capim (aproximadamente 15 cm) quando há umidade suficiente. Entretanto, o calor do sol e a falta de umidade podem danificar as larvas; assim, nos horários mais quentes do dia, elas descem para a base das plantas. Durante períodos de seca, algumas larvas podem sobreviver ao penetrarem no solo buscando alguma umidade.

Haemonchus e *Ostertagia* apresentam uma fase histiotrófica, que é quando as larvas L3 penetram no abomaso (glândulas gástricas) e passam a L4. Após a muda para L4, retornam para a luz intestinal, fazendo a última muda (L4 para L5), e se tornam adultas.

Importância em Medicina Veterinária e Saúde Pública

Os tricostrongilídeos causam patologia grave, com mortalidade considerável e alta morbidade, principalmente em ruminantes. Bezerros são mais suscetíveis, ao passo que animais adultos adquirem imunidade considerável. Ovinos e caprinos, quando adultos, podem manifestar infecções graves, de modo semelhante aos cordeiros. Os ruminantes podem apresentar infecções com vários gêneros de parasitos ao mesmo tempo – poliparasitismo. Esses parasitos não apresentam risco zoonótico.

Patogenia dos principais gêneros

Trichostrongylus

Quando a infecção é elevada, podem alterar o pH do abomaso e/ou do intestino delgado e, como consequência, haverá aumento do crescimento bacteriano, promovendo diarreia, que pode ser negra e fétida em casos mais graves. Pode ocorrer desidratação e até morte, o que resulta em grave impacto econômico na produção.

Haemonchus

O hábito hematófago do verme causa anemia principalmente em animais jovens. Em casos graves, pode causar apatia profunda e edema submandibular (papeira) pela perda de albumina, em razão da dor e das lesões no abomaso. O óbito é frequente em ovinos, porque, quando a contaminação é grave, parasitos adultos podem ingerir até 250 mℓ de sangue/dia (0,05 mℓ/parasito). Normalmente, há queda da qualidade da lã, com perda acentuada desta, por ficar quebradiça. Esse parasito não causa diarreia.

Ostertagia (Teladorsagia)

Os parasitos causam lesões no abomaso em animais jovens (tipo 1) quando as condições são desfavoráveis, como épocas de muito calor. A L3 paralisa seu desenvolvimento no inverno e, no verão, seu metabolismo fica defeituoso, não absorvendo o alimento. O animal tem perda de peso acentuada e o parasito pode causar a morte mesmo em animais adultos (tipo 2).

Cooperia

O contato com as vilosidades intestinais causa irritação, o que aumenta o peristaltismo e prejudica a absorção. Isso provoca diarreia e efeitos negativos na produção zootécnica do animal.

Hyostrongylus

Causa infecções leves, normalmente assintomáticas. Infecções graves podem causar inapetência, emese, anemia e emagrecimento. Pode ou não ocorrer diarreia.

Diagnóstico dos tricostrongilídeos

Pode ser esclarecido com a combinação da avaliação dos sinais clínicos, produtivos e epidemiológicos, assim como com a realização de exames laboratoriais de fezes, sangue (eosinófilos) e pepsinogênio (não conclusivo).

Controle dos tricostrongilídeos

O princípio de uma estratégia de controle é manter um nível suficiente de parasitismo no ambiente para que ocorra estímulo da imunidade em animais jovens, mantendo a saúde e o bem-estar dos animais. O risco de infecções clínicas pode ser reduzido com o uso do Sistema Integrado de Controle Parasitário (SICOPA), que inclui:

- Avaliar individualmente os animais
- Adotar tratamento antiparasitário de maneira seletiva, quando possível
- Manter nutrição adequada
- Conhecer a epidemiologia dos parasitos presentes no ambiente
- Conhecer o modelo de criação (intensiva ou extensiva)
- Conhecer as condições climáticas locais
- Ajustar a lotação animal
- Manter um nível razoável de larvas na pastagem com característica suscetível (*refugia*)
- Avaliar a necessidade de tratamento de bovinos (vacas) adultos.

Gênero *Trichostrongylus* (pronúncia: Tricostrôngilus)

Espécies

- *Trichostrongylus axei*
- *T. affinus*

- *T. drepanoformis*
- *T. colubriformis*
- *T. capricola*
- *T. extenuatus*
- *T. falculatus*
- *T. instabilis*
- *T. longispicularis*
- *T. probolurus*
- *T. retortaeformis*
- *T. rugatus*
- *T. tenuis*
- *T. vitrinus*.

Espécie *Trichostrongylus axei* (sinonímia: *Trichostrongylus extenuatus*)

Características morfológicas

- Pequenos (fêmeas com 4 a 8 mm; machos com 3 a 6 mm), delgados e de coloração vermelho-acastanhada clara; dificilmente visíveis a olho nu
- Extremidade anterior afilada, sem cápsula bucal
- Sem papilas cervicais
- Poro excretor situado normalmente em uma fenda visível na extremidade anterior
- Machos com bolsa copuladora bem desenvolvida e dois espículos desiguais, com formato e tamanhos diferentes. Um dos espículos é grosso e o outro, fino
- Presença de gubernáculo
- Raio dorsal no meio da bolsa.

Hospedeiros. Equinos, bovinos, ovinos, caprinos, suínos e, raramente, humanos.
Localização. Estômago e abomaso.

Ciclo biológico

O ciclo é direto. A fase pré-parasitária é típica dos tricostrongilídeos. As fêmeas colocam 200 ovos/dia. Os ovos se desenvolvem em L3 em aproximadamente 7 a 10 dias, quando em condições ótimas. Depois de ingeridas, as larvas penetram na mucosa do intestino delgado, onde realizam duas ecdises, e a L5 é encontrada, então, no epitélio intestinal por volta de 2 semanas após o início da infecção. O período pré-patente é de aproximadamente 3 semanas nos ruminantes e de 4 semanas nos equinos.

Importância em Medicina Veterinária e Saúde Pública

Causa gastrite em equinos. A gastrite pode ser associada a áreas de necrose e a infecção pode levar a uma inflamação crônica, com úlceras presentes na superfície. Infecções graves causam rápido emagrecimento e diarreia em todos os hospedeiros.

Diagnóstico

É baseado nos sinais clínicos, na ocorrência sazonal e em lesões pós-morte. A contagem de ovos nas fezes deve ser feita como auxílio diagnóstico. Para diferenciação larval com outros tricostrongilídeos, é necessário fazer cultura fecal.

Controle

É semelhante entre gêneros e deve ser instituído com várias formas de controle do SICOPA e adaptado a cada situação.

Espécie *Trichostrongylus colubriformis* (sinonímia: *Trichostrongylus instabilis*)

Características morfológicas

- Tamanho muito pequeno (fêmeas com 5,5 a 7,5 mm; machos com 4 a 5,5 mm de comprimento)
- Extremidade anterior afilada, sem cápsula bucal
- Poro excretor situado normalmente em uma fenda visível na extremidade anterior
- Sem papilas cervicais
- Machos com bolsa copuladora bem desenvolvida e dois espículos espessos pardos de forma e tamanhos iguais
- Presença de gubernáculo
- Raio dorsal no meio da bolsa.

Hospedeiros. Bovinos, ovinos, caprinos, camelos e, ocasionalmente, suínos e humanos.
Localização. Duodeno e porção anterior do intestino delgado.

Ciclo biológico

É direto. A fase pré-parasitária é típica dos tricostrongilídeos, mas o desencapsulamento da L3 ocorre no abomaso. Os ovos se desenvolvem em L3 em aproximadamente 1 a 2 semanas, quando em condições ótimas. Depois de ingeridas, as larvas penetram na mucosa do intestino delgado, onde realizam duas mudas; L5 é, então, encontrada no epitélio intestinal por volta de 10 a 12 dias após o início da infecção. O período pré-patente é de 2 a 3 semanas.

Importância em Medicina Veterinária e Saúde Pública

Os animais apresentam hemorragia, edema, hipoalbuminemia e hipoproteinemia, com enterite grave, principalmente no duodeno, a qual pode resultar em erosão e grave atrofia das vilosidades. Em infecções graves, os principais sinais clínicos compreendem rápida perda de peso, diarreia de coloração escura e morte. Em infecções maciças, pode haver redução na reposição de cálcio e fósforo no corpo do animal, o que induz à osteoporose e à osteomalacia.

Diagnóstico

Semelhante ao de *T. axei*.

Controle

Semelhante ao de *T. axei*.

Gênero *Haemonchus* (pronúncia: Emôncus)

Espécies

- *Haemonchus contortus*
- *H. similis*
- *H. longistipes*.

Espécies *Haemonchus contortus* e *H. placei*

Características morfológicas

- Os adultos são facilmente identificáveis em virtude de sua localização específica na porção glandular do abomaso dos hospedeiros e de seu tamanho (fêmeas com 2 a 3 cm)
- Extremidade anterior afilada e cápsula bucal pequena, com uma lanceta minúscula em seu interior

- Em ambos os sexos há duas papilas cervicais proeminentes e espiriformes (Figura 25.17)
- Machos com bolsa copuladora com raio dorsal em posição assimétrica e em forma de forquilha (Y). Espículos com ganchos e presença de gubernáculo (Figura 25.18)
- As fêmeas apresentam um apêndice linguiforme (grande e proeminente) na região vulvar, que pode ainda ser pequeno, em forma de botão (Figura 25.19)
- O tamanho médio dos ovos é de 74 μm de comprimento × 44 μm de largura, com formato de barril e numerosos blastômeros
- Larvas L3 infectantes com 16 células intestinais e cabeça estreita e arredondada.

Hospedeiros. Ovinos, caprinos (*H. contortus*) e bovinos (*H. placei*). Pode haver infecção cruzada.
Localização. Abomaso.

Ciclo biológico

É direto. As fêmeas colocam até 15 mil ovos/dia. Os ovos passam para L1 no pasto e se desenvolvem em L3 em um período de 5 dias, mas podem levar semanas ou meses quando em ambientes de temperaturas mais frias. Após a ingestão e o desencapsulamento no rúmen, a L3 realiza duas mudas no interior das glândulas gástricas. Até o desenvolvimento da última muda, penetram na mucosa, onde se alimentam de sangue. Depois, os adultos migram livremente na superfície da mucosa. O período pré-patente é de 2 a 3 semanas em ovinos e 4 semanas em bovinos.

Importância em Medicina Veterinária e Saúde Pública

- Hemoncose hiperaguda: ocorre mais comumente em animais suscetíveis e expostos à infecção maciça de L3. A enorme quantidade de parasitos na fase pré-patente e de adultos jovens provoca anemia (Figura 25.20), fezes de cor escura e morte súbita, em função da aguda perda de sangue. Há gastrite hemorrágica intensa
- Hemoncose aguda: ocorre principalmente em animais jovens suscetíveis com infecções intensas. A anemia pode ocorrer rapidamente, mas há resposta eritropoética da medula óssea. A anemia vem acompanhada de hipoproteinemia, edema submandibular (papeira; Figura 25.17), ascite, letargia, fezes escurecidas e queda de lã, o que leva o animal à óbito. Normalmente não há diarreia
- Hemoncose crônica: muito comum e de grande importância econômica. A enfermidade se manifesta por uma infecção crônica com um número baixo de parasitos. A morbidade pode ser de 100%, com mortalidade bastante variável (0,5 a 20%). A anemia e a hipoproteinemia podem

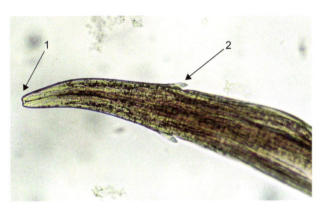

Figura 25.17 *Haemonchus contortus*, parasito adulto. Extremidade anterior fina, arredondada (1), com papilas cervicais fortes e dirigidas para trás (2).

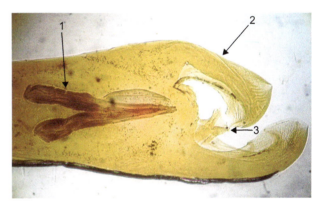

Figura 25.18 Macho de *Haemonchus contortus*. Espículos (1), bolsa copuladora bem desenvolvida (2) e raio dorsal em forma de "Y" (3).

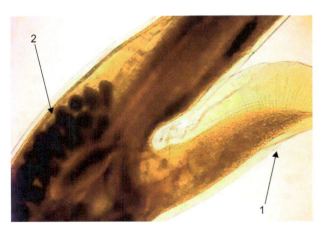

Figura 25.19 Fêmea de *Haemonchus contortus*. Vulva coberta por um lábio vulvar bem desenvolvido e linguiforme (1). Nota-se a presença de ovos no interior (2). Foto: Laboratório de Sanidade Animal, Embrapa Pecuária Sudeste.

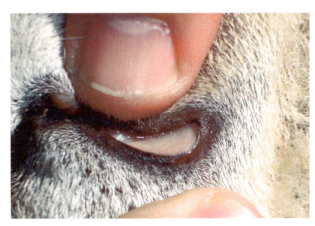

Figura 25.20 Conjuntiva anêmica de ovino parasitado por *Haemonchus contortus*. Foto: Marcelo Molento.

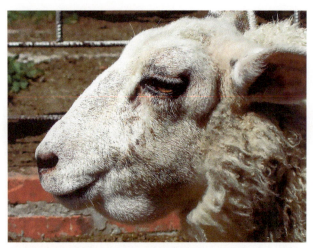

Figura 25.21 Edema submandibular em parasitismo por *Haemonchus contortus*. Foto: Marcelo Molento.

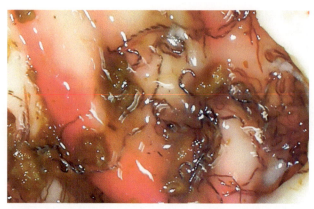

Figura 25.22 *Haemonchus contortus* adultos fixados no abomaso. Nota-se a coloração do corpo, que tem uma estrutura longa branca (útero com ovos) e uma vermelha (intestino com sangue) em toda a sua extensão. Foto: Marcelo Molento.

ser graves, dependendo da capacidade eritropoética individual do animal e de suas reservas metabólicas nutricionais. Ocorrem progressiva perda de peso e fraqueza, sendo a anemia o sinal clínico mais evidente
- Na necropsia, o animal tem mucosas e pele pálidas, hidrotórax, ascite, caquexia e necrose medular
- A hipobiose é um fenômeno caracterizado pela inibição ou retenção do desenvolvimento e serve para sincronizar o desenvolvimento do parasito com as condições do hospedeiro e do ambiente. Alguns tricostrongilídeos são capazes de fazer hipobiose, mesmo em clima subtropical. Os principais fatores que estimulam essa hipobiose são a pluviosidade e a temperatura, assim como a subnutrição.

Diagnóstico

A anamnese e os sinais clínicos são suficientes para estabelecer o diagnóstico em infecções agudas, com identificação e contagem de ovos nas fezes. Durante a necropsia, deve-se atentar para a presença de parasitos no abomaso (Figura 25.22) e para mudanças na medula óssea e nos ossos longos. Em infecções hiperagudas, o animal pode apresentar morte súbita. Em infecções crônicas, o diagnóstico laboratorial deve ser realizado, associando-se a avaliação clínica e, posteriormente, a opção por tratamento anti-helmíntico.

Controle

É semelhante entre gêneros e deve ser instituído com várias formas de controle com o SICOPA e adaptado para cada situação.

Espécie *Haemonchus similis*

Características morfológicas

- Os adultos medem 2 a 3 cm e têm coloração avermelhada
- Presença de duas papilas cervicais
- Machos com bolsa copuladora com raio dorsal em posição assimétrica e em forma de taça (arqueado)
- Espículos de ponta fina e presença de gubernáculo
- As fêmeas apresentam um apêndice vulvar característico, que pode ser linguiforme ou em forma de botão.

Hospedeiros. Bovinos.
Localização. Abomaso.

Ciclo biológico

Semelhante ao dos tricostrongilídeos.

Importância em Medicina Veterinária e Saúde Pública

Apresenta patogenia moderada.

Diagnóstico

Semelhante ao dos tricostrongilídeos.

Controle

Semelhante ao dos tricostrongilídeos.

Gênero *Cooperia* (pronúncia: Copéria)

Espécies

- *Cooperia oncophora*
- *C. pectinata*
- *C. punctata*
- *C. curticei*
- *C. surnabada*.

Espécie *Cooperia oncophora*

Características morfológicas

- Tamanho muito pequeno (fêmeas com 6 a 8 mm; machos com 5,5 a 9 mm de comprimento) e coloração rosa
- Vesícula cefálica pequena e presença de estrias transversais na região do esôfago (Figura 25.23)
- Extremidade anterior afilada
- Dilatações cuticulares cefálicas
- Fêmeas com longa cauda, que termina afiladamente (Figura 25.24)
- Machos com bolsa copuladora bem desenvolvida (Figura 25.25) e espículos com dentes na asa caudal
- Ausência de gubernáculo
- Aspecto de vírgula
- Hematófagos
- Ovos de formato oval e delgado.

Hospedeiros. Bovinos, ovinos e caprinos.
Localização. Intestino delgado.

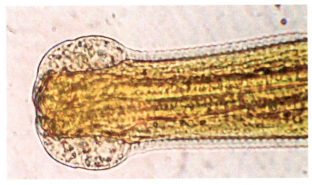

Figura 25.23 *Cooperia* sp. Região anterior com dilatações cuticulares. Foto: Laboratório de Sanidade Animal da Embrapa Pecuária Sudeste.

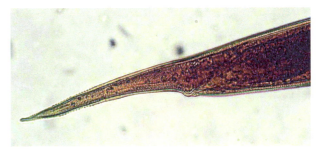

Figura 25.24 Fêmea adulta de *Cooperia* sp. Extremidade posterior afilada. Foto: Laboratório de Sanidade Animal da Embrapa Pecuária Sudeste.

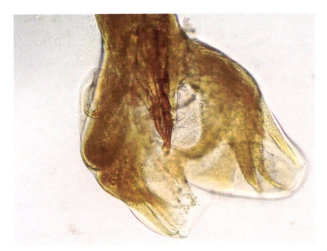

Figura 25.25 Macho de *Cooperia* sp. Extremidade posterior com bolsa copuladora bem desenvolvida. Foto: Laboratório de Sanidade Animal da Embrapa Pecuária Sudeste.

Ciclo biológico

É direto. As fêmeas colocam até 3 mil ovos/dia. Após a ingestão de L3, há migração para as criptas intestinais, onde realizam duas mudas; os adultos se desenvolvem na mucosa e na superfície epitelial do intestino delgado. O período pré-patente é de aproximadamente 3 semanas. Para o estágio de vida livre, são necessárias condições semelhantes às descritas para *Ostertagia*.

Importância em Medicina Veterinária e Saúde Pública

É considerado de baixa patogenicidade em bezerros, nos quais causa inapetência e emagrecimento. Infecções moderadas a graves podem causar enterite catarral e edema da mucosa intestinal. Infecções graves podem causar diarreia intermitente. Ocorre imunidade parcial após 8 a 12 meses do contato com larvas infectantes.

Espécie *Cooperia pectinata*

Características morfológicas

Semelhantes às de *C. oncophora*. Os machos medem 7 a 8 mm e as fêmeas, 7,5 a 10 mm de comprimento.

Hospedeiros. Bovinos.
Localização. Intestino delgado.

Ciclo biológico

Semelhante ao de *C. punctata*.

Importância em Medicina Veterinária e Saúde Pública

Semelhante à de *C. punctata*. Os animais frequentemente apresentam enterite catarral, com diminuição de apetite, perda de peso, diarreia e, em alguns casos, edema submandibular.

Diagnóstico

Semelhante ao de *C. oncophora*.

Controle

Semelhante ao de *Ostertagia*.

Espécie *Cooperia punctata*

Características morfológicas

Semelhantes às de *C. oncophora*. Os machos medem 4,5 a 6 mm e as fêmeas, 6 a 8 mm de comprimento.

Hospedeiros. Bovinos.
Localização. Intestino delgado.

Ciclo biológico

Semelhante ao de *C. oncophora*. O período pré-patente é de 2 a 3 semanas.

Importância em Medicina Veterinária e Saúde Pública

Causa patogenia grave, ao penetrar na superfície epitelial do intestino delgado, e ruptura intestinal, levando à atrofia de vilosidades e à redução da área para absorção. Os animais podem apresentar anorexia, emagrecimento, diarreia e edema submandibular.

Diagnóstico

Semelhante ao de *C. oncophora*.

Controle

Semelhante ao descrito para *Ostertagia*.

Gênero *Teladorsagia* (pronúncia: Teladorságia)

Espécies

- *Teladorsagia circumcincta*
- *T. davtian.*

Gênero *Ostertagia* (pronúncia: Ostertágia)

Espécies

- *Ostertagia ostertagi*
- *O. circumcincta*
- *O. leptospicularis*
- *O. marshalli*
- *O. spiculoptera*
- *O. tricuspis*
- *O. trifurcata.*

Espécie *Ostertagia ostertagi* (sinonímia: *Ostertagia lyrata, Skrjabinagia lyrata*)

Características morfológicas

- Os adultos são delgados, de tamanho muito pequeno (fêmea com 8 a 9 mm e macho com 6 a 8 mm de comprimento) e coloração marrom-avermelhada
- Extremidade anterior afilada, com estrias transversais
- Pequena cavidade bucal. Papilas cervicais presentes
- Presença de gubernáculo
- Machos com bolsa copuladora bem desenvolvida, com espículos levemente curvados e trifurcados
- Fêmeas com vulva situada a 1,5 mm da extremidade posterior, recoberta por uma expansão cuticular chamada de processo vulvar
- A L4 invade a mucosa do abomaso e pode realizar hipobiose
- Os espículos de *O. ostertagi* e *O. lyrata* terminam em três processos em forma de gancho, e os de *O. trifurcata* terminam em uma ponta forte.

Hospedeiros. Bovinos, ovinos e, ocasionalmente, caprinos.
Localização. Abomaso.

Ciclo biológico

É direto. As fêmeas colocam 200 ovos/dia. Os ovos passam com as fezes, desenvolvendo-se, em condições ambientais favoráveis, na forma infectante L3 em 2 semanas. Quando há umidade, as L3 migram das fezes para a vegetação. Após a ingestão, as L3 se desencapsulam no rúmen e realizam duas ecdises na luz das glândulas gástricas. As L5 emergem para a superfície mucosa das glândulas, onde há diferenciação sexual, após 18 dias do início da infecção. Normalmente, o ciclo se completa em 3 semanas, mas, em certas circunstâncias, as L4 podem permanecer em hipobiose e têm o desenvolvimento inibido por até 6 meses, dependendo do clima.

Importância em Medicina Veterinária e Saúde Pública

É a principal causa de gastrite parasitária em ruminantes de regiões temperadas e, no Brasil, é comumente encontrado no Rio Grande do Sul.

Em infecções graves, com 40 mil ou mais vermes adultos, há aumento do pH abomasal (2,0 a 7,0). Consequentemente, ocorrem falha na ativação do pepsinogênio em pepsina e queda do efeito bacteriostático no abomaso, o que leva ao aumento de permeabilidade do epitélio abomasal para macromoléculas. Em decorrência dessas alterações, há extravasamento de pepsinogênio para a circulação, o que eleva a concentração plasmática, com perda de proteínas plasmáticas para a luz intestinal, levando à hipoalbuminemia em bovinos. Adicionalmente, as células zimogênicas aumentam a secreção de pepsina, que migra para a circulação. São consequências dessas alterações inapetência, emagrecimento e diarreia.

A queda na produção ocorre em consequência do consumo alimentar reduzido e da diarreia. Além disso, evidências sugerem que essa queda também ocorre em virtude do extravasamento de proteínas endógenas no trato gastrintestinal, já que, mesmo havendo alguma reabsorção, ele causa um distúrbio no nitrogênio pós-absorvente e no metabolismo energético, em razão da maior demanda para síntese proteica, como albuminas e imunoglobulinas que utilizam proteína muscular e depósitos de gordura.

Ostertagiose bovina

A ostertagiose bovina ocorre em duas formas clínicas:

- Ostertagiose tipo I: é observada geralmente em bezerros em regime de pastejo contínuo, durante seu primeiro período de pastejo, como consequência da ingestão de larvas 3 a 4 semanas antes. No hemisfério norte, ocorre, em geral, a partir de meados do mês de julho. A morbidade normalmente é alta (75%), mas a mortalidade é rara quando instituído o tratamento
- Ostertagiose tipo II: é observada em animais de 1 ano de vida, normalmente no final do inverno ou durante a primavera, após o primeiro período de pastejo, em consequência da maturação de larvas ingeridas no outono anterior, tendo o desenvolvimento inibido no início do estágio L4. A hiperalbuminemia é marcante e há edema submandibular. A mortalidade pode ser alta (20%) se a doença não for tratada precocemente com anti-helmíntico com efeito larvicida nos animais afetados.

Nos dois tipos de doença, o principal sinal clínico é uma diarreia aquosa profusa. No tipo I, normalmente é persistente e verde brilhante. Já no tipo II, normalmente é intermitente, e os animais apresentam anorexia e sede. Nas duas síndromes, a pelagem dos animais afetados se apresenta opaca e há fezes nos quartos posteriores. Em ambas as formas da doença, pode ocorrer perda de peso de até 20% ou mais em 7 a 10 dias.

Diagnóstico

Em animais jovens, é feito com base em:

- Sinais clínicos: inapetência, perda de peso e diarreia
- Estação do ano: na Europa, por exemplo, o tipo I ocorre nos meses de julho a setembro, e o tipo II de março a maio
- História do pastejo: as propriedades afetadas normalmente têm histórico de casos de ostertagiose em anos anteriores
- Contagens de OPG nas fezes: constitui um auxílio diagnóstico valioso para a doença tipo I, geralmente com mais de 1.000. Já no tipo II, a contagem é muito variável, podendo ser até negativa

- Níveis plasmáticos de pepsinogênio: nos animais acometidos de até 2 anos de idade, os níveis de pepsinogênio ultrapassam 3 UI de tirosina (os níveis normais em bezerros não parasitados são de 1 UI). O teste tem menor segurança em bovinos maduros. Os valores altos podem estar associados a grandes cargas de vermes adultos ou ao extravasamento de plasma de mucosa decorrente do intenso desafio larval
- Exame pós-morte: os vermes adultos podem ser vistos em uma inspeção minuciosa da superfície mucosa. As cargas de vermes adultos podem ultrapassar 40 mil, mas podem ser menores em animais que já estavam diarreicos vários dias antes da necropsia. A diferenciação entre as espécies tem como base a estrutura dos espículos presentes nos machos.

Controle

Tradicionalmente, a prevenção da ostertagiose é feita com o tratamento de bovinos jovens com anti-helmínticos eficazes, inclusive contra larvas hipobióticas, para prevenir a ostertagiose do tipo II. Deve-se limitar a exposição dos animais à infecção larval, embora essa exposição seja suficiente para estimular a imunidade. A utilização de anti-helmínticos pode limitar a contaminação de ovos em pastos novos durante os períodos de clima desfavorável ao desenvolvimento larval, como outono e inverno. Para obter uma redução das L3 no pasto, é aconselhável fazer descanso do pasto ou ocupá-lo com outros hospedeiros não suscetíveis a *O. ostertagi.*

Espécie *Ostertagia circumcincta* (sinonímia: *Teladorsagia circumcincta*)

Características morfológicas

- Os adultos são delgados, de tamanho muito pequeno (fêmeas com 8 a 10 mm e machos com 6 a 8 mm de comprimento) e coloração marrom-avermelhada
- A cauda termina afiladamente e tem a extremidade arredondada, que contém quatro a cinco estrias transversais
- Pequena cavidade bucal, com presença de papilas cervicais
- Presença de gubernáculo em forma de raquete
- Machos com bolsa copuladora bem desenvolvida, com espículos de comprimento variável, mas geralmente longos e delgados. Extremidade posterior bifurcada, com ramificações iguais em tamanho. Uma terceira ramificação mais curta, de difícil detecção, origina-se em frente à bifurcação
- Fêmeas com vulva, em geral, recoberta por uma expansão cuticular chamada de processo vulvar.

Hospedeiros. Ovinos e caprinos.
Localização. Abomaso.

Ciclo biológico

As fases de vida livre, assim como as parasitárias, são semelhantes às de *O. ostertagi.*

Importância em Medicina Veterinária e Saúde Pública

Nas infecções clínicas, as lesões encontradas durante a necropsia são as mesmas que as descritas para os bovinos. Nas infecções subclínicas, a *O. circumcincta* causa anorexia, que, associada às perdas de proteínas plasmáticas, leva à interferência no metabolismo proteico pós-absorção e, em menor grau, no uso de energia metabolizável. Infecções moderadas em cordeiros causam deposição deficiente de proteínas, gordura e cálcio na carcaça. O crescimento do esqueleto pode ser prejudicado. O sinal clínico mais evidente é a perda de peso. A diarreia é intermitente e os quartos posteriores sujos de fezes são observados com menor frequência.

Diagnóstico

É baseado nos sinais clínicos, na sazonalidade da infecção, nas contagens de ovos nas fezes e no exame pós-morte, quando possível, pela observação das lesões características no abomaso. Os níveis plasmáticos de pepsinogênio são encontrados acima de 0,8 UI de tirosina e normalmente ultrapassam 2 UI em ovinos com infecção maciça.

Controle

É realizado por meio do tratamento da gastrenterite parasitária que é feito em bovinos.

Gênero *Hyostrongylus* (pronúncia: iostrôngilos)

Espécie *Hyostrongylus rubidus*

Características morfológicas

- Vermes avermelhados delgados muito pequenos (fêmeas com 6 a 10 mm e machos com 5 a 7 mm)
- Corpo com estrias verticais e longitudinais
- A vesícula cefálica é pequena e os espículos lembram *Ostertagia*, mas contêm apenas dois ramos distais
- Extremidade anterior afilada
- Esôfago alongado
- Papilas cervicais
- Machos com bolsa copuladora bem desenvolvida, com espículos iguais, curtos, e gubernáculo em forma de agulha
- Papilas pré-bursais
- A vulva das fêmeas tem abertura no terço posterior do corpo
- Ovos de tamanho médio (71 a 78 µm de comprimento × 35 a 42 µm de largura), difíceis de diferenciar dos ovos de *Oesophagostomum.*

Hospedeiros. Suínos.
Localização. Estômago.

Ciclo biológico

Os estágios de vida livre e parasitários são similares aos de *Ostertagia.* A infecção se inicia com a ingestão de L3. Na porca, a L4 em hipobiose pode se desenvolver durante a gestação, quando há queda da imunidade, e/ou durante a lactação, com aumento de ovos nas fezes. O período pré-patente é de 3 semanas.

Importância em Medicina Veterinária e Saúde Pública

Esse parasito é responsável por causar gastrite crônica em suínos. Semelhantemente a *Ostertagia*, as L3 penetram nas glândulas gástricas e há substituição das células parietais por células indiferenciadas, que se proliferam, originando nódulos na superfície mucosa. Em infecções maciças, há elevação do pH, com aumento da produção de muco e uma gastrite catarral. Em alguns casos, há ulceração e hemorragia nos nódulos, mas normalmente ocorrem infecções leves, que são associadas à diminuição do apetite e ao aumento da conversão alimentar. Infecções leves frequentemente são assintomáticas. Infecções graves podem causar inapetência, vômito, anemia e perda de condição física. Pode ou não ocorrer diarreia.

Diagnóstico

Tem base na anamnese (acesso permanente de suínos a pastos) e nos sinais clínicos. A confirmação do diagnóstico é feita pelo exame de ovos nas fezes. Pode ser necessário realizar cultura fecal para identificação larval, principalmente para diferenciar *Hyostrongylus* de *Oesophagostomum*. Na necropsia, os vermes podem ser vistos no exsudato da mucosa gástrica. Os demais vermes que parasitam o estômago são maiores (> 13 mm).

Controle

É feito com os mesmos princípios usados para controle de parasitos gastrintestinais de ruminantes. Pode-se usar a rotação anual de pastagem com outros animais ou culturas. Devem-se tratar as porcas gestantes no pré-parto.

Família Dictyocaulidae

Subfamília Dictyocaulinae

Principais espécies

- *Dictyocaulus viviparus*
- *D. filaria*
- *D. arnfield*.

Características morfológicas

- Raios bursais bem desenvolvidos, com alguns raios fusionados
- Espículos curtos e reticulados (grossos e iguais)
- Ciclo direto (ausência de hospedeiro intermediário)
- Extremidade anterior com papilas cefálicas
- Medem entre 5 e 10 cm.

Ciclo biológico dos Dictyocaulinae

É direto (Figura 25.26). A postura dos ovos larvados (L) pelas fêmeas ovovivíparas é feita nos brônquios e bronquíolos e eles podem ser expelidos para o ambiente pela cavidade oral ou nasal. Normalmente, os ovos são deglutidos e, no tubo digestivo, ocorre a eclosão da L1, que sai nas fezes (A) e se alimenta de bactérias. Passa a L2 e depois L3, que não perde a cutícula de L2. O hospedeiro definitivo infecta-se ao ingerir a L3 nas pastagens; esta é liberada no intestino, penetra na mucosa (M) e migra até o pulmão pela via linfática (L) e vasos pulmonares. Nos gânglios linfáticos, ocorre a muda para L4, seguindo para o coração e o pulmão, onde penetra no parênquima pulmonar, passando a L5. A L5 chega aos brônquios e bronquíolos para sofrer maturação sexual e realizar postura. O período pré-patente é de 4 semanas para *D. viviparus* e de 5 semanas para *D. filaria*.

Importância em Medicina Veterinária e Saúde Pública

A infecção é mais patogênica para pequenos ruminantes do que para bovinos. Os danos são dependentes da quantidade de parasitos envolvidos e do estado imunitário do hospedeiro.

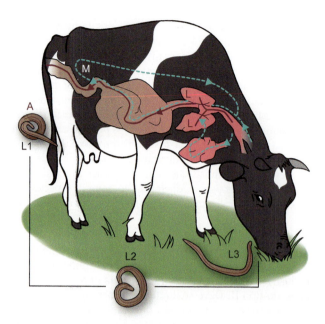

Figura 25.26 Ciclo biológico de *Dictyocaulus viviparus*.

A dictiocaulose é uma infecção respiratória decorrente da ação irritativa do parasito no epitélio respiratório e ocasiona produção de muco e proliferação de bactérias. O sinal clínico inicial é a tosse. Causa enfisema, broncopneumonia com alteração na respiração e aumento dos movimentos abdominais. O animal fica em posição ortopneica: membros anteriores afastados, pescoço esticado para a frente e boca aberta. Pode levar os animais a apresentar perdas produtivas e morte por surto. Após 2 ou 3 meses de infecção, os parasitos podem ser expelidos. Depois da infecção, a maioria dos animais desenvolve grau variado de imunidade.

Diagnóstico dos Dictyocaulinae

Observar a descrição para *D. viviparus*.

Controle dos Dictyocaulinae

O controle de outros nematódeos pode resultar em controle parcial dos parasitos pulmonares. Esse efeito é acentuado em decorrência da grande utilização de produtos de longa ação (macrolactonas), eficazes contra formas adultas e larvas, incluindo os benzimidazóis. Vacinas irradiadas são utilizadas no controle de *D. viviparus* e *D. filaria*. Após o uso da vacina, o efeito no sistema imune pode ser acentuado caso os animais sejam expostos à reinfecção.

Gênero *Dictyocaulus* (pronúncia: Diquitiocáulus)

Espécies

- *Dictyocaulus viviparus*
- *D. filaria*
- *D. arnfield*
- *D. eckerti*.

Espécie *Dictyocaulus viviparus*

Características morfológicas

- Vermes finos e filiformes; as fêmeas medem de 6 a 8 cm e os machos, de 4 a 5,5 cm
- Boca trilabiada

- Esôfago filariforme
- Raio bursal da bolsa copuladora em forma de "V"
- As L1 medem 300 a 360 μm, e as células intestinais contêm numerosos grânulos de cromatina.

Hospedeiros. Bovinos.
Localização. Brônquios e traqueia.

Ciclo biológico

As fêmeas são ovovivíparas e produzem ovos com larvas totalmente desenvolvidas em seu interior. As L1 migram para a traqueia, são deglutidas e saem com as fezes. As larvas presentes nas fezes frescas são diferenciadas e lentas e as células intestinais são preenchidas com grânulos de coloração marrom-escura. Assim, a alimentação nos estádios pré-parasitários não é necessária. Em condições favoráveis, a L3 desenvolve-se em 5 dias, mas, normalmente, leva mais tempo. As L3 alcançam a forragem pela motilidade própria ou pela intervenção do fungo *Pilobolus*. Após a ingestão, as L3 penetram na mucosa intestinal e passam aos linfonodos mesentéricos, onde realizam a muda para L4. As L4, por meio da linfa e do sangue, alcançam os pulmões e os alvéolos cerca de 1 semana após o início da infecção. A muda final ocorre nos bronquíolos poucos dias depois e a maturação ocorre nos brônquios.

Período pré-patente. De 3 a 4 semanas.

Importância em Medicina Veterinária e Saúde Pública

A dictiocaulose é caracterizada por causar bronquites e pneumonia e por afetar bovinos jovens durante o primeiro período de pastejo.

A patogenia pode ser dividida em três fases, conforme descrito a seguir.

Fase pré-patente

Do 8º ao 25º dia. Inicialmente, aparecem larvas nos alvéolos, onde causam uma alveolite. Segue-se bronquiolite com tamponamento temporário das luzes dos bronquíolos e colapso de outros grupos de alvéolos, em decorrência da migração de neutrófilos, eosinófilos e macrófagos. Ao final dessa fase, há bronquite, caracterizada pela presença de muco com vermes imaturos nas vias respiratórias, vistos apenas com auxílio de microscópico. Em infecções maciças, os animais podem morrer a partir do 15º dia por insuficiência respiratória, grave enfisema intersticial e edema pulmonar.

Fase patente

Do 26º ao 60º dia. É associada a duas lesões principais. A bronquite parasitária é caracterizada pela presença de muco branco espumoso nas luzes dos brônquios, com centenas ou milhares de vermes adultos; o epitélio bronquial torna-se hiperplásico, com infiltração marcante de células inflamatórias, principalmente eosinófilos. Também ocorrem áreas colapsadas vermelho-escuras em volta dos brônquios infectados, ocasionadas pela aspiração de ovos e L1 nos alvéolos.

Fase pós-patente

Do 61º ao 90º dia. Em bezerros não tratados, normalmente é a fase de recuperação do sistema broncopulmonar, com o término da tosse, após os vermes adultos terem sido expelidos. Os sinais clínicos diminuem, mas lesões residuais, como fibrose peribrônquica e brônquica, podem persistir por semanas ou meses. Em infecções maciças, aproximadamente 25% dos animais apresentam uma manifestação súbita do quadro clínico, geralmente fatal, que pode ter duas causas, sendo a mais comum uma lesão proliferativa descrita como "epitelização", que não colapsa quando da abertura do tórax, com grande parte do pulmão de coloração rósea e semelhante à borracha. A lesão é causada pela proliferação de pneumócitos tipo 2 nos alvéolos e tem aspecto de um órgão glandular. É frequentemente acompanhada de enfisema intersticial e edema pulmonar. Normalmente, a síndrome clínica é descrita como bronquite parasitária pós-patente. A outra causa é decorrente de infecção bacteriana nos pulmões ainda não totalmente cicatrizados, a qual resulta em pneumonia intersticial aguda, que geralmente ocorre em animais convalescentes em recintos fechados. Em animais levemente acometidos, há tosse intermitente, sobretudo após esforços. Em animais moderadamente acometidos, frequentemente há ataques de tosse em repouso, taquipneia, hiperpneia e chiados e crepitações nos lobos pulmonares posteriores. Em animais gravemente acometidos, há taquipneia grave e dispneia, o que, normalmente, faz com que eles adotem "posturas de falta de ar", respirando com cabeça e pescoço distendidos (Figura 25.27). Em geral, ocorre tosse profunda intensa e podem-se perceber chiados e crepitações sobre os lobos pulmonares posteriores, além de anorexia, salivação (Figura 25.28) e, às vezes, uma pirexia discreta. Os bezerros menores são mais gravemente acometidos.

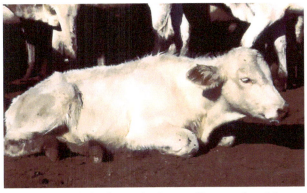

Figura 25.27 Animal parasitado por *Dictyocaulus viviparus*. Foto: Marcelo Molento.

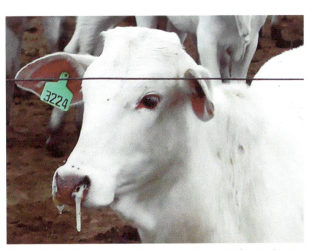

Figura 25.28 Secreção nasal em animal parasitado por *Dictyocaulus viviparus*. Foto: Marcelo Molento.

Os bezerros podem apresentar quadro clínico durante o período pré-patente e uma infecção maciça pode ocasionar uma dispneia grave repentina, normalmente seguida de óbito em 24 a 48 h. Pode haver surtos graves, com alta mortalidade logo após o inverno, pois a ocorrência é sazonal.

A recuperação é gradativa na maioria dos animais; a recuperação completa pode levar semanas ou meses. Contudo, uma parcela dos bezerros convalescentes desenvolve a bronquite parasitária pós-patente, que normalmente culmina no óbito, 1 a 4 dias depois.

Diagnóstico

Os sinais clínicos, a época do ano (inverno e início da primavera) e a história de pastejo em pastos permanentes confirmam o diagnóstico.

No exame fecal, são encontradas larvas apenas nas fezes de infecções patentes. As amostras devem ser coletadas diretamente do reto, a fim de evitar contaminação com nematoides do solo. Deve-se realizar a técnica de Baermann, com 30 g de fezes, para isolar e quantificar as larvas. A técnica é feita com base na migração ativa das larvas na água.

Na necropsia, vermes podem ser vistos no muco após a abertura dos brônquios (Figura 25.29).

O diagnóstico por meio de teste de ELISA (do inglês *enzyme-linked immunosorbent assay*) também pode ser feito para detectar anticorpos contra *D. viviparus*. Há soroconversão após 4 a 6 semanas do início da infecção e persistência dos títulos por 4 a 7 meses. O teste foi desenvolvido para condições europeias.

Controle

Nos países do norte da Europa, a melhor maneira de evitar a ocorrência desse parasito consiste na utilização de vacinas atenuadas. Entretanto, somente a vacinação não é suficiente para evitar o estabelecimento de quantidades pequenas de vermes pulmonares e a presença reduzida de vermes no pasto. Normalmente, a baixa contaminação do pasto estimula a imunidade dos bezerros. O tratamento com produtos de amplo espectro no início da estação seca é suficiente para prevenir grandes infecções, porém já existe relato de resistência para a ivermectina e abamectina no Brasil.

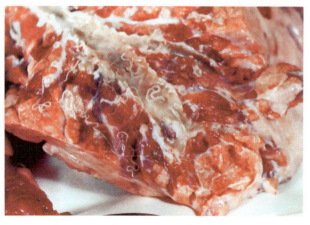

Figura 25.29 *Dictyocaulus* sp. adultos em brônquio. Foto: Carlos Luiz de Oliveira.

Espécie *Dictyocaulus filaria*

Características morfológicas

- Vermes brancos, com uma banda escura visível no intestino; as fêmeas medem de 6 a 10 cm e os machos, de 4 a 8 cm
- Boca trilabiada
- Esôfago filariforme
- Raio bursal da bolsa copuladora em forma de "V"
- As L1 são semelhantes às formas de *D. viviparus*.

Hospedeiros. Ovinos e caprinos.
Localização. Pulmões.

Ciclo biológico

É semelhante ao ciclo do *D. viviparus* nos bovinos, com exceção do período pré-patente, que é de 4 a 5 semanas. Os ovos liberados pelas fêmeas contêm L1, e a longevidade varia de 6 a 9 meses no meio ambiente.

Importância em Medicina Veterinária e Saúde Pública

Em geral, não há lesões disseminadas, em razão do número normalmente baixo de vermes pulmonares. Contudo, em casos graves da doença, pode haver edema pulmonar e enfisema, com áreas pulmonares purulentas decorrentes da contaminação secundária. A sintomatologia clínica comumente inclui tosse e definhamento, em geral restrito a animais jovens em áreas endêmicas. Em infecções mais graves, podem ocorrer dispneia e corrimento nasal persistente. Infecções concomitantes por outros parasitos podem levar à diarreia ou à anemia.

Diagnóstico

É baseado na anamnese e na presença de sinais clínicos, mas deve ser confirmado pelo exame de fezes.

Controle

Quando há surtos esporádicos, devem-se realizar tratamento anti-helmíntico dos animais acometidos ou de todo o rebanho e transferência para pastos limpos. Acredita-se que os esquemas preventivos supressivos de tratamento antiparasitário (ivermectina) usados no controle de nematoides gastrintestinais em ovinos foram eficazes na prevenção e até na erradicação de *D. filaria*.

Espécie *Dictyocaulus arnfield*

Características morfológicas

- Os adultos são afilados e esbranquiçados. A fêmea mede 6,5 cm e o macho, 3,5 cm
- Boca trilabiada
- Esôfago filariforme
- Raio bursal da bolsa copuladora se bifurca no ápice (forma de "Y")
- Os machos têm bolsa copuladora pequena, com espículos iguais, curtos e levemente curvados
- Os ovos embrionados medem 80 a 100 μm de comprimento × 50 a 60 μm de largura
- As L1 medem 290 a 480 μm, com uma protuberância posterior.

Hospedeiros. Asininos, outros equídeos e, ocasionalmente, equinos.
Localização. Pulmões.

Ciclo biológico

Os detalhes do ciclo ainda não estão bem esclarecidos, mas é semelhante ao ciclo do *D. viviparus* em bovinos, exceto em alguns aspectos. Os vermes adultos são encontrados mais comumente nos bronquíolos e os ovos com L1 são expelidos e então deglutidos, sendo eliminados com as fezes. As infecções patentes ocorrem comumente em asininos de qualquer idade. Já no caso dos equinos, em geral, os potros e animais de 1 ano de vida são acometidos. Em equinos adultos, dificilmente os vermes pulmonares alcançam a maturidade sexual. O período pré-patente é de 2 a 3 meses.

Importância em Medicina Veterinária e Saúde Pública

Apesar da prevalência de infecção patente em asininos, é rara a manifestação de sinais clínicos, mas, em exame minucioso, pode-se detectar uma leve hiperpneia acompanhada de sons pulmonares ásperos. A infecção é muito menos prevalente nos equinos; porém, pode haver o desenvolvimento de infecção patente em potros, que, em geral, não está associado a sinais clínicos.

Diagnóstico

Em asininos, comumente há infecções patentes, e são facilmente encontradas L1 em fezes frescas. Em equinos, o relato de contato com asininos e a presença de sinais clínicos podem ser sugestivos da infecção.

Controle

Recomenda-se tratar os asininos com anti-helmínticos adequados no início do inverno para evitar a possibilidade de surtos.

Subfamília Nematodirinae

Gênero *Nematodirus* (pronúncia: Nematodírus)

Espécies

- *Nematodirus abnormalis*
- *N. battus*
- *N. filicollis*
- *N. helvetianus*
- *N. lamae*
- *N. mauritanicus*
- *N. spathiger*.

Características morfológicas

- Vermes delgados com aproximadamente 2 cm. O entrelaçamento dos vermes dá uma aparência semelhante à de algodão em rama
- Vesícula cefálica pequena e diferenciada
- Espículos longos e finos, de extremidades fundidas (Figura 25.30)
- Os machos, com exceção do *N. battus*, têm dois conjuntos de raios paralelos em cada lobo bursal principal
- As fêmeas têm cauda truncada, com pequeno espinho
- Ovos grandes, ovoides e incolores (Figura 25.31).

Hospedeiros. Ruminantes.
Localização. Intestino delgado.

Ciclo biológico

A fase pré-parasitária é praticamente única nos tricostrongilídeos, em razão do desenvolvimento em L3 no interior do ovo. O desenvolvimento em L3, em geral, é muito lento; leva, no mínimo, 2 meses.

Importância em Medicina Veterinária e Saúde Pública

Provocam uma atrofia das vilosidades intestinais (não penetram na mucosa), o que ocasiona diarreia e desidratação. *Nematodirus* é um parasito muito importante para cordeiros.

Diagnóstico

Como os sinais clínicos ocorrem no período pré-patente, a contagem de ovos nas fezes não é tão expressiva para o diagnóstico, que deve se basear na história de pastejo, nos sinais clínicos e no exame pós-morte. O exame das fezes pode apresentar a coloração diferenciada dos ovos de *N. spathiger*. Na necropsia, a extremidade dos espículos presentes nos machos possibilita determinar o diagnóstico nas demais espécies de *Nematodirus*.

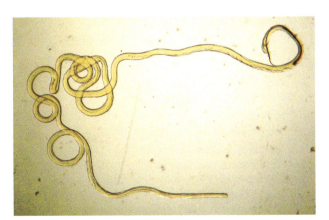

Figura 25.30 *Nematodirus* sp. macho com espículos finos e longos.

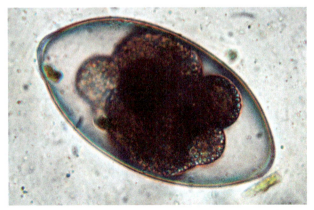

Figura 25.31 Ovo característico de *Nematodirus* sp. É bem maior do que os ovos da família Trichostrongylidae e podem-se contar os blastômeros.

Controle

É semelhante ao realizado para outros estrongilídeos, com exceção do *N. battus*. Infecções monoespecíficas por *Nematodirus* são raras.

MONITORAMENTO DE REBANHOS

Vários cuidados devem ser tomados para avaliar a condição sanitária de rebanhos e manter boa a qualidade de vida dos animais. Como exemplo, podem-se listar:

- Exame clínico especifico
- Qualidade na coleta de amostras
- Necropsia detalhada
- Avaliação no momento do tratamento (jejum, posição da cabeça do animal)
- Lavagem de pasto para contagem de L3
- Cultura de ovos para identificar as espécies presentes.

Cultura e identificação de larvas

A identificação das espécies de parasitos nematódeos é um componente importante no levantamento sanitário (epidemiológico e clínico) nas criações de animais. O objetivo da técnica de coprocultura é fazer uma cultura com as fezes parasitadas por ovos (que não possuem dimorfismo) até a eclosão das larvas e realizar a identificação de larvas L3 infectantes de nematoides (*Haemonchus, Ostertagia, Trichostrongylus, Cooperia, Bunostomum*), já que existem diferenças morfológicas entre elas. A coprocultura é realizada de duas maneiras:

- Essa técnica requer a conservação das fezes em um frasco com tampa revestida de papel-filtro umedecido e não fechada hermeticamente, em ambiente escuro, a uma temperatura de 27°C. Após incubação por 7 dias, coloca-se água morna no frasco, que permanece em repouso (decantação) por 4 a 8 h, para que ocorra a migração das larvas para a água. Para limpar e concentrar a suspensão de larvas infectantes, pode-se usar o aparato de Baerman e, após neutralização com algumas gotas de lugol, as larvas são examinadas ao microscópio
- Pode-se espalhar as fezes sobre o terço médio de um papel-filtro no interior de uma placa de Petri umedecida, mantendo por 7 a 10 dias, a uma temperatura de 27°C; depois, completa-se a placa com água morna e as larvas são colhidas, como descrito anteriormente.

Algumas características são usadas para a identificação de larvas de terceiro estágio, o que requer muita experiência e técnica:

- *Nematodirus*: larvas muito grandes, com oito células intestinais e cabeça ampla e arredondada. Tem cauda longa, pontiaguda, fendida, bi ou trilobulada
- *Ostertagia, Teladorsagia*: larvas de tamanho médio a grande, com 16 células intestinais e cabeça quadrada. Têm cauda arredondada e bainha curta, ligeiramente curvada (Figuras 25.32 e 25.33)
- *Trichostrongylus*: larvas pequenas, com 16 células intestinais e cabeça afilada. Tem cauda com uma a duas protuberâncias ou levemente arredondada e bainha curta (Figuras 25.34 e 25.35)
- *Haemonchus*: larvas com 16 células intestinais e cabeça estreita e arredondada. A cauda da bainha tem tamanho médio, termina afiladamente e é moderadamente curva e claramente dividida com o filamento (Figuras 25.36 e 25.37)
- *Cooperia*: larvas grandes, que têm 16 células intestinais e cabeça quadrada, com dois corpos refringentes ou uma faixa transversal brilhante entre a cavidade bucal e o esôfago. Têm cauda afilada e bainha pontiaguda (Figuras 25.38 e 25.39)
- *Bunostomum*: larvas muito pequenas, com 16 células intestinais e filamentos curtos na bainha da cauda. Apresentam o corpo largo, com estreitamento da cauda e uma constrição no esôfago
- *Oesophagostomum*: larvas de tamanho médio, com 32 células pentagonais intestinais e luz intestinal ondulada, cabeça arredondada e filamentos na bainha da cauda (Figura 25.40)
- *Chabertia*: larvas de tamanho médio, com 32 células quadradas intestinais e luz intestinal alinhada, cabeça arredondada e filamentos na bainha.

Identificação do tipo de larvas de terceiro estágio em ciatostomíneos

Os ciatostomíneos representam mais de 50 espécies de parasitos internos de equinos e, em virtude da grande semelhança entre as larvas infectantes de terceiro estágio (L3), torna-se um desafio identificar esses nematoides. A identificação de L3 (Tabela 25.1) ainda é um grande desafio; porém, com a utilização da chave de identificação morfológica proposta por Madeira de Carvalho *et al.* (2008), é possível separar as L3 em grupos de acordo com o número, a forma e o arranjo das células intestinais (Figura 25.41).

Primeiro deve ser realizada a cultura fecal, ou coprocultura, utilizando *pool* de amostras da fazenda. As larvas (n = 100) devem ser identificadas pelo seu tipo, utilizando microscopia óptica e medidas com microscópios equipados com câmara clara. As L3 são então classificadas em:

- Tipo A: 2 células intestinais (ci) triangulares ou retangulares em fila dupla + 6 ci trapezoidais ou retangulares em fila única
- Tipo B: 4 + 4 ci triangulares ou pentagonais em fila dupla
- Tipo C: 2 + 2 ci pentagonais, triangulares ou retangulares em fila dupla + 4 ci trapezoidais em fila única
- Tipo D: 8 ci trapezoidais ou triangulares em fila única
- Tipo E: 6 ci triangulares e/ou trapezoidais, em arranjos variados
- Tipo F: 7 ci triangulares e trapezoidais alongadas, em arranjos variados
- Tipo G: 8 ci triangulares e/ou retangulares, em arranjos variados
- Tipo H: 9 ci triangulares alongadas, as 6 primeiras em fila dupla e as 3 últimas em fila simples; *Gyalocephalus capitatus* (12 ci) e *Posteriostomum* sp. (16 ci).

A identificação de L3 também pode ser realizada com medições biométricas (comprimento total), considerando o comprimento desde a extremidade anterior do aparelho bucal até o final da cauda da bainha.

Embora sejam necessários muitos estudos para correlacionar o tipo de L3 com parasitos adultos, é importante relatar que os ciatostomíneos do tipo A compreendem 6 das 10 espécies mais comuns de pequenos estrôngilos de equinos e os

Capítulo 25 • Ordem Strongylida 255

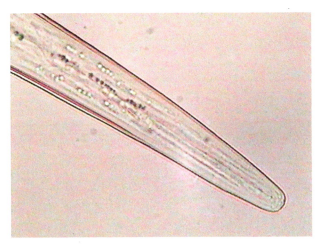

Figura 25.32 Parte anterior de uma larva L3 (estágio larval 3) de *Ostertagia/Teladorsagia* sp. (aumento de 200X).

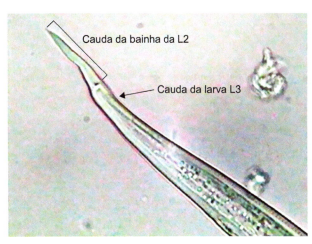

Figura 25.33 Parte posterior de uma larva L3 (estágio larval 3) de *Ostertagia/Teladorsagia* sp. com cauda da bainha curta e cauda da larva arredondada (aumento de 200X).

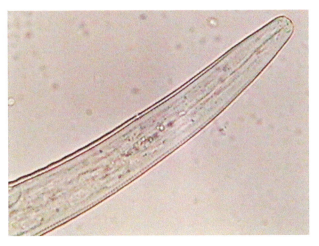

Figura 25.34 Parte anterior de uma larva L3 (estágio larval 3) de *Trichostrongylus* sp. (aumento de 200X).

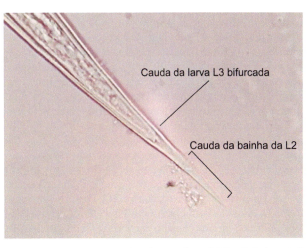

Figura 25.35 Parte posterior de uma larva L3 (estágio larval 3) de *Trichostrongylus* sp. com cauda da bainha curta e cauda da larva bifurcada (aumento de 200X).

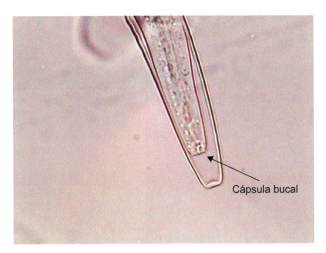

Figura 25.36 Parte anterior de uma larva L3 (estágio larval 3) de *Haemonchus* sp. com cápsula bucal (aumento de 200X).

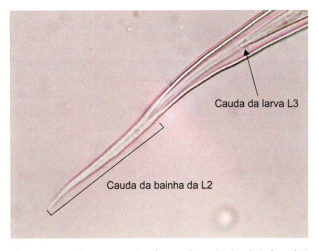

Figura 25.37 Parte posterior de uma larva L3 (estágio larval 3) de *Haemonchus* sp. com cauda da bainha média (aumento de 200X).

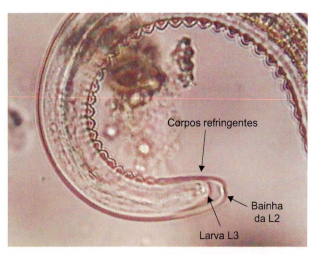

Figura 25.38 Parte anterior de uma larva L3 (estágio larval 3) de *Cooperia* sp. com dois corpos refringentes (aumento de 200X).

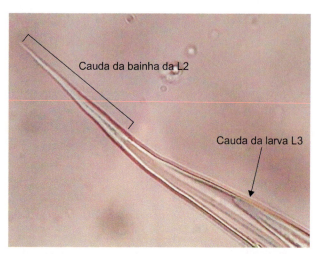

Figura 25.39 Parte posterior de uma larva L3 (estágio larval 3) de *Cooperia* sp. com cauda da bainha média (aumento de 200X).

adultos que geram a L3 do tipo A são conhecidamente mais abundantes na fauna parasitária e são os mais resistentes aos antiparasitários. Essa técnica pode ser utilizada ainda para determinar se propriedades que criam cavalos de uma raça apresentam diferenças na fauna parasitária de outra raça, diferindo possivelmente na sua patogenia e sinais clínicos.

No Paraná, as L3 foram classificadas como tipo A, B, C, D, E, F, G, H e *Gyalocephalus capitatus* em: 62; 1,3; 5,7; 25,3; 1,4; 2,3; 0,4; 1,1 e 0,5%, respectivamente, tanto em cavalos Puro Sangue Inglês (PSI; n = 250) quanto em Crioulos (n = 150). O tamanho médio das L3 foi de 734,5 μm (± 58,3) para o tipo A; 743,3 μm (± 49,7) para o tipo C; e 742,5 μm (± 48,7) para o tipo D. A média de tamanho das L3 da única propriedade localizada no segundo planalto paranaense foi estatisticamente inferior a todas as outras para o tipo A. Já para a média de comprimentos em relação às raças estudadas, não apresentou diferença significativa. O comprimento total das larvas infectantes de ciatostomíneos foi menor que a média encontrada na literatura.

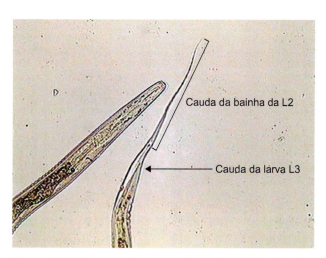

Figura 25.40 Parte anterior e posterior de larva L3 (estágio larval 3) de *Oesophagostomum* sp. mostrando a cauda da bainha longa (aumento de 100X).

Tabela 25.1 Chave de identificação de diferentes tipos de larvas infectantes de equinos.

Tipo	Número de ci	Descrição
A	8	As duas primeiras em fila dupla e as outras seis em fila única (2+6 ci)
B	8	Em fila dupla (4+4 ci)
C	8	As quatro primeiras em fila dupla e as outras quatro em fila única (2+2+4 ci)
D	8	Células em fila única
E	6	Seis células em arranjos diversos
F	7	Sete células em arranjos diversos
G	8	Oito células em arranjos diversos
H	9	As 6 primeiras células em fila dupla e as 3 últimas em fila simples (9 ci)
Gyalocephalus capitatus	12	12 em fila dupla, ou 6 a 10 em fila dupla e as restantes em fila única (12 ci)
Posteriostomum spp.	16	16 ci

ci: células intestinais.

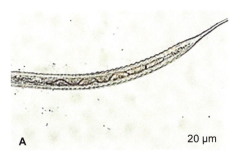 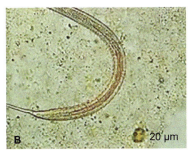 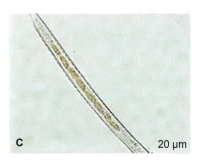

Figura 25.41 Microscopia óptica de larvas infectantes de ciatostomíneos do tipo A, C e D (8 células intestinais). (A) Tipo A: as duas primeiras células intestinais triangulares em fila dupla e as seis últimas trapezoidais em fila única. (B) Tipo C: as quatro primeiras células triangulares em fila dupla e as quatro últimas trapezoidais em fila simples. (C) Tipo D: oito células retangulares em fila simples. Escala de 20 μm.

As propriedades que criam animais PSI apresentaram populações mais heterogêneas, com maior diversidade (de cinco a oito tipos) entre os tipos de L3 encontradas nas coproculturas do que as que criam Crioulos. Essas propriedades estão localizadas no primeiro planalto paranaense, próximo ao município de Curitiba. As razões para a maior diversidade em criatórios de PSI podem ser a maior suscetibilidade dessa raça a um número maior de espécies de ciatostomíneos, a variação da fauna parasitária nessa região e até mesmo a época e a frequência de tratamento parasitário.

Além de fatores ambientais (época do ano, região e clima) e do histórico de tratamento parasitário, as diferentes raças de equinos podem apresentar alguma influência no grau de tolerância contra certas espécies de ciatostomíneos, alterando, assim, sua fauna parasitária e até mesmo o tamanho das L3. Avanços nas alternativas para identificação de ciatostomíneos propiciarão maior conhecimento de suas subpopulações, epidemiologia e ciclos biológicos, além de auxiliar em tratamentos antiparasitários específicos e no monitoramento da seleção de populações resistentes. Assim, a utilização desse meio de diagnóstico poderá reforçar a importância da identificação e da determinação da prevalência de ciatostomíneos para complementar estudos quanto à biologia e à epidemiologia dos parasitos em equinos no Brasil.

LEITURAS RECOMENDADAS

AMARANTE, A. F. T.; BARBOSA, M. A. Contaminação da pastagem por larvas infectantes de nematódeos gastrintestinais parasitas de bovinos e ovinos em Botucatu, SP. *Rev. Bras. Parasitol. Vet.*, v. 5, p. 65-73, 1996.

BEVILAQUA, C. M. L.; RODRIGUES, M. D. L.; CONCORDET, D. Identification of infective larvae of some common nematode strongylids of horses [Strongylus vulgaris, S. equinus, S. edentatus, Triodontophorus spp., Poteriostomum spp., Gyalocephalus capitatus, Cylicocyclus radiatus, C. nassatus, C. minutus, C. poculatus]. *Revue de Medicine Veterinaire*, France, 1993.

BISHOP, S. C.; STEAR, M. J. Modeling of host genetics and resistance to infectious diseases: understanding and controlling nematode infections. *Vet. Parasitol.*, v. 115, p. 147-166, 2003.

BRUNSDON, R. V. Principles of helminth control. *Vet. Parasitol.*, v. 6, p. 85-215, 1980.

GORDON, H.; WHITLOCK, H. V. A new technique for counting nematode eggs in sheep faeces. *J. Coun. Sci. Ind. Res.*, v. 12, p. 50-52, 1939.

HANSEN, J.; PERRY, B. *The Epidemiology, Diagnosis and Control of Helminth Parasites of Ruminants*. Nairobi: ILRAD, 1994. 171 p.

HOSTE, H.; RULIE, A. C.; PREVOT, F. et al. Differences in the receptivity to gastrintestinal infections with nematodes in dairy ewes: Influence of age and of the level of milk production. *Small Rum. Res.*, v. 63, p. 150-155, 2006.

KASSAI, T. *Veterinary Helminthology*. Oxford: Butterworth & Heineann, 1999. 260 p.

KORNÁS, S.; GAWOR, J.; CABARET, J.; MOLENDA, K.; SKALSKA, M.; NOWOSAD, B. (2009). Morphometric identification of equid cyathostome (Nematoda: Cyathostominae) infective larvae. *Veterinary Parasitology*, v. 162, n. 3, p. 290-294, 2009.

LICHTENFELS, J. R.; GIBBONS, L. M.; KRECEK, R. C. Recommended terminology and advances in the systematics of the Cyathostominea (Nematoda: Strongyloidea) of horses. *Veterinary Parasitology*, v. 107, p. 337-342, 2002.

MADEIRA DE CARVALHO, L. M.; FAZENDEIRO, M. I.; AFONSO-ROQUE, M. M. Estudo morfométrico das larvas infectantes (L3) dos estrongilídeos (nematoda: Strongylidae) dos equídeos. 3. Conclusões, perspectivas futuras e proposta de chave de identificação de alguns nematóides gastrintestinais mais comuns dos equídeos em Portugal. *Acta Parasitológica Portuguesa*, v. 15, n. 2, p. 59-65, 2008.

MAPA. Ministério da Agricultura e Abastecimento, Secretaria de Defesa Agropecuária. Portaria n. 48, maio 1997.

MICHEL, J. F. The epidemiology and control of some nematode infections in grazing animals. *Adv. Parasitol.*, v. 14, p. 355-397, 1976.

MOLENTO, M. B. Resistência de helmintos em ovinos e caprinos. *Rev. Bras. Parasitol. Vet.*, v. 13, S1, p. 82-87, 2004.

MOLENTO, M. B.; VAN WYK, J. A.; COLES, G. C. Sustainable worm control. *Vet. Rec.*, v. 155, p. 95-96, 2004.

PERMIN, A.; HANSEN, J. W. Epidemiology, diagnosis and control of poultry parasites. *FAO Animal Health Manual*, n. 4, p. 160, 1998.

SANTOS, D. W.; CASTRO, L. L. D.; GIESE, E. G.; MOLENTO, M. B. Morphometric study of infective larvae of Cyathostomins of horses and their distribution. *J. Eq. Vet. Sci.*, v. 44, p. 49-53, 2016.

TAYLOR, M. A.; COOP, R. L.; WALL, R. L. *Veterinary Parasitology*. 3. ed. Boston: Blackwell Publishing, 2007. 874 p.

TOLLIVER, S. C. A practical method of identification of the North American cyathostomes (small strongyles) in equids in Kentucky. University of Kentucky, Department of Veterinary Science, 2000.

UENO, H.; GONÇALVES, P. C. *Manual para Diagnóstico das Helmintoses de Ruminantes*. 4. ed. Tóquio, Japão: JICA, 1998. 166 p.

VAN WYK, J. A.; BATH, G. F. The Famacha system for managing haemonchosis in sheep and goats by clinically identifying individual animals for treatment. *Vet. Res.*, v. 33, p. 509-529, 2002.

WOOD, I. B.; AMARAL, N. K.; BAIRDEN, K. World Association for the Advancement of Veterinary Parasitology (WAAVP), second edition of guidelines for evaluating the efficacy of antihelmintics in ruminants (bovine, ovine, caprine). *Vet. Parasitol.*, v. 58, p. 181-213, 1995.

Ordem Ascaridida

26

Silvia Gonzalez Monteiro

ORDEM ASCARIDIDA

Superfamília Heterakoidea

São parasitos monoxenos.

Família Heterakidae
Gênero *Heterakis* (pronúncia: Heteráquis)
Espécie *Heterakis gallinarum*

Hospedeiros
- Definitivos: galinha, peru, pavão, pato, ganso e outras aves
- Paratênico (de transporte): minhoca.

Localização. Cecos.

Características morfológicas
- Tamanho pequeno: 0,4 a 1,5 cm (Figura 26.1)
- Boca trilabiada
- Esôfago com bulbo posterior
- Fêmea com vulva no meio do corpo; ovípara
- Os machos apresentam dois espículos de tamanhos diferentes, uma ventosa pré-cloacal e asa caudal na extremidade posterior. Também apresentam 10 a 15 papilas pré-cloacais, cloacais e pós-cloacais
- Os ovos são ovais, com dupla membrana e não segmentados quando eliminados nas fezes (Figura 26.2).

Ciclo biológico

O ciclo é direto, sem migração. No ceco, as fêmeas fazem a postura de ovos de casca espessa, que saem com as fezes para o meio ambiente. O desenvolvimento de L1, L2 e L3 dentro do ovo ocorre entre 14 e 17 dias (em 25°C) e o hospedeiro definitivo infecta-se ingerindo os ovos com a forma infectante (ovo com a L3) ou ingerindo minhocas parasitadas por L3. No sistema digestório da ave, a L3 é liberada e segue para o ceco. Uma parte das larvas penetra profundamente na mucosa cecal e outra fica nas criptas do epitélio cecal; nesse locais, elas fazem as mudas para L4 e, depois, passam a adultos. O período pré-patente é de 4 semanas.

Importância em Medicina Veterinária e Saúde Pública

Esse parasito não é muito patogênico. As larvas podem provocar espessamento da mucosa cecal, causando pequenas inflamações. As larvas, ao se alimentarem da mucosa do ceco, podem ingerir e depois transmitir um protozoário chamado *Histomonas meleagridis*, que é patogênico para perus jovens, por isso não se recomenda criar perus em terrenos já utilizados por galinhas. Aves parasitadas podem apresentar anemia e eosinofilia. Não é zoonose.

Diagnóstico

Pode ser feito por meio da observação da presença de ovos no exame de fezes por técnicas de flutuação; porém, apesar de os ovos de *H. gallinarum* terem a casca mais fina (ver Figura 26.2), podem ser confundidos com os de *Ascaridia* sp. (Figura 26.3). Na necropsia, visualizam-se pequenos vermes brancos nos cecos.

Controle

O controle é feito com higiene das instalações e tratamento das aves parasitadas com anti-helmínticos na água ou na ração. Os ovos podem permanecer viáveis no ambiente por meses;

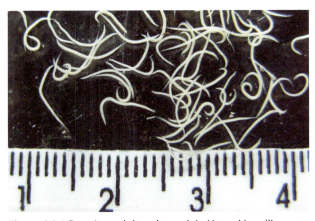

Figura 26.1 Parasitos adultos da espécie *Heterakis gallinarum*.

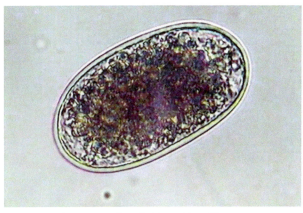

Figura 26.2 Ovo de *Heterakis gallinarum*.

por isso, os bebedouros e comedouros devem ficar protegidos de fezes e as camas das aves devem ser incineradas. Perus não devem ser criados com galinhas, para evitar a histomonose.

Família Ascaridiidae

Gênero *Ascaridia* (pronúncia: Ascarídia)

Espécies e hospedeiros

- *Ascaridia galli*: galinha, peru, pato, faisão e outras aves
- *A. columbae*: pombo.

Localização. Intestino delgado.

Características morfológicas

- Tamanho médio (fêmeas com 6 a 12 cm; machos com 1 a 3 cm; Figura 26.4)
- Esôfago claviforme
- Boca trilabiada
- Os machos apresentam dois espículos de mesmo tamanho e uma ventosa pré-cloacal na extremidade posterior. Também apresentam papilas pré-cloacais, cloacais e pós-cloacais
- A cauda dos machos termina abruptamente
- Ovos ovais com dupla membrana (Figura 26.3).

Ciclo biológico

O ciclo evolutivo é direto (sem migração). A ave ingere o ovo com a L3 (estádio infectante), que eclode no intestino delgado, onde passa a L4 e adultos (machos ou fêmeas). Há cópula e a fêmea faz a postura dos ovos, que são levados ao meio ambiente com as fezes. No interior do ovo, em condições de temperatura (28°C) e umidade adequadas, há a formação de L1, L2 e L3 em cerca de 9 dias.

Importância em Medicina Veterinária e Saúde Pública

É um dos helmintos mais comuns de aves. Um grande número de parasitos pode obstruir o intestino e causar a morte da ave. Geralmente, é grave em animais jovens (até 3 meses de vida). Não é zoonose.

Diagnóstico

É feito por meio da observação da presença de ovos no exame de fezes por técnicas de flutuação. Não se deve confundir com os ovos de *Heterakis* sp. Na necropsia, visualizam-se vermes esbranquiçados, de até 12 cm, no intestino delgado.

Controle

Devem-se fazer a higiene das instalações e o tratamento das aves parasitadas com anti-helmínticos na água ou na ração. Os ovos podem permanecer viáveis no ambiente por meses; por isso, os bebedouros e comedouros devem ficar protegidos de fezes das aves e as camas das aves devem ser incineradas.

Superfamília Ascaridoidea

Ascaridoidea é constituída por nematoides trilabiados, de tamanho médio a grande.

Essa superfamília é composta de cinco famílias:

- Crossophoridae: parasitos de roedores silvestres
- Heterocheilidae: parasitos de peixe-boi
- Acanthocheilidae: parasitos de raias
- Anisakidae: encontrados em mamíferos marinhos, aves aquáticas, peixes e répteis
- Ascarididae: família de maior importância em Medicina Veterinária.

Família Ascarididae

Os gêneros dessa família parasitam mamíferos terrestres e se alimentam de quimo intestinal.

Subfamília Ascaridinae

Gênero *Ascaris* (pronúncia: Áscaris)

Características morfológicas

- São vermes de tamanho grande (fêmea com 20 a 40 cm e macho com 15 a 25 cm; Figura 26.5)
- Fêmea com vagina localizada no terço anterior do corpo
- Parasitos trilabiados sem interlábios (Figura 26.6)
- Machos sem ventosa pré-cloacal no corpo
- Não apresentam asas cervicais no corpo

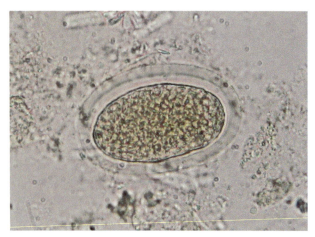

Figura 26.3 Ovo de *Ascaridia galli*.

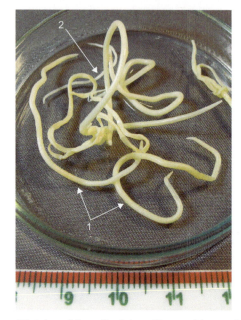

Figura 26.4 *Ascaridia galli* adultos. Fêmeas (1) e macho (2).

- O corpo das fêmeas termina em cauda romba e os machos têm dois espículos
- Os ovos têm casca muito espessa, com três camadas, e a mais externa, albuminosa, confere uma aparência irregular ao ovo (Figura 26.7).

Espécies e hospedeiros
- *Ascaris lumbricoides*: humanos
- *A. suum*: suínos.

A. suum e *A. lumbricoides* podem desenvolver-se tanto em humanos quanto em suínos, mas isso não ocorre com frequência.

Localização. Intestino delgado.

Ciclo biológico (Figura 26.8)
Os suínos ou os humanos se infectam ao ingerirem o ovo (1) com a L3 ou ao ingerirem os hospedeiros paratênicos (minhocas ou besouros; 2) com a L3, que é liberada no tubo digestivo (intestino delgado). A L3 penetra na mucosa (3), por via linfática segue para os linfonodos e, pela veia porta, para fígado (4), coração e pulmão (5). A muda para L4 ocorre nos alvéolos; as larvas L4 chegam à glote (6), são deglutidas e alojam-se no intestino delgado, passando a adultos. As fêmeas fazem a postura de até 200.000 ovos por dia, que saem nas fezes (7). O ovo, quando sai nas fezes, não está larvado (8), mas, para ser infectante, precisa ocorrer a formação da L3 seu interior (9). O período pré-patente é de 2 meses.

Importância em Medicina Veterinária e Saúde Pública
Na migração pelos órgãos, as larvas podem causar pneumonia transitória, anemia no leitão e manchas esbranquiçadas, que condenam o fígado (Figura 26.9) e representam inflamação pela passagem das larvas. Os vermes adultos podem causar obstrução intestinal e icterícia, o que também pode levar à condenação da carcaça. Há importância principalmente em suínos jovens, pois o parasitismo diminui o ganho de peso, levando a um prolongamento do período de engorda. É uma zoonose, porém não é frequente o suíno ser parasitado pela espécie humana e o ser humano, pela espécie animal.

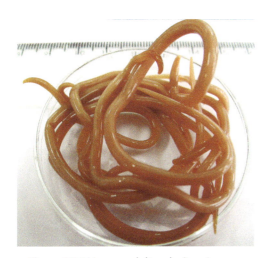

Figura 26.5 Vermes adultos de *Ascaris suum*.

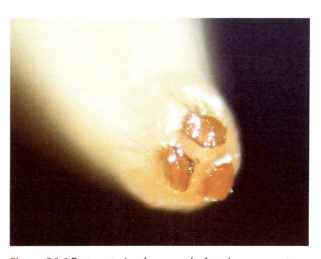

Figura 26.6 Parte anterior do corpo de *Ascaris suum* mostrando os três lábios.

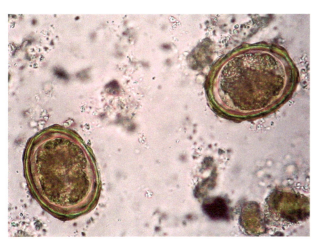

Figura 26.7 Ovos de *Ascaris* sp. encontrados em exame de fezes.

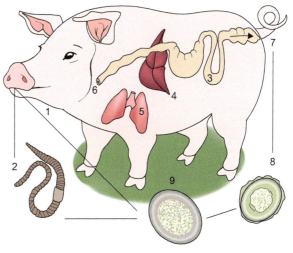

Figura 26.8 Ciclo biológico de *Ascaris* sp.

Diagnóstico

É feito por meio da observação da presença de ovos no exame de fezes pelas técnicas de flutuação. Na necropsia, pode-se visualizar obstrução do intestino delgado por vermes brancos de até 40 cm (Figura 26.10).

Controle

- Limpeza e esterilização do ambiente com produtos químicos ou água fervente. A maioria dos desinfetantes não atinge os ovos e, como estes são pegajosos e ficam aderidos ao ambiente, é importante esfregar o piso com uma vassoura para desgrudá-los
- Tratamento dos animais parasitados com anti-helmínticos
- Evitar o contato dos animais com as fezes
- Instalação de bebedouros e comedouros elevados, para que não entrem em contato com as fezes.

Gênero *Parascaris* (pronúncia: Paráscaris)
Espécie *Parascaris equorum*

Hospedeiros definitivos. Equinos.

Localização. Intestino delgado.

Características morfológicas

- Tamanho grande (fêmea com 20 a 50 cm e macho com 15 a 28 cm de comprimento; Figura 26.11)
- Os machos têm asa caudal
- Boca trilabiada com interlábios (Figura 26.12)
- Os ovos são esféricos, com casca rugosa e com superfície pegajosa que adere facilmente a objetos no meio ambiente.

Ciclo biológico

Nos ciclos de ascarídeos de mamíferos, os animais jovens são os mais parasitados e suscetíveis, pois ocorre a transmissão da L3 por meio do leite durante a amamentação. O ciclo é semelhante ao do *Ascaris suum*. Em 25°C, os ovos embrionam em 10 dias e podem se manter no ambiente por anos. A forma infectante é o ovo com a L3. O equino ingere o ovo embrionado e há liberação da L3, que, pela circulação, faz ciclo hepatopulmonar e retorna ao intestino delgado, onde fica adulta. O parasito permanece de 6 meses a 1 ano no intestino dos potros, quando então é eliminado e o animal desenvolve imunidade. Não há infecção pré-natal. Cada fêmea pode eliminar para o ambiente até 100 mil ovos por dia.

Período pré-patente. De 1 a 3 meses.

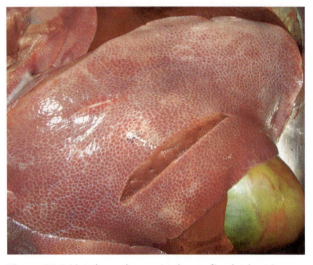

Figura 26.9 Manchas esbranquiçadas no fígado de suíno parasitado por *Ascaris*.

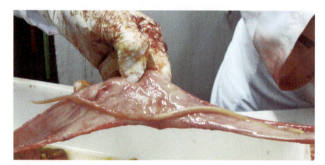

Figura 26.10 *Ascaris* no intestino delgado em necropsia de suíno.

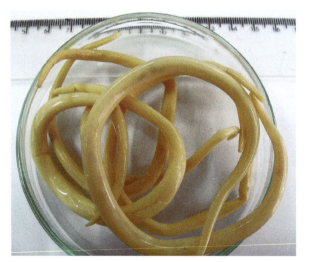

Figura 26.11 Parasitos adultos da espécie *Parascaris equorum*.

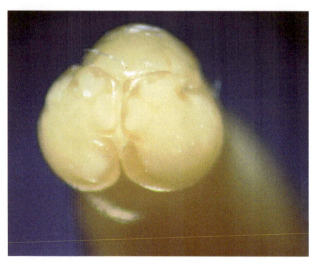

Figura 26.12 Boca trilabiada de *Parascaris equorum*.

Importância em Medicina Veterinária e Saúde Pública
Pode ocasionar cólica e obstrução no intestino delgado de potros. A migração das larvas pode provocar lesões no fígado e nos pulmões.

Diagnóstico
Exame parasitológico das fezes dos equinos pelas técnicas de flutuação.

Controle
Higiene dos recintos e tratamento dos animais com anti-helmíntico.

Gênero *Toxascaris* (pronúncia: Toquissáscaris)
Espécie *Toxascaris leonina*
Hospedeiros definitivos. Felinos e caninos domésticos e silvestres.
Localização. Intestino delgado.

Características
- Tamanho médio (fêmeas com 2 a 10 cm e machos com 2 a 7 cm)
- Esôfago claviforme
- Boca trilabiada
- Os adultos têm asas cervicais estreitas
- Não apresentam ventrículo esofágico
- Os ovos têm casca espessa e diferem dos de *Toxocara* sp. por serem bem mais claros, arredondados e com casca lisa (Figura 26.13).

Ciclo biológico
Os ovos com as L3 ou os hospedeiros paratênicos infectados com as larvas nos tecidos são ingeridos. Há liberação das larvas para o intestino delgado, onde penetram na mucosa e permanecem por 2 semanas (não há migração das larvas pelos tecidos). Depois, saem para a luz do intestino e completam o seu desenvolvimento até adultos. Os machos e as fêmeas copulam e é feita a postura de ovos, que são evacuados com as fezes para o meio ambiente.

Diagnóstico
Presença de ovos nas fezes de caninos e felinos.

Controle
O mesmo utilizado para as espécies de *Toxocara*.

Importância em Medicina Veterinária e Saúde Pública
Não é zoonose. A infecção restringe-se ao intestino delgado do animal e causa aumento abdominal e diarreia (Figura 26.14).

Subfamília Toxocarinae
Gênero *Toxocara* (pronúncia: Toquissocára)
Espécie *Toxocara canis*
Hospedeiros definitivos. Cães.
Localização. Intestino delgado.

Características morfológicas
- Tamanho médio (fêmea com 9 a 18 cm e macho com 4 a 10 cm; Figura 26.15)
- Esôfago claviforme
- Boca trilabiada
- Asa cervical longa e estreita (Figura 26.16)
- Apresentam ventrículo esofágico
- O macho tem uma projeção digitiforme na cauda
- Ovos de casca espessa irregular, de coloração castanho-escura e formato globular ou subglobular (Figura 26.17).

Ciclo biológico de *T. canis* (Figura 26.18)
As fêmeas fazem a postura dos ovos, que saem nas fezes, e formam-se L1, L2 e L3 dentro do ovo (Figura 26.19). O hospedeiro definitivo pode se infectar de quatro maneiras:

- Por ingestão de ovo larvado: o hospedeiro definitivo ingere os ovos com L3 e as larvas são liberadas no tubo digestivo e penetram na mucosa do intestino delgado. Pela circulação porta, seguem para o fígado, depois para o coração e para os alvéolos pulmonares, onde fazem a muda para L4; chegam à glote, são deglutidas e migram novamente ao intestino, onde mudam para a fase adulta. Esse é o ciclo de Loss (ou hepatotraqueal) que ocorre em cães jovens (até 3 meses). Em cães adultos, o ciclo mais frequente acontece com a ingestão dos ovos larvados com L3; estes eclodem e as larvas alcançam os pulmões (não

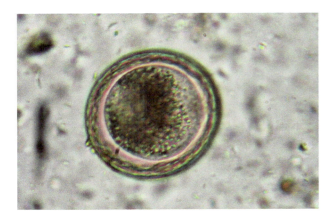

Figura 26.13 Ovo de *Toxascaris leonina*.

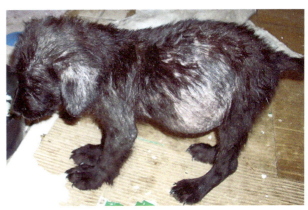

Figura 26.14 Filhote de cão parasitado por ascarídeos. Foto: Marina S. Roulim Stainki.

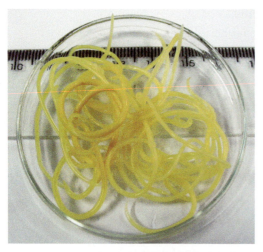

Figura 26.15 Adultos de *Toxocara canis* expelidos após administração de anti-helmíntico.

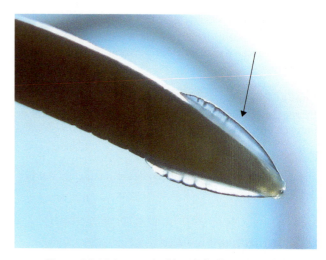

Figura 26.16 Asa cervical (seta) de *Toxocara canis*.

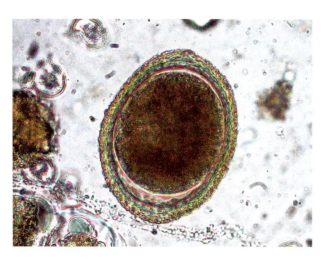

Figura 26.17 Ovo de *Toxocara* sp.

migram até a glote), adentram à circulação de retorno para o coração e são bombeadas pela aorta para as diferentes partes do corpo, onde se mantêm ativas por anos nos tecidos. O período pré-patente é de 4 a 5 semanas
- Via transplacentária: em fêmeas gestantes, as larvas passam pelo sangue arterial e podem contaminar o feto. Se a cadela contaminar-se antes da gestação e tiver as larvas na musculatura, em virtude das alterações hormonais, elas podem ser reativadas e contaminar o feto. É a forma de contaminação mais importante nos cães
- Via transmamária: as fêmeas passam as larvas aos filhotes por meio do leite. Não há migração pulmonar no filhote por essa via
- Por hospedeiros paratênicos: pode haver contaminação do cão e do gato por meio da ingestão de roedores, aves e outros animais que ingeriram ovos larvados e têm as larvas infectantes nos seus tecidos. As larvas ficam encapsuladas

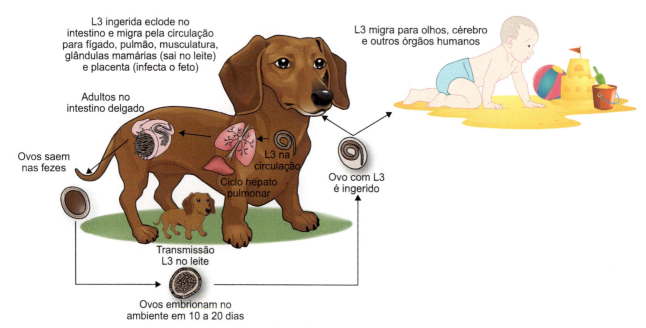

Figura 26.18 Ciclo biológico de *Toxocara canis*. L3 = estágio larval 3.

nos tecidos e não ocorre desenvolvimento nos hospedeiros paratênicos. Em ratos, já foram encontradas larvas viáveis no cérebro, no fígado, na musculatura, nos rins e no coração.

Importância em Medicina Veterinária e Saúde Pública

Nos humanos, a ingestão acidental do ovo com a L3 de *Toxocara canis* provoca a *larva migrans visceral*, ou seja, faz com que a larva siga pela circulação até o fígado e desencadeie reações de corpo estranho, podendo causar lesões hepáticas. As larvas costumam migrar principalmente para o fígado, mas podem fazer migração para outros órgãos, sendo os olhos os mais frequentemente afetados. A larva na retina forma um granuloma que pode causar perda parcial da visão. Em alguns casos, pode atingir o nervo óptico, causando perda total da visão. Em cães e gatos, a infecção pode causar pneumonia, enterite mucoide e até oclusão parcial ou completa do intestino e, em casos mais raros, perfuração com peritonite.

Diagnóstico

É feito por meio de exame de fezes nos animais pelas técnicas de flutuação para identificação dos ovos. Nos hospedeiros acidentais reservatórios, como o ser humano, devem-se fazer exames para pesquisa de anticorpos ou reação em cadeia de polimerase (PCR, do inglês *polymerase chain reaction*).

Controle

- Evitar que os hospedeiros tenham contato com os ovos larvados, removendo e queimando ou fazendo compostagem das fezes parasitadas (o calor da fermentação mata os ovos)
- Tratamento dos animais parasitados com benzimidazóis ou piperazina
- Cadelas que receberam fembendazol 3 semanas antes do parto e 2 dias após o parto eliminaram a infecção pré-natal e transmamária. Filhotes devem ser tratados com 2 semanas de vida, e o tratamento deve ser repetido após 14 dias

- Praças e parques públicos devem limitar a presença de animais pelo risco de infecção das crianças
- Como os ovos são pegajosos, deve-se lavar o ambiente com água quente e vassoura para desgrudá-los e manter os recintos secos e arejados. O sol desseca o ovo.

Espécie *Toxocara cati* (sinonímia: *Toxocara mystax*)

Hospedeiros definitivos. Felinos.
Localização. Intestino delgado.

Características morfológicas

- Tamanho médio (fêmea com 4 a 12 cm e macho com 3 a 7 cm)
- Esôfago claviforme
- Boca trilabiada
- Asa cervical larga e curta (Figura 26.20); difere de *T. canis* por apresentar a asa mais estreita anteriormente e mais larga posteriormente
- Apresentam ventrículo esofágico
- Ovos semelhantes aos de *T. canis*.

Ciclo biológico

Semelhante ao de *T. canis*, porém não ocorre infecção pré-natal. Os animais infectam-se por ingestão do ovo larvado de hospedeiros paratênicos infectados e por meio do leite da mãe.

Diagnóstico

Exame de fezes dos animais para pesquisa de ovos.

Controle

O mesmo recomendado para *T. canis*.

Importância em Medicina Veterinária e Saúde Pública

Há poucos relatos dessa espécie parasitando humanos. Em felinos, a infecção restringe-se ao intestino, com aumento de volume abdominal e diarreia.

Espécie *Toxocara vitulorum* (sinonímia: *Neoascaris vitulorum*)

Hospedeiros definitivos. Bovídeos.
Localização. Intestino delgado.

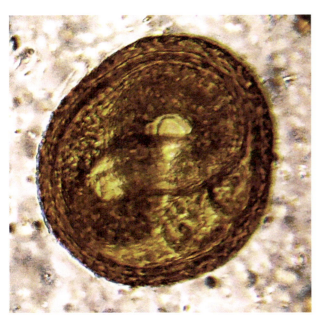

Figura 26.19 Ovo larvado de *Toxocara* sp.

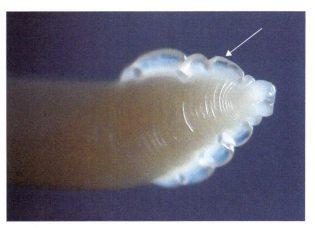

Figura 26.20 Asa cervical de *Toxocara cati*.

Características morfológicas

- Tamanho grande (fêmea com 22 a 30 cm e macho com 15 a 26 cm de comprimento)
- Cor esbranquiçada
- Cabeça mais estreita que o corpo
- Boca trilabiada
- Ovos com 75 a 95 μm, quase esféricos.

Ciclo biológico

Os animais infectam-se ao ingerirem os ovos larvados com a L3 ou ao tomarem leite das mães que contenha larvas. Estas alcançam o intestino delgado, onde passam a L4 e, depois, a adultos machos ou fêmeas, que copulam e eliminam ovos para o ambiente. No ambiente, ocorre o desenvolvimento de L1, L2 e L3 dentro do ovo.

Diagnóstico

É feito por meio de pesquisa de ovos nos exames de fezes realizados com técnicas de flutuação. Na necropsia, podem ser vistos, no intestino delgado, vermes grandes, de até 30 cm e de cor leitosa.

Controle

A maior fonte de infecção para o filhote é o leite, por isso deve ser feito o controle principalmente com o uso de anti-helmíntico nas fêmeas antes do parto e nos filhotes com 14 dias de vida, repetindo o tratamento após 14 dias.

Importância em Medicina Veterinária e Saúde Pública

Não é zoonose. A infecção restringe-se ao intestino delgado dos bovinos e pode ocasionar diarreia nos animais jovens. Animais adultos adquirem resistência ao parasitismo.

Gênero *Lagochilascaris* (pronúncia: lagoquiláscaris)

Espécies *Lagochilascaris minor, Lagochilascaris major* e *Lagochilascaris turgida*

Hospedeiros

- Definitivos: carnívoros, como felídeos e canídeos, e humanos
- Intermediários: animais silvestres, principalmente roedores.

Localização

No hospedeiro definitivo, encontram-se no intestino delgado e em abscessos subcutâneos na região do pescoço (Figura 26.21); todos os estágios do parasito podem ser encontrados no local das lesões. No hospedeiro intermediário, há larvas L3 nos tecidos.

Características morfológicas

- Machos com 1,7 a 2 cm e fêmeas com 1,8 a 2,1 cm de comprimento, ambos com coloração creme
- Parte anterior do corpo com três lábios (Figura 26.22)
- Vulva da fêmea localizada no meio do corpo
- Ovos arredondados, com 60 μm de tamanho (Figura 26.23).

Ciclo biológico

Os animais infectam-se ao ingerirem os ovos larvados com as L3 ou ao se alimentarem de animais silvestres que tenham as L3 encapsuladas no tecido. Estas, ao serem ingeridas, seguem para o intestino delgado, onde passam a L4, L5 e adultos machos ou fêmeas, que copulam e eliminam ovos para o ambiente. Algumas L3 migram até a região orofaríngea, para completar seu ciclo, formando fístulas orais, visíveis ao abrir a boca do animal (Figura 26.24). Os ovos podem ser eliminados com a secreção contida nas lesões e também junto com as fezes. No ambiente, ocorre o desenvolvimento de L1, L2 e L3 dentro do ovo. Acredita-se que o ser humano seja infectado ao ingerir carne crua ou mal cozida de animais silvestres que contenham larvas L3 encapsuladas. O ciclo em humanos é semelhante ao que ocorre nos animais.

Diagnóstico

Pesquisa de ovos nos exames de fezes realizados com técnicas de flutuação. Presença de ovos e vermes em abscessos na região do pescoço.

Controle

Evitar ingestão de carne de animais silvestres cruas ou mal cozidas. Tratar os animais e os humanos com ivermectina e remover cirurgicamente os nódulos com os parasitos.

Importância em Medicina Veterinária e Saúde Pública

É uma zoonose. Os hospedeiros definitivos podem apresentar emagrecimento, apatia, tosse e dificuldade para deglutir.

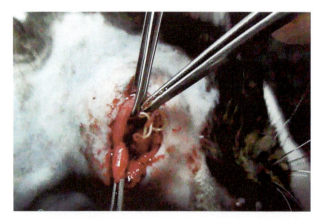

Figura 26.21 *Lagochilascaris minor* em nódulo na região do pescoço de um gato.

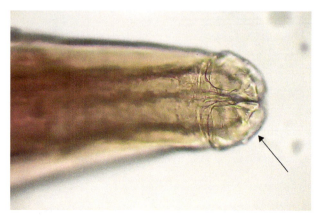

Figura 26.22 Boca de *Lagochilascaris* com lábios.

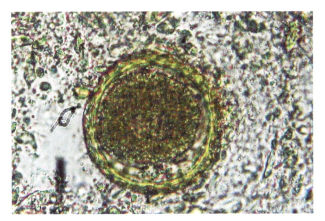

Figura 26.23 Ovo de *Lagochilascaris minor*, muito semelhante ao de *Toxocara*.

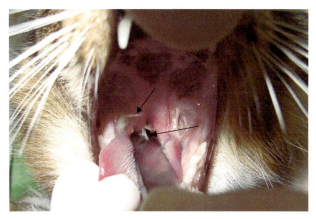

Figura 26.24 *Lagochilascaris minor* em uma fístula no palato de um gato.

Há relatos da presença do parasito em diversos locais, como sistema nervoso central, pulmões, osso sacro, alvéolo dentário, seios paranasais, globo ocular, coluna cervical e região temporoparieto-occipital. Se não tratado, pode levar à morte.

LEITURAS RECOMENDADAS

ANDERSON, T. J. C. *Ascaris* infections in humans from North America: molecular evidence for cross infection. *Parasitology*, v. 110, p. 215-219, 1995.

ANDERSON, T. J. C.; JAENIKE, J. Host specificity, evolutionary relationships and macrogeographic differentiation among Ascaris populations from humans and pigs. *Parasitology*, v. 115, p. 325-343, 1997.

ANDERSON, R. C.; CHABAUD, A. G.; WILMOTT, S. Keys to the nematode parasites of vertebrates. Archival volume, Guelph, Canadá, 480 p.

ARAUJO, P.; BRESSAN, M. C. R. V. Considerations sur la deuxième mue des larves d'*Ascaridia galli*. *Annales de Parasitologie Humaine et Comparée*, v. 52, p. 531-537, 1977.

ARTIGAS, P. T.; UETA, M. T. Sobre a evolução de *Ascaris lumbricoides* Linnaeus, 1758, na fase larvar endovular. *Memórias do Instituto Butantan*, v. 51, p. 15-24, 1989.

BARBOSA, C.A.L.; CAMPOS, D.M.B. Avaliacão da eficácia terapêutica da ivermectina sobre larvas de quarto estádio de *Lagochilascaris minor* em gatos infectados experimentalmente. *Rev. Soc. Bras. Med. Trop.*, v. 34, p. 373-376, 2001.

BARRIGA, O. O. *Las Enfermedades Parasitarias de los Animales Domesticos*. Santiago: Germinal, 2002. 247 p.

BEAVER, P. C. Parasitological reviews. *Larva migrans*. *Experimental Parasitology*, v. 5, p. 587-621, 1956.

BOWMAN, D. D. *Parasitologia Veterinária de Georgis*. 8. ed. Barueri: Manole, 2006. 422 p.

BOWMAN, D. D.; HENDRIX, C. M.; LINDSAY, D. S.; BARR, S. C. *Feline clinical parasitology*. Ames: Iowa State UniversityPress, 2002. 450 p.

BURKE, T.; OBERSON, E. L. Prenatal and lactational transmission of *Toxocara canis* and *Ancylostoma caninum*: experimental infection of the bitch before pregnancy. *International Journal for Parasitology*, v. 15, p. 71-75, 1985.

BROW, D. H. Ocular *Toxocara canis*: II. *Clinical Review/Pediatric Ophthalmol.*, v. 7, p. 182, 1970.

CLAYTON, H. M. Ascariasis in foals. *Veterinary Record*, v. 102, p. 553-556, 1978.

CLAYTON, H. M. Ascarids. Recent advances. Life cycle. *Veterinary Clinics of North America – Equine Practice*, v. 2, p. 313-328, 1986.

CROMPTON, D. W. T. Biology of *Ascaris lumbricoides*. *In*: CROMPTON, D. W. T.; NESHEIM, M. C.; PAWLOWSKI, Z. S. (eds.). *Ascariasis and its Prevention and Control*. London: Taylor & Francis, 1989. p. 9-44.

DRUDGE, J. H.; LYONS, E. T. Ascariasis. *In*: ROBINSON, N. E. (ed.). *Current Therapy in Equine Medicine*. Philadelphia: W. B. Saunders, 1983. p. 262-267.

FACCIO, L.; OLIVEIRA, C. B.; DENARDIN, C. A.; TONIN. A. A.; GRESSLER, L. T.; DALLA-ROSA, L.; SAMPAIO, L. C.; STAINKI, D. R.; MONTEIRO, S. G. Case report: Feline infection by *Lagochilascaris* sp. in the State of Rio Grande do Sul, Brazil. *Vet Parasitol*, v. 196, p. 541-543, 2013.

FENEY-RODRIGUEZ, S.; CUÉLLAR DEL HOYO, C.; GUILLÉN-LLERA, J. L. Comparative study of the influence of light on embryonization of *Toxocara canis*, *Toxascaris leonina* and *Ascaris suum*. *Revista Ibérica de Parasitologia*, v. 48, p. 395-401, 1988.

FORTES, E. *Parasitologia Veterinária*. 4. ed. São Paulo: Ícone, 2004. 600 p.

GEENEN, P. L.; BRESCIANI, J.; BOES, J. et al. The morphogenesis of *Ascaris suum* to the infective third-stage larvae within the egg. *The Journal of Parasitology*, v. 85, n. 4, p. 616-622, 1999.

INSTITUTO DE BIOLOGIA. *Roteiro de Aulas Práticas – Parasitologia II, Ib–501*. Rio de janeiro: Universidade Federal Rural do Rio de Janeiro, 1996. 132 p.

LEWIS, J. W.; MAIZALS, R. M. Clinical, epidemiological and molecular perspectives. Ascaridoidea. *Toxocara* and Toxocariasis. *British Society for Parasitology with the Institute of Biology*, 1993.169 p.

MASSARA, C. L.; FERREIRA, R. S.; ANDRADE, L. D. Atividade de detergentes e desinfetantes sobre a evolução dos ovos de *Ascaris lumbricoides*. *Cad. Saúde Pública*, v. 19, n. 1, p. 335-340, 2003.

PAHARI, T. K.; SASMAL, N. K. Infection of Japanese quail with *Toxocara canis* larvae and establishment of patent infection in pups. *Veterinary Parasitology*, v. 35, p. 357-364, 1990.

ROBERTS, J. A. The life cycle of *Toxocara vitulorum* in Asian buffalo (*Bubalus bubalis*). *International Journal for Parasitology*, v. 20, p. 833-840, 1990b.

ROBERTS, J. A. The persistence of larvae of *Toxocara vitulorum* in Asian buffalo cows. *Buffalo Journal*, v. 9, p. 247-251, 1993a.

ROBERTS, J. A. *Toxocara vitulorum* in ruminants. *Helminthological Abstracts*, v. 62, p. 151-174, 1993b.

SOULSBY, E. J. L. *Helminths, Arthropods and Protozoa of Domesticated Animals*. Philadelphia: Lea & Febiger,1982.

URQUHART, G. M.; ARMOUR, J.; DUNCAN, J. L. et al. *Parasitologia Veterinária*. 2. ed. Rio de Janeiro: Guanabara Koogan, 1998. 273 p.

Ordem Spirurida

Maria de Lurdes de Azevedo Rodrigues

ORDEM SPIRURIDA

Superfamília Spiruroidea

Família Gongylonematidae

Gênero *Gongylonema* (pronúncia: Gongilonêma)

Hospedeiros
- Definitivos: é mais frequente em ruminantes, mas também parasita outras espécies animais
- Intermediários: coleópteros coprófagos.

Localização. No esôfago e nos compartimentos gástricos de ruminantes e no estômago de monogástricos. Nas aves, localiza-se embaixo da mucosa do papo (Figura 27.1).

Características morfológicas
São vermes finos e compridos. Os machos medem 4 cm e as fêmeas, 9 cm de comprimento.

As principais características são protuberâncias cuticulares longitudinais, redondas e ovais de diferentes tamanhos na região anterior do parasito.

Ciclo biológico
Os coleópteros coprófagos ingerem os ovos larvados (L1), que são eliminados com as fezes do hospedeiro definitivo. Após a eclosão, as larvas passam a L2 e alcançam o estágio infectante (L3), que fica encistado no coleóptero até ser ingerido pelo hospedeiro definitivo, no qual as larvas passam a L4 e L5 e alcançam a fase adulta. Os adultos são pouco patogênicos e vivem embebidos no epitélio da mucosa do tubo digestivo superior, no esôfago, no estômago de mamíferos e no papo das aves. Baratas podem ser infectadas experimentalmente.

Importância em Medicina Veterinária e Saúde Pública
Os adultos são pouco patogênicos. Podem estar associados a uma discreta esofagite em bovinos.

Família Spirocercidae

Gênero *Spirocerca* (pronúncia: Espirocêrca)

Espécie *Spirocerca lupi*

Hospedeiros
- Definitivos: cães e, às vezes, gatos. Caprinos, cavalos e bovinos são hospedeiros acidentais
- Intermediários: coleópteros (besouros) coprófagos dos gêneros *Scarabeus*, *Geotrupes*, *Gymnopleurus* e outros.

Localização. Os adultos localizam-se em lesões granulomatosas, na porção torácica do esôfago e do estômago e as larvas localizam-se na aorta.

Características morfológicas
- Grandes, com corpo enrolado e de cor vermelha. Machos medem em torno de 5,5 cm, e fêmeas, 8 cm de comprimento
- Abertura oral hexagonal e rodeada por papilas
- Cauda do macho com forma espiral típica e um par de asas caudais
- Fêmea com cauda obtusa e vulva na região esofágica
- Ovos muito pequenos e larvados (Figura 27.2).

Ciclo biológico
Os adultos localizam-se em nódulos fibrosos grandes na parede do esôfago e estômago, que podem conter até 40 parasitos. Os nódulos têm fístulas que se comunicam com a luz do órgão, local por onde saem os ovos. Nos besouros coprófagos, ocorrem as fases L1, L2 e L3 em cerca de 2 meses. Galinhas, lagartixas, roedores e outros animais funcionam como hospedeiros paratênicos. Com a ingestão do hospedeiro intermediário ou paratênico, as L3 são liberadas. Estas penetram na parede do estômago e migram por 3 semanas pelas artérias

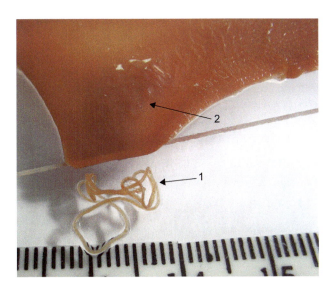

Figura 27.1 *Gongylonema* sp. No interior do tecido (1). Removido do tecido (2).

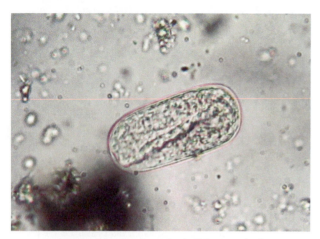

Figura 27.2 Ovo larvado de *Spirocerca lupi*.

gástricas e celíaca até a aorta torácica, onde mudam para L4. Após cerca de 3 meses migrando pelos tecidos adjacentes, atingem a submucosa do esôfago e do estômago, onde formam nódulos e passam à fase adulta.

Período pré-patente. Cerca de 5 meses.

Importância em Medicina Veterinária e Saúde Pública

Os nódulos podem obstruir o esôfago e o estômago dos cães, que podem morrer por disfagia. As larvas podem causar ruptura da aorta em razão da fragilidade da parede da artéria.

Diagnóstico

É realizado por meio da observação da presença de ovos nas fezes ou no vômito. Pode ser utilizado o diagnóstico por imagem para visualização dos nódulos.

Controle

É difícil, em decorrência dos vários hospedeiros paratênicos. Deve-se evitar alimentar os cães com vísceras cruas de animais silvestres ou de galinhas domésticas de criação extensiva.

Gênero *Ascarops* (pronúncia: Ascarópis)

Hospedeiros
- Definitivos: suínos
- Intermediários: besouros coprófagos.

Localização. Estômago e, às vezes, intestino delgado.

Espécie *Ascarops strongylina*

Características morfológicas
- Pequenos e filariformes. Machos medem 1,5 cm e fêmeas, 2,2 cm de comprimento
- Apresentam um pequeno dente em cada lábio
- Faringe com parede em forma de espiral.

Ciclo biológico

O besouro, hospedeiro intermediário, infecta-se ao ingerir o ovo larvado (L1), que, no período de 1 mês, passa a L2 e L3 (forma infectante) no seu interior. O suíno adquire a infecção ao ingerir o hospedeiro intermediário ou paratênico com a L3. A L3 é liberada no estômago, onde passa a L4 e L5 (adultos). O macho e a fêmea copulam e esta inicia a postura dos ovos, que saem com as fezes para o meio ambiente. Os adultos vivem sobre a mucosa do estômago, por baixo da camada de muco. No meio ambiente, ocorre a formação da L1 dentro do ovo.

Período pré-patente. Dois meses.

Importância em Medicina Veterinária e Saúde Pública

Pode produzir gastrite e, em alguns casos, ulceração da mucosa gástrica.

Gênero *Physocephalus* (pronúncia: Fisocéfalus)

Espécie *Physocephalus sexalatus*

Hospedeiros
- Definitivos: suínos
- Intermediários: besouros coprófagos.

Características morfológicas
- Pequenos, de coloração vermelha quando vivos. Os machos medem 0,8 cm e as fêmeas, 1,7 cm
- Cutícula da parte anterior mais dilatada na região da faringe, que continua por asas cervicais
- Papilas cervicais assimétricas e cápsula bucal pequena e sem dentes
- A faringe apresenta paredes reforçadas por um engrossamento espiral, com anéis completos, na porção média.

Ciclo biológico

Típico dos espirurídeos. Semelhante ao do gênero *Ascarops*.

Período pré-patente. Quarenta e cinco dias.

Importância em Medicina Veterinária e Saúde Pública

Semelhante à do gênero *Ascarops*.

Controle

Evitar o acesso dos animais aos hospedeiros intermediários e/ou paratênicos.

Superfamília Physalopteroidea

Família Physalopteridae

Gênero *Physaloptera* (pronúncia: Fisalóptera)

Características morfológicas
- Machos com 4,5 cm e fêmeas com 6 cm (Figura 27.3)
- Boca com lábios retangulares com pequenos dentes
- A cutícula da região anterior projeta-se, formando um colar semelhante a um prepúcio
- Há grandes asas caudais no macho
- Ovos larvados com casca grossa (Figura 27.4).

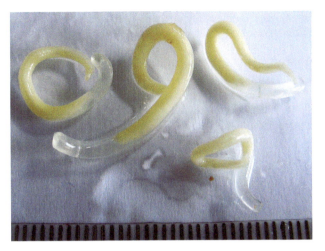

Figura 27.3 Adultos de *Physaloptera* sp.

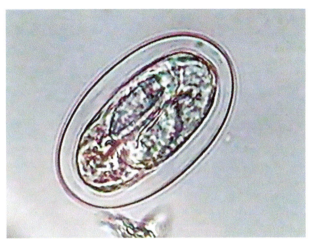

Figura 27.4 Ovo de *Physaloptera* sp.

Espécie *Physaloptera praeputialis*
Hospedeiros
- Definitivos: cães e gatos
- Intermediários: baratas (*Blatella*), insetos coleópteros e ortópteros.

Localização. Estômago.

Ciclo biológico
Ovos larvados são eliminados com as fezes e não eclodem até serem ingeridos por insetos, que são os hospedeiros intermediários. Nestes, desenvolvem-se até L3, e as larvas ficam encistadas. Roedores podem funcionar como hospedeiros paratênicos. Cães e gatos infectam-se por meio da ingestão de hospedeiros intermediários e/ou paratênicos. No estômago, o parasito passa a L4 e L5 (adultos), que copula; a fêmea, então, elimina os ovos, que saem com as fezes do hospedeiro para o meio ambiente.

Período pré-patente. Em torno de 2 meses.

Importância em Medicina Veterinária e Saúde Pública
São hematófagos, trocam de lugar com frequência e causam erosão da mucosa no ponto de fixação, levando à gastrite e à enterite.

Diagnóstico
É realizado por meio da observação da presença de ovos do parasito nas fezes. O diagnóstico diferencial deve ser feito com os ovos de *Spirocerca lupi*, que são muito menores.

Superfamília Thelazioidea
Família Thelaziidae
Gênero *Thelazia* sp. (pronúncia: Telázia)
Hospedeiros
- Definitivos: bovinos, equinos, cães, gatos, aves e até humanos
- Intermediários: moscas dos gêneros *Musca* e *Fannia*.

Localização. Saco conjuntivo e conduto lacrimal, embaixo da membrana nictitante.

Características morfológicas
São helmintos pequenos e delgados. Os machos medem cerca de 1,2 cm e as fêmeas, 2 cm.

Ciclo biológico
Fêmeas são larvíparas e depositam as L1 nas secreções lacrimais. As L1 são ingeridas pelas moscas quando estas se alimentam dessas secreções. As larvas crescem dentro da mosca até L3 e migram para as peças bucais do díptero. Quando a mosca vai se alimentar de secreções oculares, as larvas são liberadas e entram na conjuntiva de novos hospedeiros. Elas crescem e alimentam-se no mesmo local onde alcançam o estádio adulto. Não fazem migração.

Período pré-patente. De 2 a 3 meses.

Importância em Medicina Veterinária e Saúde Pública
Causa ceratite sazonal de fácil tratamento; geralmente não é grave.

Gênero *Oxyspirura* (pronúncia: Oxispírura)
Espécie *Oxyspirura mansoni*
Hospedeiros
- Definitivos: aves domésticas e galinhas
- Intermediários: baratas e moscas.

Características morfológicas
Machos medem 1,6 cm. Fêmeas medem até 2 cm e apresentam cauda muito pontiaguda; a vulva está no final da cauda, o que não é típico dessa família.

Ciclo biológico
As fêmeas depositam os ovos na órbita ocular, os quais passam para o canal lacrimal e são eliminados junto com as fezes. Ovos larvados são ingeridos pelas baratas e evoluem até L3, estágio infectante. As aves se infectam pela ingestão dos

insetos com larvas infectantes. As L3 são liberadas no papo e migram pelo esôfago e a faringe, até alcançar a órbita ocular pelos condutos lacrimais. A migração pode ser realizada em 20 min.

Período pré-patente. De 2 a 3 meses.

Importância em Medicina Veterinária e Saúde Pública

É muito frequente em criações extensivas, porém não é patogênico para as aves. Existem relatos de infecções graves, como cegueira e oclusão dos condutos nasais.

Superfamília Habronematoidea

Família Habronematidae

Gênero *Habronema* (pronúncia: Abronêma)

Espécie *Habronema muscae*

Hospedeiros

- Definitivos: equinos
- Intermediários: moscas (principalmente *Musca domestica*).

Localização. Estômago.

Características morfológicas

- Helmintos pequenos e brancos (fêmea com 1,3 a 2,2 cm e macho com 0,8 a 1,4 cm de comprimento)
- Boca com dois lábios laterais e cada lábio trilobulado
- Cápsula bucal cilíndrica com um espesso revestimento cuticular e paredes retas
- Os machos têm cauda espiralada, asa caudal e papilas pedunculadas. Os espículos são desiguais em forma e tamanho, sendo um deles 5 vezes maior que o outro (proporção de 5:1).

Espécie *Habronema majus* (sinonímia: *Habronema microstoma*)

Hospedeiros

- Definitivos: equinos
- Intermediários: moscas (principalmente *Stomoxys calcitrans*).

Localização. Estômago.

Características morfológicas

- Muito semelhante ao *H. muscae*
- A cápsula bucal apresenta, na parte anterior, um dente dorsal e outro ventral, o que promove um afunilamento
- Os machos têm cauda espiralada, asa caudal, papilas pedunculadas e espículos desiguais, sendo um espículo 2 vezes maior que o outro (2:1).

Gênero *Draschia* (pronúncia: Dráschia)

Espécie *Draschia megastoma*

Hospedeiros

- Definitivos: equinos
- Intermediários: moscas (principalmente *Musca domestica*).

Localização. Estômago (geralmente, em nódulos na parede do estômago, raramente livres).

Características morfológicas

- São menores do que as espécies de *Habronema* e apresentam constrição na região anterior
- Os lábios não são divididos e a cápsula bucal tem forma de funil
- Os machos têm cauda espiralada, asa caudal e papilas pedunculadas; um dos espículos é 2 vezes maior que o outro
- Ovos larvados de casca fina.

Ciclo biológico

Larvas ou ovos larvados são eliminados junto com as fezes do hospedeiro definitivo e são ingeridos por larvas de moscas que se desenvolvem nas fezes. *H. muscae* e *D. megastoma* desenvolvem-se na *Musca domestica*, ao passo que *H. majus* (= *H. microstoma*) o faz na mosca dos estábulos *Stomoxys calcitrans*. O estágio infectante (L3) é alcançado quando a L3 da mosca chega à fase de pupa. Quando as moscas vão se alimentar pousando no lábio, nos orifícios nasais e em lesões dos animais, a L3 do nematoide é liberada. Moscas podem ser ingeridas acidentalmente na água ou no alimento dos equinos. Após a digestão do díptero, as L3 contidas no seu interior são liberadas no tubo digestivo do equino. *H. muscae* e *H. majus* não fazem migração; todas as mudas ocorrem na luz do estômago do hospedeiro. As L3, chegando ao estômago, passam a L4 e L5 (adultos), macho ou fêmea; estes copulam e a fêmea inicia a postura de ovos, que saem com as fezes para o meio ambiente. Somente as L3 de *D. megastoma* penetram na mucosa da parede estomacal, onde mudam para L4 e L5 e permanecem como adultos, produzindo nódulos grandes com aspecto de tumores.

Período pré-patente. Dois meses.

Importância em Medicina Veterinária e Saúde Pública

A *D. megastoma* é a mais patogênica por ter preferência pela região glandular do estômago, e isso induz à formação de tumores fibrosos. Enquanto essa espécie está na mucosa da parede estomacal produzindo nódulos, as outras estão livres no estômago, provocando irritação ou, no máximo, gastrite catarral crônica com formação de muco, o que prejudica a digestibilidade.

Habronemose cutânea (Figura 27.5), conhecida como ferida de verão, é a ocorrência do ciclo errático, frequente em regiões tropicais. É produzida pelas L3 de *Habronema* e *Draschia* depositadas em feridas por moscas infectadas. Tem aspecto tumoral e deprecia o animal. Embora raras, podem ocorrer habronemose pulmonar e ocular.

Diagnóstico

Deve-se pesquisar a presença de ovos com casca muito fina com uma larva pequena. Dificilmente os ovos são encontrados nas fezes com as técnicas de rotina. Podem-se encontrar larvas em lavado gástrico com sonda.

Controle

É importante o uso de esterqueiras para diminuição da população de moscas. As feridas dos animais devem ser sempre

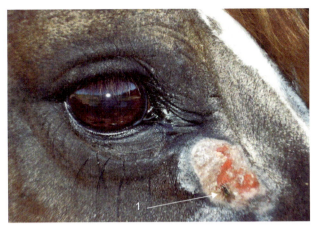

Figura 27.5 Habronemose cutânea em equino. Reparar na mosca pousada na lesão (1). Foto: Bárbara P. Baracchini.

tratadas, para evitar que larvas do nematoide se instalem na lesão. O tratamento cirúrgico é indicado para feridas que não cicatrizam e para remoção de nódulos calcificados. Para a habronemose gástrica, podem-se utilizar produtos sistêmicos, como ivermectinas, pois poucos produtos atuam no verme adulto.

Família Tetrameridae

Gênero *Tetrameres* (pronúncia: Tetrámeres)

Espécie *Tetrameres confusa*

Hospedeiros
- Definitivos: galinhas, perus e outras aves
- Intermediários: insetos de várias ordens.

Localização. Proventrículo.

Características morfológicas
- Apresentam grande dimorfismo sexual
- Fêmea subglobosa ou fusiforme, de cor vermelha (Figura 27.6)
- Macho pequeno, com até 0,6 cm, filiforme, com quatro fileiras longitudinais de espinhos e de cor esbranquiçada.

Ciclo biológico

As fêmeas vivem nas criptas do proventrículo e são hematófagas. Os ovos larvados são eliminados com as fezes e ingeridos por artrópodes, onde se desenvolvem até L3. Peixes podem ser hospedeiros paratênicos. As aves se infectam ao ingerir os insetos e/ou o hospedeiro paratênico. As L3 mudam para L4 e se desenvolvem até adultos jovens (L5), que penetram nas criptas do proventrículo. As fêmeas permanecem aí por toda a sua vida e os machos saem das criptas e permanecem na superfície.

Período pré-patente. Noventa dias.

Importância em Medicina Veterinária e Saúde Pública

Geralmente é bem tolerada. Observam-se nódulos pela presença do parasito na mucosa do proventrículo. A invasão glandular pode causar inflamação e, em infecções maciças, pode ocorrer anemia pela perda de sangue.

Superfamília Acuarioidea

Família Acuariidae

Gênero *Cheilospirura* (pronúncia: Queislospírura)

Espécie *Cheilospirura hamulosa*

Hospedeiros
- Definitivos: galinhas e perus
- Intermediários: insetos de várias ordens.

Localização. Moela.

Características morfológicas

A região anterior apresenta quatro cordões cuticulares, não recorrentes, ao longo do corpo. O macho mede até 1,4 cm e a fêmea, até 2,9 cm.

Ciclo biológico

Semelhante ao dos anteriores. Os parasitos vivem sob a camada córnea da moela e os ovos larvados são eliminados com as fezes.

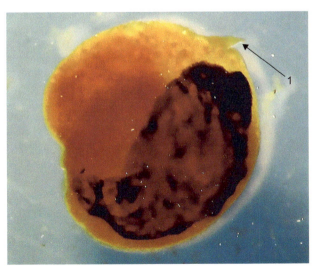

Figura 27.6 Fêmea de *Tetrameres* spp. Parte anterior (1).

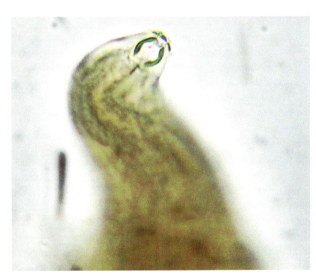

Figura 27.7 Parte anterior com aparelho bucal de *Tetrameres* spp.

Importância em Medicina Veterinária e Saúde Pública

Produzem nódulos na musculatura da moela, tornando-a frágil.

Gênero *Dispharynx* (sinonímia: *Synhimantus* [*Dispharynx*] *nasuta*; pronúncias: Disfárinx e Sinimantus)

Hospedeiros

- Definitivos: galinhas, perus e faisões
- Intermediários: artrópodes isópodes terrestres dos gêneros *Porcellio* e *Armadillium*.

Localização. Paredes do proventrículo e do esôfago.

Características morfológicas

- Apresentam quatro cordões cuticulares recorrentes, sinuosos e não anastomosados na parte anterior do corpo, com início nos lábios
- Os machos medem em torno de 0,83 cm e as fêmeas, 1 cm de comprimento.

Superfamília Gnathostomatoidea

Família Gnathostomatidae

Gênero *Gnathostoma* (pronúncia: Guenatóstoma)

Espécies *Gnathostoma spinigerum* e *Gnathostoma hispidum*

Hospedeiros

- Definitivos: cães, gatos, suínos, vários carnívoros e gambás. É uma zoonose: produz a *larva migrans* visceral, em ciclo errático, em humanos
- Intermediários: crustáceos copépodes, rãs, salamandras, aves, pequenos mamíferos, serpentes e peixes.

Localização. Estômago.

Características morfológicas

- Medem de 1 a 3,1 cm de comprimento
- Apresentam lábios grandes, trilobulados, e um grande bulbo cefálico, armado com espinhos, com quatro cavidades submedianas ou "balonetes" que se comunicam com sacos cervicais
- Têm o terço anterior do corpo armado com espinhos cuticulares, largos e planos, com bordos denticulados.

Ciclo biológico

As fêmeas se encontram em grandes cistos na mucosa do estômago. Os ovos saem por pequenos canais e são eliminados com as fezes. Na água, ocorre o desenvolvimento da L1 dentro do ovo, a qual eclode e nada até ser ingerida pelo hospedeiro intermediário, um crustáceo copépode do gênero *Cyclops*, onde se desenvolvem até L2. Para evoluir até L3, necessita ser ingerida pelo segundo hospedeiro intermediário, geralmente um peixe de água doce, uma rã ou ofídio aquático. A ingestão do segundo hospedeiro pelo hospedeiro definitivo libera as L3 e estas migram pelos órgãos do hospedeiro, atingindo o fígado. Os adultos se localizam em túneis na mucosa do estômago.

Importância em Medicina Veterinária e Saúde Pública

É uma zoonose bastante estudada na Ásia. As L3 presentes na carne crua ou malcozida de peixe ou outro animal de água doce, ao serem ingeridas pelo ser humano, migram ao acaso pelo corpo, por baixo da pele, membranas mucosas, olho e cérebro, podendo ocasionar meningite eosinofílica. Na pele, causa abscesso em forma de bolsa ou túneis profundos, principalmente nos dedos.

Controle

Não ingerir carne crua ou mal cozida de animais de água doce, em áreas endêmicas.

Superfamília Filarioidea

Família Onchocercidae

Subfamília Dirofilariinae

Gênero *Dirofilaria* (pronúncia: Dirofilária)

Espécie *Dirofilaria immitis*

Hospedeiros

- Definitivos: cães, ocasionalmente gatos e raramente humanos
- Intermediários: mosquitos Culicidae.

Localização. Ventrículo direito e artéria pulmonar.

Características morfológicas

- Grandes e finos; machos medem de 12 a 16 cm e fêmeas, 25 a 30 cm de comprimento
- Extremidade anterior simples
- Machos com extremidade posterior espiralada, espículos diferentes em tamanho e estrutura, papilas pré e pós-cloacais presentes
- Fêmeas larvíparas.

Ciclo biológico (Figura 27.8)

Os adultos habitam o coração e a artéria pulmonar. As L1 (microfilárias) são eliminadas pelas fêmeas na circulação sanguínea e são ingeridas pelo mosquito durante o repasto sanguíneo. O desenvolvimento até L3 dura aproximadamente 15 dias; nesse período, as L3 dirigem-se para a região da cabeça do mosquito, instalam-se nas peças bucais e, durante o repasto sanguíneo do mosquito, infectam o cão. As L3 inoculadas no cão migram para o tecido subcutâneo, sofrem duas mudas e, como adultos jovens, migram pela circulação venosa até o coração, onde chegam à fase adulta. Os adultos podem sobreviver por vários anos.

Período pré-patente. De 6 a 8 meses. Pode ocorrer transmissão transplacentária.

Importância em Medicina Veterinária e Saúde Pública

Distúrbios circulatórios podem ocorrer em virtude da ação mecânica do verme sobre o hospedeiro. Em infecções

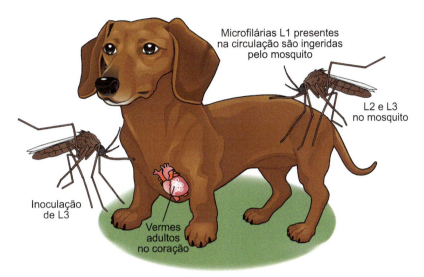

Figura 27.8 Ciclo biológico de *Dirofilaria immitis*.

maciças, pode ocorrer obstrução do ventrículo direito e da artéria pulmonar, causando trombos sanguíneos nos vasos, o que ocasiona falta de oxigenação nos órgãos vitais. Pode atingir ainda o pulmão, causando deficiência respiratória e até pneumonia. Ocorre perda gradativa de condição e intolerância a exercícios e o animal apresenta uma tosse crônica branda no final da doença. Pode ocasionar ascite. Não é zoonose.

Diagnóstico

Deve ser feita pesquisa de microfilárias (que não apresentam bainha; Figura 27.9) na circulação, por meio de esfregaço sanguíneo, técnica da gota espessa, técnica de Knott e exames de imunodiagnóstico. Deve-se fazer, também, o diagnóstico diferencial com relação a *Dipetalonema*, cujas microfilárias apresentam bainha.

Subfamília Onchocercinae
Gênero *Dipetalonema* (pronúncia: Dipetalonêma)
Espécie *Dipetalonema reconditum*
Hospedeiros
- Definitivos: cães
- Intermediários: pulgas e carrapatos.

Localização. Os adultos localizam-se nos tecidos subcutâneo e perirrenal e na cavidade peritoneal do cão. As microfilárias com bainha localizam-se na circulação.

Características morfológicas
- Esôfago dividido em duas regiões
- Longos e finos (2,5 cm), muito menores do que *Dirofilaria immitis*
- A cauda de machos e fêmeas termina com dois apêndices cônicos.

Ciclo biológico

A pulga, ao se alimentar de um animal parasitado com microfilárias, infecta-se. Essas microfilárias atingem a hemocele das pulgas e passam a L1, L2 e L3. As L3 alojam-se nas peças bucais do artrópode. Quando a pulga pica o cão para sugar sangue, há inoculação das L3, que migram para o tecido subcutâneo, onde passam a L4 e L5, machos ou fêmeas. Após a cópula, há liberação de microfilárias na circulação.

Importância em Medicina Veterinária e Saúde Pública

É importante no diagnóstico diferencial de *Dirofilaria immitis*, mas é pouco patogênico. Na clínica, os sintomas são diferentes.

Diagnóstico

Deve ser feita pesquisa de microfilárias (apresentam bainha) na circulação por meio de esfregaço sanguíneo, técnica da gota espessa, técnica de Knott e exames de imunodiagnóstico (Figura 27.10).

É necessário fazer o diagnóstico diferencial com relação à *Dirofilaria*, cujas microfilárias não apresentam bainha.

Controle

Deve ser feito o controle dos vetores. Atualmente, drogas vêm sendo utilizadas para profilaxia desse filarídeo.

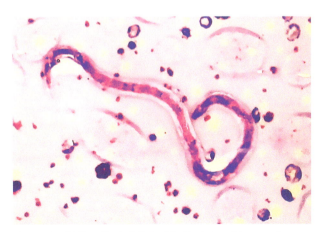

Figura 27.9 Microfilária (L1) de *Dirofilaria immitis* em esfregaço sanguíneo.

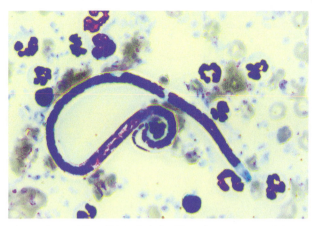

Figura 27.10 Microfilária (L1) de *Dipetalonema* em esfregaço sanguíneo de cão.

Subfamília Setariinae

Gênero *Setaria* (pronúncia: Setária)

Espécies e hospedeiros definitivos
- *Setaria equina*: equinos
- *S. cervi*: bovinos.

Hospedeiros intermediários. Mosquitos da família Culicidae. Em alguns países, *Haematobia irritans* também é citada.
Localização. Os adultos localizam-se na cavidade peritoneal dos hospedeiros.

Características morfológicas
- Longos e finos, com 10 a 13 cm
- Presença de anel quitinoso ao redor da abertura oral, desenvolvido em *S. equina* e menor em *S. cervi*
- A cauda das fêmeas termina com projeções cônicas. Vulva na região anterior do corpo.

Ciclo biológico

Os adultos localizam-se na cavidade peritoneal dos animais. Microfilárias na circulação periférica são ingeridas pelo mosquito ao se alimentar. Evoluem até L3 no mosquito e são inoculadas em outro hospedeiro quando o mosquito for novamente se alimentar. O trajeto dentro do corpo do animal ainda não está esclarecido.

Período pré-patente. De 8 a 10 meses.

Importância em Medicina Veterinária e Saúde Pública

Não têm ação patogênica sobre os hospedeiros. Existem relatos, na literatura, da presença de formas jovens ou adultos na medula de equinos e ruminantes. A transmissão transplacentária está descrita na literatura.

Diagnóstico

Poucas microfilárias são encontradas no esfregaço sanguíneo. As microfilárias apresentam bainha.

LEITURAS RECOMENDADAS

ANDERSON, R. C.; CHABAUD, A. G.; WILLMOTT, S. CIH keys to the nematode parasites vertebrates. n. 3. *Keys to Genera of the Order Spirurida*. England: Commonwealth Agricultural Bureaux, Farnham Royal Bucks, 1974.

BUSH, A. O.; FERNÁNDEZ, J. C.; ESCH, G. W. *Parasitism: the diversity and ecology of animal parasites*. Cambridge: Cambridge University Press, 2001. p. 161-196.

COURA, J. R. *Dinâmica das Doenças Infecciosas e Parasitárias*. Rio de Janeiro: Guanabara Koogan, 2005. v. 2, 2025 p.

DUNN, A. M. *Helmintologia Veterinária México*. Cuidad del México: El Manual Moderno, 1983. 390 p.

FREITAS, M. *Helmintologia Veterinária*. Belo Horizonte: Rabelo, 1977. 340 p.

LEVINE, N. *Nematode Parasites of Domestic Animals and of Man*. 2. ed. Minneapolis: Burguess, 1980. 477 p.

OLSEN, W. *Parasitologia Animal: II platelmintos, acantocefalos y nematelmintos*. Barcelona: Aedos, 1977. p. 305-719.

SOULSBY, E. J. L. *Parasitología y Enfermedades Parasitarias en los Animales Domésticos*. 7. ed. México: Interamericana, 1978. 823 p.

URQUHART, G. M.; ARMOUR, J. D. *Parasitologia Veterinária*. 2. ed. Rio de Janeiro: Guanabara Koogan, 1998. 306 p.

VICENTE, J. J.; RODRIGUES, H. O.; GOMES, D. C. Nematoides do Brasil. (parte V: Nematoides de mamíferos). *Revista Brasileira de Zoologia*, n. 1, 1997.

Controle Biológico de Parasitos

28

Vania Rita Elias Pinheiro Bittencourt e Jackson Victor de Araújo

INTRODUÇÃO

O controle biológico é um fenômeno natural, baseado nas interações que ocorrem entre os seres vivos, principalmente aquelas de natureza desarmônica (predação, parasitismo e competição), que são de fundamental importância no equilíbrio dos ecossistemas. Com o controle biológico, um organismo alimenta-se e vive à custa de outro organismo, com efeitos na regulação do crescimento populacional, assim mantendo o equilíbrio na natureza. Nesse tipo de controle, ocorre o mecanismo da densidade recíproca, que atua de tal modo que o tamanho de uma população é regulado pelo tamanho de outra população, ou seja, um ser vivo é sempre explorado por outro ser vivo.

Embora esse fator tenha sido observado desde o século 3, quando os chineses combateram uma praga de citros usando formigas, somente no século passado é que o controle biológico passou a ser alvo de pesquisas constantes, objetivando sua implantação de maneira intensiva nos ecossistemas. O uso indiscriminado de produtos químicos e os casos de resistência aos produtos químicos, bem como o seu elevado custo, constituíram-se em fatores preponderantes para que o controle biológico passasse a ser mais estudado e até mesmo visto como mais uma excepcional arma a ser utilizada na preservação ecológica de nosso planeta.

Pode-se enfocar de duas maneiras o controle biológico:

- Controle biológico natural: ocorre em todos os ecossistemas e, de maneira permanente, mantém as densidades populacionais flutuantes, sem interferência do ser humano
- Controle biológico aplicado ou artificial: conta com a interferência do ser humano e funciona no sentido de incrementar as interações antagônicas que ocorrem entre os seres vivos na natureza. Essa interferência pode ser realizada das seguintes maneiras:
  - Clássica: o ser humano atua importando agentes de controle de uma região para outra, de modo a estabelecer um equilíbrio ecológico com relação a uma determinada praga. Uma série de estudos deve ser realizada previamente com esses agentes para que haja certeza no que diz respeito à segurança e à efetividade, antes da implantação do programa
  - Incrementação: o ser humano atua de modo a incrementar as interações que ocorrem no ecossistema. Isso é feito por meio da manipulação de inimigos naturais a fim de torná-los mais eficientes dentro de um programa de controle

  - Conservação: o ser humano atua de maneira a preservar os inimigos naturais de um ecossistema.

Os organismos vivos que atuam como agentes de controle biológico constituem o grupo dos inimigos naturais, que é formado por três categorias:

- Predadores: vários organismos do reino animal ocupam esta categoria, e entre eles estão tatus, morcegos, lagartos, sapos, pássaros, peixes-aranhas, ácaros e insetos. Os predadores vivem à custa de presas, chegando a ocasionar uma supressão que regula o crescimento das populações. Embora a atuação dos predadores tenha grande importância dentro de um ecossistema natural, a sua utilização em programas de controle biológico aplicado deve ser bem avaliada quanto a sua real efetividade, pois esses indivíduos requerem grande número de presas para completar seu ciclo biológico, mas são de baixa especificidade
- Parasitos: são os parasitoides, e apenas seus estágios imaturos são parasitos. Diferem dos parasitos típicos por provocarem a morte do hospedeiro assim que completam seu ciclo biológico. A relação parasitoide-hospedeiro apresenta-se mais adequada para o uso de programas de controle, em comparação com a relação predador-presa. Tal fato deve-se à alta especificidade e à grande capacidade de procura que os parasitoides têm
- Patógenos: são microrganismos causadores de doenças em artrópodes e pertencem aos seguintes grupos: fungos, bactérias, vírus, protozoários e nematoides. A utilização de produtos microbianos teve considerável crescimento nos últimos anos, em virtude da alta especificidade, da facilidade de multiplicação, do armazenamento e da comercialização, em comparação com os predadores e parasitoides.

CONTROLE MICROBIANO DE CARRAPATOS

Fungos entomopatogênicos

O carrapato *Rhipicephalus* (*Boophilus*) *microplus* foi avaliado pela primeira vez por Connole (1969), que testou 156 extratos de diferentes fungos mantidos em coleções e obtidos por meio de centrifugação. Os isolados foram inoculados nos carrapatos e os resultados mais promissores foram obtidos com o fungo *Aspergillus niger*, que promoveu a inibição da postura, em média, de 50% em relação ao grupo-controle, apesar de o autor ter trabalhado com outras espécies de fungos considerados entomopatogênicos, como *Beauveria bassiana*.

No Brasil, Bittencourt *et al.* verificaram a patogenicidade do fungo *Metarhizium anisopliae* em fêmeas ingurgitadas de *R. (B.) microplus* após a imersão em suspensões, quando foi verificada elevada mortalidade, e obtiveram percentual de controle de 96,6% em suspensões com 10^8 conídios/mℓ. A ação de *M. anisopliae* sobre o ciclo de vida desse carrapato também foi avaliada, e foi verificado que ele causa alterações em todos os estádios de carrapatos encontrados nas pastagens, como ovos, larvas não ingurgitadas e fêmeas ingurgitadas, promovendo as seguintes alterações da fase não parasitária: elevação dos períodos de pré-postura, incubação e eclosão e diminuição do período de postura, do índice de produção de ovos e do percentual de eclosão de larvas, comprometendo, assim, a formação de gerações sucessivas desse carrapato.

A dinâmica da infecção do *M. anisopliae* sobre o carrapato *R. (B.) microplus* também foi avaliada, e foi demonstrado que esse entomopatógeno, no segundo dia após a infecção artificial, era evidenciado e isolado na hemolinfa; no 3º e 4º dias após a infecção, era isolado e evidenciado a partir de órgãos internos. Paralelamente, não foi verificada a presença de estruturas do fungo por meio de estudos histológicos das cavidades naturais. Os autores afirmam que o principal modo de penetração do *M. anisopliae* em carrapatos é por meio tegumento.

A maior parte dos fungos é altamente especializada na penetração via tegumento, o que é uma grande vantagem em comparação com outros patógenos, que só penetram no hospedeiro VO, caindo na hemocele, via mesêntero. No caso específico de carrapatos, a penetração pelo tegumento é de grande importância, já que a infecção oral é praticamente nula para artrópodes hematófagos. A penetração via tegumento está ligada à síntese e à secreção de enzimas, como proteases e quitinases. Na maioria dos casos, a ação da penetração física do grampo de penetração auxilia nesse processo. Após a penetração da cutícula pelos tubos germinativos, o fungo rapidamente invade os órgãos internos e, por fim, causa a morte do carrapato hospedeiro. Esses fungos também produzem micotoxinas, que contribuem para a mortalidade do hospedeiro, provocando diminuição do ingurgitamento, da fecundidade e do percentual de eclosão dos ovos. A mortalidade de carrapatos parece estar relacionada com a concentração de conídios, ou seja, há uma relação entre o percentual de mortalidade e o número de conídios que recobre a cutícula; quanto maior for o número de conídios, maior a mortalidade. Parece haver uma correlação entre a densidade da suspensão e a germinação, de modo que é necessária certa densidade de conídios para que ocorra o efeito de penetração da cutícula dos artrópodes, demonstrando um mecanismo de ação em massa.

O mecanismo de penetração do *M. anisopliae* em *R. (B.) microplus* foi demonstrado por Bittencourt *et al.*, e foi evidenciada a ocorrência da fixação dos conídios na cutícula das fêmeas ingurgitadas; da germinação do conídio; da formação do tubo germinativo a partir de conídios germinados e o início da dilatação da extremidade desse tubo, formando uma estrutura denominada apressório. A confirmação da infecção do carrapato pelo entomopatógeno, por meio da cutícula, indica que o modo de utilização indicado para produtos formulados, a partir desse fungo, é por pulverização dos ínstares

suscetíveis de *R. (B.) microplus* com as suspensões contendo conídios viáveis de *M. anisopliae*.

O uso de suspensões de conídios de *Verticillium lecanii*, *M. anisopliae* e *Beauveria bassiana* sobre os estágios parasitários de *R. (B.) microplus* foi avaliado por Camacho e Martinez (1995). Os fungos mencionados foram aplicados sozinhos, associados, ou com uma mistura de melado sobre o corpo de bovinos, por meio de aspersão, 1 vez por semana durante 2 meses. Os melhores resultados nesse trabalho foram obtidos com o uso isolado do fungo *V. lecanii* e da sua associação com a mistura de melado.

O fungo *B. bassiana* também foi avaliado com relação ao carrapato *R. (B.) microplus*, quando se verificou uma elevada eficácia em testes realizados em laboratório. Essa espécie causa baixo percentual de eclosão de larvas e elevado percentual de mortalidade de larvas tratadas (88%). As fêmeas ingurgitadas expostas a *B. bassiana* demonstraram diminuição do período de postura, aumento do período de incubação e diminuição dos índices de eficiência reprodutiva e nutricional. Quando o índice de eficiência reprodutiva é baixo, significa que a fêmea fez uma postura menor que o seu potencial de oviposição. Esses resultados têm grande importância, pois demonstram a possibilidade de redução da taxa de crescimento da população desse carrapato no campo. Os ovos das fêmeas tratadas também apresentaram baixo índice de eclosão. Consequentemente, o percentual de controle foi mais elevado nos grupos tratados com as concentrações 10^8 e 10^7, que são as concentrações mínimas indicadas para utilização desse entomopatógeno em condições de campo.

Bahiense *et al.* (2006) avaliaram a associação de suspensões de *M. anisopliae* e *B. bassiana* com carrapaticidas piretroides em testes *in vitro* sobre uma cepa de *R. (B.) microplus* resistente a piretroides e foi verificado que, nos grupos tratados apenas com o piretroide, ocorreu mortalidade inferior à observada nos grupos tratados com as associações piretroide + *M. anisopliae* e piretroide + *B. bassiana*, o que comprova o potencial desses entomopatógenos até mesmo em associações com produtos químicos.

Entretanto, quando se realizou o teste de estábulo com o *M. anisopliae* e o carrapato *R. (B.) microplus*, verificou-se que, em condições ambientais, a eficácia máxima alcançada foi de 65% entre os dias +8 a +11 e +19 a +20 após o tratamento. A eficácia total média encontrada para as concentrações 10^8 e 10^7 conídios/mℓ foi, respectivamente, de 54,8 e 50,4%. Os resultados obtidos mostram que, nos experimentos realizados em laboratório, a eficácia observada é mais elevada que nos experimentos em campo. A eficácia total média na concentração 10^8 para a fase adulta, ninfal e larval foi de 41, 69,4 e 47,7%, respectivamente. Os resultados demonstraram que existe maior atividade desse fungo entomopatogênico nos estágios evolutivos logo após as mudas, visto que o principal meio de penetração desse patógeno deve ser pela cutícula. Portanto, os diferentes estágios evolutivos, quando infectados no período que precede a ecdise, são menos afetados, em razão do crescimento de uma nova cutícula e da saída da exúvia do ínstar anterior durante o processo de muda.

Correia *et al.* (1998) também desenvolveram testes de estábulo com o isolado E9 do fungo *M. anisopliae* contra o carrapato *R. (B.) microplus*. Nesse teste, em que o fungo foi aspergido em bovinos estabulados, não houve diferença significativa entre as concentrações, porém a concentração 10^8 causou maior mortalidade (79,04%), menor oviposição (54,5%) e maior período de pré-postura (14,3 dias).

A avaliação do fungo *M. anisopliae* sobre larvas do carrapato *R. (B.) microplus* em pastagens também foi feita por Castro *et al.* (1999). O fungo *M. anisopliae* foi aspergido em canteiros de *Brachiaria decumbens* previamente infestados com 20 mil larvas de *R. (B.) microplus*. A recuperação das larvas foi efetuada com o auxílio de uma flanela colocada sobre os canteiros e as larvas recuperadas foram contadas. Observou-se uma diminuição do número de larvas recuperadas nos canteiros tratados, mas, estatisticamente, essa diferença não foi significativa, o que demonstra o quanto esse fungo é sensível às condições ambientais de temperatura, à umidade e à radiação solar. Em outro experimento, Bittencourt *et al.* avaliaram a ação do *M. anisopliae* sobre o *R. (B.) microplus* pulverizando a suspensão conidial sobre animais naturalmente infestados em teste de campo em condições naturais, sendo os dados avaliados por meio do cálculo de percentual de controle.

Também foram coletadas 30 fêmeas ingurgitadas por grupo, nos dias +1, +7 e +14 após o tratamento, as quais foram levadas ao laboratório para avaliação dos seguintes parâmetros: peso, período de pré-postura, período de postura, índice de eficiência reprodutiva e índice de eficiência nutricional. Os resultados evidenciaram não haver diferenças entre os tratamentos em relação ao percentual de controle em campo; no entanto, em nível laboratorial, constatou-se diferença entre os tratamentos no índice de eficiência reprodutiva, no índice de eficiência nutricional (dia +1), para os períodos de eclosão, incubação, peso das fêmeas e índice de eficiência reprodutiva (dia +7) e peso das fêmeas (dia +14). A possibilidade do uso desse fungo para o controle do *R. (B.) microplus* em campo ainda requer maiores estudos, porém a sua atividade na alteração de alguns parâmetros da fase não parasitária está confirmada.

Os agentes de controle biológico que afetam os ixodídeos e sua ação patogênica ainda são muito pouco estudados. Estudos mais profundos das doenças que afetam os carrapatos e sobre o funcionamento do seu sistema imune são necessários para a formação de uma base para a aplicação eficaz do controle biológico. Como visto, vários autores demonstraram que alguns patógenos desempenham papel importante no controle natural, principalmente em países de clima quente e úmido, que são propícios ao desenvolvimento de fungos e outros patógenos. Silva *et al.* (2006) avaliaram a resposta imune de fêmeas de *B. microplus* aos fungos *M. anisopliae* e *Penicillium* sp. após inoculação na hemocele e verificaram que, quando inoculadas com *Penicillium* sp., apresentaram resposta imune envolvendo fagocitose conidial por granulócitos e plasmatócitos e não realizaram a postura normalmente; quando inoculadas com *M. anisopliae*, não foi observada fagocitose conidial e ocorreu morte das fêmeas poucas horas após a inoculação.

Os estudos *in vitro* dos efeitos causados pelos principais patógenos isolados em carrapatos já foram realizados. Nesses trabalhos, verificou-se que os fungos são os agentes de controle biológico mais promissores, em função de seu mecanismo de penetração via cutícula. A justificativa para essa afirmação é a de que os carrapatos são artrópodes hematófagos, o que dificulta a utilização de patógenos que atuam por via oral, como bactérias e vírus. Outra vantagem a ser atribuída aos fungos seria sua capacidade de multiplicação e dispersão no meio ambiente – por meio de carrapatos infectados

e presentes no solo, assumindo um caráter enzoótico –, e de causar epizootias em determinadas circunstâncias. Alves (1998) também afirma que as principais vantagens dos fungos entomopatogênicos, em comparação com outros entomopatógenos, estão relacionadas com o seu largo espectro, podendo causar epizootias naturais.

Nas populações de artrópodes, os fungos podem infectar diferentes estágios de desenvolvimento, como ovos, larvas, ninfas e adultos, característica que é desejável e peculiar desse grupo. A grande variabilidade genética dos fungos entomopatogênicos pode ser considerada uma das principais vantagens no controle microbiano de artrópodes. Com técnicas apropriadas, é possível selecionar isolados de fungos altamente virulentos, específicos ou não, com características adequadas para serem utilizados como inseticidas microbianos. Ainda segundo esse autor, os conídios dos fungos também têm alta capacidade de disseminação horizontal, portanto podem ser levados pelos diferentes agentes de disseminação para locais muito distantes, embora a relação patógeno-hospedeiro seja dependente de condições ambientais (como temperatura, umidade, luz e radiação ultravioleta) e, ainda, de condições nutricionais e da suscetibilidade do hospedeiro.

Barci (1997) realizou uma revisão que aborda aspectos pertinentes ao controle biológico do carrapato dos bovinos, em que enfatiza não só o controle e suas implicações, como também as possibilidades da utilização do controle biológico por meio de nematoides, bactérias e fungos entomopatogênicos. A autora afirmou que há necessidade de implementação de testes de controle biológico em nível de campo, pois, atualmente, seus resultados diferem significativamente daqueles obtidos em testes de laboratório. A tentativa de produzir formulações utilizando fungos entomopatogênicos, de modo que estes mantenham sua viabilidade em condições ambientais é atualmente uma das linhas de pesquisa no Laboratório de Controle Microbiano de Artrópodes do Departamento de Parasitologia Animal/IV/UFRRJ. Esses experimentos já viabilizaram um depósito patente protocolado no INPI sob o número PI 0203971-0/2002.

Os resultados obtidos no controle de carrapatos em campo, até o momento, são apenas promissores, visto que o Ministério da Agricultura indica a eficácia acima de 90% para credenciar produtos a serem comercializados no Brasil, enquanto os resultados obtidos são absolutamente inferiores a esse número. Um dos fatores que pode ser causa da baixa estabilidade de fungos patogênicos quando aplicados em campo é a especificidade do entomopatógeno, pois todos os *M. anisopliae* e *B. bassiana* avaliados foram isolados de outras espécies de artrópodes. Para avaliação da existência desses entomopatógenos associados ao *R. (B.) microplus* em condições naturais, Costa *et al.* (2001) isolaram e identificaram 69 colônias de fêmeas ingurgitadas desse carrapato (29% de *M. anisopliae* e 61% de *B. bassiana*) utilizando meios de cultura seletivos para fungos filamentosos.

De qualquer modo, mais estudos são necessários para a avaliação do efeito carrapaticida do *M. anisopliae* em campo, mas pode-se afirmar que, com base nos resultados já obtidos, há potencial para ser utilizado em programas de manejo integrado de carrapatos em bovinos.

No futuro, as pesquisas devem ser direcionadas para a busca de novas metodologias de utilização de fungos entomopatogênicos em campo; a busca de novos patógenos em condições naturais, isolados e adaptados em cada região; a associação de produtos biológicos com produtos químicos, visando a uma ação sinérgica; a busca de novas formulações que propiciem maior estabilidade dos patógenos (principalmente dos fungos) em condições de campo e estudos mais profundos sobre a segurança de produtos biológicos para uso em animais e também para o ser humano, tudo isso visando ao uso desses produtos em programas integrados de controle de carrapatos.

Nematoides entomopatogênicos

São parasitos facultativos, pois sobrevivem em dietas artificiais, porém são muito eficientes, pois atuam associados com bactérias patogênicas para artrópodes. A principal família de nematoides entomopatogênicos é a Steinernematidae, com o gênero *Steinernema*. A espécie *Steinernema carpocapsae* tem sido utilizada experimentalmente em programas de controle integrado de carrapatos por pesquisadores da EMBRAPA – Gado de Leite. Esses nematoides penetram ativamente em artrópodes pelas cavidades naturais e, após se alojar no artrópode, liberam uma bactéria (*Xenorhabdus* spp.), mantida no seu tubo digestivo. Essa bactéria é liberada pelo ânus e atinge a hemolinfa do artrópode, onde se multiplica e causa septicemia fatal no hospedeiro. O cadáver do artrópode é tomado pela bactéria e vira um caldo, do qual o nematoide se alimenta até a fase adulta. Ocorrem a cópula e a postura no cadáver e as larvas procuram um novo hospedeiro. Resultados promissores têm sido encontrados nos trabalhos conduzidos pelos pesquisadores da EMBRAPA – Gado de Leite.

CONTROLE MICROBIANO DE HELMINTOS

Controle alternativo das nematodioses gastrintestinais

Os problemas relacionados à resistência e ecotoxicidade enfatizam a necessidade de serem implementados programas integrados de controle parasitário, que assegurem saúde e segurança dos organismos vivos, por meio de tratamentos estratégicos baseados na epidemiologia, eliminação de vermifugações desnecessárias, utilização de pastoreio alternado e higienização de pastagens. Além disso, deve-se evitar o uso continuado de uma mesma classe de anti-helmíntico, assim como a rápida rotação de compostos e a introdução de vermes resistentes. A identificação de marcadores relacionados com a resistência genética dos hospedeiros ao estabelecimento dos parasitos pode ser um meio de seleção para a tomada de decisões sobre cruzamentos raciais. Práticas de manejo que contribuam para o aumento da imunidade, pela nutrição e/ou vacinas, também podem ser úteis para incrementar os níveis produtivos. A utilização de taninos extraídos a partir de plantas que funcionem como vermífugos e a seleção de espécies de gramíneas que dificultem o desenvolvimento larvar no meio ambiente são propostas disponíveis, porém ainda não totalmente exploradas e validadas.

Controle biológico de nematoides

Como regra de manutenção dos sistemas biológicos, toda população é regulada por antagonistas. Esse processo ocorre espontaneamente na natureza e não depende da interferência do ser humano. Na ausência de controladores naturais, a população de um determinado organismo poderia aumentar indiscriminadamente. Normalmente, o termo controle biológico se aplica à utilização de antagonistas naturais disponíveis no ambiente para diminuir, a um limiar subclínico e economicamente aceitável, a população de um agente causador de perdas produtivas à atividade pecuária ou agrícola. Na prática, o controle biológico não atua sobre estágios internos de parasitos, contudo concentra suas ações sobre os hospedeiros intermediários e paratênicos, vetores e estágios larvais de vida livre, diminuindo a fonte de infecção para os hospedeiros finais; além disso, causam menos efeitos negativos no ambiente que os métodos químicos.

Os microrganismos selecionados como antagonistas naturais devem ter especificidade de ação e alta capacidade reprodutiva e devem suportar as condições ambientais no local em que o controle é realizado. A seleção de um agente que possa ser empregado comercialmente como controlador biológico de parasitos gastrintestinais de ruminantes tem como base a capacidade de produção do antagonista em escala industrial, os custos relacionados com essa produção, a competitividade com as drogas tradicionais estabelecidas no mercado e o tempo de sobrevivência do organismo em formulações comerciais.

Deve-se atentar para que as formulações ofereçam segurança para produtores, consumidores, animais tratados e ao meio ambiente e, finalmente, que seja efetivo no controle do organismo-alvo. Existem diversos agentes antagonistas de nematoides, como anelídeos, protozoários, helmintos, artrópodes, fungos, bactérias e vírus (Figura 28.1). Exemplos desses antagonistas foram citados e comentados em revisão realizada por Gronvold *et al.* (1996), todavia, até o momento, somente a aplicação de fungos nematófagos é validada; as outras alternativas são pouco aceitas comercialmente e inconsistentes no preparo de um produto final. No entanto, as pesquisas e o aperfeiçoamento dessas alternativas não devem ser terminados. Como exemplos de controladores biológicos podem ser citados: a ameba *Theratromyxa weberi*, que requer ambientes úmidos; e as minhocas, que têm um papel importante na degradação do bolo fecal, assim como os besouros rola-bosta. Algumas dificuldades para o uso desses organismos são a falta de informações sobre a distribuição e a homogeneicidade em todos os bolos fecais, a difícil aceitação mercadológica e alguns organismos exóticos, como o besouro africano *Ontophagus gazela*.

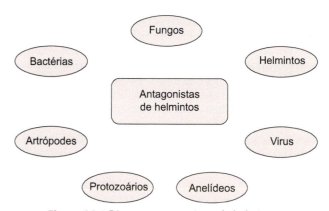

Figura 28.1 Diversos antagonistas de helmintos.

A finalidade do controle biológico não é o de ser um substituto para a quimioterapia, na qual as drogas conseguem o controle dos parasitos à margem de 100%. Os agentes do controle biológico raramente eliminam o organismo-alvo, porém reduzem o número desses organismos a níveis aceitáveis e mantêm um balanço entre o patógeno e o antagonista. Além disso, em contraste ao controle químico dos nematoides parasitos de animais, que é direcionado para o estádio parasita dentro do hospedeiro, o controle biológico é direcionado para os estádios de vida livre dos parasitos no meio ambiente.

Fungos nematófagos

Os fungos nematófagos são organismos saprófitas mundialmente estudados, com capacidade de predar nematoides produzindo armadilhas ao longo de suas hifas, o que provoca redução efetiva na população de nematoides em experimentos laboratoriais e também promove grande eficácia em experimentos em campo. São encontrados em todo o mundo em diferentes hábitats, sendo frequentemente encontrados em ambientes ricos em material orgânico. Exemplos desses fungos são citados e comentados em revisão realizada por Braga e Araújo (2014), que têm proposto o termo fungos helmintófagos por sua ação sobre todas as classes de helmintos.

A grande maioria dos fungos nematófagos é mitospórico, portanto com reprodução assexuada, e eram, por isso, classificados na divisão Deuteromycetes, classe Hyphomycetes, ordem Hyphomycetales e família Moliniaceae. Até 1964, a maioria dos fungos era classificada como pertencente aos gêneros *Arthrobotrys*, *Dactylaria*, *Dactyella* e *Trichothecium*. Posteriormente, novos gêneros de fungos foram descritos, incluindo *Monacrosporium*, *Duddingtonia*, *Genicularia* e *Dactylariopsis*. Foi observada reprodução sexuada desses fungos para algumas espécies e, por isso, estão sendo reconhecidas como pertencentes ao filo Ascomycota.

Os fungos nematófagos, também chamados de fungos destruidores de nematoides, estão catalogados em mais de 150 espécies e são divididos em três grupos: predadores de nematoides, endoparasitos e oportunistas.

Predadores de nematoides

O primeiro grupo de fungos é classificado como predadores de nematoides, que são a maioria dos fungos nematófagos (Figura 28.2). Eles produzem estruturas em forma de anéis constritores e não constritores, hifas, botões e redes tridimensionais adesivas ao longo do micélio. Após o aprisionamento pela armadilha, ocorre a penetração das hifas na cutícula do nematoide, seguida de crescimento das hifas no interior do nematoide e digestão dos conteúdos internos. No grupo dos fungos predadores, destacam-se os gêneros *Arthrobotrys*, *Duddingtonia* e *Monacrosporium* como os mais estudados. Nas espécies do gênero *Arthrobotrys*, o tipo mais comum de estruturas de captura são as redes tridimensionais. Eles podem ser capazes de produzir clamidósporos, apresentam conidióforo ereto e podem ter até seis conídios em sua extremidade. No Brasil, Araújo *et al.* (1998) foram os pioneiros no estudo e demonstraram a ação *in vitro* de fungos do gênero *Arthrobotrys* sobre larvas infectivas de *Haemonchus placei*. A espécie *D. flagrans* (Figura 28.3), considerada a mais promissora, é a mais estudada no controle das nematodioses dos animais domésticos. Ela produz vários conídios na extremidade dos

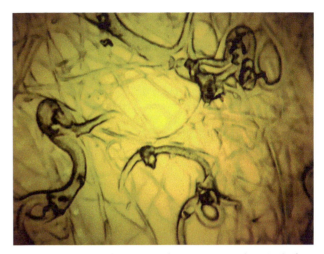

Figura 28.2 Larvas de *Haemonchus contortus* sob ação do fungo *Arthrobotrys robusta*.

conidióforos e grande quantidade de clamidósporos em matéria seca, e suas hifas adesivas servem para capturar nematoides. As espécies do gênero *Monacrosporium* são caracterizadas por produzirem apenas um único conídio em cada clamidósporo e são capazes de predar nematoides por meio de hifas adesivas.

Endoparasitos

O segundo grupo de fungos é chamado de endoparasitos (Figura 28.4), capazes de infectar os nematoides por meio de esporos; uma vez ingeridos, desenvolvem hifas, responsáveis pela absorção do conteúdo interno do nematoide. Esses fungos não produzem hifas vegetativas fora do corpo do hospedeiro, mas hifas férteis ou conidióforos com esporos. Alguns pesquisadores sugerem que esse grupo de fungos possa ser um forte controlador biológico de nematoides, mas apenas algumas espécies, como *Drechmeria coniospora* e *Harposporium anguillulae*, foram testadas contra nematoides gastrintestinais.

Oportunistas

O terceiro grupo de fungos são os oportunistas, parasitos de ovos (Figura 28.5). De acordo com a descrição de Mizobutsi *et al.*, os fungos que impedem o desenvolvimento de ovos são provavelmente mais promissores como biocontroladores, pois, em comparação com fungos endoparasitos e predadores, o efeito do fungo ovicida é mais acentuado na redução da população de nematoides. Lysek e Nigenda propõem que os fungos predadores de ovos sejam agrupados de acordo com sua forma de ação. Parte desses fungos utiliza metabólitos próprios que atuam negativamente no embrião, sem alterar o aspecto morfológico da casca do ovo, e o outro grupo, por meio de suas hifas, penetram ativamente nos ovos, atingindo o embrião. O fungo age por meio de pequenos poros existentes na camada vitelínica da casca do ovo, onde as hifas penetram, causando alteração na permeabilidade da casca e expandindo seu volume. A hifa aumenta seu tamanho ao passar pela camada vitelínica e atravessa a camada adjacente quitínica e lipídica. Como resultado desse processo, a camada vitelínica se divide, a camada de quitina se torna vacuolizada e a camada de lipídios se torna dispersa. Do ovo, emergem então hifas endógenas que produzem conidióforos, funcionando como fonte de conídios. Esses fungos colonizam o conteúdo do ovo e a larva em desenvolvimento no interior do ovo. Nesse grupo, destacam-se os fungos Pochonia chlamydosporia (syn. *V. chlamydosporium*) e *Paecilomyces lilacinus*. A atividade ovicida é seguida por três principais tipos, medidos por meio de alguns parâmetros estabelecidos na literatura: sem alteração; efeito tipo 1, efeito lítico sem prejuízo morfológico à casca do ovo, onde hifas são observadas aderidas à casca; tipo 2, efeito lítico com alteração morfológica da casca e embrião do ovo, sem penetração de hifas através da casca; e tipo 3, efeito lítico com alteração morfológica do embrião e da casca, além de penetração de hifas e colonização interna do ovo.

Experimentos *in vitro* e *in vivo* vêm demonstrando o potencial de ação dos fungos nematófagos sobre parasitos gastrintestinais, comprovando, assim, sua eficácia como controlador biológico.

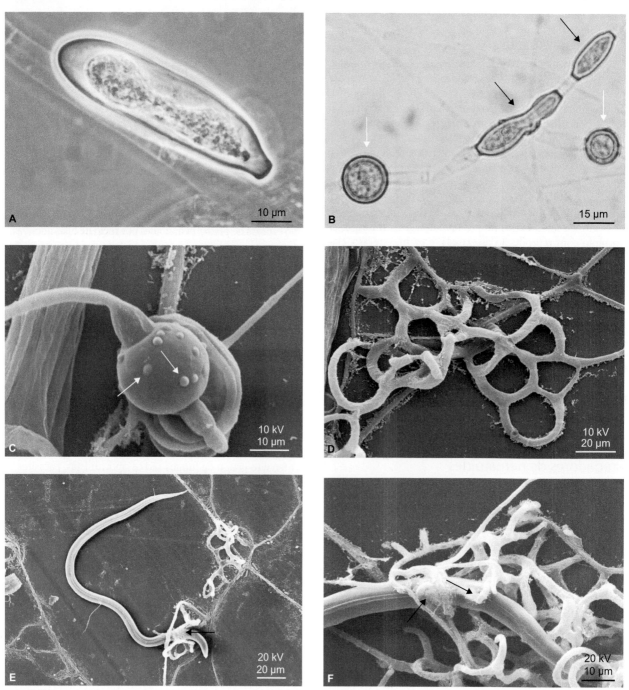

Figura 28.3 A. Micrografia óptica de conídios obtida a partir da microcultura de *D. flagrans*. **B.** Micrografia óptica de clamidósporos maduros (setas brancas) e clamidósporos em desenvolvimento (setas pretas), intercalados com as hifas vegetativas obtidas a partir da microcultura de *D. flagrans*. **C.** Micrografia eletrônica de varredura de clamidósporos de *D. flagrans* que mostra protuberâncias globulares na superfície (setas). **D.** Micrografia eletrônica de varredura de armadilhas adesivas em forma de rede tridimensional de *D. flagrans*. **E** e **F.** Micrografia eletrônica de varredura de L3 de *Ancylostoma* spp. 12 h após a captura inicial por armadilhas tridimensionais em forma de rede de *D. flagrans*, com pontos de interação entre fungo e larva (setas).

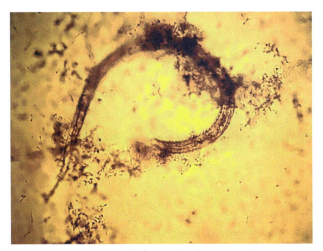

Figura 28.4 Interação de fungo *Drechmeria coniospora* com larva de *Cooperia punctata*.

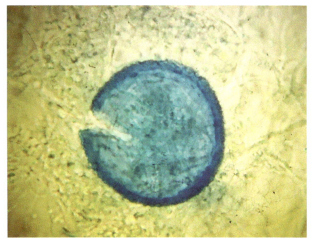

Figura 28.5 Ovo de *Toxocara canis* sob ação do fungo *Paecilomyces lilacinus*.

Formulações de fungos para utilização no controle biológico de nematoides

Até o presente momento, poucas tentativas para o desenvolvimento de formulações comerciais específicas para o controle de parasitos de animais com a utilização desses fungos obtiveram resultados promissores. Em muitos estudos, esses fungos têm sido produzidos em substratos sólidos, como grãos de cereais e o substrato colonizado fornecido aos animais. Algumas formulações comerciais destinadas ao controle de fitonematoides já foram desenvolvidas com base nessa forma de produção. Devem-se procurar formulações em meios inertes, em que não haveria a contaminação desses propágulos e uma possibilidade de crescimento reduzida desses fungos desde a sua partida do local de produção até o comerciante e o consumidor. Os produtos Royal 300 e Royal 350 foram desenvolvidos na França, com base no cultivo de fungos do gênero *Arthrobotrys* em grãos de centeio. Entretanto, por desempenho inconsistente e problemas de controle de qualidade, foram pouco utilizados e, atualmente, já foram retirados do mercado. O obstáculo a esse tipo de formulação se concentra na obtenção dos clamidósporos em grandes quantidades, pelo seu cultivo em grãos de cereais.

Recentemente, formulações à base de alginato de sódio têm sido avaliadas experimentalmente no controle de nematoides parasitas de animais por alguns laboratórios de pesquisa. Vale ressaltar que o fungo peletizado em alginato de sódio apresenta importância prática, pois pode ser mantido em estoque e é confeccionado com materiais inertes, o que demonstra seu potencial de utilização em rebanhos. Esse fato aumenta a sua aplicabilidade em comparação com a utilização de outros propágulos, como grãos de cereais utilizados por Larsen, os quais, por não se tratar de um veículo inerte, podem se contaminar por diversos microrganismos. Esse grupo dinamarquês, trabalhando em conjunto com uma empresa privada (Christian Hansen A/S), lançou um produto comercial no mercado europeu à base do fungo predador *Duddingtonia flagrans* em grãos de cereais para o controle das nematodioses de ovinos; no entanto, por motivos mercadológicos, esse produto foi retirado de comercialização. A indústria tem maior conhecimento de formulações e preparo de produtos comerciais do que os pesquisadores e caberia a ela desenvolver tais formulações.

No Brasil, também foram desenvolvidas formulações de fungos predadores (*Arthrobotrys* sp., *Duddingtonia* sp. e *Monacrosporium* sp.) de nematoides para serem usadas no controle das verminoses de animais domésticos na Universidade Federal de Viçosa, que contou com a parceria da Biocamp-Ghenvet Laboratórios Ltda. Essa formulação (depósito de patente no INPI: PI04053168, 2004) tem demonstrado bons resultados em condições laboratoriais e em campo, com controle das verminoses de animais domésticos em torno de 80 a 90%. A formulação é fornecida para via oral e atua nos ovos e larvas dos vermes presentes no meio ambiente.

Portanto, pesquisas em epidemiologia, em biologia e no modo de ação de fungos nematófagos levarão ao conhecimento da viabilidade do emprego desses agentes no biocontrole de nematoides parasitos de animais em condições naturais.

LEITURAS RECOMENDADAS

ALVES, P. H.; ARAÚJO, J. V.; GUIMARÃES, M. P.; ASSIS, R. C. L.; SARTI, P.; CAMPOS, A. K. Aplicação de formulação do fungo predador de nematoides *Monacrosporium thaumasium* (Drechsler, 1937) no controle de nematoides de bovinos. *Arquivo Brasileiro de Medicina Veterinária e Zootecnia*, v. 55, n. 6, p. 568-573, 2003.

ALVES, S. B. *Controle Microbiano de Insetos*. 2. ed. Piracicaba: FEALQ, 1998. 1163 p.

ARAUJO, J. V.; BRAGA, F. R.; ARAUJO, J. M.; SILVA, A. R. E.; TAVELA, A. *In vitro* evaluation of the effect of the nematophagous fungi *Duddingtonia flagrans*, *Monacrosporium sinense* and *Pochonia chlamydosporia* on *Ascaris suum* eggs. Parasitology Research, v. 102, p. 787-790, 2008.

ARAÚJO, J. V.; GOMES, A. P. S.; GUIMARÃES, M. P. Biological control of bovine gastrintestinal nematode parasites in southern Brazil by the nematode – trapping fungus *Arthrobotrys robusta*. *Revista Brasileira de Parasitologia Veterinária*, v. 7, n. 2, p. 117-122, 1998.

ARAÚJO, J. V.; MOTA, M. A.; CAMPOS, A. K. Controle biológico de helmintos parasitos de animais por fungos nematófagos. *Revista Brasileira de Parasitologia Veterinária*, v. 13, supl. 1, 2004.

ARAÚJO, J. V.; RODRIGUES, M. L. A.; SILVA, W. W.; VIEIRA, L. S. Controle biológico de nematoides gastrintestinais de caprinos em clima semiárido pelo fungo *Monacrosporium thauma-*

sium. Pesquisa Agropecuária Brasileira, v. 42, n. 8, p. 1177-1181, 2007.

ARAÚJO, J. V.; SAMPAIO, W. M. Effects of temperature, mineral salt and passage through gastrintestinal tract of calves on alginate formulation of *Arthrobotrys robusta. Revta Bras. Parasitol. Vet.*, v. 9, p. 55-59, 2000.

ARAÚJO, J. V.; SAMPAIO, W. M.; VASCONCELOS, R. S.; CAMPOS, A. K. Effects of different temperatures and mineral salt on pellets of Monacrosporium thaumasium, a nematode trapping fungus. *Vet. Arhiv.*, v. 80, p. 181-190, 2000.

ARAÚJO, J. V.; SANTOS, M. A.; FERRAZ, S. Efeito ovicida de fungos nematófagos sobre ovos embrionados de *Toxocara canis. Arquivo brasileiro de Medicina Veterinária e Zootecnia*, v. 47, n. 1, p. 32-42,1995.

ARAÚJO, J. V.; SANTOS, M. A.; FERRAZ, S.; MAIA, A. S. Antagonistic effect of predacious Arthrobotrys fungi on infective *Haemonchus placei* larvae. *The Journal of the Helmintology*, v. 67, n. 2, p. 136-138, 1993.

BAHIENSE, T. C.; FERNANDES, E. K. K.; BITTENCOURT, V. R. E. P. Compatibility Of The fungus *Metarhizium anisopliae* and deltamethrin to control a resistant strain of *Boophilus microplus* tick. *Veterinary Parasitology*, v. 141, p. 319-324, 2006.

BARCI, L. A. G. Controle biológico do carrapato dos bovinos *B. microplus*. Arq. *Inst. Biológico*, v. 64, p. 95-101, 1997.

BRAGA, F. R.; ARAÚJO, J. V. Nematophagous fungi for biological control of gastrintestinal nematodes in domestic animals. *Applied Microbiology and Biotechnology*, v. 98, p. 71-82, 2014.

CAMACHO, E. R.; MARTINEZ, J. R. Effectiveness of biological preparations based on entomopathogenous fungi in the control of B. microplus. *In*: LA FUENTE, J. *Recombinant Vaccines for the Control of Cattle Tick*. Havana: Elfos Scientiae, 1995. p. 36-43.

CASTRO, A. B. A.; BITTENCOURT, V. R. E. P.; DAEMON, E.; VIEGAS, E. C. Eficácia *in vivo* do *M. anisopliae* sobre *B. microplus. Rev. Univ. Rur. – Sér. Ciênc. da Vida*, v. 19. p. 73-82, 1997.

CASTRO, A. B. A.; BITTENCOURT, V. R. E. P.; VIEGAS, E. C. Eficácia do *M.anisopliae* aplicado sobre *B. microplus* em pastagens. *Rev. Univ. Rur. – Sér. Ciênc. da Vida*, v. 21, p. 95-102, 1999.

CHARNLEY, A. K.; ST. LEGER, R. J. The role of cuticle degrading enzymes in fungal pathogenesis in insects. *In*: Cole, G. T.; Hoch, H. C. *The fungal spore and disease initiation in plants and animals*. New York: Plenum Press, 1991. p. 267-286.

CONNOLE, M. D. Effect of fungus on the *Boophilus microplus. Aust. Vet. Jour.*, v. 45, p. 207, 1969.

CORREIA, A. C. B.; FIORIN, A. C.; MONTEIRO, A. C.; VERÍSSIMO, C. J. Effects of *M. anisopliae* on the tick *B. microplus* in Stabled Cattle. *Jour. Invert. Pathol.*, v. 71, p. 189-191, 1998.

COSTA, G. L.; SARQUIS, M. I.; MORAES, A. M. L.; BITTENCOURT, V. R. E. P. Isolation of *Beauveria bassiana* and *Metarhizium anisopliae var. anisopliae* from *Boophilus microplus* tick (Canestrini, 1887) in Rio de Janeiro State, Brazil. *Mycopathologia*, v. 154, p. 207-209, 2001.

GRONVOLD, J.; HENRIKSEN, S.A.; LARSEN, M.; NANSEN, P.; WOLSTRUP, J. Aspects of biological control with special reference to arthropods, protozoans and helminths of domesticated animals. *Vet. Parasitol.*,v. 64, p. 47-64, 1996.

KAAYA, G. P.; KOKWARO, E. D.; MURITHI, J. K. Mortalities in adult *Glossina morsitans* experimentally infected with *B. bassiana* and *M. anisopliae. Discov. Innovat.*, v. 3, p. 55-60, 1991.

KAAYA, G. P.; MWANGI, E.; OUNA, E. Prospects for biological control of *R. appendiculatus* and *A. variegatum* using *B. bassiana* and *M. anisopliae. Jour. Invert. Pathol.*, v. 67, p. 15-20, 1996.

MOTA, M. A.; CAMPOS, A. K.; ARAÚJO, J. V. Controle biológico de helmintos parasitos de animais: estágio atual e perspectivas futuras. Pesquisa Veterinária Brasileira, v. 23, n. 3, p. 93-100, 2003.

SILVA, S.B.; SAVASTANO, G.; BITTENCOURT, V. R. E. P. Tipos celulares envolvidos na resposta imune de fêmeas ingurgitadas de *Boophilus microplus* inoculados com *Metarhizium anisopliae* e *Penicillium* sp. *Revista Brasileira de Parasitologia Veterinária*, v. 15, p. 129-131, 2006.

SOCIEDADE NACIONAL DE AGRICULTURA. *Manual de Controle Biológico*. Rio de Janeiro: SNA,1992. 56 p.

ZHIOUA, E.; BROWNING, M.; JOHNSON, P. W.; GINSBERG, H. S.; LEBRUN, R. A. Pathogenicity of *M. anisopliae* to *Ixodes scapularis. Jour. Parasitol*, v. 83, p. 815-818, 1997.

Parasitos de Peixes 29

José Luis Fernando Luque Alejos

INTRODUÇÃO

Nas últimas décadas, tem aumentado consideravelmente a relevância dos estudos relacionados com parasitos e outros patógenos de organismos aquáticos, principalmente de hospedeiros com potencial para o cultivo e para a comercialização, em razão do aumento significativo dessas atividades no Brasil e no mundo. Parte-se do princípio de que, à semelhança de outros tipos de hospedeiros vertebrados, os peixes apresentam fauna parasitária própria, que inclui numerosas espécies organizadas nos principais grupos. Além disso, o estudo dos parasitos de peixes (ou ictioparasitologia) tem sido, de certo modo, pouco mencionado nos cursos de graduação das universidades brasileiras. Considerando essas premissas, este capítulo apresenta uma revisão sumária de aspectos gerais da biologia, epidemiologia e controle de parasitos de peixes, com ênfase nas espécies que ocorrem com maior frequência no Brasil.

IMPORTÂNCIA DOS PARASITOS DE PEIXES

Os parasitos de peixes apresentam vários aspectos discutidos a seguir.

Fator limitante nas pisciculturas

A presença de alguns parasitos constitui realmente sério problema sanitário nas atividades de criação de peixes dulcícolas e marinhos, podendo acarretar perda total do empreendimento.

Importância zoonótica

Alguns grupos de parasitos de peixes apresentam um importante potencial zoonótico. Apesar de haver poucos casos de doenças parasitárias transmitidas por peixes no Brasil, a disseminação de alguns hábitos gastronômicos e culinários de consumo de carne de peixe crua ou mal cozida pode potencializar esse problema.

Inspeção sanitária

A legislação brasileira condena a comercialização de pescado com infecção parasitária maciça. Algumas espécies de parasitos podem ter importância zoonótica, embora outros grupos afetem seriamente a estética do produto a ser comercializado.

Biodiversidade

Os parasitos, de maneira geral, são considerados peças-chave na organização dos diversos ecossistemas e na regulação do tamanho das populações de seus hospedeiros. O estudo das diferentes espécies de peixes, incluindo aquelas ameaçadas de extinção, será mais completo quando for conhecida a sua fauna parasitária. Por outro lado, a biodiversidade parasitária pode ser considerada um indicador da estabilidade e da saúde dos respectivos ecossistemas.

PRINCIPAIS GRUPOS DE PARASITOS DE PEIXES

Protozoários

Ichthyophthirius multifilis (Figura 29.1)

É um ectoparasito ciliado localizado na pele e nas brânquias de peixes de água doce. É o agente etiológico da ictiofitiríase, ou "doença dos pontos brancos", conhecida popularmente como "ictio". Essa espécie é considerada responsável por grandes prejuízos à piscicultura mundial. Apresenta um ciclo direto, que pode se completar em poucos dias: o parasito adulto (trofonte) está presente no tecido branquial ou na pele dos hospedeiros; quando alcança a maturidade, forma os tomontes, que saem do hospedeiro e ficam no substrato dos tanques de cultivo. Os tomontes maturos formam os tomites, que, posteriormente, se diferenciam, formando os terontes, que são as formas infectantes, claviformes e ciliadas. Uma característica dessa espécie é a presença do núcleo em formato de ferradura. Experimentalmente, Ewing e Kocan (1988) mencionaram a possibilidade de reprodução do parasito no epitélio do peixe, favorecendo novas infestações. Pontos brancos na superfície do corpo, nadadeiras e brânquias, hemorragias e posterior invasão bacteriana e fúngica com aspecto de algodão são sinais dessa doença. Peixes aglomerados na entrada da água, anorexia, emagrecimento e muco são sinais característicos. Estudos patológicos mostram a laceração das células epidérmicas e a necrose do tecido em razão do acúmulo de muco. No tecido branquial, são responsáveis por considerável perda funcional do órgão. O diagnóstico é feito pela observação direta macroscópica dos pontos brancos e pela facilidade de identificar o trofonte com núcleo característico em formato de ferradura. A maneira mais adequada para evitar a ictiofitiríase é levar em conta a boa qualidade da água e evitar o estresse, principalmente o motivado pelas oscilações térmicas bruscas. Recomendam-se, ainda, banhos profiláticos e quarentena.

Trichodina spp.

São ciliados de forma circular, encontrados com frequência na superfície e nas brânquias dos peixes. Apresenta um

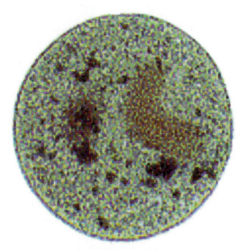

Figura 29.1 *Ichthyophthirius multifilis*, parasito de peixes. Trofonte.

disco adesivo rodeado de uma ornamentação ou coroa de dentículos. As espécies podem estar normalmente nos tanques de cultivo ou aquários, mas proliferam em águas com excesso de material em decomposição. Provocam produção excessiva de muco e hemorragias em forma de petéquias, além de hiperplasia e necrose da epiderme, sendo portas abertas para infecções secundárias. A patogenia é evidente apenas nos casos de grande intensidade parasitária. O diagnóstico é realizado pelo exame microscópico de raspagens. O tratamento pode ser feito com banhos profiláticos similares aos usados para *I. multifilis*, e sua duração pode variar de acordo com os diferentes hospedeiros. O ciclo é pouco conhecido.

Outros grupos representantes de vários filos de protozoários são também encontrados em peixes: Apicomplexa, Trypanosomatidae e Microspora.

Myxozoa

Parasitos que formam cistos nas brânquias, nos órgãos internos e na musculatura de peixes. Esses cistos contêm numerosos esporos. Espécies de três gêneros são as mais comuns em peixes marinhos e dulcícolas: *Myxobolus*, *Henneguya* e *Kudoa*.

Myxobolus cerebralis

Provoca a "doença do rodopio", também conhecida como "doença da cauda negra" ou *whirling disease*, que afeta a truta-arco-íris e os salmões. Apresenta esporos arredondados, providos de duas cápsulas polares alongadas. O ciclo envolve dois hospedeiros: um vertebrado (peixe) e um invertebrado (o anelídeo *Tubifex tubifex*). Em cada um desses hospedeiros, encontram-se esporos com características diferentes. O local de desenvolvimento dos esporos é a cartilagem do hospedeiro, com preferência pelos alevinos. Há destruição do tecido – considerada a característica principal da doença. Quando se localizam na zona posterior da vértebra, exercem pressão sobre os nervos que controlam as células pigmentares da zona da cauda, ficando esta intensamente enegrecida. Se localizados perto da cápsula auditiva, provocam distúrbios natatórios característicos. A disseminação tem sido estimulada pela transferência artificial de peixes sem os cuidados necessários. Não existe um tratamento eficaz; por consequência, são de maior importância os métodos profiláticos, principalmente a quarentena dos alevinos, pois muitos peixes são portadores assintomáticos.

Henneguya spp. (Figura 29.2)

Apresentam esporo alongado e dois filamentos polares longos. Formam seus cistos preferencialmente nos filamentos e arcos branquiais, o que provoca maior contato entre as lamelas secundárias e, dessa maneira, diminui a superfície de absorção na extremidade dos filamentos, podendo provocar hiperplasia e hipertrofia dos órgãos infectados.

Kudoa spp. (Figura 29.3)

Cistos em forma de filamento podem ser encontrados na musculatura esquelética de várias espécies de peixes marinhos de importância econômica, como linguados e merluzas. Em virtude da manipulação desses recursos, os filamentos tendem a estourar, liberando, além dos esporos, enzimas proteolíticas que lisam o tecido muscular, o que provoca o amolecimento e até mesmo o desmanche da musculatura, com aspecto leitoso, do peixe, prejudicando a comercialização. Pouco se conhece sobre a biologia dessas espécies, mas, aparentemente, a transmissão é feita por canibalismo ou pela morte de peixes infectados, que libera esporos que infectam outros peixes.

Monogenea (Figura 29.4)

Os monogenéticos são helmintos ectoparasitos de peixes, anfíbios e répteis caracterizados pela presença de estruturas de fixação esclerotizadas e pelo ciclo biológico direto. A maioria das espécies é ovípara, entretanto os girodactilídeos compõem um grupo integrado por espécies vivíparas. A localização preferencial nos peixes é nas brânquias, nas narinas, nos olhos e na superfície corporal. Todas essas características acentuam sua patogenicidade, provocando, no caso de infecções intensas, lesões nos tecidos e alterando o comportamento dos peixes. Podem ocorrer anorexia, aumento da produção do muco, hemorragias cutâneas e branquiais, hiperplasia nos filamentos das brânquias, emagrecimento do animal e

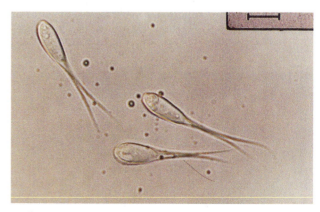

Figura 29.2 *Henneguya* spp., parasito de peixes; esporos.

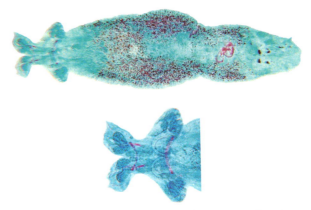

Figura 29.4 Monogenea: Dactylogyridae, parasito de peixes.

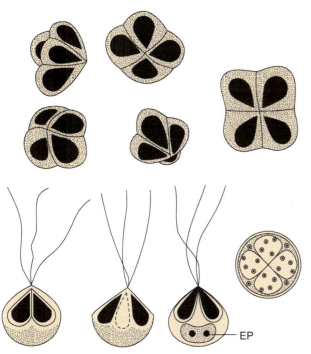

Figura 29.3 *Kudoa* spp., parasito de peixes; esporos.

morte. Também, em infecções menos intensas, as pequenas lesões são portas abertas para infecções secundárias. A transmissão desses parasitos ocorre por meio da forma infectante, conhecida como oncomiracídio. Os ovos formam massas peculiares, em função da presença de filamentos polares com ganchos, o que aumenta a flutuação na coluna de água e possibilita maior contato com o hospedeiro, seja via respiração (parasitando brânquias), seja por contato externo (no tegumento). Os monogenéticos parasitos de peixes de água doce pertencem, na sua grande maioria, a duas famílias: Dactylogyridae e Gyrodactylidae. No caso dos girodactilídeos, o viviparismo é revelado com a presença de outro indivíduo semelhante, e assim sucessivamente, até alcançar quatro gerações no mesmo animal. O diagnóstico pode ser efetuado por meio da visualização direta do parasito coletado das brânquias, raspagem e uso de formalina 1:4.000. Também, nesse caso, a profilaxia é fundamental, com banhos (formalina 1:4.000, cloreto de sódio) e quarentenas.

Digenea

Os trematódeos digenéticos são helmintos endoparasitos de vertebrados. Apresentam órgãos de fixação musculares pouco desenvolvidos e seu ciclo biológico é indireto, podendo incluir até dois hospedeiros intermediários. Os peixes apresentam uma qualidade singular: podem agir como segundo hospedeiro intermediário (portando as metacercárias) e como hospedeiros definitivos desses parasitos.

A maioria de espécies com importância patogênica pertence às famílias Diplostomidae (Figura 29.5), como o gênero *Diplostomum*, e Clinostomidae, como os gêneros *Clinostomum* (Figura 29.6) e *Ithyoclinostomum* (Figura 29.7), cujas metacercárias ficam encistadas na superfície corporal e nos órgãos internos dos peixes, provocando diversas lesões (Figuras 29.8 a 29.11). Em algumas espécies de Clinostomidae, as metacercárias ficam nos olhos, provocando cataratas, ou por baixo do tegumento do peixe, provocando proeminências amareladas (doença dos pontos amarelos e doença dos pontos pretos). Também são encontradas nas nadadeiras de algumas espécies ornamentais. Outra espécie de digenético, *Ascocotyle longa*, cuja metacercária é encontrada em todos os órgãos e na musculatura de tainhas (*Mugil* spp.), apresenta grande potencial zoonótico, revelado pelo recente costume do uso de carne de tainha para a preparação de pratos da culinária japonesa, em que, tipicamente, a carne do peixe é ingerida crua. Todas essas espécies apresentam como hospedeiros definitivos aves piscívoras, de modo que o seu controle está fortemente ligado à diminuição da exposição desses peixes como presas das aves, interrompendo, dessa forma, o ciclo biológico (Figura 29.12). Entretanto, como os moluscos são os primeiros hospedeiros intermediários, também se recomenda como medida profilática a sua eliminação.

Cestoda

O grupo mais característico de cestódeos que usam os peixes teleósteos de água doce como hospedeiros definitivos é o da Ordem Proteocephalidea, conhecidos como "tênias dos peixes". Seu ciclo é indireto e tem dois hospedeiros intermediários. São encontrados no intestino e raramente provocam patogenia, embora algumas espécies possam causar danos sérios ao epitélio intestinal, perfurando o intestino do peixe e culminando com hemorragias de grande extensão. A profilaxia consiste em eliminar os microcrustáceos que atuam como hospedeiros intermediários das criações.

Além disso, existem outros grupos de cestódeos encontrados na forma de estágios larvais nos peixes marinhos e que pertencem à Ordem Trypanorhyncha; são pouco patogênicos, porém têm grande importância na inspeção higiênico-sanitária de peixes comercializados. Outro grupo importante de cestódeos parasitos de peixes é o dos Pseudophyllidea, representados principalmente por *Diphyllobothrium latum* (Figura 29.13). Essa espécie tem o ser humano como hospedeiro definitivo, e seu ciclo biológico (Figura 29.14) inclui dois hospedeiros intermediários: o primeiro está representado por copépodes de vida livre (desenvolvem o estágio procercoide), e o segundo por peixes ósseos (desenvolvem o estágio infectante, ou plerocercoide). *Diphyllobothrium latum*

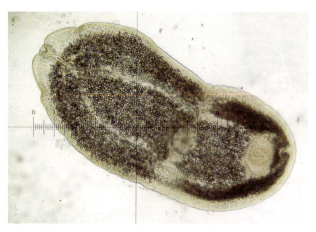

Figura 29.5 Digenea: metacercária de Diplostomidae removido de um peixe.

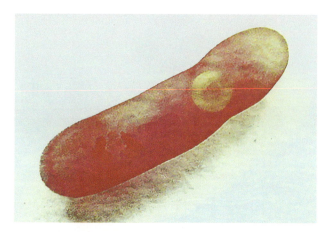

Figura 29.6 Metacercária de *Clinostomum* corada e montada em lâmina.

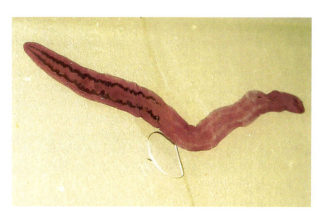

Figura 29.7 Metacercária de *Ithyoclinostomum* corada e montada em lâmina.

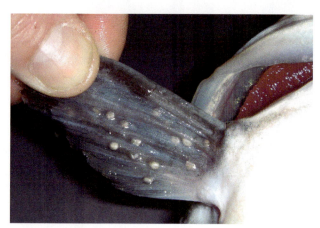

Figura 29.8 Metacercária de *Clinostomum* na nadadeira de um peixe.

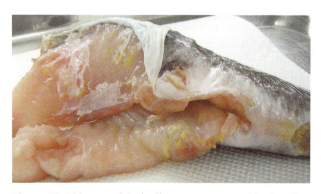

Figura 29.9 Metacercária de *Clinostomum* em tecido de peixe.

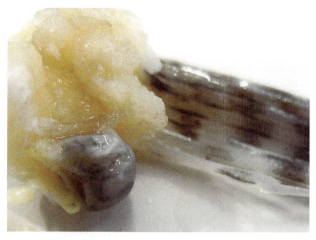

Figura 29.10 Metacercária de *Ithyoclinostomum* encistada próximo à nadadeira de um peixe.

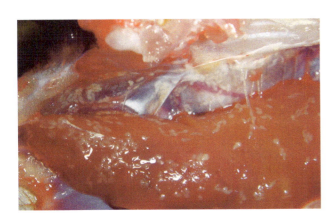

Figura 29.11 Muitas metacercárias em vísceras de um peixe.

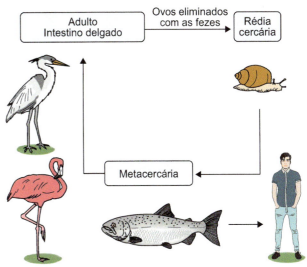

Figura 29.12 Ciclo biológico de *Ascocotyle longa*.

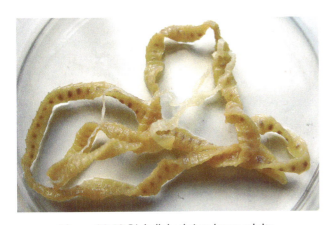

Figura 29.13 *Diphyllobothrium latum* adulto.

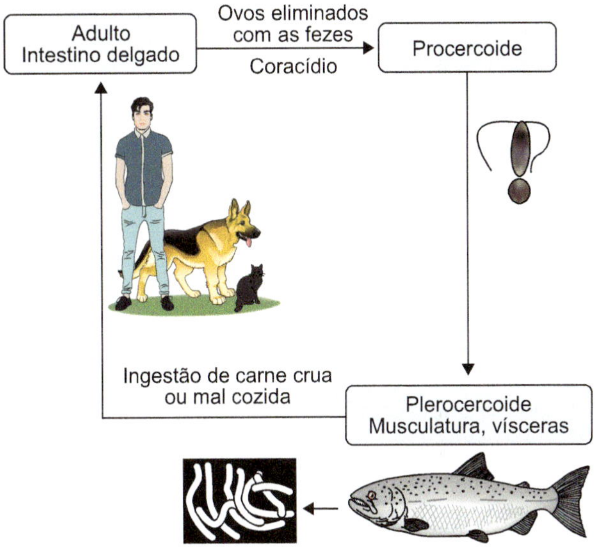

Figura 29.14 Ciclo biológico de *Diphyllobothrium latum*.

é uma espécie de importância zoonótica, cuja transmissão ao ser humano acontece pela ingestão de carne crua de peixes (principalmente salmão).

Nematoda

É o maior grupo de parasitos de peixes. São fáceis de reconhecer em razão do formato alongado com extremidades afiladas. São dioicos e exibem dimorfismo sexual. Apresentam ciclo indireto, com a participação de copépodes planctônicos como hospedeiros intermediários. Especial menção é feita aos camalanídeos de peixes de água doce. A espécie *Camallanus cotti* (Figura 29.15) apresenta a característica de ovipor diretamente pelo ânus do peixe quando as fêmeas estão maduras, retornando, posteriormente, para o tubo digestivo do animal; nesse processo, as fêmeas perfuram a porção distal do reto e atingem as camadas musculares, provocando hiperemia e edema tecidual. No Brasil, há relatos sobre a presença de espécies de *Philometra* em peixes de água doce e marinhos, normalmente encontradas encistadas na pele, nas nadadeiras, no ovário e na cavidade corporal, provocando peritonite. Nematoides da família Atractidae (*Rondonia rondoni*) têm mostrado grande intensidade de parasitismo, mas, aparentemente, não apresentam alterações histopatológicas nos tecidos dos pacus (*Piaractus mesopotamicus* e *Myleus micans*) e do armado (*Pterodoras granulosus*), embora exista a possibilidade de provocar obstrução intestinal.

Espécies com importância zoonótica

Larvas de *Eustrongylides* são comumente encontradas em traíras (*Hoplias malabaricus*) e a forma adulta é vista em aves ciconiformes. Além da patologia provocada nas aves, nos peixes, as larvas de *Eustrongylides* podem provocar fibrose ao redor dos cistos que contêm as larvas e, aparentemente, há baixo crescimento do hospedeiro. Já em peixes marinhos, as larvas de anisaquídeos podem ser encontradas nas vísceras e, eventualmente, na musculatura, e seus hospedeiros definitivos podem ser mamíferos marinhos ou aves piscívoras (Figura 29.16). Quando o ser humano ingere o peixe cru ou mal

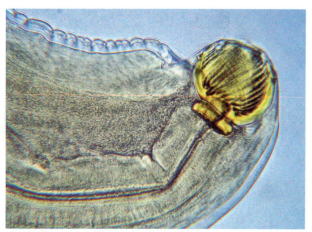

Figura 29.15 *Camallanus cotti*, parasito de peixes. Extremidade anterior.

cozido, as larvas migram para o esôfago ou para a região da cárdia, provocando granulomas eosinofílicos. Recentes estudos mostram também a possibilidade de intoxicação em humanos em decorrência da ingestão de larvas de anisaquídeos mortas na musculatura do peixe.

O meio mais eficaz para o controle da anisaquíase humana e outras parasitoses transmitidas pelo consumo de peixe é a proibição da venda de peixes que não sejam submetidos a processos de congelamento a –35°C em um período de, no mínimo, 15 h ou ainda –20°C durante 7 dias, para todo produto de pescado voltado para o consumo e preparado em temperaturas inferiores a 60°C. Deve-se frisar a importância da evisceração dos peixes imediatamente após sua captura, a fim de evitar a possível migração das larvas para a musculatura, lembrando que, no Brasil, existem dispositivos legais que consideram impróprio ao consumo humano todo pescado que apresentar infestação muscular maciça.

Crustacea

Os crustáceos parasitos são organismos altamente modificados, cujos apêndices orais e natatórios têm se transformado em potentes órgãos de fixação ao hospedeiro, com as consequentes repercussões patogênicas.

Lernaea cyprinacea (Figura 29.17)

Essa espécie foi introduzida no Brasil junto com a importação de carpas húngaras e disseminou-se no ambiente aquático brasileiro a partir das criações. Tem o corpo alongado, de aproximadamente 1 cm, esbranquiçado, na forma de palito de fósforo, dividido em cabeça (geralmente inserida na musculatura e nas brânquias dos peixes), tronco e complexo genital. O ciclo biológico apresenta vários estágios de vida livre na fase planctônica. É a partir do estágio de copepodito que já procura um novo hospedeiro; entretanto, é na fase de copepodito VI que alcança a maturidade sexual. Após a cópula, o macho morre e a fêmea se fixa ao peixe, iniciando-se o crescimento dos órgãos cefálicos em forma de âncora (fêmea metamórfica).

As infestações são mais frequentes na primavera e no verão; nas outras estações é mais comum achar os copepoditos e fêmeas pré-metamórficas. Os peixes parasitados mostram-se apáticos, com anorexia e hemorragias puntiformes no corpo, perdem o senso de direção e sobem à superfície, formando aglomerados. Os alevinos são fortemente afetados nos pontos de inserção dos parasitos e, além dos pontos hemorrágicos, observam-se inflamação e nódulos fibrinosos. Em alguns casos, o parasito pode atingir um órgão e podem ocorrer infecções secundárias graves internas.

A profilaxia consiste em não introduzir indivíduos parasitados nas pisciculturas e em controlar a qualidade da água. Sempre que se adquirem novos lotes de peixes, devem-se aplicar banhos profiláticos e quarentena. Os produtos usados têm ação principalmente sobre os copepoditos. O tratamento poderá ser feito com cloreto de sódio a 3 a 5% durante 1 min ou com metrifonato, embora existam sérias restrições ao uso desse produto. Outra espécie da mesma família (*Lamproglena* sp.) e com grande potencial patogênico é encontrada parasitando tilápias no Rio de Janeiro.

Ergasilídeos

São copépodes diminutos, caracterizados pela grande modificação do par de antenas em garras, por meio das quais se fixam aos filamentos branquiais e narinas dos hospedeiros (marinhos ou de água doce). Os ergasilídeos podem ser encontrados também no plâncton. O macho, à diferença de

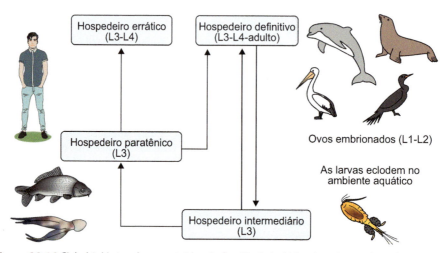

Figura 29.16 Ciclo biológico de nematoides da família Anisakidae. L1 a L4: estágios larvais 1 a 4.

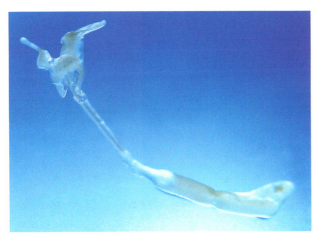

Figura 29.17 *Lernaea cyprinacea*, parasito de peixes. Fêmea adulta.

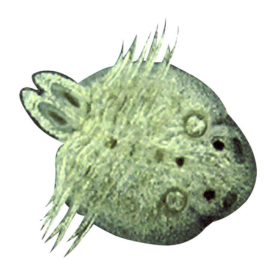

Figura 29.18 *Argulus* sp., parasito de peixes.

outras famílias de copépodes parasitos, é de vida livre. O ciclo biológico é bastante complexo, com vários estágios larvais de vida livre (náuplios e copepoditos). As fêmeas fixam-se ao hospedeiro após a fecundação. Quando fixados às brânquias, provocam oclusão parcial ou total do vaso sanguíneo das lamelas, além de hiperplasia e aumento do muco, provocando redução da capacidade respiratória do hospedeiro e infecções secundárias.

Caligídeos

São copépodes representados em dois gêneros: *Caligus* e *Lepeophtheirus*. São de formato achatado e, ventralmente, apresentam apêndices orais modificados em forma de garra. Entretanto, as patas conservam um formato apropriado para locomoção na superfície do hospedeiro. Os hospedeiros apresentam pequenas manchas brancas, que correspondem aos locais de alimentação dos parasitos. Em níveis altos de infestação, podem-se formar lesões mais extensas e profundas, com exposição do músculo e de aspecto hemorrágico. Esses copépodes constituem um grave problema nas pisciculturas da Europa e da Ásia. No Brasil, existem numerosos registros de caligídeos em peixes marinhos, o que revela também um grande potencial para prejudicar tentativas de cultivo de espécies marinhas.

Branquiuros

São ectoparasitos responsáveis por grandes prejuízos nas pisciculturas. A maioria das espécies pertence ao gênero *Argulus* (providos de ventosas; Figura 29.18) e ao gênero *Dolops* (sem ventosas), conhecidos como "piolhos de peixe". Podem ser caracterizados por apresentar uma carapaça ovoide ou foliácea e pelo formato achatado. No hospedeiro, estão localizados na superfície do corpo, nas nadadeiras e nas brânquias. Esses parasitos têm a capacidade de mudar de hospedeiro e podem ficar livres por um longo período na coluna de água.

O ciclo biológico é direto e as fêmeas, depois de fecundadas, colocam os ovos em substratos como plantas e pedras. A ação patogênica desses parasitos decorre da presença de poderosas mandíbulas, equipadas com estilete usado para perfuração. Os parasitos, ao se alimentarem, introduzem o estilete no tegumento dos hospedeiros e inoculam enzimas digestivas que, além de serem tóxicas, têm ação citolítica, provocando ulcerações nos peixes. Hemorragias puntiformes são frequentes e podem evoluir para lesões de maior tamanho. Está comprovado que esses parasitos são responsáveis por transportar viroses e bacterioses de importância na piscicultura. As brânquias também são muito afetadas, principalmente pela fase de copepodito, na qual os parasitos se movimentam muito no corpo, e os hospedeiros têm a sua função respiratória comprometida.

Isópodes

São crustáceos parasitos, em geral de grande porte, segmentados e achatados dorsoventralmente; as patas estão modificadas em poderosas garras adaptadas para a fixação no hospedeiro. Geralmente, estão aderidos à superfície do corpo, na cavidade branquial, boca e reto dos peixes. Podem funcionar como vetores de hemogregarinas, além de propiciar a instalação de infecções secundárias. Normalmente, a patogenia está limitada ao local de fixação, onde se verificam compressão dos tecidos, infiltração linfocitária e granulomas eosinofílicos. É possível identificar também necrose no tecido afetado.

PROFILAXIA E CONTROLE

No Brasil, são poucos os estudos realizados para testar a eficácia e os efeitos secundários de drogas utilizadas para combater parasitoses em peixes, principalmente nas criações intensivas. Sem a comprovação científica de sua eficácia, não é possível prever a extensão do prejuízo e, em muitos casos, parece ser melhor sacrificar o plantel, drenar e desinfetar o tanque e, a seguir, recomeçar a criação. Assim, o manejo adequado da piscicultura é, sem dúvida, a medida mais importante para evitar que os peixes sejam acometidos pelos mais variados parasitos. Todos os peixes no ambiente natural apresentam uma fauna parasitária característica, muitas vezes sem manifestação patogênica, a qual, entretanto, pode aparecer em condição de piscicultura em razão do aumento da densidade populacional. É de fundamental importância o controle rígido da qualidade da água, do nível do oxigênio, da temperatura, do pH, do fluxo de água nos tanques e da densidade populacional. O transporte adequado dos peixes também é um fator significativo, pois o estresse e as lesões podem facilitar diversas infecções.

Quando os organismos aquáticos se encontram intensamente parasitados ou com lesões profundas, dificilmente recuperam sua normalidade com tratamentos. Portanto, é fundamental o uso de diversas medidas profiláticas. Essa profilaxia deve ser feita nos tanques (desinfecção; o produto mais frequentemente utilizado é cal virgem), nos alevinos e adultos, por meio de banhos profiláticos (formalina, cloreto de sódio, permanganato de potássio ou verde de malaquita) realizados em tanques apropriados com volume conhecido e, posteriormente, transferência para tanques de quarentena.

Um modo de minimizar ou até de evitar todos esses problemas de transmissão de doenças parasitárias pode ser a adoção, por parte dos órgãos públicos, de medidas preventivas com o objetivo de disciplinar o transporte de peixes de um local para outro. Seria a exigência do chamado "Certificado Ictiossanitário". Esse documento comprovaria, por meio de exames efetuados pelos especialistas, que os peixes de determinadas pisciculturas não apresentam problemas de doenças e, portanto, poderiam ser transportados sem perigo para outras pisciculturas. Esse procedimento, sem dúvida, diminuiria drasticamente as possibilidades de disseminação das doenças parasitárias em peixes no Brasil, como já foi feito na América do Norte e em vários países da Europa.

LEITURAS RECOMENDADAS

ALVES, D. R.; LUQUE, J. L.; PARAGUASSÚ, A. R. Ectoparasitos da tilápia nilótica Oreochromis niloticus (Osteichthyes: Cichlidae) da Estação de Piscicultura da UFRRJ. Revista da Universidade Rural (Série Ciências da Vida), v. 22, n. 1, p. 81-85, 2000a.

ALVES, D. R.; LUQUE, J. L.; PARAGUASSÚ, A. R. Metacercárias de Clinostomum marginatum (Digenea: Clinostomidae) em acará-bandeira Pterophyllum scalare (Osteichthyes: Cichlidae) do Estado do Rio de Janeiro, Brasil. Parasitologia al Dia, v. 25, n. 1-2, p. 70-72, 2001.

AMATO, J. F. R.; SÃO CLEMENTE, S. C.; OLIVEIRA, G. A. Tentacularia coryphaenae Bosc, 1801 (Eucestoda: Trypanorhyncha) in the inspection and technology of the skipjack tuna, Katsuwonus pelamys (L.) (Pisces: Scombridae). Atlântica, v. 12, p. 73, 1990.

BARROS, L. A. Parasites and parasitic diseases of South American Ciconiiforms. In: Biology, Medicine and Surgery of South American Wild Animals. Ames: Iowa State University, 2001. p. 131-139.

BASSON, L.; VAN, J. A. S. Trichodinidae and other Ciliophorans (Phylum Ciliophora). In: WOOD, P. T. K. Protozoan and Metazoan Infections. 2. ed. Wallingford: CAB International, 2006. v. 1, Capítulo 5, p. 154-182.

BOXSHALL, G. A.; DEFAYE, D. Pathogens of Wild and Farmed Fish – Sea Lice. Chichester: Ellis Horwood, 1993. 374 p.

DIAS, P. G.; FURUYA, W. M.; PAVANELLI, G. C. et al. Efeito da carga parasitária de Rondonia rondoni Travassos, 1920, (Nematoda, Atrictidae) sobre o fator de condição do armado, Pterodoras granulosus Valenciennes, 1833 (Pisces, Doradidae). Acta Scientiarum, v. 26, n. 2, p. 151-156, 2004.

DICKERSON, H. W. Ichthyophthirius multifilis and Cryptocaryon irritans (Phylum Ciliophora). In: WOOD, P. T. K. Protozoan and Metazoan Infections. 2. ed. Wallingford: CAB International, 2006. v. 1, Capítulo 4, p. 116-153.

EIRAS, J. C. Elementos de Ictioparasitologia. Porto: Fundação Eng. António de Almeida, 1994. 339 p.

EIRAS, J. C. Synopsis of the species of the genus Henneguya Thélohan, 1892 (Myxozoa: Myxosporea: Myxobolidae). Systematic Parasitology, v. 52, n. 1, p. 43-54, 2002.

EIRAS, J. C.; DIAS, M. L. G. G.; PAVANELLI, G. C.; MACHADO, M. H. Histological studies on the effects of Clinostomum marginatum (Digenea, Clinostomidae) in its second intermediate host Loricariichthys platymetopon (Osteichthyes, Loricariidae) of the upper Paraná river, Brazil. Acta Scientiarium, v. 21, n. 1, p. 237-241, 1999.

EIRAS, J. C.; REGO, A. A. Histopatologia em peixes resultante de infecções parasitárias. Publicação do Instituto de Zoologia Dr. Augusto Nobre, v. 208, p. 1-11, 1989.

EWING, M. S.; KOCAN, K. M. Ichthyophthirius multifilis (Ciliophora): population studies suggest reproduction in host epithelium. Journal of Protozoology, v. 35, p. 549-552, 1988.

FEIST, S. W.; LONGSHAW, M. Phylum myxozoa. In: WOOD, P. T. K. Protozoan and Metazoan infections 2. ed. Wallingford: CAB International, 2006. Capítulo 6, v. 1, p. 230-296.

KENT, M. L.; ANDREE, K. B.; BARTHOLOMEW, J. L. et al. Recent Advances in Our Knowledge of the Myxozoa. Journal of Eukaryotic Microbiology, v. 48, n. 4, p. 395-413, 2001.

LESTER, R. J. G.; HAYWARD, C. J. Phylum Arthropoda. In: WOOD, P. T. K. Protozoan and Metazoan infections. 2. ed. Wallingford: CAB International, 2006. v. 1, Capítulo 14, p. 466-565.

LUQUE, J. L.; CHAVES, N. D.; CEZAR, A. D. Novos registros de copépodes caligóideos parasitos de peixes marinhos do Brasil. Náuplius, v. 6, n. 1, p. 9-16, 1998.

MADSEN, H. C. K.; BUCHMANN, K.; MELLERGAARD, S. Trichodina sp. (Ciliophora: Peritrichida) in eel Anguilla anguilla in recirculation systems in Denmark: host-parasite relations. Diseases of Aquatic Organisms, v. 42, n. 1. p. 149-152, 2000.

MARTINS, M. L. Doenças infecciosas e parasitárias de peixes. Boletim Técnico do Centro de Aquicultura da Unesp, n. 3, 66 p, 1998.

MARTINS, M. L.; MORAES, F. R.; MIYAZAKI, D. M. Y. et al. Alternative treatment for Anacanthorus penilabiatus (Monogenea: Dactylogyridae) infection in cultivated pacu, Piaractus mesopotamicus (Osteichthyes: Characidae) in Brazil and their haematological effects. Parasite, v. 9, n. 1, p. 175-180, 2002.

MARTINS, M. L.; ONAKA, E. M.; MORAES, F. R.; FUJIMOTO, R. Y. Mebendazol treatment against Anacanthorus penilabiatus (Monogenea: Dactylogygidae) gill parasite of cultivated Piaractus mesopotamicus (Osteichthyes: Characidae) in Brazil. Acta Parasitológica, v. 46, n. 4, p. 332-336, 2001.

MENEZES, R. C.; TORTELLY, R.; TORTELLY-NETO, R.; NORONHA, D.; MAGALHÃES PINTO, R. Camallanus cotti Fujita, 1927 (Nematoda, Camallanoidea) in ornamental aquarium fishes: pathology and morphology. Mem. Inst. Oswaldo Cruz, v. 101, n. 6, p. 683-687, 2006.

PAVANELLI, G. C.; EIRAS, J. C.; TAKEMOTO, R. M. Doenças de Peixes – Profilaxia, Diagnóstico e Tratamento. Maringá: Universidade Estadual de Maringá, 2002. 305 p.

PAVANELLI, G. C.; RANZANI-PAIVA, M. J. Tainha crua: saúde em risco. Boletim Informativo da Abrapoa, v. 9, p. 7-8, 1996.

SPALDING, M. G.; BANCROFT, G. T.; FORRESTER, D. J. The epizootiology of eustrongylidosis in wading birds (Ciconiiformes) in Florida. Journal of Wildlife Diseases, v. 29, p. 237-249, 1993.

TAVARES, L. E. R.; LUQUE, J. L. Sistemática, biologia e importância em saúde coletiva das larvas de Anisakidae (Nematoda: Ascaridoidea) parasitas de peixes ósseos marinhos do estado do Rio de Janeiro, Brasil. In: SOUZA, A. T. S. (ed.). Sanidade de Organismos Aquáticos no Brasil. Maringá: Abrapoa, 2006. v. 1, p. 297-328.

THOMPSON, K. G.; NEHRING, R. B.; BOWDEN, D. C.; WYGANT, T. Response of rainbow trout Oncorhynchus mykiss to exposure to Myxobolus cerebralis above and below a point source of infectivity in the upper Colorado River. Diseases of Aquatic Organisms, v. 49, n. 3, p. 101-178, 2002.

Métodos de Controle e Resistência Parasitária

30

Marcelo Beltrão Molento

EPIDEMIOLOGIA E RESISTÊNCIA AOS MEDICAMENTOS

O sucesso de qualquer programa de controle parasitário está calcado na relação entre o conhecimento da epidemiologia dos organismos presentes e as formas de controle, tanto das fases de vida livre como das parasitárias, com o principal objetivo de manter todos os animais em plenas condições de bem-estar. Os métodos de controle sanitário devem resultar na melhoria da condição de vida dos animais, assim como propor métodos que não dependam exclusivamente do controle com produtos químicos, a fim de melhorar a relação custo-benefício para o produtor e fazer com que este não tenha gastos com a administração excessiva desses compostos.

O controle das infecções parasitárias em animais de produção (ruminantes, suínos, aves, equinos) e de companhia atualmente depende, em grande parte, da utilização sistemática de agentes químicos. Assim, o surgimento desses compostos, capazes de eliminar grandes quantidades de parasitos (internos e externos) dos hospedeiros, foi considerado um marco da tecnologia, em razão de sua elevada eficácia, fácil administração e boa margem de segurança nas mais variadas espécies. Entretanto, a constante utilização dos compostos promoveu a seleção de populações parasitárias, colocando em risco todos os parasiticidas, independentemente do mecanismo de ação.

A resistência às drogas demonstrada nos organismos é uma adaptação evolutiva e pode ser iniciada logo após a primeira exposição ao fármaco. Os primeiros relatos do aparecimento de organismos resistentes datam da década de 1960, em ovinos, com a diminuição da eficácia contra *Haemonchus contortus* ao benzimidazol; posteriormente, houve relatos para as drogas do mesmo grupo químico, albendazol e mebendazol. Esse fenômeno é denominado de resistência lateral. Hoje, ele ocorre com todos os compostos químicos (benzimidazóis, lactonas macrocíclicas, pirimidinas etc.), com graves consequências econômicas em casos de ruminantes, equinos, suínos e várias espécies de hospedeiros no mundo todo. A resistência anti-helmíntica múltipla ocorre quando estão envolvidas mais de duas drogas de bases farmacológicas distintas,

determinadas por avaliação em campo ou com marcadores moleculares.

Como definição, a resistência parasitária é um fenômeno pelo qual uma droga não consegue manter a mesma eficácia contra os parasitos, se utilizada nas mesmas condições, depois de um determinado período. O intervalo inicial (meses/anos) para que esse fenômeno aconteça dependerá da espécie do parasito, da quantidade de larvas disponíveis no meio ambiente (a diluição retarda a seleção para a resistência), da pressão de seleção exercida pela droga e da frequência de uso do medicamento.

Sabe-se que, no caso de uma população de parasitos SS (homozigoto suscetível e que representa 90% dos indivíduos), uma eficácia de 100% eliminará toda a presença desta genética. Contudo, esse também será o início da alteração na proporção entre as populações suscetíveis e resistentes, pois muitos parasitos com alelos R sobreviverão, incluindo aqueles associados ao alelo S (heterozigoto suscetível). Esse tipo de seleção é caracterizado pelo rápido aparecimento da resistência em função da grande eliminação de indivíduos SS e muitos SR.

Inversamente, para qualquer alta eficácia contra parasitos RS (heterozigotos resistente), que representam 10% da população, a eliminação do alelo S será ainda maior, em virtude da grande eliminação de parasitos SS e da seleção de todos os parasitos com alelo R associados ao alelo S. Caso a pressão de seleção recaia sobre a população com alelo SR e RS, somente o alelo RR (homozigoto dominante) sobreviverá ao tratamento, iniciando um processo lento de resistência, decorrente da baixa frequência desse alelo na população (0,01%) e da grande presença de indivíduos SS, SR e RS de vida livre. Caso a população de larvas no ambiente seja pequena, o processo de seleção será acelerado e o aparecimento da resistência será mais rápido.

Há consenso de que a situação referente à resistência parasitária é alarmante, prejudicando a produção de carne, leite e lã e a oferta de animais jovens, com alta mortalidade destes. Dessa maneira, é imperativo que Médicos Veterinários e demais profissionais envolvidos com a saúde animal entendam como e por que ocorre o fenômeno da resistência parasitária e tenham condições de propor alternativas para seu controle. Teoricamente, o processo de seleção inicia tão logo seja usado o composto "A" e, embora tardiamente, uma vez detectada a resistência para esse composto, parte-se então para o tratamento dos animais com o produto "B". O mecanismo de ação das drogas, nesse exemplo A ou B, está intimamente ligado ao processo de seleção de organismos. Desse modo, podem-se observar curvas diferenciadas de eficácia após um determinado período. Isso ocorrerá sucessivamente até que a população desenvolva resistência múltipla, sendo composta de elementos em sua maioria RR, para duas ou mais bases químicas, esgotando todo o arsenal químico.

Estratégias de manejo para evitar a resistência parasitária

- Tratar do rebanho em intervalos superiores ao período pré-patente dos parasitos
- Alternar diferentes famílias de medicamentos em intervalos superiores a 1 ano para pequenos ruminantes e equinos (verificar a presença de *Paracaris* sp.) e acima de 3 anos para bovinos
- Utilizar produtos de curta ação e, caso necessário, de longa ação
- Tratar os animais que serão adquiridos e incorporados ao novo grupo/rebanho
- Realizar tratamento parcial seletivo no rebanho, permitindo a sobrevivência de parasitos em *refugia*.

Refugia

Esse termo define todas as fases evolutivas do parasito (ovo, larvas e adultos) que não sofreram a pressão de seleção, pois não tiveram ou tiveram muito pouco contato com um antiparasitário. As populações em *refugia* permanecem com seu caráter suscetível, albergando muitos indivíduos SS, de modo que, quanto maior a população em *refugia*, maior será a possibilidade de diluição dos genes que codificam os organismos resistentes. Como já abordado, as famílias de medicamentos apresentam distintos mecanismos de ação, então cada família terá seu nicho genético de *refugia* na população, isto é, mesmo que se utilize muito o medicamento A, tem-se uma população em *refugia* para o medicamento B.

Herança genética da resistência para diferentes compostos antiparasitários

A herança da resistência ao grupo dos benzimidazóis é transmitida de modo dominante ou incompleto recessivo em *H. contortus* e *Trichostrongylus colubriformis*. No caso da resistência ao levamisol pelo *T. colubriformis*, a resistência é uma característica intimamente ligada ao sexo, sendo XX para fêmeas e XO para machos. Para essa droga, a resistência é controlada por um só gene ou por um grupo de genes intimamente ligados, o que demonstra, também, que outros genes autossômicos têm pouca influência. A resistência do *H. contortus* ao levamisol é transmitida de maneira autossômica recessiva em larvas, isto é, outro cromossomo não ligado ao sexo. Foi determinado que a resistência do *H. contortus* às lactonas macrocíclicas é uma característica transferida de modo totalmente dominante, e a geração F1 é reciprocamente resistente a seus progenitores. Essas determinações contribuem para o esclarecimento dos resultados de campo quanto à rápida seleção de organismos resistentes.

Impacto econômico do parasitismo e da resistência parasitária

Os benefícios da utilização de medicamentos antiparasitários estão intimamente ligados à contabilidade de uma propriedade. Quando essa tecnologia é utilizada de maneira correta, fundamentada em conceitos epidemiológicos, todos os envolvidos na cadeia produtiva ganham em produtividade, qualidade e lucratividade. Entretanto, após a observação da rápida escalada da resistência parasitária nas principais regiões produtoras brasileiras, conclui-se que esse repasse tem sido insuficiente. Pesquisadores alertam que a utilização de drogas de maneira não criteriosa irá, muito em breve, acabar completamente com as fontes de controle químico, causando significativo prejuízo para produtores que dependem dessa atividade.

Mesmo sendo o parasitismo a causa primária da redução do potencial produtivo animal, provocando sofrimento e alta mortalidade, muito se discute sobre qual o valor do prejuízo econômico. As infecções parasitárias podem afetar a ingestão alimentar, a digestibilidade e uma variedade de processos fisiológicos. Embora os sinais clínicos demonstrados pelos animais sejam a redução no ganho de peso, na produção de leite, de lã e de carne, no valor final ao abate e no índice reprodutivo e o óbito prematuro, muito se pode inserir nesse contexto. É possível considerar ainda que os animais que apresentam infecções clínicas e mesmo subclínicas são incapazes de desempenhar seu trabalho de maneira satisfatória (p. ex., com uso na tração animal e transporte de pessoas) ou na produção de matéria orgânica (p. ex., fermentação), suficiente para ser utilizada como fertilizante orgânico e/ou energia. Esta incapacidade pode ainda ser responsável pela desnutrição humana, pelo baixo desenvolvimento local da comunidade e ainda pela pouca participação em eventos culturais quando estes envolvam a participação animal (cavalgadas e romarias).

Os dados mais próximos da realidade que demonstram a dimensão dos prejuízos econômicos causados por nematódeos (*Haemonchus* sp., *Cooperia* sp.) em bovinos, especialmente em regiões de clima temperado, chegam a US$ 350 milhões/ano. Foi observado que animais de alta produção leiteira têm melhor resposta produtiva (mais quilogramas de gordura no leite/vaca/lactação) após tratamento antiparasitário do que animais de média e baixa produção. A estimativa feita na Austrália é que o prejuízo causado por helmintos possa chegar a US$ 222 milhões/ano para a indústria ovina. Nas condições encontradas na América do Sul, com vastas extensões de pastagem e vários ecossistemas, podem-se encontrar índices de mortalidade entre 0 e 50% e prejuízos de até US$ 7.100 milhões decorrentes de infecções por parasitas gastrintestinais (Grisi *et al.*, 2014). Dados recentes indicam que a resistência parasitária causa um comprometimento de 10% no ganho de peso e no tempo para a engorda dos animais.

Fatores que pesam na relação custo-benefício de uma propriedade são a frequência e/ou a época de tratamento e o número de animais tratados com o retorno na produção. Em função da complexidade em relação a quais animais devem ser tratados e quais devem ser poupados, três medidas de avaliação foram propostas para auxiliar no acompanhamento de infecções por helmintos:

- Tratar os animais com avaliação individual: identifica, por meio de diagnóstico clínico, o(s) animal(ais) que necessita(m) de tratamento imediato. O sistema de avaliação terapêutica mais eficiente no momento é o método Famacha, que indica diferentes graus de anemia em ovinos parasitados com *H. contortus*
- Tratar os animais com base na avaliação dos dados de produção: mede o efeito das infecções parasitárias subclínicas por meio de parâmetros produtivos, como ganho de peso e produção de leite, antes que a fase clínica ocorra
- Tratar os animais de maneira estratégica: prediz, com base na epidemiologia dos parasitos, as infecções futuras, possibilitando a aplicação de medidas de controle apropriadas. O esquema adotado em bovinos é o tratamento durante seca. Entretanto, o que se observa é que bovinos, equinos e pequenos ruminantes são tratados em uma frequência que desrespeita as indicações epidemiológicas.

Efeito da raça em bovinos

Sabe-se que a incidência parasitária tem grande variação e acomete diferentemente raças indianas/zebuínas (*Bos indicus*) e europeias (*Bos taurus*), sendo os animais indianos e cruzados mais tolerantes às infecções parasitárias do que os animais do Velho Mundo. Desse modo, a resistência parasitária ainda não preocupa a maioria dos bovinocultores brasileiros, que utilizam largamente o animal zebuíno. Contudo, há a necessidade do alerta, pois, embora a resistência ainda não ocorra em larga escala no Brasil, já foi claramente identificada. Os gêneros predominantes nos registros de resistência em bovinos são *Cooperia* sp. e *Trichostrongylus* sp., resistentes ao oxfendazol e benzimidazol, e *Haemonchus* sp. e *Cooperia* sp., resistentes a ivermectina e morantel. O efeito raça para ovinos e caprinos tem despertado interesse em vários grupos de pesquisa, que devem apresentar alguma evidência em futuro breve, considerando níveis de resposta imune e a relação com a contagem de ovos nas fezes ou ainda o uso de marcadores genéticos para seleção de indivíduos tolerantes.

Mensuração da resistência parasitária com o teste de redução da contagem de ovos nas fezes

A maneira mais eficaz para determinar a resistência às drogas é a utilização da contagem de vermes adultos na necropsia em animais naturalmente infectados. Entretanto, a técnica mais empregada no monitoramento da resistência é o teste de redução na contagem de ovos por grama de fezes (TRCOF), comparando-se um grupo-controle com um tratado. A maior dificuldade encontrada por parasitologistas está na incapacidade de diagnosticar a resistência quando esta se apresenta em baixos níveis.

Para utilizar o TRCOF, devem-se selecionar animais saudáveis da mesma categoria (jovens ou adultos), natural ou experimentalmente infectados, identificados e de pesos semelhantes. Os animais devem ser distribuídos nos grupos tratados e não tratados (controle), com 6 a 15 animais para cada grupo (ideal acima de 10). Na formação dos grupos, deve-se evitar a inclusão de animais que apresentem a contagem de ovos por grama de fezes (OPG) abaixo de 200, para propiciar melhor interpretação dos resultados. Para drogas de curta duração (benzimidazole, levamisole e closantel), devem-se coletar amostras de fezes para contagem de OPG no dia 10 após o tratamento. Para as drogas de longa duração, devem-se adotar os mesmos procedimentos, porém a coleta de fezes deve ser realizada nos dias 14 e 21 (para moxidectina) pós-tratamento. Em seguida, pode-se comparar o percentual de redução na eliminação de ovos pelo programa RESO. A eficácia também pode ser calculada por meio da fórmula:

$$100 \times \frac{\text{(Média de OPG controle 14 dias pós-tratamento – Média de OPG tratado 14 dias)}}{\text{Média de OPG controle 14 dias pós-tratamento}} = \text{Eficácia (\%)}$$

Assim, o cálculo será realizado com dados do dia 0, comparados com os dados dos dias 10, 14 ou 21. O teste possibilita avaliar vários produtos simultaneamente e apresenta baixo custo; além disso, a obtenção dos resultados é relativamente rápida. Em equinos e bovinos, pode-se utilizar um único grupo, sendo este o controle dele mesmo. Espera-se que métodos de biologia molecular proporcionem melhor entendimento da dimensão da resistência e maior agilidade nos diagnósticos, sendo utilizados assim como o TRCOF, pré e pós-tratamento.

Embora pesquisadores de vários grupos tenham validado testes *in vitro* (eclodibilidade, migração e desenvolvimento larval, e ingestão) para determinar a eficácia das drogas em campo (ou o estado de resistência) sobre uma população parasitária, algumas características quanto à espécie parasitária, ao produto testado e até mesmo à variação entre laboratórios tornam sua utilização limitada aos projetos científicos.

Tratamento parcial seletivo

O tratamento de todos os animais do rebanho (tratamento em massa) com doses anti-helmínticas preconizadas pela indústria é amplamente utilizado e tem por objetivo a remoção de toda a carga parasitária presente, evitando que escapem, inclusive, alguns parasitos resistentes. Outra opção mais prática é não tratar uma parcela de animais do rebanho, como estratégia para possibilitar a sobrevivência da população em *refugia* na pastagem e nos animais, reduzindo a pressão de seleção. Foi determinado que, quando 20% dos animais são deixados sem tratamento, pode-se reduzir o aparecimento da resistência por um período acima de 10 anos. Se 100% dos animais receberem um tratamento no momento do desmame e 20% não receberem os tratamentos subsequentes, até a venda, início da reprodução ou abate, o nível de parasitismo será semelhante ao cenário codominante, promovendo um retardo significativo na resistência.

Escolha do produto e seleção parasitária

A resistência parasitária coloca em risco a eficácia de todas as drogas existentes, e as entidades envolvidas na cadeia de produção animal devem encarar esse fenômeno com grande responsabilidade. Existem poucas classes distintas de drogas e mesmo um produtor bem informado pode encontrar as mais variadas formas de apresentação de um composto, adquirindo produto semelhante ao que já foi utilizado em sua propriedade.

É importante esclarecer que o número de tratamentos não pode ser avaliado de modo semelhante, como uma unidade comum entre compostos antiparasitários de famílias distintas. Então, ao recomendar uma simples redução no número de tratamentos, pode-se não influenciar significativamente a pressão de seleção. Dessa maneira, um pesquisador poderá concluir, com objetivo econômico, que obteve êxito em um experimento caso x tratamentos tenham sido reduzidos para y sem que ocorresse melhora na produtividade dos animais.

Nesse caso, se um esquema de quatro tratamentos táticos em períodos curtos e em momentos de alta translação (taxa de infecção por L3) com produtos de curta persistência, em animais em pastagem contaminada e sem a mudança para pasto novo, for substituído por somente um tratamento imediatamente antes de mover os animais para um pasto novo, sem larvas em *refugia*, ou caso sejam tratados com um medicamento de altíssima persistência, mesmo sem a mudança de pasto, a seleção será mais evidente para o segundo caso do que para o primeiro. Outro fator que aumenta a pressão de seleção é tratar animais adultos no período final das chuvas (fim do inverno no Nordeste brasileiro), pois isso possibilitará a sobrevivência de parasitos (adultos e larvas) resistentes, que formarão a próxima geração.

Assim, a simples contagem do número de tratamentos administrados é um indicador pouco confiável para calcular a pressão de seleção para a resistência e apresenta uso limitado na decisão de qual combinação de produtos ou estratégias de manejo deve ser aplicada para minimizar essa seleção. Nesse caso, os benefícios seriam a redução de dejetos lançados no meio ambiente, a melhoria na relação custo-benefício da produção, visto que o gasto com a compra de insumos será menor, a manutenção dos níveis produtivos e a redução do custo de mão de obra com o manejo dos animais.

Sistema Integrado de Controle Parasitário

Existem técnicas já em uso ou sendo desenvolvidas que podem auxiliar no combate aos efeitos negativos dos parasitos. Uma grande vantagem de associar essas técnicas ao tratamento estratégico é retardar a seleção parasitária e a diminuição da contaminação das pastagens. A seguir, veja algumas indicações incluídas no Sistema Integrado de Controle Parasitário (SICOPA) que podem ser utilizadas separadamente ou em conjunto. O técnico responsável deve sempre ter em mente que não existem fórmulas prontas para um programa de controle parasitário perfeito, e sim a análise caso a caso para melhor aproveitamento dos recursos humano e animal. Outra observação importante é que os benefícios obtidos com o uso dessas técnicas são transitórios, o que obriga o Veterinário a permanecer atento à eventual troca de atitude clínica.

Métodos com auxílio químico para o controle parasitário

Determinar corretamente o peso dos animais para tratamento

No Brasil, é comum a prática de determinar o peso dos animais "a olho", o que dá margem à sobre e subdosagem e ao desperdício. Para reduzir tamanho desperdício, deve-se utilizar a dose para o lote de animais de peso médio no rebanho em questão, evitando o uso do mais pesado.

Cuidar com administração de medicação oral

Deve-se tomar muito cuidado para que não ocorra o fechamento da goteira esofágica no caso de utilizar a medicação oral em ruminantes. Foi determinado que o oxibendazol (todos os benzimidazóis) pode ter sua passagem rumenal acelerada, o que diminui significativamente sua eficácia. A goteira esofágica é ativada quando a cabeça do animal fica estendida acima da linha horizontal do dorso; assim, para os benzimidazóis, é importante manter a cabeça do animal na horizontal. Caso se utilize uma lactona macricíclica (ivermectina, moxidectina e abamectina) oral, o animal deve ficar com a cabeça na vertical, isto é, erguida, para ativar a goteira esofágica e evitar que o medicamento caia no rúmen e seja antecipadamente biodegradado (perdendo a eficácia).

Diminuir o número de tratamentos

Por motivos econômicos óbvios e para retardar o aparecimento da resistência parasitária, recomenda-se prescrever o menor número de tratamentos por ano. Como visto anteriormente, há uma íntima relação entre o número de tratamentos e a seleção parasitária (resistência). Medicamentos de longa ação devem ser utilizados 1 a 2 vezes ao ano.

Selecionar as drogas antiparasitárias

Devem ser utilizados grupos específicos de drogas para os organismos presentes após diagnóstico clínico e laboratorial.

Testar a eficácia das drogas antes de iniciar o tratamento

Para aquelas situações em que se deseja utilizar a rotação de bases, é indicado proceder com o exame de OPG antes da troca, a fim de determinar a eficácia e a droga que será utilizada com o TRCOF.

Utilizar esquema de tratamento tático

Essa estratégia está baseada na obtenção dos resultados do teste de contagem de ovos nas fezes. Os dados oriundos desse teste, mesmo moderadamente precisos, auxiliam na decisão da época de administração de determinado medicamento. Essa estratégia deve ser indicada para evitar as altas frequências de tratamento.

Fazer a rotação lenta das famílias de vermífugos

Foi comprovado que a rotação rápida de bases químicas acelera o processo da resistência para todos os produtos utilizados, causando a resistência anti-helmíntica múltipla. Como o diagnóstico da resistência é algo de difícil previsão, estipulou-se que o período mínimo para a rotação de drogas seja de 1 ano, no caso de ovinos e caprinos, ou entre 8 e 12 tratamentos para bovinos (3 anos). O critério para essa recomendação é que, dentro de várias gerações, a seleção parasitária será inevitável; então, ao trocar de bases, ocorrerá uma alternância estratégica da seleção química, com consequente redução no processo de resistência. Preconiza-se também o uso contínuo (indefinidamente) de determinada droga, com constante monitoramento por OPG, para somente depois de determinada redução da eficácia (abaixo de 80%) proceder com a mudança da base química. Dessa maneira, a droga seria utilizada até sua exaustão.

Combinar as bases químicas

Na medida do possível, deve-se trabalhar com um tipo de droga por determinado período, porém a combinação de drogas de famílias distintas é prática de rotina entre os produtores, até mesmo com a combinação tripla. A fundamentação científica para a utilização de tal estratégia é que a combinação pode manter a eficácia das drogas em níveis elevados por um período maior em comparação com produtos isolados. No entanto, deve-se ter em mente que é possível utilizar essa estratégia de controle apenas quando a eficácia das drogas, isoladamente, for de, pelo menos, 85 a 95%. Se uma das bases químicas já apresentar certo grau de resistência, essa estratégia não é aconselhável; como consequência, estará sendo desenvolvida a resistência para a(s) outra(s) droga(s).

Tratar animais jovens e gestantes

A categoria de animais recém-nascidos até o período pre-desmame é a mais sensível aos efeitos negativos das infecções parasitárias. As gestantes devem ser tratadas antes do parto (2 a 3 semanas) em razão de sua maior suscetibilidade para infecções. Em virtude de causas ainda não esclarecidas, as fêmeas disseminam um grande número de larvas infectantes na pastagem no período pré e pós-parto.

Tratar animais recém-adquiridos

Deve-se evitar a disseminação de ovos de parasitos resistentes com o tratamento de todos os animais antes de adentrarem o novo lote, respeitando um intervalo de 2 semanas para o segundo tratamento.

Tratar e mudar (dose-and-move)

A indicação de tratar todos os animais do rebanho antes de mudar para pastagens limpas (seguras) é o manejo sanitário mais utilizado no Brasil. Essa estratégia consiste na transferência dos animais, teoricamente limpos, após tratamento antiparasitário, para um piquete sem a presença de ovos ou larvas. Entretanto, já foi observado que, caso existam parasitos sobreviventes (resistentes), estes formarão a base genética da população que contaminará a nova área. A orientação técnica atual, que visa à manutenção da refugia, sugere que os animais retornem para a área original, já contaminada, e que os animais sejam transferidos e se proceda com o tratamento após 2 a 3 semanas, para que haja todos os genótipos na nova área; pode-se ainda proceder com a indicação tradicional, utilizando o esquema de tratamento parcial seletivo, no qual se tratam apenas animais por indicação clínica ou zootécnica, ou ao visualizar a presença do parasito.

Métodos não químicos de controle parasitário

O sucesso de um controle parasitário não depende somente de um esquema de tratamento eficaz, e sim de uma combinação de práticas de manejo que podem ser adotadas em várias circunstâncias. As estratégias sem o uso de produtos químicos visam principalmente a reduzir a contaminação dos animais e da pastagem, e não sua erradicação.

Utilizar animais mais velhos da mesma espécie

A imunidade etária adquirida ocorre quando os animais adultos já tiveram contato com determinado parasito e se tornam aptos a superar tal infecção. Pode-se, então, reunir esses animais "imunes" (ou antes) aos animais jovens, a fim de diminuir a concentração de ovos e larvas infectantes na pastagem. Isso é importante principalmente em bovinos.

Utilizar animais de espécies diferentes

Partindo do princípio de que não haverá perigo de infecção cruzada, a prática de alternar o pastoreio de animais ruminantes e não ruminantes poderá ser útil, contribuindo para o que se chama de "diluição" de larvas infectantes na pastagem.

Consórcio agricultura-pecuária e/ou iLPF

O objetivo, nesse caso, é reduzir o número de larvas infectantes na pastagem. Então, os animais que estiverem em áreas que foram utilizadas para cultivo de grãos anteriormente à pastagem apresentam baixo risco de infecção, pelo menos temporariamente.

Remover as fezes da pastagem

A remoção manual das fezes é um procedimento que pode ser executado em pequenas criações de equinos. De certa maneira, a retirada das fezes dos pastos não somente reduz o nível de larvas infectantes como aumenta a área de pastoreio.

Introduzir parasitos suscetíveis

Embora essa estratégia seja de difícil aceitação por parte de técnicos e produtores, pode ser a última saída para a situação catastrófica encontrada em países como Brasil, Paraguai, Uruguai e África do Sul. Alguns experimentos já comprovaram sua aplicabilidade em campo.

Vacinas

A única vacina que foi desenvolvida com algum sucesso contra helmintos em Medicina Veterinária foi obtida por meio de larvas irradiadas contra Dictyocaulus viviparus, D. filaria e Ancylostomum caninum. Muito se discute e se pesquisa, porém a eficácia das vacinas testadas apresenta baixa persistência. Outro dilema é a pouca especificidade das vacinas, sendo necessária a aplicação de três a quatro vacinas para o controle de alguns grandes vilões da produção animal. A vacina com o antígeno natural H11 de H. contortus vem sendo amplamente utilizada na Austrália e deve ser comercializada no Brasil para uso em ovinos e, possivelmente, caprinos.

Restringir o alimento antes do tratamento (jejum)

A redução da quantidade de alimento (fibras vegetais) promove uma redução da motilidade do trato digestório, o que propicia melhor absorção e maior permanência do medicamento no organismo animal. Outra informação é que os produtos antiparasitários de administração oral contêm um veículo oleoso em sua formulação. Ao associar a formulação da droga à diminuição dos movimentos intestinais, podem-se obter melhor absorção e maior permanência da droga no organismo animal. O jejum ou o período de restrição de 12 a 24 h antes do tratamento pode aumentar a eficácia de drogas como albendazol ou oxfendazol em 40 a 90%. Deve-se evitar tratar fêmeas próximas do parto, animais fracos ou febris e animais em condições de estresse com essa forma de manejo.

Manejar a lotação das pastagens

Deve-se evitar a superpopulação animal nos piquetes, pois, quando isso ocorre, os animais irão pastar até as partes mais baixas do capim, onde está a maioria das larvas.

Controle biológico

O controle biológico de pragas vem ganhando mais destaque, pois utiliza agentes como plantas, fungos, vírus, bactérias, protozoários e insetos para combater outros agentes. Embora em fase de teste por pesquisadores do mundo inteiro, já é possível encontrar alternativas viáveis para o controle parasitário em bovinos. O besouro *Digitonthofagus gazella*, também conhecido como "rola-bosta", tem demonstrado sua funcionalidade em diminuir a incidência das larvas da mosca-do-chifre (*Haematobia irritans*). Os fungos *Drechmeria coniospora* e *Arthrobotrys conoides* parasitam *H. contortus* e o fungo *Duddingtonia flagrans* tem sido testado em experimentos *in vivo* com relativa eficácia na redução de larvas infectantes no ambiente de ovinos e equinos.

Fitoterapia

A demanda por produtos ecológicos e/ou orgânicos por parte do consumidor poderá forçar o mercado a reduzir significativamente a utilização de produtos antiparasitários convencionais, sem que isso prejudique a rentabilidade na atividade. Várias plantas (extrato aquoso/hidroalcoólico ou óleos essenciais) estão sendo testadas com o objetivo de comprovar seu efeito como potente medicamento antiparasitário.

Selecionar geneticamente os hospedeiros

A seleção de hospedeiros geneticamente resistentes/tolerantes aos parasitos pode ser uma promissora alternativa ao controle sanitário de rebanhos. A resistência do hospedeiro provavelmente opera por meio de reações imunológicas (específicas ou não) ou da obtenção de indivíduos resilientes à infecção, o que significa que esses animais devem ter aptidão em compensar os danos causados pela ação parasitária. Embora a herdabilidade para essa característica seja variável, essa é a única alternativa de benefício fixo para o produtor. O uso da genômica em larga escala, buscando a identificação de mutações de um ou poucos nucleotídeos (SNP), oferece a possibilidade de localizar regiões associadas à resistência aos nematodas. Também se prevê que a seleção por hospedeiros resistentes (tolerantes ou mesmo resilientes) possa ser considerada uma estratégia de controle sustentável, que pode ser complementada com um bom manejo de pastagens e a melhora na eficiência dos medicamentos.

Utilizar marcadores fenotípicos e genotípicos para o hospedeiro e no parasito

Com o uso de ferramentas da biologia molecular, parâmetros como hemoglobina, anemia, níveis de imunoglobulinas (Ig) G e E e OPG podem ser utilizados como marcadores de hospedeiros resistentes às infecções parasitárias. Estudos indicam que parasitos resistentes podem ser diagnosticados com iniciadores específicos para benzimidazole (mutação 167 e 200 da isoforma 1 da betatubulina) e macrolactonas (fosfoglicoproteína: P-gp1 e outras).

Tratar o rebanho de maneira parcial seletiva

Como foi visto anteriormente, na maioria dos casos, as infecções por helmintos têm distribuição dispersa, isto é, há muitos hospedeiros com baixa carga parasitária e poucos hospedeiros com alta carga parasitária e sinais clínicos. A estratégia em questão consiste em identificar os animais mais infectados com o auxílio de exames laboratoriais e clínicos. Essa é uma estratégia de grande valor, pois visa a manter a linhagem de parasitos não expostos às drogas (indivíduos homozigotos suscetíveis) na pastagem, diminuindo a pressão de seleção na população parasitária.

Utilizar o método Famacha em pequenos ruminantes contra *H. contortus*

A variação da infecção parasitária entre animais da mesma raça/rebanho pode ser quantificada clinicamente por meio do grau de anemia, visando ao tratamento seletivo dos animais. O guia Famacha (Figura 30.1) propõe a correlação entre os diferentes tons da coloração da conjuntiva dos animais e o percentual do hematócrito para identificar os animais mais suscetíveis e/ou tolerantes contra *H. contortus*. Essa observação é feita na conjuntiva, que é representada com graus de 1 a 5, em que o grau 1 indica um animal sadio e o 5, um animal altamente comprometido clinicamente (anemia grave). O guia determina que os animais que apresentem os graus 3, 4 e 5 sejam tratados. Os idealizadores do método sugerem que é possível:

- Identificar e tratar animais antes que apresentem perdas zootécnicas
- Melhorar a seleção de animais para descarte e reprodução
- Reduzir a frequência de tratamentos

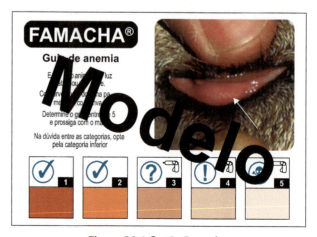

Figura 30.1 Cartão Famacha.

- Reduzir a concentração das drogas no meio ambiente, no leite e na carne
- Possibilitar a participação de produtores nos processos de certificação para melhoria da qualidade de produtos animais na agricultura orgânica. O método foi validado e tem sido amplamente utilizado no Brasil.

CONSIDERAÇÕES FINAIS

A falha no controle parasitário impõe um sério risco à saúde e ao bem-estar dos animais e é cada vez mais claro que os produtos antiparasitários não irão permanecer com sua alta eficácia contra a maioria dos parasitos indefinidamente; já há várias evidências de que o problema da resistência irá se alastrar entre regiões e países, pois equinos, além de bovinos e pequenos ruminantes, e outras espécies animais continuam a ser tratadas intensamente, até mesmo com medicamentos em combinação. Novos produtos, com distintos mecanismos de ação, devem chegar ao mercado e é imprescindível que eles sejam utilizados com o devido cuidado para que seja mantida sua eficácia por períodos prolongados. Assim, o compromisso de utilizar medicamentos de maneira individual e controlada, com estratégias de controle para reduzir a seleção de parasitos, é fundamental para a manutenção de produtos eficientes. O diagnóstico da resistência contra anti-helmínticos por meio do TRCOF deve ser utilizado 1 a 2 vezes ao ano para monitorar a eficácia das drogas. Oportunamente, haverá testes moleculares para determinar a situação no campo para uma ou mais famílias de produtos.

LEITURAS RECOMENDADAS

AMARANTE, A. F. T.; PADOVANI, C. R.; BARBOSA, M. A. Contaminação da pastagem por larvas infectantes de nematódeos gastrintestinais parasitas de bovinos e ovinos em Botucatu, SP. *Rev. Bras. Parasitol. Vet.*, v. 5, p. 65-73, 1996.

COLES, G. C.; BAUER, C.; BORGSTEEDE, F. *et al.* World Association for the Advancement of Veterinary Parasitology (WAAVP) methods for the detection of anthelmintic resistance in nematodes of veterinary importance. *Vet. Parasitol.*, v. 44, p. 35-44, 1992.

DASH, K. M.; NEWMAN, R. L.; HALL, E. Recommendations to minimize for anthelmintic resistance in nematode control programmes. *In: Resistance in Nematodes to Anthelmintic Drugs.* Glebe, Austrália: Anderson & Waller, Editora CSIRO, 1985.

ECHEVARRIA, F.; BORBA, M.; PINHEIRO, A. *et al.* The prevalence of anthelmintic resistance in nematode parasites in sheep in Southern Latin America: Brazil. *Vet. Parasitol.*, v. 62, p. 199-206, 1996.

FIEL, C. A.; SAUMELL, C.; STEFFAN, P. *et al.* Resistencia de los nematodes trichostrongylideos – *Cooperia y Trichostrongylus* – a tratamientos con avermectinas en bovinos de la Pampa Húmeda, Argentina. *Rev. Med. Vet.*, v. 81, p. 310-315, 2000.

GORDON, H. M.; WHITLOCK, H. V. A new technique for counting nematode eggs in sheep faeces. *J. Council. Sci. Ind. Res.*, v. 12, p. 50-52, 1939.

GRISI, L.; LEITE, R. C.; MARTINS, J. R.; BARROS, T. M.; ANDREOTTI, R.; CANADA, P. H.; LEON, A. A. P.; PEREIRA, J. B.; VILLA, H. S. Reassessment of the potential economic impact of cattle parasites in Brazil. *Revista Brasileira de Parasitologia Veterinária*, v. 23, n. 2, p. 150-156, 2014.

HECK, I.; LEANDRO, A.; LEITE, C. *et al.* Efeito do clima sobre a infecção parasitária em bezerros e presença de larvas em manejo rotativo de pasto em Santa Maria, RS, Brasil. *Ciência Rural*, v. 35, p. 116-119, 2005.

HENNESSY, D. R. Physiology, pharmacology and parasitology. *Int. J. Parasitol.*, v. 27, p. 145-152, 1997.

LE JAMBRE, L. F. Genetic aspects of anthelmintic resistance in nematodes. *In*: ANDERSON, N.; WALLER, P. (eds.). *Resistance in Nematodes to Anthelmintic Drugs.* Glebe, Austrália: Anderson & Waller, Editora CSIRO, 1985. p. 97-106.

LE JAMBRE, L. F. Relationship of blood loss to worm numbers, biomass and egg production in *Haemonchus* infected sheep. *Int. J. Parasitol.*, v. 25, p. 269-273, 1995.

LOVE, S. Combinations of sheep drenches, resistance and "refugia". *State Worm Control.* Armidale: NSW Agriculture, 2003.

MELLO, M. H. A.; DEPNER, R. A.; MOLENTO, M. B.; FERREIRA, J. Resistência lateral às macrolactonas em nematodas de bovinos. *Arch. Vet. Sci.*, v. 11, p. 8-12, 2006.

MOLENTO, M.B.; NIELSEN, M.; KAPLAN, R.M. Resistance to avermectin/milbemycin anthelmintics in equine cyathostomins – current situation. *Veterinary Parasitology*, v. 185, p. 16-24, 2012.

MOLENTO, M. B.; PRICHARD, R. K. Nematode control and the possible development of anthelmintic resistance. *Rev. Bras. Parasitol. Vet.*, v. 8, p. 75-86, 1999.

MOLENTO, M. B.; TASCA, C.; GALLO, A. *et al.* Método Famacha como parâmetro clínico individual de infecção por *Haemonchus contortus*. *Ciência Rural*, v. 34, p. 1139-1145, 2004.

NIEZEN, J. H.; CHARLESTON, A. G.; HODGSON, J. Controlling internal parasites in grazing ruminants without recourse to anthelmintics: approaches, experiences and prospects. *Int. J. Parasitol.*, v. 26, p. 983-992, 1996.

PAIVA, F.; SATO, M.; ACUÑA, A. *et al.* Resistência a ivermectina constatada em *Haemonchus placei* e *Cooperia punctata* em bovinos. *Hora Vet.*, v. 120, p. 29-34, 2001.

PRICHARD, R. K. Anthelmintic resistance in nematodes: extent, recent understanding and future directions for control and research. *Int. J. Parasitol.*, v. 4, p. 515-523, 1990.

PRICHARD, R. K. Genetic variability following selection of *Haemonchus contortus* with anthelmintics. *Trends Parasitol.*, v. 17, p. 445-453, 2001.

SANGSTER, N. C. Managing parasiticide resistance. *Vet. Parasitol.*, v. 98, p. 89-109, 2001.

THOMAZ-SOCCOL, V.; SOUZA, F. P.; SOTOMAIOR, C. *et al.* Resistance of gastrintestinal nematodes to anthelmintics in sheep (*Ovis aries*). *Braz. Arch. Biol. Technol.*, v. 47, p. 41-47, 2004.

VAN WYK, J. A.; BATH, G. F. The Famacha system for managing haemonchosis in sheep and goats by clinically identifying individual animals for treatment. *Vet. Res.*, v. 33, p. 509-529, 2002.

VAN WYK, J. A. Refugia – overlooked as perhaps the most potent factor concerning the development of anthelmintic resistance. *Onderst J. Vet. Res.*, v. 68, p. 55-67, 2001.

VATTA, A. F.; LETTY, B. A.; VAN DER LINDE, M. J. *et al.* Testing for clinical anaemia caused by *Haemonchus* spp. in goats farmed under resource-poor conditions in South Africa using an eye colour chart developed for sheep. *Vet. Parasitol.*, v. 99, p. 1-14, 2001.

VIEIRA, L. S.; CAVALCANTE, A. C. Resistência anti-helmíntica em rebanhos caprinos no Estado do Ceará. *Pesq. Vet. Bras.*, v. 19, p. 99-103, 1999.

UENO, H.; GONÇALVES, P. C. *Manual para Diagnóstico das Helmintoses de Ruminantes.* 4. ed. Tokio: Japan International Cooperation Agency, 1998.

WOOD, I. B.; AMARAL, N.; BAIRDEN, K. *et al.* World Association for the Advancement of Veterinary Parasitology (WAAVP) second edition of guidelines for evaluating the efficacy of anthelmintics in ruminants (bovine, ovine, caprine). *J. Vet. Parasitol.*, v. 58, p. 181-213, 1995.

Biotecnologias Aplicadas à Parasitologia Veterinária | Era Multiômica

31

Marcelo Beltrão Molento, Edneia Amancio de Souza Ramos Cavalieri e Amilcar Arenal Cruz*

INTRODUÇÃO

Os prejuízos para a saúde animal, causados pela alta prevalência de infecções parasitárias e pela dificuldade em se realizar o controle efetivo de nematoides gastrintestinais, instigam veterinários e pesquisadores à busca de novas soluções. O controle químico em altas doses, com ou sem combinação, continua preocupante, pois, por vezes, não há critérios para sua utilização. No entanto, as únicas ferramentas disponíveis são as avaliações fenotípicas dos animais (sinais clínicos, Famacha, exame de fezes), as quais nem sempre refletem seguramente os níveis de infecção. Nesse sentido, a biologia molecular propiciou avanços para a identificação de características genotípicas, antes mesmo do estabelecimento do processo infeccioso, contribuindo de maneira significativa para uma melhor abordagem terapêutica ou mesmo para a eliminação dos parasitos resistentes.

O uso profícuo e sem controle dos antiparasitários resulta na seleção e na propagação de parasitos resistentes, contribuindo com alto índice de homozigose (RR) e a perda total da heterogenia para indivíduos suscetíveis (SS). Esse perfil representa uma ameaça ao controle parasitário de médio e longo prazos. Nesse sentido, os testes moleculares poderiam auxiliar na identificação precoce, proporcionar resultados com maior sensibilidade e quantificar o nível de resistência, auxiliando na escolha de meios eficazes para a prevenção e controle.

PROCESSOS MOLECULARES DA RESISTÊNCIA PARASITÁRIA

Com a identificação de genes ou *loci* sob seleção e a detecção de marcadores genotípicos de resistência à ivermectina (IVM), já

é possível realizar o monitoramento de genótipos resistentes antes que ocorram alterações fenotípicas, o que proporciona um avanço nas pesquisas científicas sobre o desenvolvimento e o controle da resistência dos parasitos. Um dos modelos estudados, o *Haemonchus contortus*, é um nematoide parasito, com o cariótipo 2n = 11, sendo XO nos machos ou XX nas fêmeas, com 2n = 12. Todos os cinco cromossomos autossômicos e o cromossomo sexual têm tamanhos similares. O acasalamento dos vermes adultos no hospedeiro é poliândrico, de modo que uma única fêmea é capaz de acasalar repetidamente com vários machos. As ninhadas de vermes de fêmeas individuais podem conter a progênie (F1) derivada de pelo menos quatro genótipos paternos diferentes e esse fato contribui para a seleção contínua de indivíduos resistentes aos fármacos.

Sabe-se também que a resistência para a IVM é considerada multigênica, pois há vários *loci* envolvidos em duas estirpes diferentes de *H. contortus*, o que indica uma seleção de parasitos independente do composto antiparasitário (incluindo outras bases químicas). Essa seleção foi transmitida à prole após cada retrocruzamento da estirpe parental suscetível com a não suscetível, a partir apenas da sobrevivência de uma pequena proporção da progênie à dose terapêutica de IVM. Esse perfil sugeriu aos pesquisadores que múltiplos *loci* são segregados independentemente e, com isso, são responsáveis pelo fenótipo de resistência a IVM.

Embora o processo de resistência parasitária aos medicamentos possa ser avaliado por meio da diminuição da inibição de eclosão ou alimentação larval em testes *in vitro*, esses testes não são sensíveis o suficiente para detectar o aparecimento precoce da resistência. A ausência de ferramentas genômicas disponíveis para os diversos parasitos faz a abordagem predominante, no momento, ser a análise de genes individuais ou famílias de genes envolvidos na resistência, como a IVM, incluindo as glicoproteínas-P (P-gp, do inglês *P-glycoprotein*), os membros da família de transportadores do tipo ABC (do

---

*Agradecimento a Luciana Laitano Dias de Castro, Médica Veterinária, Mestre em Ciências e doutoranda do laboratório de Doenças Parasitárias, do Setor de Ciências Agrárias da Universidade Federal do Paraná (UFPR), pelo auxílio na elaboração deste capítulo.

inglês *ATP binding cassete*) e os canais de cloro potencializados pelo glutamato (GluCl), pertencentes ao grupo dos receptores de canais iônicos abertos por ligante (LGIC, do inglês *Ligand-Gated Ion Channel*). Entretanto, com as recentes publicações do genoma de *H. contortus*, as abordagens genômicas poderão ser utilizadas para determinar genes ou *loci* sob seleção, assim como marcadores moleculares associados à resistência, avaliando as mudanças genotípicas determinantes e o desenvolvimento de testes moleculares diagnósticos.

AVANÇO NOS TESTES GENÔMICOS COM NOVAS TECNOLOGIAS

Apesar dos avanços das pesquisas genômicas ao longo das últimas décadas, a compreensão dos mecanismos moleculares subjacentes à resistência anti-helmíntica permanece longe de ser desvendada. Em parte, isso decorre de condições experimentais difíceis e da falta de ferramentas para análise funcional e genética, além de investimento financeiro limitado, tamanhos relativamente grandes dos genomas, alta complexidade na montagem das sequências e grande número de polimorfismos (entre indivíduos e entre populações). Esses fatores resultaram em pesquisas sobre polimorfismos de nucleotídeo único (SNP, do inglês *single nucleotide polymorphism*) em um pequeno número de genes candidatos, que já foram identificados.

Para isso, duas abordagens têm sido adotadas:

- Investigar as diferenças nas frequências de SNP candidatos entre populações de parasitos resistentes e suscetíveis retirados do campo
- Identificar a perda de polimorfismos em sequências de genes candidatos após a seleção de populações resistentes em infecções experimentais. Esses estudos muitas vezes examinam um pequeno número de *loci*, por vezes apenas um, e geralmente resultam apenas em evidências de associação entre um polimorfismo de sequência e um fenótipo de resistência a drogas. Nesse caso, uma das prioridades de investigação mais importantes para a Parasitologia Humana e Veterinária é identificar as mutações no genoma do parasito que dão origem à resistência anti-helmíntica. Isso auxiliaria na compreensão dos mecanismos envolvidos, tanto no nível celular quanto no populacional, e no desenvolvimento de testes de diagnóstico molecular. Um entendimento da base genética da resistência também pode conduzir ao importante desenvolvimento de drogas ou agentes sinérgicos ou a novos compostos anti-helmínticos.

Um dos exemplos de resistência helmíntica por meio de SNP resulta da substituição Phe200Tyr no polipeptídeo isótipo-1 do gene da β-tubulina, que ocorre em certo número de espécies de nematódeos tricostrongilídeos, parasitos de equinos e ruminantes, resistentes aos benzimidazóis (BZ). É evidente que, em muitos casos, as mutações individuais não conseguem explicar inteiramente a variação detectada em respostas ao fármaco, o que sugere que múltiplas mutações estejam envolvidas; mesmo assim, essa substituição parece ser um evento muito comum e importante na resistência aos BZ. No entanto, não parecem representar *in vivo* o fenótipo de resistência completa em todos os casos, o que sugere que, mesmo para a resistência aos BZ, múltiplos *loci* possam estar envolvidos em algumas espécies de parasitos.

IDENTIFICAÇÃO DAS ESPÉCIES DE PARASITOS COM O USO DE MICROSSATÉLITES

As estirpes de *H. contortus* utilizadas em vários laboratórios em todo o mundo demonstram um alto nível de diversidade genética dentro desse grupo. Para minimizar a variação entre os protocolos experimentais, têm sido utilizados os marcadores de microssatélites, desenvolvidos com o objetivo de caracterizar estirpes e investigar as relações genéticas entre elas. Os microssatélites são marcadores valiosos para esse propósito, porque são regiões altamente polimórficas e multialélicas e que possibilitam um número relativamente pequeno de marcadores, fornecendo um elevado nível de discriminação entre as estirpes. Eles podem ser amplificados a partir de amostras de DNA individuais ou preparados a partir de populações de parasitos em testes multiplex, que possibilitam a identificação de estirpes de maneira rápida e barata apenas com algumas reações em cadeia da polimerase (PCR). Essas impressões digitais genéticas são altamente estáveis para uma determinada estirpe, tanto ao longo do tempo quanto entre os hospedeiros.

Os termos dominante e recessivo descrevem os traços genéticos de um único gene, mas têm valor limitado para caracteres quantitativos, que são determinados pelo efeito aditivo de múltiplos *loci*. Esse é particularmente o caso para fenótipos de resistência a drogas, uma vez que a natureza do fenótipo pode depender da concentração do medicamento a ser utilizado, ou seja, um fenótipo aparentemente dominante em uma concentração do fármaco pode se comportar de maneira recessiva em outro. É muito mais útil considerar mutações de resistência a drogas como os traços de *loci* quantitativos (QTL, do inglês *quantitative trace loci*), sendo que cada *loci* pode contribuir para o fenótipo geral de resistência aos medicamentos de maneira aditiva. Em alguns casos, um único QTL pode demonstrar todos os fenótipos de resistência observados, mas, em outros, até mesmo na maioria dos casos, o fenótipo pode ser determinado pelo efeito aditivo dos múltiplos *loci*. Os princípios de mapeamento dos QTL têm sido descritos há muitas décadas e os avanços em tecnologias de genotipagem e análises estatísticas levaram a uma infinidade de estudos de mapeamento de QTL para características humanas das doenças e características de produção em animais domésticos e plantas de importância agrícola. Os aspectos técnicos do mapeamento de QTL e os recentes desenvolvimentos em seu mapeamento ainda não foram amplamente explorados na pesquisa de drogas ou resistência aos antiparasitários. A recente explosão de dados de sequências do genoma definidos, juntamente com a crescente disponibilidade de tecnologias de sequenciamento, pode tornar a aplicação de mapeamento de QTL cada vez mais possível. A longo prazo, essas abordagens serão necessárias para obter uma compreensão quantitativa mais detalhada da base genética da resistência anti-helmíntica.

SILENCIAMENTO DO RNA COMO TERAPIA ANTIPARASITÁRIA

A técnica de usar genes de silenciamento com a técnica de RNA de interferência (RNAi) foi descrita primeiro no modelo com o nematoda *Caenorhabditis elegans* e tem sido usada extensivamente desde então para examinar a função de genes. A técnica de RNAi tem sido aplicada em vários organismos, incluindo *Fasciola hepatica*, *Schistosoma mansoni*, nematodas, protozoários e tripanossomas. A mistura de RNA de fita dupla (dsRNA) causa uma interferência potente e específica e tem sido aplicada pela sua facilidade de manipulação, pela boa reprodutibilidade do RNAi em *C. elegans* e pelo desenvolvimento de novas plataformas de sequenciamento genômico.

O silenciamento do RNA tem grande potencial para identificar alvos para vacinas e drogas para parasitos e tem muitas vantagens sobre os métodos convencionais de investigação da função de genes, como o nocaute ou deleção de genes e a redução da expressão de genes por meio de RNA antissentido. Enquanto uma porção de uma sequência de RNAm em particular é conhecida, os efeitos de alteração da sua expressão podem ser avaliados com a introdução do dsRNA, que corresponde à sequência desejada, evitando a necessidade da geração e seleção de transformantes genéticos estáveis que contêm inserções de um DNA de interesse. Em geral, existem efeitos fenotípicos causados pelo tratamento dos parasitos, depois da imersão (RNA + solução de silenciamento), a alimentação ou a eletroporação de parasitos nematodas com dsRNA. A acessibilidade dos genes-alvo para dsRNA é um fator importante para a eficiência do RNAi.

BIBLIOTECA DE APRESENTAÇÃO DE FAGOS

Os bacteriófagos têm várias aplicações potenciais na indústria da biotecnologia moderna. Eles têm sido propostos como veículos de entrega para vacinas de proteínas e de DNA, veículos de entrega de terapia gênica, alternativas aos antibióticos para a detecção de bactérias patogênicas e ferramentas para a pesquisa de bibliotecas de proteínas, peptídeos ou anticorpos. Essa área de investigação é ainda relativamente nova no caso de parasitos de animais, mas tem sido usada para identificar candidatos a vacinas peptidomiméticas contra uma gama de organismos patogênicos. Essa tecnologia foi aplicada inicialmente em *Trichinella spiralis*, *Fasciola hepatica*, *Rhipicephalus microplus*, *Taenia solium*, *Schistosoma japonicum* e *Plasmodium falciparum*.

ESTUDOS DE EPIGENÉTICA NA PARASITOLOGIA

Com os avanços dos estudos moleculares, a epigenética se apresenta como um novo campo de estudo para a interação entre o ambiente e os organismos. O termo epigenética define os eventos bioquímicos que modificam a conformação do DNA sem alterar a sua sequência nucleotídica, mas que alteram a expressão dos genes. Esses eventos são de caráter hereditário e podem ser modificados ao longo da vida do indivíduo, de acordo com a exposição a certos nutrientes e produtos tóxicos. As duas alterações epigenéticas mais estudadas são a metilação de bases do DNA e as modificações pós-traducionais das histonas, sendo ambos os eventos bem caracterizados em humanos. Sabe-se que as alterações nos grupamentos químicos das histonas são eventos frequentes na regulação da expressão gênica também em parasitos, contudo não se sabe se a metilação também seria um mecanismo epigenético importante, tal como em mamíferos. A recente descoberta da metilação de adeninas em *C. elegans* sugere que processos semelhantes também acontecem em outros nematoides, como o *H. contortus*, mas isso ainda precisa ser mais bem compreendido. Outro evento epigenético presente em parasitos é a presença de RNA não codificadores, que atuam sobre as proteínas transcritas, inativando-as ou degradando-as.

GENÔMICA, PROTEÔMICA, METAGENÔMICA, METABOLÔMICA E GENÉTICA RECOMBINANTE

Os recentes avanços tecnológicos na Medicina Humana e Veterinária têm encontrado ampla aplicabilidade na Parasitologia, em razão da busca de soluções para doenças em comum. Assim, o conceito de inovação é uma grande realidade e as novas tendências tecnológicas oferecem um cenário cada vez mais moderno no ramo da biotecnologia. Embora essas tecnologias tenham custo elevado, a incessante procura por novas técnicas têm agregado altos níveis de qualidade e praticidade na pesquisa e no diagnóstico, o que possibilita alcançar padrões internacionais de qualidade no Brasil e no mundo. As ferramentas de genômica em larga escala se tornaram de uso rotineiro em vários laboratórios e, recentemente, o sequenciamento de última geração (isto é, a quarta geração das plataformas de sequenciamento) tem introduzido novas técnicas, tornando o seu uso acessível, incluindo o preparo de grandes bibliotecas de genes (coleção de todo o DNA genômico de um único organismo).

Poucas décadas separam as denominadas novas fronteiras da biologia molecular de altíssima complexidade, como as técnicas de síntese de genes, clonagem e sequenciamento de DNA para estudar a função de genes e sua aplicação recombinante, assim como a modificação genética e a produção de peptídeos sintéticos. Os desafios atuais estão centrados no sequenciamento de áreas específicas do genoma e na genotipagem em larga escala utilizando plataformas que comparam milhares de genes candidatos. A proteômica, a metagenômica e a epigenômica podem ser consideradas etapas de um futuro breve na Parasitologia, em virtude de sua aplicação em estudos com câncer e metabolismo, identificando e quantificando proteínas específicas envolvidas.

A área de bioinformática é, sem duvida, uma aliada dos pesquisadores pelo poder de compilação dos dados e a interpretação de tamanha quantidade de informação, podendo chegar a 4 a 8 Gb de resultados dependendo da plataforma utilizada no processo. O objetivo das análises de bioinformática é propiciar alto nível de compreensão dos sistemas biológicos, como a relação parasito-hospedeiro, os locais de ação de produtos, os ciclos bioquímicos, os candidatos vacinais e o mapeamento de regiões entre parasitos suscetíveis e resistentes aos compostos químicos. Os programas de bioinformática, assim como os gigantescos bancos de dados, podem esclarecer o perfil proteômico (possíveis proteínas), com a possibilidade de quantificar diferentes proteínas (1 dimensão/1D e 2D), fornecendo informações sobre os sistemas biológicos.

A vantagem dessas técnicas é a possibilidade de sequenciamento de fragmentos menores que 200 pb em grande quantidade e, como já existe um grande banco de dados para comparação, é possível identificar locais ou regiões com similaridades funcionais para aplicação prática. Várias empresas oferecem serviços de bioinformática de maneira rápida e com apoio para interpretação. Pode-se dizer ainda que existem vários desafios para as pesquisas em genômica na Parasitologia Veterinária, incluindo a falta de cepas genéticas puras e/ou geneticamente adequadas, dificuldades no entendimento de acasalamentos de pares e, no caso da resistência anti-helmíntica, dificuldades na obtenção, de modo confiável, de um grande número de fenótipos de progênies suscetíveis e resistentes.

LEITURAS RECOMENDADAS

ABOOBAKER, A. A.; BLAXTER, M. L. Use of RNA interference to investigate gene function in the human filarial nematode parasite *Brugia malayi*. *Mol. Biochem. Parasitol.*, v. 129, p. 41-51, 2003.

ALSFORD, S.; HORN, D. Elongator protein 3b negatively regulates ribosomal DNA transcription in African trypanosomes. *Mol. Cell. Biol.*, v. 31, p. 1822-1832, 2011.

DELL'OCA, N.; BASIKA, T.; CORVO, I.; CASTILLO, E.; BRINDLEY, P. J.; RINALDI, G.; TORT, J. F. RNA interference in *Fasciola hepatica* newly excysted juveniles: Long dsRNA induces more persistent silencing than siRNA. *Mol. Biochem. Parasitol.*, v. 197, p. 28-35, 2014.

ELLIS, S.; NEWLANDS, G.; NISBET, A.; MATTHEWS, J. Phage-display library biopanning as a novel approach to identifying nematode vaccine antigens. *Parasite Immunology*, v. 34, p. 285-295, 2012.

FIRE, A.; XU, S.; MONTGOMERY, M. K.; KOSTAS, S. A.; DRIVER, S.E.; MELLO, C.C. Potent and specific genetic interference by double-stranded RNA in *Caenorhabditis elegans*. *Nature*, v. 391, p. 806-811, 1998.

GELDHOF, P.; VISSER, A.; CLARK, D.; SAUNDERS, G.; BRITTON, C.; GILLEARD, J.; BERRIMAN, M.; KNOX, D. RNA interference in parasitic helminths: current situation, potential pitfalls and future prospects. *Parasitol*, v. 134, p. 609-619, 2007.

HONG-GELLER, E.; MICHEVA-VITEVA, S. N. Functional gene discovery using RNA interference-based genomic screens to combat pathogen infection. *Curr. Drug Discov. Technol.*, v. 7, p. 86-94, 2010.

ISSA, Z.; GRANT, W. N.; STASIUK, S.; SHOEMAKER, C. B. Development of methods for RNA interference in the sheep gastrointestinal parasite, *Trichostrongylus colubriformis*. *Int. J. Parasitol.*, v. 35, p. 935-940, 2005.

KNOX, D. P.; GELDHOF, P.; VISSER, A.; BRITTON, C. RNA interference in parasitic nematodes of animals: a reality check? *TRENDS Parasitol.*, v. 23, p. 105-107, 2007.

KOLEV, N. G.; TSCHUDI, C.; ULLU, E. RNA interference in protozoan parasites: achievements and challenges. *Eukaryot Cell*, v. 10, p. 1156-1163, 2011.

KOTZE, A. C.; BAGNALL, N. H. RNA interference in *Haemonchus contortus*: Suppression of beta-tubulin gene expression in L3, L4 and adult worms *in vitro*. *Mol. Biochem. Parasitol.*, v. 145, p. 101-110, 2006.

LUSTIGMAN, S.; ZHANG, J.; LIU, J.; OKSOV, Y.; HASHMI, S. RNA interference targeting cathepsin L and Z-like cysteine proteases of *Onchocerca volvulus* confirmed their essential function during L3 molting. *Mol. Biochem. Parasitol.*, v. 138, p. 165-170, 2004.

RINALDI, G.; MORALES, M. E.; ALREFAEI, Y. N.; CANCELA, M.; CASTILLO, E.; DALTON, J. P.; TORT, J. F.; BRINDLEY, P. J.; RNA interference targeting leucine aminopeptidase blocks hatching of *Schistosoma mansoni* eggs. *Mol. Biochem. Parasitol*, v. 167, p. 118-126, 2009.

SAMARASINGHE, B.; KNOX, D. P.; BRITTON, C. Factors affecting susceptibility to RNA interference in *Haemonchus contortus* and *in vivo* silencing of an H11 aminopeptidase gene. *Int. J. Parasitol.*, v. 41, p. 51-59, 2011.

WITOLA, W. H.; COOKS-FAGBODUN, S.; ORDONEZ, A. R.; MATTHEWS, K.; ABUGRI, D. A.; MCHUGH, M. Knockdown of phosphoethanolamine transmethylation enzymes decreases viability of *Haemonchus contortus*. *Vet. Parasitol.*, v. 223, p. 1-6, 2016.

ZAWADZKI, J.; KOTZE, A.; FRITZ, J.-A.; JOHNSON, N.; HEMSWORTH, J.; HINES, B.; BEHM, C. Silencing of essential genes by RNA interference in *Haemonchus contortus*. *Parasitology*, v. 139, p. 613-629, 2012.

Identificação de Endoparasitos

32

Silvia Gonzalez Monteiro

INTRODUÇÃO

Este capítulo é dedicado à identificação de ovos, cistos, oocistos e larvas de parasitos. São abordados os principais helmintos e protozoários parasitos de cães, gatos, ruminantes, equinos, suínos e aves.

PRINCIPAIS PARASITOS DE CÃES E GATOS

Trichuris vulpis | Nematoda (Figura 32.1)

- Hospedeiros: cães
- Ovos de parede espessa e casca lisa, com dois opérculos transparentes nos polos
- Tamanho médio: 75 a 90 μm de comprimento × 32 a 40 μm de largura
- No interior do ovo, há um conteúdo granular não segmentado.

Capillaria spp. | Nematoda (Figura 32.2)

- Hospedeiros:
  - *Capillaria feliscati*: urina de gato
  - *C. plica*: urina de cão
  - *C. aerophilla*: fezes de cães e gatos
- Ovo de cor amarelada ou amarronzada, de formato oval, com dois opérculos transparentes nas extremidades
- Tamanho médio: 60 a 72 μm de comprimento × 30 a 40 μm de largura
- O interior do ovo tem conteúdo não segmentado, granular fino.

Dioctophyma renale | Nematoda (Figura 32.3)

- Hospedeiros: cães e gatos
- Ovos de formato oval, de cor castanho-amarelada e casca espessa e irregular. Há um opérculo pouco protuberante em cada extremidade
- Tamanho médio: 70 a 80 μm de comprimento × 42 a 52 μm de largura
- Os ovos são encontrados na urina.

Toxascaris leonina | Nematoda (Figura 32.4)

- Hospedeiros: cães e gatos
- Ovos quase esféricos ou levemente ovais, com casca espessa, lisa e pálida

- Tamanho médio: 70 a 80 μm
- Conteúdo granular claro, não segmentado.

Toxocara canis | Nematoda (Figura 32.5)

- Hospedeiros: cães
- Ovos quase esféricos ou levemente ovais, com casca espessa e granular
- Tamanho médio: 75 a 80 μm
- Conteúdo granular de cor marrom a preto.

Toxocara cati (Sinonímia: *T. mystax*) | Nematoda (Figura 32.6)

- Hospedeiros: gatos
- Ovos quase esféricos ou levemente ovais, com casca espessa e irregular. Conteúdo granular marrom a preto, não segmentado
- Tamanho médio: 65 a 75 μm.

Dipylidium caninum | Cestoda (Figura 32.7)

- Hospedeiros: cães e gatos
- Ovos quase esféricos, de cor castanho-amarelada; saem nas fezes dentro de uma cápsula ovígera (120 a 200 μm; 10 a 30 ovos por cápsula)
- Ovos de tamanho pequeno: 25 a 50 μm
- Cada ovo contém um embrião hexacanto no seu interior.

Família Taeniidae | Cestoda (Figura 32.8)

- Compreende os gêneros *Taenia* e *Echinococcus*
- Hospedeiros: cães e gatos
- Ovos esféricos com um embrião hexacanto
- Casca espessa, lisa e estriada radialmente
- Os ovos são observados somente após desintegração da proglote
- Ovo de tamanho pequeno: 24 a 38 μm de diâmetro.

Uncinaria stenocephala | Nematoda (Figura 32.9)

- Hospedeiros: cães
- Ovos de casca fina, superfície lisa e formato oval

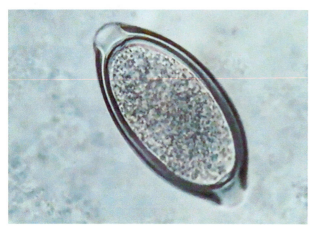

Figura 32.1 *Trichuris vulpis*: Nematoda.

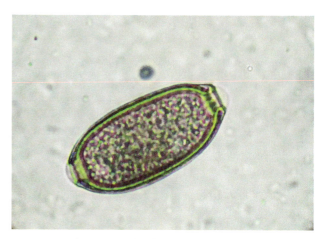

Figura 32.2 *Capillaria* spp.: Nematoda.

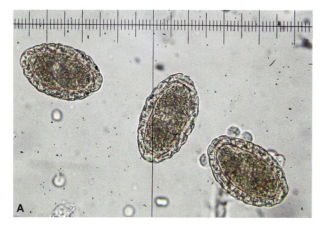
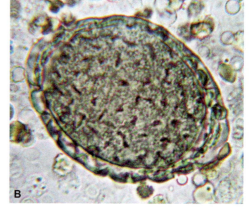

Figura 32.3 A e **B.** *Dioctophyma renale*: Nematoda.

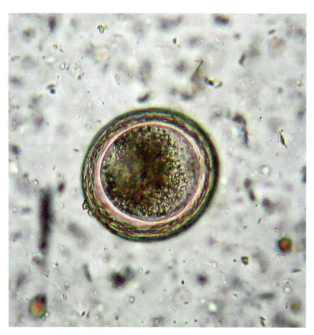

Figura 32.4 *Toxascaris leonina*: Nematoda.

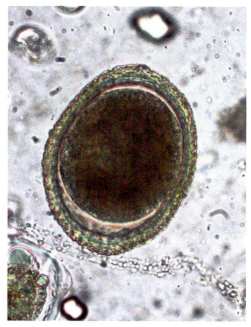

Figura 32.5 *Toxocara canis*: Nematoda.

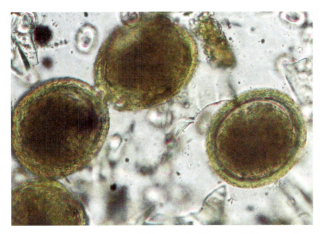

Figura 32.6 *Toxocara cati* (sinonímia: *T. mystax*): Nematoda.

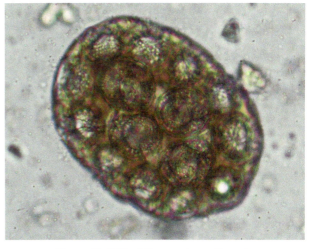

Figura 32.7 *Dipylidium caninum:* Cestoda.

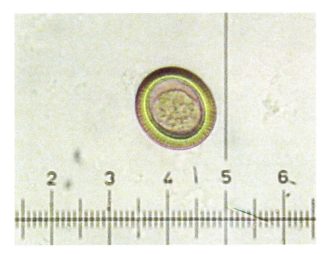

Figura 32.8 Família Taeniidae: Cestoda.

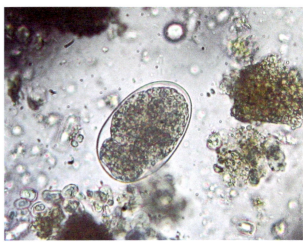

Figura 32.9 *Uncinaria stenocephala*: Nematoda.

- Tamanho médio: 65 a 80 μm de diâmetro × 38 a 50 μm de largura
- No interior do ovo, há blastômeros grandes.

Physaloptera spp. | Nematoda (Figura 32.10)

- Hospedeiros: cães e gatos
- Ovos alongados, de parede espessa, encontrados em fezes ou vômito
- Semelhante ao ovo de *Spirocerca*, porém mais oval
- Ovos pequenos: medem 45 a 58 μm de comprimento × 30 a 42 μm de largura.

Spirocerca lupi | Nematoda (Figura 32.11)

- Hospedeiros: cães e gatos
- Ovos larvados, alongados, estreitos e de superfície lisa
- Ovos pequenos: 30 a 40 μm de comprimento × 11 a 15 μm de largura.

Diphyllobothrium spp. | Cestoda (Figura 32.12)

- Hospedeiros: cães e gatos
- Ovos semelhantes aos da *Fasciola hepatica* (são amarelados e operculados, porém menores)
- Tamanho: 60 a 70 μm de comprimento × 35 a 40 μm de largura.

Ancylostoma spp. | Nematoda (Figura 32.13)

- Hospedeiros: cães e gatos
- Ovo de formato oval, com casca fina e lisa
- Tamanho médio: 56 a 75 μm de diâmetro × 34 a 45 de largura
- No interior do ovo, há dois a oito blastômeros grandes.

Aelurostrongylus abstrusus | Nematoda (Figura 32.14)

- Hospedeiros: gatos
- A larva L1 é encontrada nas fezes

308 Parasitologia na Medicina Veterinária

- Tamanho médio da larva é de 360 a 400 μm de diâmetro × 15 a 20 μm de largura
- O ovo tem uma casca fina e é embrionado
- Tamanho do ovo: 70 a 80 μm × 50 a 75 μm
- Larva curta, espessa, com um espinho dorsal na cauda.

Spirometra mansoni | Cestoda (Figura 32.15)

- Hospedeiros: cães e gatos
- Ovos semelhantes aos da *Fasciola hepatica* (são amarelados e operculados, porém menores). É muito difícil diferenciá-los dos ovos de *Diphyllobothrium*, pois têm tamanho e formato semelhantes
- Tamanho: 60 a 68 μm de comprimento × 35 a 40 μm de largura.

Toxoplasma gondii | Protozoário (Figura 32.16)

- Hospedeiros: gatos
- Oocistos arredondados, com cerca de 12 μm
- São encontrados nas fezes de gatos e não estão esporulados em fezes frescas. O oocisto esporulado é encontrado em fezes velhas e contém dois esporocistos, cada um com quatro esporozoítos.

Giardia intestinalis | Protozoário (Figuras 32.17 e 32.18)

- Hospedeiros: cães e gatos
- Os cistos e trofozoítos medem em torno de 12 a 18 μm
- Forma trofozoíta (Figura 32.18; 1) piriforme e elipsoide, com extremidade arredondada. São simétricos, com face dorsal convexa e ventral côncava, e têm dois axóstilos e oito flagelos distribuídos em quatro pares
- Forma cística de formato oval, com dois a quatro núcleos
- Métodos laboratoriais mais indicados: flutuação com sulfato de zinco ou exame direto das fezes, pois soluções hipersaturadas de sal ou açúcar distorcem o parasito. A forma trofozoíta é muito sensível. O lugol cora os cistos (Figura 32.18; 2).

Cystoisospora spp. | Protozoário (Figura 32.19)

- Hospedeiros: cães e gatos
- Oocistos esporulados, com dois esporocistos, cada um com quatro esporozoítos
- A forma e o tamanho variam conforme a espécie
- Tamanho: de 15 a 40 μm.

Cryptosporidium | Protozoário (Figura 32.20)

- Hospedeiros: cães e gatos
- Oocistos minúsculos: 4 a 5 μm
- Cada oocisto (Figura 32.20) tem quatro esporozoítos (não há esporocisto)

- Pode-se fazer o diagnóstico por meio de técnicas de flutuação ou esfregaço de fezes coradas por Ziehl-Neelsen, no qual os esporozoítos aparecem como grânulos vermelhos brilhantes.

Sarcocystis | Protozoário (Figura 32.21)

- Hospedeiros: cães e gatos
- Ao contrário de *Cystoisospora*, são esporulados quando eliminados nas fezes e contêm dois esporocistos com quatro esporozoítos em cada. Nas fezes, é comum encontrar apenas os esporocistos (Figura 32.21) com os quatro esporozoítos, já que a parede do oocisto muitas vezes se rompe, por ser muito frágil
- Tamanho do esporocisto: 14 a 15 μm.

Neospora caninum | Protozoário (oocisto semelhante ao de *Toxoplasma*; Figura 32.16)

- Hospedeiros: cães
- Oocistos não esporulados nas fezes
- São esféricos, com 10 a 12 μm de diâmetro, muito similares aos de *Hammondia heydorni* do cão e *H. hammondi* e *Toxoplasma gondii* do gato.

Hammondia | Protozoário (oocisto semelhante ao de *Toxoplasma*; Figura 32.16)

- Hospedeiros: *Hammondia hammondi* em gatos e *H. heydorni* em cães
- Oocisto com 10 a 12 μm
- Não é considerado um coccídio patogênico, porém tem importância em razão da semelhança do oocisto com o do *Toxoplasma*.

Babesia canis | Protozoário (Figura 32.22)

- Hospedeiros: cães
- Corpos piriformes (Figura 32.22) dentro da hemácia, com 2,5 a 5 μm de comprimento.

Babesia gibsoni | Protozoário

- Hospedeiros: cães
- Semelhante a *B. canis*, porém muito menor
- Corpos piriformes dentro da hemácia, com 1 a 2 μm de comprimento.

Rangelia | Protozoário (Figura 32.23)

- Hospedeiros: cães
- Os organismos têm em torno de 3 a 4 μm de comprimento e podem ser encontrados livres na circulação, no interior de hemácias ou no interior de neutrófilos e linfócitos.

Hepatozoon | Protozoário (Figura 32.24)

- Hospedeiros: cães e gatos (raro)
- Gametócitos (Figura 32.24) no interior de neutrófilos
- O diagnóstico pode ser feito por meio de esfregaço sanguíneo corado.

Capítulo 32 • Identificação de Endoparasitos 309

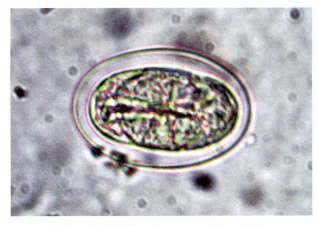

Figura 32.10 *Physaloptera* spp.: Nematoda.

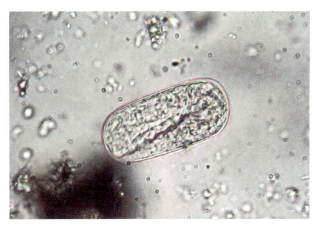

Figura 32.11 *Spirocerca lupi*: Nematoda.

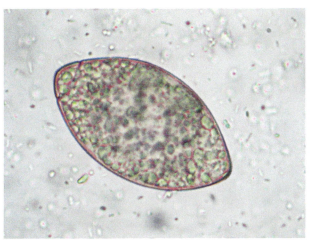

Figura 32.12 *Diphyllobothrium* spp.: Cestoda.

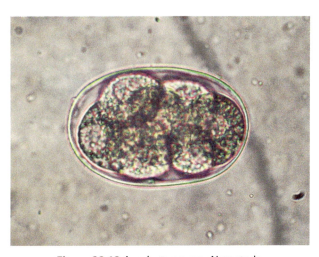

Figura 32.13 *Ancylostoma* spp.: Nematoda.

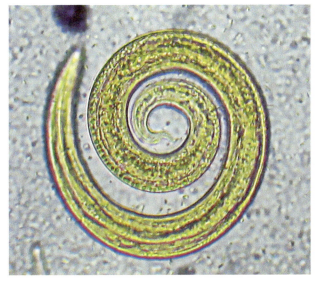

Figura 32.14 *Aelurostrongylus abstrusus*: Nematoda.

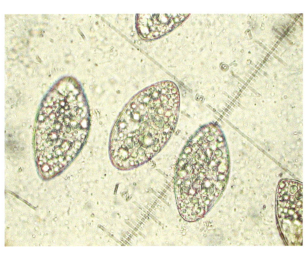

Figura 32.15 *Spirometra mansoni*: Cestoda.

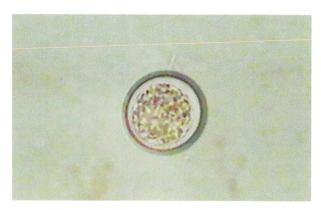

Figura 32.16 *Toxoplasma gondii*: protozoário.

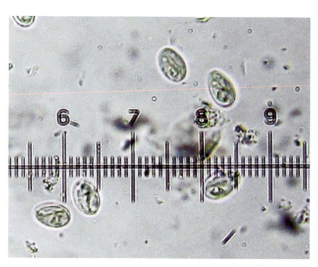

Figura 32.17 *Giardia intestinalis*: cisto sem coloração.

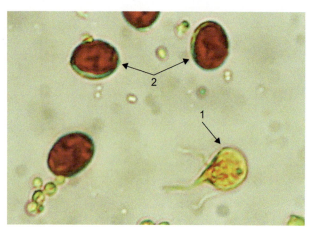

Figura 32.18 *Giardia intestinalis*: protozoário. Forma trofozoíta (1), cistos corados por lugol (2).

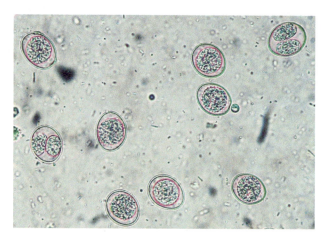

Figura 32.19 *Cystoisospora* spp.: protozoário.

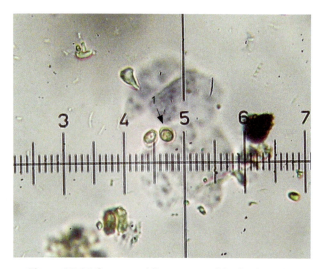

Figura 32.20 *Cryptosporidium*: protozoário. Oocistos (1).

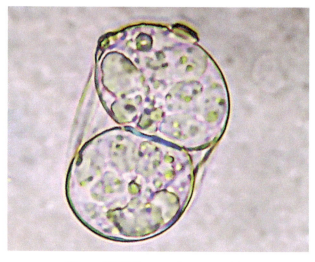

Figura 32.21 *Sarcocystis*: protozoário.

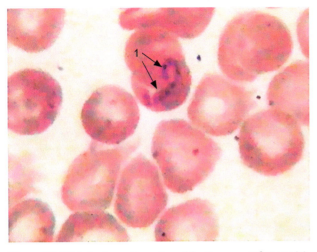

Figura 32.22 *Babesia canis*: protozoário. Corpos piriformes (1).

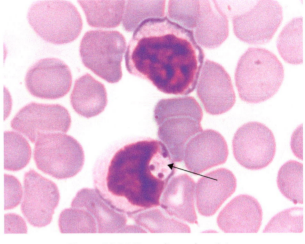

Figura 32.23 *Rangelia* em leucócito.

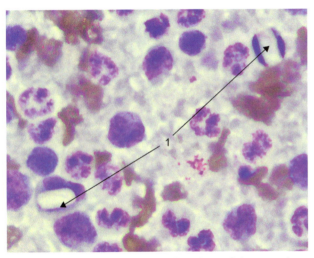

Figura 32.24 *Hepatozoon*: protozoário. Gametócitos parasitando leucócitos (1).

Trypanosoma evansi | Protozoário (Figura 32.25)

- Hospedeiros: cães e gatos
- Formas tripomastigotas (Figura 32.25) encontradas em sangue periférico corado com Giemsa
- Há um pequeno ou quase invisível cinetoplasto.

Trypanosoma cruzi | Protozoário (Figura 32.26)

- Hospedeiros: cães e gatos
- Forma tripomastigota (Figura 32.26; 1) encontrada em sangue periférico corado com Giemsa
- Apresentam um grande cinetoplasto (Figura 32.26; 2)
- Forma amastigota encontrada em cortes histológicos.

Leishmania | Protozoário (Figura 32.27)

- Hospedeiros: cães e gatos
- Formas amastigotas encontradas em raspado ou biopsia de pele lesionada e em aspirados de gânglios linfáticos, medula ou baço. Também é possível encontrar essas formas no interior de macrófagos.

Ehrlichia | Rickettsiales (Figura 32.28)

- Hospedeiros: cães e gatos
- São encontrados nos leucócitos como inclusões intracitoplasmáticas (Figura 32.28).

PRINCIPAIS PARASITOS DE RUMINANTES

Trichuris spp. | Nematoda (Figura 32.29)

- Hospedeiros: ruminantes
- Ovos de parede espessa e tamanho médio: 70 a 80 μm de comprimento × 30 a 42 μm de largura
- Apresentam dois opérculos protuberantes e transparentes
- No interior do ovo, há conteúdo granular, sem blastômeros.

Capillaria spp. | Nematoda (Figura 32.30)

- Hospedeiros: ruminantes
- Ovos de tamanho pequeno: 45 a 50 μm de comprimento × 22 a 25 μm de largura
- O ovo tem um opérculo transparente em cada extremidade. As paredes são espessas, e a superfície levemente granular. No interior do ovo, há conteúdo granular, não segmentado.

Strongyloides papillosus | Nematoda (Figura 32.31)

- Hospedeiros: ruminantes
- Ovos embrionados, de forma oval, casca fina e lisa; no seu interior, contém a larva L1
- Tamanho médio: 47 a 65 μm de comprimento × 25 a 26 μm de largura.

Moniezia spp. | Cestoda (Figura 32.32)

- Hospedeiros: ruminantes
- Ovos de formato triangular ou quadrangular, de tamanho médio: 50 a 90 μm

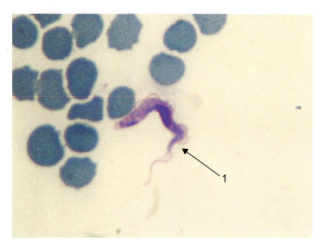

Figura 32.25 *Trypanosoma evansi*: protozoário. Forma tripomastigota (1).

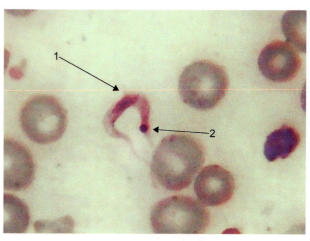

Figura 32.26 *Trypanosoma cruzi*: protozoário. A forma tripomastigota (1) apresenta um grande cinetoplasto (2).

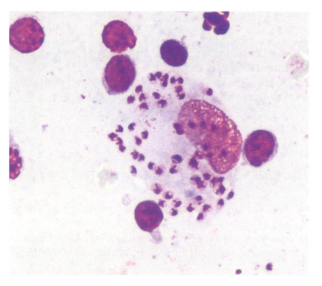

Figura 32.27 Amastigotas de *Leishmania* em macrófago.

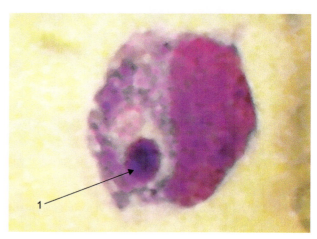

Figura 32.28 *Ehrlichia*: Rickettsiales. Leucócitos (1) como inclusões intracitoplasmáticas.

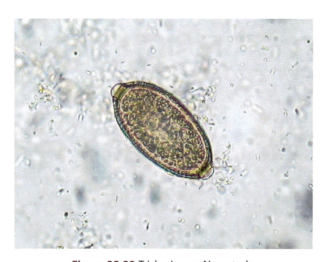

Figura 32.29 *Trichuris* spp.: Nematoda.

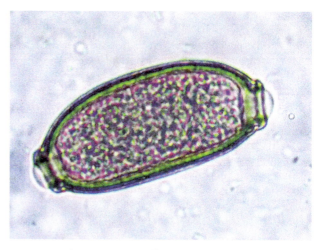

Figura 32.30 *Capillaria* spp.: Nematoda.

- Os ovos de *Moniezia benedeni* são mais quadrangulares, e os de *M. expansa* mais triangulares
- Ovos de parede espessa com superfície lisa, cor escura e cinzenta; no seu interior, há um embrião cercado por um aparato piriforme.

Thysanosoma spp. | Cestoda (Figura 32.33)
- Hospedeiros: ruminantes
- Ovos muito pequenos, 19 a 26 μm, sem aparato piriforme
- Presença de corpos parauterinos nos ovos
- Podem ser encontrados sozinhos ou em pacotes com vários ovos.

Paramphistomum spp. | Trematoda (Figura 32.34)
- Hospedeiros: ruminantes
- Ovos de cor cinzenta com um opérculo em uma das extremidades
- Tamanho grande: 125 a 180 μm de comprimento × 75 a 103 μm de largura.

Dicrocoelium spp. | Trematoda (Figura 32.35)
- Hospedeiros: ruminantes
- Ovos de formato oval, cor marrom e tamanho pequeno: 35 a 43 μm de comprimento × 26 a 30 μm de largura
- No seu interior, há um miracídio e, em uma das extremidades, há um opérculo, de difícil visualização.

Eurytrema spp. | Trematoda (Figura 32.36)
- Hospedeiros: ruminantes
- Ovos de formato oval e tamanho pequeno, com 40 a 50 μm de comprimento × 23 a 34 μm de largura
- Coloração marrom e com miracídio no interior.

Fasciola hepatica | Trematoda (Figura 32.37)
- Hospedeiros: ruminantes
- Ovos de formato oval, marrom-amarelados, granulares e sem blastômeros

- Tamanho grande: 130 a 145 μm de comprimento × 70 a 90 μm de largura.

Toxocara vitulorum | Nematoda (Figura 32.38)
- Hospedeiros: ruminantes
- Ovos quase esféricos de tamanho médio: 69 a 95 μm de comprimento × 60 a 77 μm de largura
- Ovos têm paredes espessas, superfície nitidamente irregular e conteúdo granular, não segmentado.

Nematodirus spp. | Nematoda (Figura 32.39)
- Hospedeiros: ruminantes
- Os ovos são ovais, têm casca fina e, no seu interior, contêm dois a oito blastômeros grandes, fáceis de contar
- Ovos de tamanho grande: maiores que 130 μm.

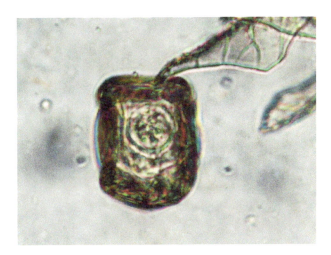

Figura 32.32 *Moniezia* spp.: Cestoda.

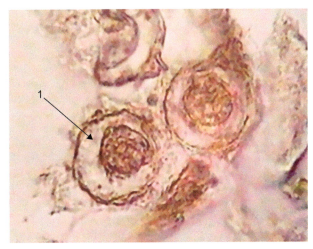

Figura 32.33 *Thysanosoma* spp.: Cestoda. Presença de corpos parauterinos nos ovos (1). Ovos muito pequenos, de 19 a 26 μm, sem aparato piriforme.

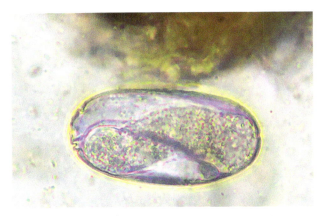

Figura 32.31 *Strongyloides papillosus*: Nematoda.

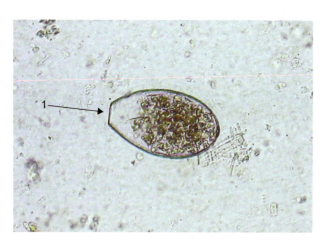

Figura 32.34 *Paramphistomum* spp.: Trematoda.

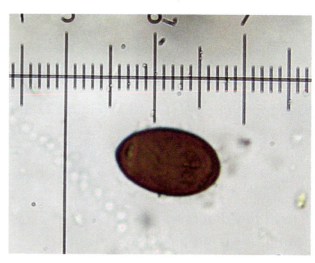

Figura 32.35 *Dicrocoelium* spp.: Trematoda.

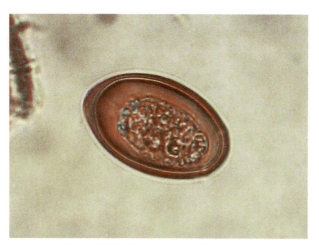

Figura 32.36 *Eurytrema* spp.: Trematoda.

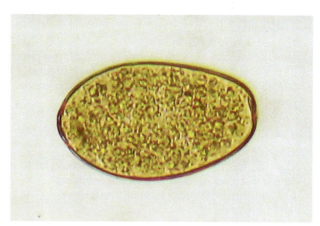

Figura 32.37 *Fasciola hepatica*: Trematoda.

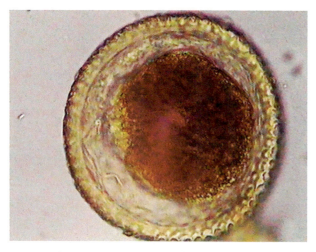

Figura 32.38 *Toxocara vitulorum*: Nematoda.

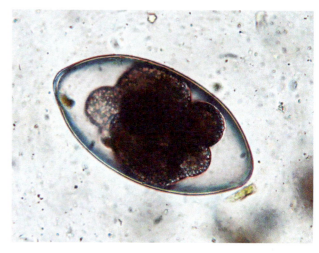

Figura 32.39 *Nematodirus* spp.: Nematoda.

Bunostomum spp. | Nematoda (Figura 32.40)

- Ovos típicos da Ordem Strongylida (Figura 32.40), difíceis de diferenciar; é necessário fazer coprocultura
- Hospedeiros: ruminantes
- Ovos de formato oval, com quatro a oito blastômeros no seu interior
- Tamanho médio: 88 a 104 μm de comprimento $\times$ 47 a 56 μm de largura.

Trichostrongylus spp. | Nematoda

- Ovos típicos da Ordem Strongylida (Figura 32.40), difíceis de diferenciar; é necessário fazer coprocultura
- Hospedeiros: ruminantes
- Ovos com formato oval, casca fina, parede lisa e tamanho médio de 70 a 108 μm de comprimento $\times$ 30 a 48 μm de largura
- No interior do ovo, há 16 a 32 blastômeros.

Cooperia spp. | Nematoda

- Ovos típicos da Ordem Strongylida (Figura 32.40) difíceis de diferenciar; é necessário fazer coprocultura
- Hospedeiros: ruminantes
- Ovos de tamanho médio: 60 a 90 μm $\times$ 30 a 44 μm
- Ovos de formato oval, com casca fina e superfície lisa e com muitos blastômeros.

Haemonchus spp. | Nematoda

- Ovos típicos da Ordem Strongylida (Figura 32.40), difíceis de diferenciar; é necessário fazer coprocultura
- Hospedeiros: ruminantes
- Ovos de formato oval, com casca fina e superfície lisa
- Tamanho médio: entre 62 e 95 μm de comprimento $\times$ 36 a 50 μm de largura
- No interior dos ovos, há muitos blastômeros, difíceis de distinguir.

Oesophagostomum spp. | Nematoda

- Ovos típicos da Ordem Strongylida (Figura 32.40), difíceis de diferenciar; é necessário fazer coprocultura
- Hospedeiros: ruminantes
- Ovos de formato oval, com casca fina e superfície lisa
- Tamanho médio: 65 a 98 μm $\times$ 40 a 54 μm
- No interior do ovo, há 16 a 32 blastômeros.

Chabertia spp. | Nematoda

- Ovos típicos da Ordem Strongylida (Figura 32.40), difíceis de diferenciar; é necessário fazer coprocultura
- Hospedeiros: ovinos
- Ovos de formato oval, com casca fina e parede lisa
- Tamanho médio: 77 a 105 μm de comprimento $\times$ 45 a 59 μm de largura
- No interior do ovo, há 16 a 32 blastômeros.

Ostertagia spp. | Nematoda

- Ovos típicos da Ordem Strongylida (Figura 32.40), difíceis de diferenciar; é necessário fazer coprocultura
- Hospedeiros: ruminantes

- Ovos de formato oval, com casca fina e superfície lisa
- Tamanho médio: 75 a 98 μm $\times$ 46 a 54 μm
- No seu interior, há um grande número de blastômeros, difíceis de diferenciar.

Dictyocaulus viviparus | Larva L1 | Nematoda (Figura 32.41)

- Hospedeiros: bovinos
- Medem de 380 a 430 μm de comprimento $\times$ 20 a 25 μm de largura
- Cabeça arredondada (sem protuberância cefálica)
- Cauda da larva termina abruptamente, sem afilamento
- Encontrado nas fezes.

Dictyocaulus filaria | Larva L1 | Nematoda (Figura 32.42)

- Hospedeiros: ovinos
- Medem de 550 a 580 μm de comprimento
- Semelhante à Figura 32.40, porém, na cabeça, há uma protuberância cefálica
- A cauda da larva termina abruptamente.

Muellerius capillaris | Larva L1 | Nematoda (Figura 32.43)

- Hospedeiros: ovinos
- Tamanho: 300 a 320 μm de comprimento
- Cabeça sem botão cefálico
- Cauda ondulada que termina em forma de espinho.

Eimeria spp. | Protozoário (Figura 32.44)

- Hospedeiros: ruminantes
- Oocistos esporulados com quatro esporocistos, cada um com dois esporozoítos (esporular com dicromato de potássio a 2,5%). O formato do oocisto varia dependendo da espécie de Eimeria
- Tamanho: entre 13 e 47 μm de comprimento.

Giardia intestinalis | Protozoário (Figuras 32.45 e 32.46)

- Hospedeiros: ruminantes
- Tamanho: varia entre 12 e 18 μm
- Forma trofozoíta piriforme, com extremidade arredondada, simétrica; face dorsal convexa e face ventral côncava. Dois axóstilos e oito flagelos
- Forma cística de formato oval, com dois a quatro núcleos
- Métodos mais indicados: flutuação com sulfato de zinco ou exame direto das fezes, pois soluções hipersaturadas de sal ou açúcar distorcem o parasito. A forma trofozoíta é muito sensível. Pode-se fazer um fino esfregaço das fezes, secar e corar (Figura 32.46).

Tritrichomonas foetus | Protozoário (Figura 32.47)

- Hospedeiros: bovinos
- Forma trofozoíta encontrada em exame da secreção vaginal ou prepucial

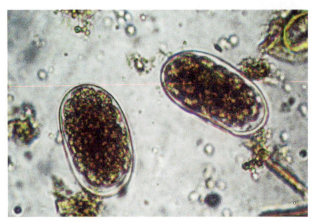

Figura 32.40 *Bunostomum* spp.: Nematoda. Ovos típicos da Ordem Strongylida.

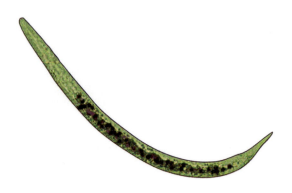

Figura 32.41 *Dictyocaulus viviparus* – estágio larval 1 (L1).

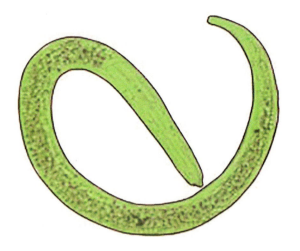

Figura 32.42 *Dictyocaulus filaria* – estágio larval 1 (L1): Nematoda.

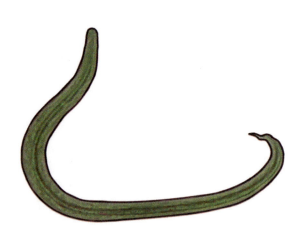

Figura 32.43 *Muellerius capillaris* – estágio larval 1 (L1): Nematoda.

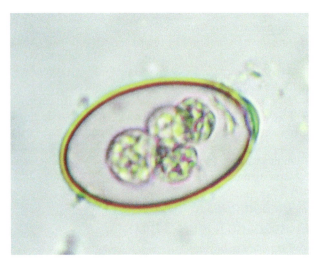

Figura 32.44 *Eimeria* spp.: protozoário.

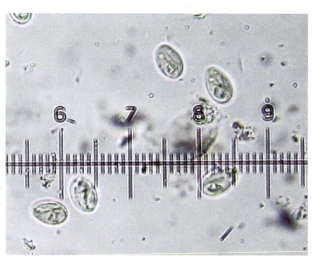

Figura 32.45 *Giardia intestinalis*: cistos.

- Medem cerca de 10 a 20 μm
- Analisar uma gota da secreção vaginal ou prepucial diluída. O protozoário é fácil de reconhecer pelo movimento em torno do seu próprio eixo. Pode-se fazer um esfregaço da secreção e corar com Giemsa para visualizar seus flagelos e núcleo.

Cryptosporidium parvum | Protozoário (Figura 32.48)

- Hospedeiros: ruminantes
- Oocistos minúsculos: 4 a 6 μm
- Cada oocisto (Figura 32.48) tem quatro esporozoítos (não há esporocisto)
- Pode-se fazer o diagnóstico por meio de técnicas de flutuação ou esfregaço de fezes corado por Ziehl-Neelsen, no qual os esporozoítos aparecem como grânulos vermelhos brilhantes.

Babesia bigemina | Protozoário (Figura 32.49)

- Hospedeiros: bovinos
- Corpos piriformes dentro da hemácia, com 4,5 a 5 μm de comprimento.

Babesia bovis | Protozoário (Figura 32.50)

- Hospedeiros: bovinos
- Corpos piriformes (Figura 32.50) dentro da hemácia, com 2,5 μm de comprimento.

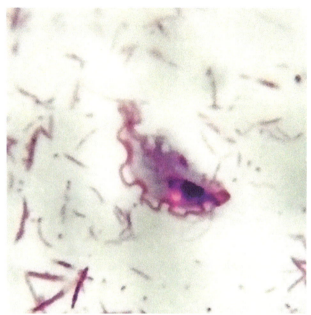

Figura 32.47 *Tritrichomonas foetus*: protozoário.

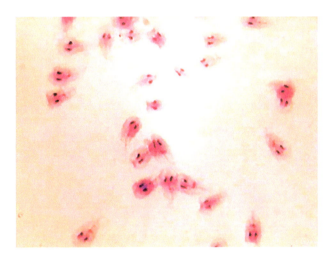

Figura 32.46 *Giardia intestinalis*: trofozoítos.

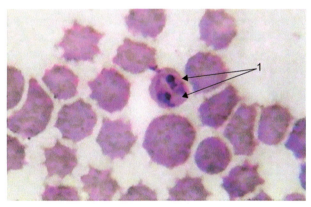

Figura 32.49 *Babesia bigemina*: protozoário. Corpos piriformes (1).

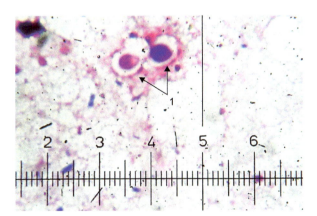

Figura 32.48 *Cryptosporidium parvum*: protozoário. Oocisto (1).

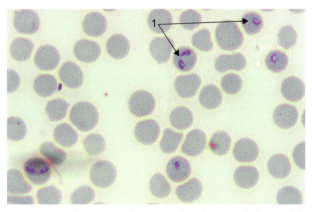

Figura 32.50 *Babesia bovis*: protozoário. Corpos piriformes (1).

Trypanosoma vivax e *T. evansi* | Protozoário (Figura 32.51)

- Hospedeiros: bovinos
- Forma tripomastigota (ver Figura 32.10) encontrada em sangue periférico corado com Giemsa
- Há um cinetoplasto pequeno ou quase invisível.

Anaplasma | Rickettsiales (Figura 32.52)

- Hospedeiros: bovinos
- Em esfregaços sanguíneos, após coloração, são encontrados pequenos pontos (Figura 32.52) no interior das hemácias
- Tamanho: 0,1 a 1 μm de diâmetro
- Não confundir com corpúsculos de Howell Jolly ou corante.

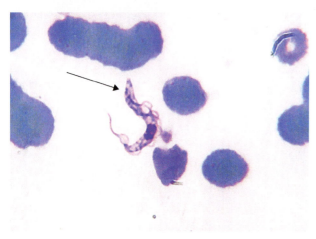

Figura 32.51 *Trypanosoma vivax* e *T. evansi*. Forma tripomastigota.

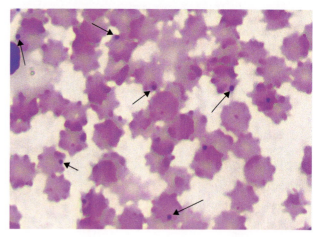

Figura 32.52 *Anaplasma*: Rickettsiales. Corpúsculos intraeritrocitários (setas).

DIFERENCIAÇÃO DE LARVAS L3 DE RUMINANTES DA COPROCULTURA

As chaves para a identificação de larvas L3 de ruminantes podem ser vistas na Tabela 32.1.

Tabela 32.1 Chaves para identificação de larvas L3 de ruminantes.

1	Esôfago rabditiforme	Nematoides de vida livre
	Esôfago não rabditiforme	2
2	Sem bainha da L2; esôfago quase tão comprido quanto metade do tamanho do corpo	*Strongyloides*
	Com bainha da L2; esôfago curto, menor que um quarto do comprimento do corpo	3
3	Cauda da bainha curta ou de comprimento médio	4
	Cauda da bainha muito comprida	7
4	Com dois corpos refringentes ou uma banda brilhante transversa na parte anterior da cabeça, que é quadrangular; cauda da bainha média	*Cooperia* (Figuras 32.53 a 32.55)
	Sem corpos ou banda refringentes	5
5	Larva fina, cauda da bainha de comprimento médio, afilada na ponta e com frequência quebrada, cabeça estreita e arredondada	*Haemonchus* (Figuras 32.56 a 32.58)
	Cauda da bainha muito curta e cônica	6
6	Larva de tamanho médio ou grande com a cauda claramente arredondada, bainha curta e cabeça quadrada	*Ostertagia/Teladorsagia* (Figuras 32.59 a 32.61)
	Larva pequena, com bainha curta, cauda com uma ou duas protuberâncias ou arredondada imperfeitamente e cabeça afilada	*Trichostrongylus* (Figuras 32.62 a 32.64)
7	Larvas muito grandes, com oito células intestinais e cauda fendida, bilobulada ou trilobulada	*Nematodirus*
	Larvas de tamanho médio, com 32 células intestinais pentagonais e luz intestinal ondulada	*Oesophagostomum* (Figura 32.65)
	Larvas de tamanho médio, com 32 células intestinais quadradas e luz intestinal reta	*Chabertia*
	Larvas muito pequenas, com 16 células intestinais	*Bunostomum*

L3 = estágio larval 3.
Fonte: adaptada de Vilas (1973).

Capítulo 32 • Identificação de Endoparasitos 319

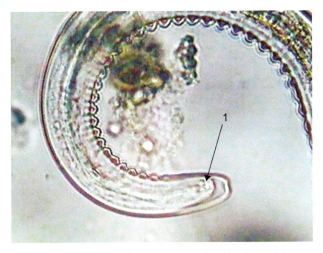

Figura 32.53 *Cooperia*. Parte anterior. Corpúsculos refringentes (1).

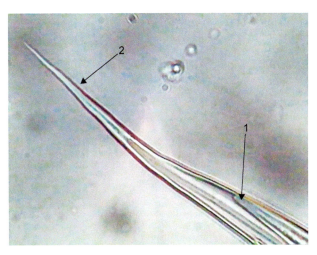

Figura 32.54 *Cooperia* – larva L3. Parte posterior. Cauda da larva (1); cauda da bainha (2).

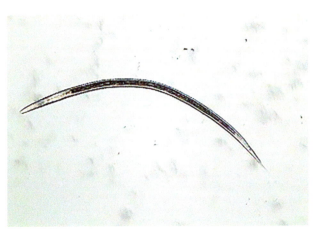

Figura 32.55 *Cooperia* – larva L3.

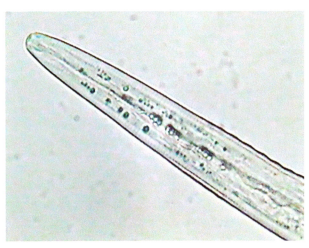

Figura 32.56 *Haemonchus*. Cabeça estreita e arredondada.

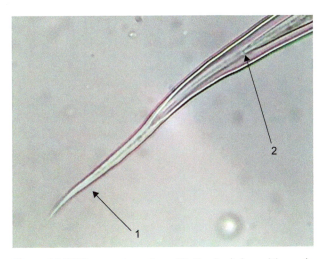

Figura 32.57 *Haemonchus* – larva L3. Cauda da larva (1); cauda da bainha (2).

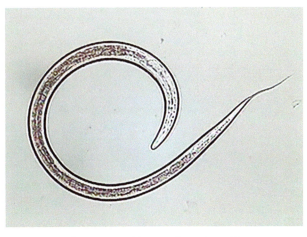

Figura 32.58 *Haemonchus* – larva L3.

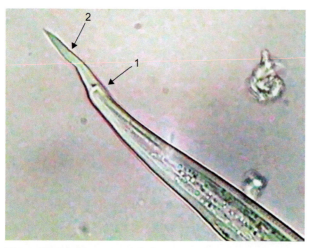

Figura 32.59 *Ostertagia/Teladorsagia*. L3; cauda da larva (1); cauda da bainha (2).

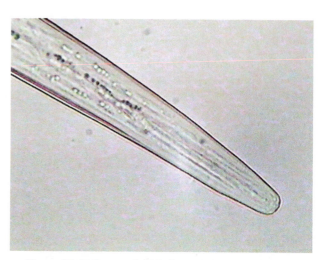

Figura 32.60 *Ostertagia/Teladorsagia*. L3, parte anterior.

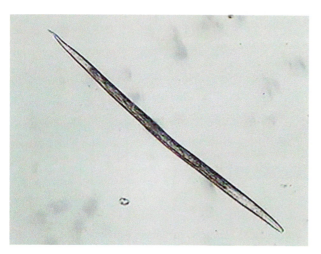

Figura 32.61 *Ostertagia/Teladorsagia* – larva L3.

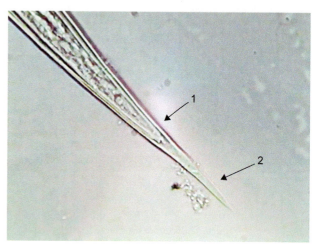

Figura 32.62 *Trichostrongylus* – larva L3. Cauda da larva (1); cauda da bainha (2).

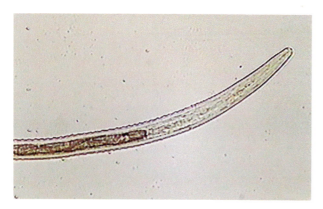

Figura 32.63 *Trichostrongylus* – parte anterior.

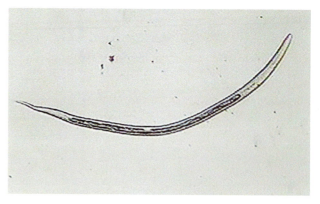

Figura 32.64 *Trichostrongylus* – larva L3.

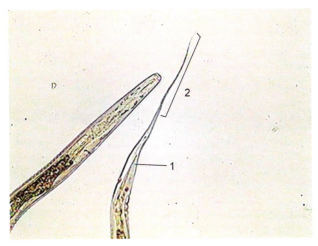

Figura 32.65 *Oesophagostomum* – larva L3. Cauda da larva (1); cauda da bainha (2).

PRINCIPAIS PARASITOS DE SUÍNOS

Trichuris suis | Nematoda (Figura 32.66)
- Hospedeiros: suínos
- Ovos de parede espessa e superfície lisa. Os lados das paredes são arredondados e há um opérculo em cada uma das extremidades
- Tamanho médio: 52 a 66 μm de comprimento × 22 a 32 μm de largura
- Interior com conteúdo granular, não segmentado.

Strongyloides ransomi | Nematoda (Figura 32.67)
- Hospedeiros: suínos
- Ovos de tamanho pequeno: 45 a 55 μm de comprimento × 22 a 33 μm de largura
- Ovos com casca de parede muito fina. No interior do ovo, há uma larva L1.

Ascaris suum | Nematoda (Figura 32.68)
- Hospedeiros: suínos
- Ovos de casca espessa e cor marrom, levemente ovais ou redondos e de tamanho médio: 70 a 80 μm de comprimento × 75 a 85 μm de largura
- O ovo tem uma camada externa albuminosa que deixa a casca com uma aparência crespa, irregular
- O interior do ovo apresenta células não segmentadas, granulares.

Metastrongylus spp. | Nematoda (Figura 32.69)
- Hospedeiros: suínos
- Ovos com formato oval ou arredondado, de tamanho médio: 53 a 60 μm de comprimento × 35 a 42 μm de largura
- A casca do ovo é espessa, com superfície enrugada. No interior do ovo, há uma larva L1
- A casca do ovo de *Metastrongylus* apresenta debris fecais aderidos.

Physocephalus sexalatus | Nematoda (Figura 32.70)
- Hospedeiros: suínos
- Ovos embrionados, alongados, de formato oval, casca espessa e tamanho pequeno: 34 a 40 μm de comprimento × 12 a 20 μm de largura
- O ovo, no momento da postura, já contém uma larva no seu interior.

Ascarops strongylina | Nematoda (Figura 32.71)
- Hospedeiros: suínos
- Ovos de tamanho pequeno: 34 a 39 μm de comprimento × 20 μm de largura
- O ovo contém uma larva no seu interior.

Globocephalus urosubulatus | Nematoda
- Ovos típicos da Ordem Strongylida (Figura 32.72). Não precisa fazer coprocultura, pois eles têm menos de oito blastômeros
- Hospedeiros: suínos
- Ovos de formato oval, com casca fina e superfície lisa
- Tamanho médio: 56 a 66 μm de comprimento × 32 a 40 μm de largura
- No interior do ovo, há menos de oito blastômeros.

Hyostrongylus rubidus | Nematoda
- Ovos típicos da Ordem Strongylida; é necessário fazer coprocultura (Figura 32.72)
- Hospedeiros: suínos
- Ovos de formato oval, com parede fina e superfície lisa, e tamanho médio: 60 a 80 μm × 35 a 45 μm de largura
- No interior dos ovos, há mais de 32 blastômeros.

Oesophagostomum dentatum | Nematoda
- Ovos típicos da Ordem Strongylida; é necessário fazer coprocultura (Figura 32.72)
- Hospedeiros: suínos
- Ovos de formato oval, largos, com casca fina e superfície lisa
- Tamanho médio: 65 a 80 μm × 37 a 46 μm
- No interior dos ovos, há 8 a 16 blastômeros.

Trichostrongylus axei | Nematoda (Figura 32.72)
- Hospedeiros: suínos
- Ovo típico da Ordem Strongylida
- Ovos de casca fina e lisa, formato oval e tamanho médio: 70 a 108 μm de comprimento × 30 a 48 μm de largura
- No interior do ovo, há 16 a 32 blastômeros, difíceis de contar.

Stephanurus dentatus | Nematoda (Figura 32.73)
- Hospedeiros: suínos
- Ovos de formato oval, com casca fina e transparente
- Tamanho médio: 92 a 110 μm × 55 a 68 μm

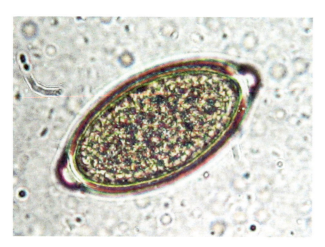

Figura 32.66 *Trichuris suis*: Nematoda.

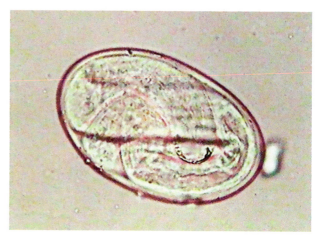

Figura 32.67 *Strongyloides ransomi*: Nematoda.

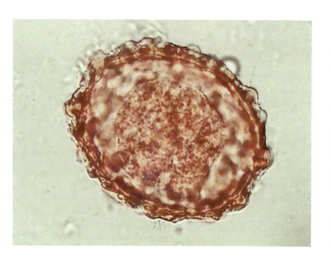

Figura 32.68 *Ascaris suum*: Nematoda.

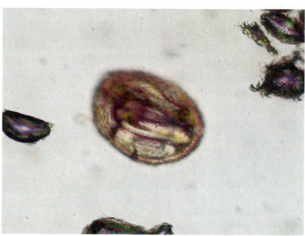

Figura 32.69 *Metastrongylus* spp.: Nematoda.

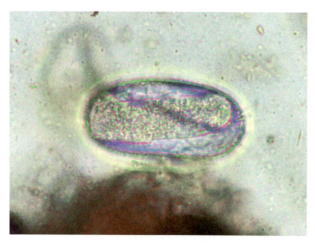

Figura 32.70 *Physocephalus sexalatus*: Nematoda.

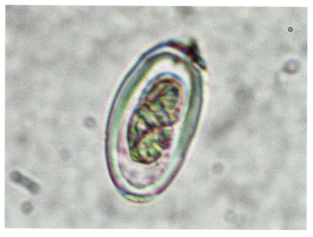

Figura 32.71 *Ascarops strongylina*: Nematoda.

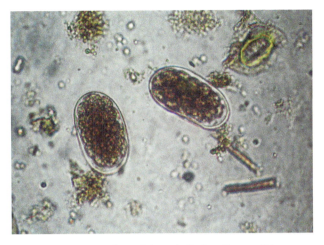

Figura 32.72 Ovos típicos da Ordem Strongylida.

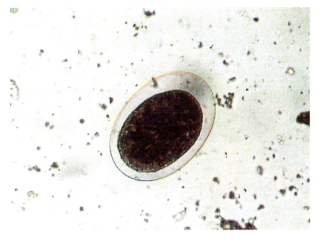

Figura 32.73 *Stephanurus dentatus*: Nematoda.

- No interior do ovo, há 32 a 64 blastômeros
- O ovo é encontrado somente na urina.

Trichinella spiralis | Nematoda (Figura 32.74)

- Hospedeiros: suínos, humanos e vários outros animais. Apesar de a doença ser endêmica na Argentina e na Bolívia, não há registro de infecções no Brasil
- A fêmea é vivípara e as larvas medem em torno de 100 a 1.000 μm
- A larva infectante vive encapsulada no tecido muscular de vários mamíferos e é adquirida por meio da ingestão de carne mal cozida
- A larva encapsulada no tecido tem o formato de um espiral.

Macracanthorhynchus | Acantocephala (Figura 32.75)

- Hospedeiros: suínos
- Ovo de formato oval e cor marrom-escura, com uma larva, chamada acantor
- Tamanho do ovo: 80 a 100 μm de comprimento × 40 a 50 μm de largura.

Giardia intestinalis | Protozoário (Figura 32.76)

- Hospedeiros: suínos
- Forma trofozoíta piriforme e elipsoide, com extremidade arredondada. São simétricos, com face dorsal convexa e face ventral côncava. Presença de axóstilo e flagelos
- Forma cística de formato oval, com dois a quatro núcleos e fibrilas. Mede entre 12 e 18 μm
- Métodos mais indicados para diagnóstico: flutuação com sulfato de zinco ou exame direto das fezes, pois soluções hipersaturadas de sal ou açúcar distorcem o parasito. A forma trofozoíta é muito sensível.

Isospora suis | Protozoário (Figura 32.77)

- Hospedeiros: suínos
- Oocistos esporulados com dois esporocistos, cada um com quatro esporozoítos. O oocisto não apresenta micrópilo
- Tamanho: em torno de 18 a 20 μm.

Eimeria spp. | Protozoário (Figura 32.78)

- Hospedeiros: suínos
- Oocistos esporulados com quatro esporocistos, cada um com dois esporozoítos
- Tamanho: em torno de 18 a 23 μm. A forma e o tamanho dos oocistos variam dependendo da espécie de *Eimeria*.

Cryptosporidium parvum | Protozoário (ver Figura 32.48)

- Hospedeiros: suínos
- Oocistos minúsculos: 4 a 6 μm
- Cada oocisto (ver Figura 32.48) tem quatro esporozoítos (não há esporocisto)
- O diagnóstico pode ser feito por meio de técnicas de flutuação ou esfregaço de fezes corado por Ziehl-Neelsen, no qual os esporozoítos aparecem como grânulos vermelhos brilhantes.

DIFERENCIAÇÃO DE LARVAS L3 DE SUÍNOS DA COPROCULTURA

- Larva curta (em torno de 500 a 560 μm de comprimento) e grossa. A cauda da bainha é comprida e filamentosa e a cauda da larva é cônica – *Oesophagostomum dentatum*
- Larva comprida e fina (em torno de 715 a 750 μm de comprimento). A cauda da bainha é média e a cauda da larva tem ponta, como dedos – *Hyostrongylus rubidus*
- Larva com 600 a 780 μm de comprimento e com 16 células intestinais. A cauda da bainha é curta e cônica – *Trichostrongylus axei*.

PRINCIPAIS PARASITOS DE EQUINOS

Oxyuris equi | Nematoda (Figura 32.79)

- Hospedeiros: equinos
- Ovos de formato oval, com parede espessa e superfície lisa; os lados das paredes são diferentes, uma é mais plana que a outra

324 Parasitologia na Medicina Veterinária

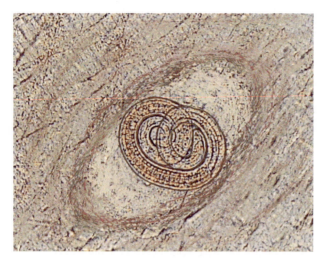

Figura 32.74 *Trichinella spiralis*: Nematoda.

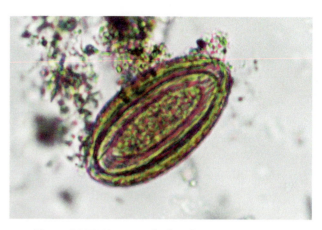

Figura 32.75 *Macracanthorhynchus*: Acantocephala.

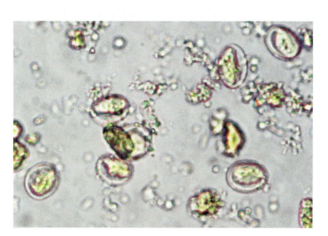

Figura 32.76 *Giardia intestinalis*: protozoário.

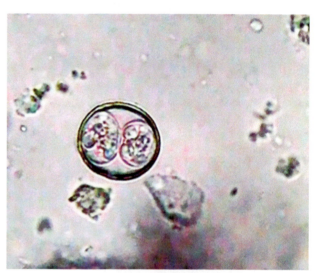

Figura 32.77 *Isospora suis*: protozoário.

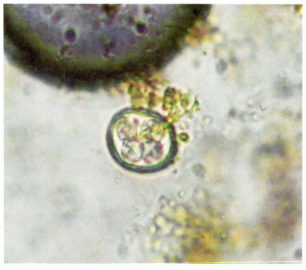

Figura 32.78 *Eimeria* spp.: protozoário.

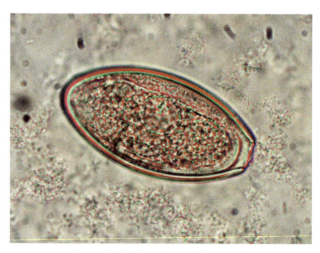

Figura 32.79 *Oxyuris equi*: Nematoda.

Habronema/Draschia spp. | Nematoda (Figura 32.80)

- Tamanho médio: 85 a 92 μm de comprimento × 40 a 45 μm de largura
- O ovo tem um opérculo transparente em uma das extremidades
- Quando eliminado nas fezes, há uma mórula ou larva L1 no seu interior.

Habronema/Draschia spp. | Nematoda (Figura 32.80)

- Hospedeiros: equinos
- Ovos de casca espessa, com uma larva no seu interior. Tem forma de cilindro ou bastão
- Tamanho pequeno: 40 a 53 μm de comprimento × 8 a 15 μm de largura
- Nas fezes, podem ser encontrados estágios de ovos ou larvas.

Strongyloides westeri | Nematoda (Figura 32.81)

- Hospedeiros: equinos
- Os ovos saem nas fezes larvados. Eles têm formato oval, parede fina, superfície lisa e tamanho pequeno: 40 a 52 μm de comprimento × 32 a 40 μm de largura.

Dictyocaulus arnfield | Nematoda (Figura 32.82)

- Hospedeiros: equinos
- Ovos embrionados, de casca fina, formato oval e tamanho médio: 80 a 100 μm de comprimento × 50 a 60 μm de largura
- Contém uma larva com uma protuberância posterior.

Parascaris equorum | Nematoda (Figura 32.83)

- Hospedeiros: equinos
- Ovos esféricos ou quase esféricos de cor marrom e casca espessa
- Tamanho médio: 50 a 75 μm de comprimento × 40 a 50 μm de largura
- Contém uma ou duas células no seu interior. Na Figura 32.83, o ovo está sem a camada externa albuminosa, que pode estar presente, como no ovo de *Ascaris* de suíno (ver Figura 32.68), ou ausente.

Trichostrongylus axei | Nematoda (Figura 32.84)

- Ovo típico da Ordem Strongylida; é necessário fazer coprocultura
- Hospedeiros: equinos
- Ovos de casca fina e lisa, formato oval e tamanho médio: 70 a 108 μm de comprimento × 30 a 48 μm de largura
- No interior do ovo, há 16 a 32 blastômeros, difíceis de contar.

Pequenos *Strongylus* | Nematoda (Figura 32.85)

- Ovo semelhante ao de Strongylida, parecido com o da Figura 32.78
- São chamados assim os parasitos pertencentes à subfamília Cyathostominae. Entre eles estão os gêneros *Cyathostomum*, *Cylicocyclus*, *Cylicostephanus*, *Gyalocephalus* e *Poteriostomum*. Difíceis de diferenciar; é necessário fazer coprocultura para identificar as larvas L3
- Hospedeiros: equinos
- Ovo de formato oval, paredes lisas e tamanho grande: 100 a 140 μm de comprimento × 40 a 65 μm de largura
- No interior do ovo, há poucos blastômeros, grandes e escuros.

Grandes *Strongylus* | Nematoda

- Ovo típico da Ordem Strongylida
- São chamados assim os parasitos pertencentes à subfamília Strongylinae. Entre eles estão *Strongylus vulgaris*, *Strongylus equinus*, *Strongylus edentatus* e *Triodontophorus*
- Hospedeiros: equinos
- Ovos semelhantes aos da Figura 32.85, difíceis de diferenciar. É necessário fazer coprocultura para identificar as larvas L3
- Ovos de formato oval, com paredes lisas e casca fina
- Tamanho médio: varia entre 75 e 93 μm de diâmetro × 41 a 54 μm de largura
- No interior do ovo, há um pequeno número de grandes blastômeros.

Anoplocephala magna, Anoplocephala perfoliata spp. e Paranoplocephala mamillana | Cestoda (Figura 32.86)

- Hospedeiros: equinos
- Ovos de casca lisa e formato irregular; podem ser quase esféricos ou ter forma de triângulo
- Tamanho médio: 50 a 80 μm de diâmetro
- No interior dos ovos, há um embrião hexacanto envolvido por um aparato quitinoso piriforme.

Dicrocoelium spp. | Trematoda (Figura 32.87)

- Hospedeiros: equinos
- Ovos de casca espessa, formato oval e cor marrom-escura
- Tamanho pequeno: 38 a 45 μm de comprimento × 22 a 30 μm de largura
- No interior dos ovos, há um miracídio. Há um opérculo em uma das extremidades, muito difícil de visualizar.

Fasciola hepatica | Trematoda (Figura 32.88)

- Hospedeiros: equinos
- Ovos de cor marrom-amarelada, de casca fina e formato oval
- Tamanho grande: 130 a 145 μm de comprimento × 70 a 90 μm de largura
- No interior dos ovos, há grânulos, sem blastômeros
- Há um opérculo visível em uma das extremidades.

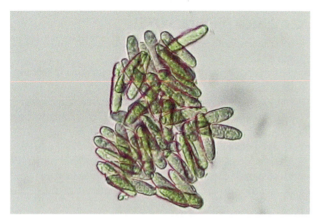

Figura 32.80 *Habronema/Draschia* spp.: Nematoda.

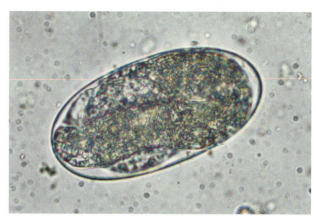

Figura 32.81 *Strongyloides westeri*: Nematoda.

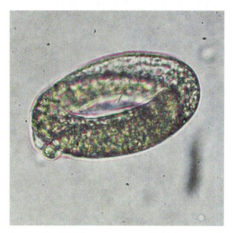

Figura 32.82 *Dictyocaulus arnfield*: Nematoda.

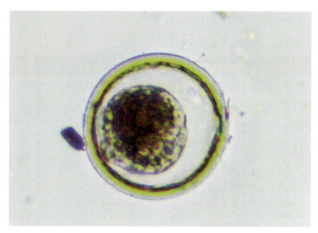

Figura 32.83 *Parascaris equorum*: Nematoda.

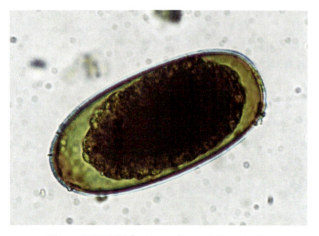

Figura 32.84 *Trichostrongylus axei*: Nematoda.

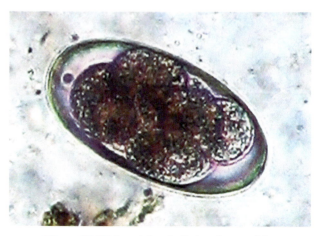

Figura 32.85 Ovo típico da Ordem Strongylida.

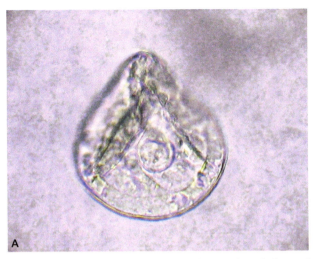
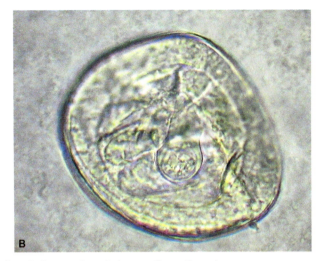

Figura 32.86 **A.** Ovo de *Anoplocephala* spp. **B.** Ovo de *Paranoplocephala mamillana*: Cestoda.

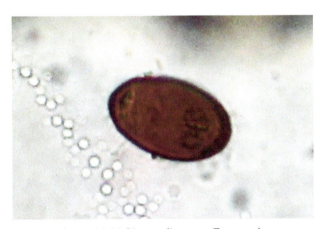

Figura 32.87 *Dicrocoelium* spp.: Trematoda.

Figura 32.88 *Fasciola hepatica*: Trematoda.

Eimeria | Protozoário | *Eimeria leuckarti* (Figura 32.89)

- Hospedeiros: equinos
- Os ocistos, quando esporulados, têm quatro esporocistos, com dois esporozoítos em cada
- A *Eimeria* de equinos é muito grande, mede de 70 a 90 μm, quase o tamanho de um ovo de Strongylida. O oocisto é ovoide, fácil de diagnosticar.

Giardia intestinalis | Protozoário (Figura 32.90)

- Hospedeiros: equinos
- Forma trofozoíta (Figura 32.90) em formato de pera, com extremidade anterior arredondada e lados simétricos; face dorsal convexa e face ventral côncava. Dois axóstilos e oito flagelos distribuídos em quatro pares
- Forma cística de formato oval com dois a quatro núcleos (ver Figuras 32.17 e 32.45)
- Mede em torno de 10 a 20 μm.

Trypanosoma vivax, T. evansi | Protozoário (Figura 32.91)

- Hospedeiros: equinos
- Formas tripomastigotas (Figura 32.91) encontradas em esfregaço sanguíneo corado com Giemsa.

Trypanosoma equiperdum | Protozoário (Figura 32.92)

- Hospedeiros: equinos
- Formas tripomastigotas (Figura 32.92) encontradas em secreções vaginais ou prepuciais.

Babesia equi | Protozoário (Figura 32.93)

- Hospedeiros: equinos
- Também chamada de pequena babésia
- Mede 1,7 μm e é encontrada sozinha, em pares ou tétrades.

Babesia caballi | Protozoário

- Semelhante à Figura 32.49
- Hospedeiros: equinos

328 Parasitologia na Medicina Veterinária

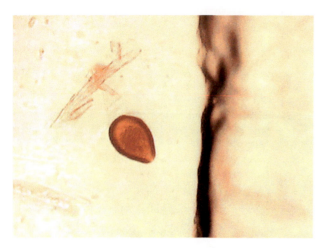

Figura 32.89 *Eimeria*: protozoário – *Eimeria leuckarti*.

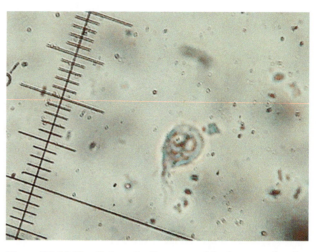

Figura 32.90 *Giardia intestinalis*: protozoário. Forma trofozoíta.

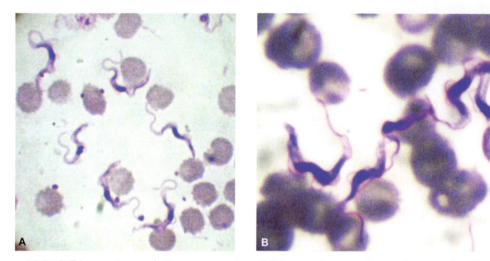

Figura 32.91 **A.** Tripomastigotas de *Trypanosoma vivax*. **B.** Tripomastigotas de *T. evansi*: protozoário. Forma tripomastigota.

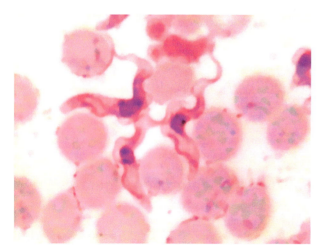

Figura 32.92 *Trypanosoma equiperdum*: protozoário. Forma tripomastigota.

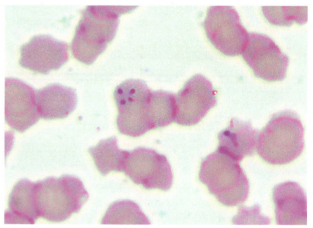

Figura 32.93 Tétrade de *B. equi* em hemácia.

- Mede 3 μm e é encontrada em pares
- Chamada de grande babésia dos equinos.

Cryptosporidium parvum | Coccídio (Figura 32.94)

- Hospedeiros: equinos
- Oocistos minúsculos: 4 a 4,5 μm
- Cada oocisto contém quatro esporozoítos (não há esporocisto)
- O diagnóstico pode ser feito por meio de técnicas de flutuação ou esfregaço de fezes corados por Ziehl-Neelsen, nos quais os esporozoítos aparecem como grânulos vermelhos brilhantes (ver Figuras 32.18 e 32.48).

Cyathostomum – Larva L3 | Nematoda (Figura 32.95; Tabela 32.2)

- Hospedeiros: equinos
- Tamanho da larva: 850 μm
- A larva L3 tem a bainha da L2 com cauda longa, que termina em formato de chicote (a proporção entre corpo e cauda da bainha é de 1,5:1)
- Apresenta de oito células intestinais triangulares.

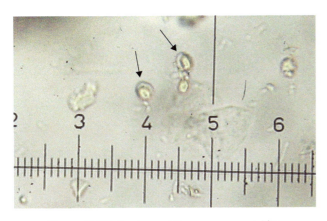

Figura 32.94 *Cryptosporidium parvum*: coccídio.

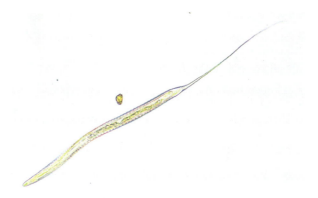

Figura 32.95 *Cyathostomum* – estágio larval 3 (L3): Nematoda.

Tabela 32.2 Chaves para identificação de larvas L3 de equinos.

1	Esôfago rabditiforme	Nematoides de vida livre
	Esôfago não rabditiforme	2
2	Sem bainha; o esôfago ocupa quase metade do comprimento do corpo; cauda trifurcada na ponta	*Strongyloides*
	Com bainha da L2	3
3	Com oito células intestinais triangulares e corpo curto	*Cyathostomum*
	Mais de oito células intestinais	4
4	Com 12 células intestinais retangulares	*Gyalocephalus*
	Com mais de 12 células intestinais	5
5	Com 16 células intestinais	6
	Com mais de 16 células intestinais	8
6	Cauda da bainha muito curta e cônica	*Trichostrongylus axei*
	Cauda da bainha comprida e filamentosa	7
7	Larva muito grande, com grandes células intestinais bem definidas	*Oesophagodontus* sp.
	Larva de tamanho médio, com células intestinais bem definidas e de forma retangular	*Poteriostomum* sp.
	Larva muito comprida e fina, com 16 células intestinais pouco definidas e pequeno apêndice trilobulado na cauda da larva	*Strongylus equinus*
8	Larva larga, de comprimento médio, com 18 a 20 células intestinais bem definidas, retangulares	*Triodontophorus* sp.
	Larva pequena e fina, com cauda pontiaguda e 18 a 20 células intestinais pouco definidas	*Strongylus edentatus*
	Larva grande e larga, com esôfago curto e 28 a 32 células intestinais retangulares bem definidas	*Strongylus vulgaris*

L3 = estágio larval 3.
Fonte: adaptada de Vilas (1973).

Strongylus vulgaris – Larva L3 | Nematoda (Figura 32.96; Tabela 32.2)

- Hospedeiros: equinos
- Tamanho da larva: 800 a 1.000 μm de diâmetro × 40 μm de largura
- A proporção entre corpo e cauda da bainha é de 2,5:1
- Apresenta de 28 a 32 células intestinais retangulares.

Strongylus edentatus – Larva L3 | Nematoda (Figura 32.97; Tabela 32.2)

- Hospedeiros: equinos
- Tamanho: 800 μm de diâmetro × 40 μm de largura
- A proporção entre corpo e cauda da bainha é de 2:1
- Apresenta de 18 a 20 células intestinais pouco definidas.

Strongylus equinus – Larva L3 | Nematoda (Tabela 32.2)

- Hospedeiros: equinos
- Tamanho: 1.000 μm de diâmetro × 40 μm de largura
- A proporção entre corpo e cauda da bainha é de 2,8:1
- Apresenta 16 células intestinais retangulares pouco definidas.

PRINCIPAIS PARASITOS DE AVES

Capillaria spp. | Nematoda (Figura 32.98)

- Hospedeiros: aves domésticas e silvestres
- Ovos de casca lisa e espessa, de coloração marrom e operculados nas extremidades
- Tamanho médio: 43 a 65 μm de comprimento × 20 a 35 μm de largura
- No interior do ovo, há conteúdo granular não segmentado.

Hymenolepis spp. | Cestoda (Figura 32.99)

- Hospedeiros: aves domésticas
- Ovos de formato esférico ou oval, com paredes lisas e finas
- Tamanho médio: 55 a 80 μm
- Contém um embrião hexacanto no interior do ovo.

Raillietina spp. | Cestoda (Figura 32.100)

- Hospedeiros: pombos, galinhas, perus, faisões e perdizes
- Ovos de tamanho médio: 65 a 90 μm
- Ovos de formato esférico a oval, com paredes lisas e finas
- Há um embrião hexacanto no interior do ovo
- Os ovos são observados somente após desintegração da proglótide madura e da cápsula ovígera.

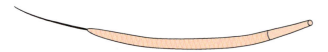

Figura 32.96 *Strongylus vulgaris* – estágio larval 3 (L3): Nematoda.

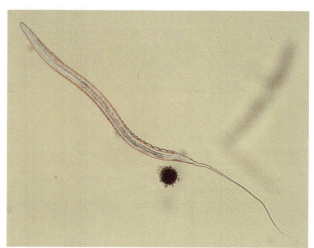

Figura 32.97 *Strongylus edentatus* – estágio larval 3 (L3): Nematoda.

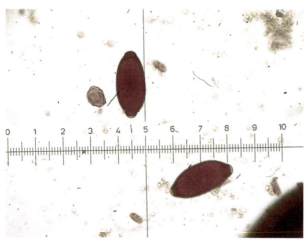

Figura 32.98 *Capillaria* spp.: Nematoda.

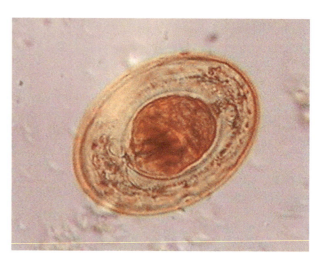

Figura 32.99 *Hymenolepis* spp.: Cestoda.

Davainea spp. | Cestoda

- Os ovos são esféricos e encontrados individualmente dentro de cápsulas parenquimatosas. No interior do ovo, há um embrião hexacanto
- Tamanho pequeno: 32 a 40 μm de diâmetro.

Syngamus trachea | Nematoda (Figura 32.101)

- Hospedeiros: pombos, galinhas, perus, faisões, perdizes, patos, gansos e cisnes
- Ovos de formato oval, com paredes lisas e opérculos em ambos os polos
- Tamanho médio: 78 a 100 μm de comprimento × 43 a 55 μm de largura
- No interior do ovo, há mórulas com 8 a 16 blastômeros.

Ascaridia spp. | Nematoda (Figura 32.102)

- Hospedeiros: pombos, patos, gansos, cisnes, galinhas, perus, faisões, periquitos e perdizes
- Ovos de tamanho médio: 68 a 90 μm de comprimento × 40 a 50 μm de largura
- Ovos de formato oval, com paredes espessas e lisas. Conteúdo não segmentado.

Heterakis spp. | Nematoda (Figura 32.103)

- Hospedeiros: pombos, galinhas, perus, gansos, cisnes, patos, faisões e perdizes
- Ovos de formato oval, com casca lisa e grossa
- Tamanho médio: 59 a 75 μm de comprimento × 31 a 48 μm de largura
- O conteúdo no interior do ovo não é segmentado.

Eimeria spp. | Protozoário (Figura 32.104)

- Hospedeiros: aves
- Oocistos esporulados com quatro esporocistos, cada um com dois esporozoítos
- Tamanho: 14 a 41 μm
- O formato e o tamanho do oocisto variam dependendo da espécie de *Eimeria* (pode ser arredondado, em formato de pera ou ovoide).

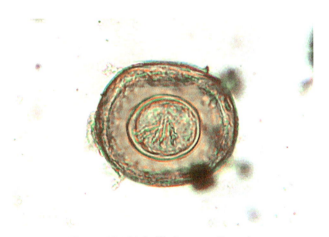

Figura 32.100 *Raillietina* spp.: Cestoda.

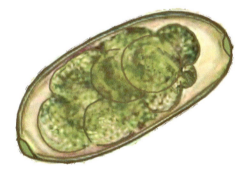

Figura 32.101 *Syngamus trachea*: Nematoda.

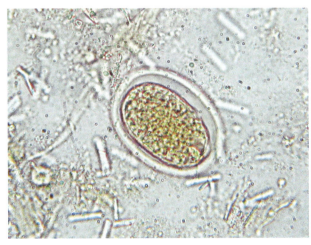

Figura 32.102 Ovo de *Ascaridia* spp.

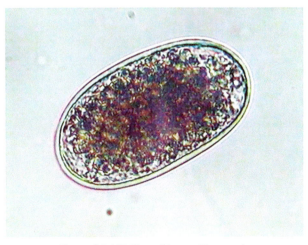

Figura 32.103 *Heterakis* spp.: Nematoda.

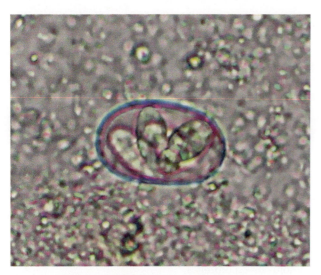

Figura 32.104 *Eimeria* spp.: protozoário.

LEITURAS RECOMENDADAS

ALMOSNY, N. R. P. *Hemoparasitoses em pequenos animais domésticos e como zoonoses.* Rio de Janeiro: L. F. Livros, 2002. 135 p.

BAKER, D. G. *Flynn's parasites of Laboratory Animals.* 2 ed. EUA: American College of Laboratory Animal Medicine, Blackwell Publishing, 2007. Preface, p. 1-15.

BARRIGA, O. O. *Las enfermedades parasitarias de los animales domésticos.* Santiago: Germinal, 2002. 247 p.

BOWMAN, D. D.; DWIGHT, D. *Parasitologia Veterinária de Georgis.* 8 ed. Barueri: Manole, 2006. 422 p.

CORDERO DEL CAMPILLO, M. R.; VÁZQUEZ, F. A. *Parasitologia Veterinária.* Madrid: McGraw-Hill, 1999.

DUNN ANGUS, M. *Helmintologia Veterinária.* México, D. F.: El Manual Moderno, 1983. 390 p.

FOREYT, W. J. *Parasitologia Veterinária – Manual de referência.* 5 ed. São Paulo: Roca, 2005.

FORTES, E. *Parasitologia Veterinária.* 3 ed. São Paulo: Ícone, 1997.

GÁLLEGO BERENGUER, J. *Manual de Parasitologia.* Barcelona: Ediciones Universitat de Barcelona, 1998.

MATTHEWS, B. E. *An Introduction to Parasitology.* Cambridge: Cambridge University Press, 1998.

SARTOR, A. A.; BELLATO, V.; SOUZA, A. P.; CANTELLI, C. R. Prevalência das espécies de *Eimeria* Schneider, 1875 e *Isospora* Schneider, 1881 (Apicomplexa: Eimeriidae) parasitas de suínos do município de Videira SC, Brasil. *Rev. Ciênc. Agroveterinár.*, v. 6, n. 1, p. 38-43, 2007.

SLOSS, M. W.; ZAJAC, A. M.; KEMP, R. L. *Parasitologia Clínica Veterinária.* 6 ed. Barueri: Manole, 1999.

SOULSBY, E. J. L. *Helminths, Arthropods and Protozoa of Domesticated Animals.* Philadelphia: Lea & Febiger, 1982.

THIENPONT, D.; ROCHETTE, F.; VANPARIJS, O. F. J. *Diagnosing Helminthiasis through Coprological Examination.* Beerse: Janssen Pharmaceutica, 1979. 187 p.

URQUHART, G. M.; ARMOUR, J.; DUNCAN, J. L. et al. *Parasitologia Veterinária.* 2 ed. Rio de Janeiro: Guanabara Koogan, 1998. 273 p.

VILAS, J. M. T. *Manual de Técnicas de Parasitologia Veterinária.* Zaragoza: Editorial Acribia, 1973. 196 p.

Técnicas Laboratoriais

33

Silvia Gonzalez Monteiro

ANÁLISE PARASITOLÓGICA DAS FEZES

Coleta e conservação

Para o êxito da análise parasitológica, devem-se coletar e conservar corretamente as fezes. Após a coleta, se não for possível enviar a amostra rapidamente ao laboratório, conservá-la na geladeira ou no gelo até o momento da execução do exame, que deve ser realizado em até 48 h da obtenção do material. Não misturar as fezes com gelo. Colocar o saco ou recipiente com as fezes dentro de um isopor ou recipiente com gelo. Isso é necessário para evitar o desenvolvimento larval dentro do ovo. Se a temperatura ambiente estiver amena, a larva desenvolve-se e, muitas vezes, eclode, o que resulta em exames negativos ou incorretos, já que a maioria das técnicas utilizadas é realizada para pesquisa de ovos. Nunca congelar as fezes. Se não houver a possibilidade de refrigeração, podem-se estocar as fezes em formol a 10% ou MIF (solução de mertiolato/mercurocromo, iodo e formol).

Grandes animais, como equinos e bovinos

As fezes devem ser adquiridas diretamente da ampola retal do animal com auxílio da mão coberta por um saco plástico ou luva. Introduzir levemente um ou dois dedos, fazendo uma leve massagem na parede do reto para que haja relaxamento do esfíncter anal; muitas vezes, nesse procedimento, o animal defeca espontaneamente. Se não houver defecação, introduzir a mão e coletar as fezes. Inverter a luva ou o saco com as fezes, fechar e identificar o material. A maioria das técnicas utiliza em torno de 5 g de fezes, então não é necessário coletar quantidade maior que o tamanho de uma laranja.

Ovinos e caprinos

Colocar a luva ou o saco plástico na mão e fazer uma leve massagem com um dedo nas paredes do reto do animal. Na maioria das vezes, o animal defeca espontaneamente. Se ele não defecar, retirar as fezes com o dedo, inverter a luva ou o saco, fechar e identificar a amostra. Se não for possível coletar diretamente do animal, aguardar o momento da defecação e coletar somente a parte que não entrou em contato com o solo.

Pequenos animais, como cão ou gato

Coletar no momento que o animal defecar. Evitar utilizar as fezes que entraram em contato com o solo. Manter em um pote estéril ou saco plástico identificado em refrigeração.

Pássaros, peixes e outros pequenos animais

Esperar o animal defecar, coletar e guardar as fezes em microtubos do tipo Eppendorf. Manter sob refrigeração até o envio ao laboratório.

Identificação das amostras

No envio ao laboratório, deve-se descrever o máximo de informações possível. Alguns dados que devem ser remetidos: idade do animal, alimentação, exames anteriores (se já foi relatado algum parasitismo anterior), uso prévio de antiparasitários, sinais clínicos (o que o animal está apresentando), localização geográfica (nome da cidade, se é de área rural ou urbana), data da coleta, se o animal está prenhe ou se apresentou algum problema de saúde anterior.

TÉCNICAS UTILIZADAS PARA O EXAME DAS FEZES

Técnicas de flutuação

São utilizadas soluções saturadas com uma densidade elevada, o que faz com que os ovos, os cistos ou os oocistos de parasitos flutuem e fiquem na superfície do líquido. É importante ter um densímetro para verificar a densidade correta das soluções, já que, se a gravidade for baixa, muitos ovos, cistos e oocistos não flutuarão e, se for muito elevada, ocorrerá a distorção ou o rompimento deles. A maioria desses estágios parasitários flutua a uma gravidade específica de 1,20 e 1,30 g/mℓ.

As técnicas de flutuação são as preferidas para a análise das fezes, pois concentram os ovos, cistos ou oocistos e não apresentam sujidades que atrapalhem o reconhecimento das formas dos parasitos. Para saber se o foco no microscópio está correto, deve-se procurar as bolhas de ar (vários círculos pretos de tamanhos diversos com um núcleo branco). Após visualizar as bolhas de ar, realiza-se a leitura da lâmina, sempre com leves movimentos no foco micrométrico.

Técnica de Willis-Mollay (1921) modificada | Flutuação em solução de sal

É uma técnica qualitativa, ou seja, serve para observar se há ou não ovos de helmintos, cistos ou oocistos de protozoários. É muito utilizada principalmente em análise de fezes de pequenos animais. A solução empregada faz com que os ovos dos helmintos e oocistos de protozoários flutuem, aderindo à parte inferior de uma lamínula colocada na superfície do líquido.

Um diferencial dessa técnica é que a solução de sal é barata e há pouca sujeira para obscurecer a visão dos parasitos.

Nesse procedimento, não flutuam alguns ovos de trematódeos e cestódeos e há distorção de cistos de *Giardia* sp.

Não deve ser feita em fezes gordurosas.

Metodologia

- Encher um tubo de ensaio com solução saturada (15 mℓ)
- Pesar 2 g de fezes e colocar em um copo
- Acrescentar um pouco da solução saturada contida no tubo para desmanchar as fezes
- Homogeneizar com um bastão
- Acrescentar o restante da solução, coar e encher um tubo de ensaio até formar um menisco
- Colocar uma lâmina de vidro sobre o tubo e deixar por 15 min
- Retirar a lâmina e invertê-la rapidamente, sem deixar cair a gota de solução
- Pôr uma lamínula e levar ao microscópio. Examinar em aumento de 100 e 400 vezes. Pode-se colocar uma gota de lugol antes da lamínula para corar o material.

Técnica de Faust *et al.* modificada, 1938 | Centrífugo-flutuação em sulfato de zinco

Tem as mesmas indicações da técnica anterior, porém necessita de uma centrífuga. É a técnica preferencial para pesquisa de *Giardia* sp., pois o sulfato de zinco não distorce os cistos do protozoário.

Metodologia

- Encher um tubo de centrífuga de 15 mℓ com solução de sulfato de zinco (ZnSO$_4$)
- Pesar 2 g fezes, misturar um pouco da solução e desmanchar as fezes com uma pazinha. Acrescentar o restante da solução, misturar e coar
- Colocar essa mistura novamente no tubo de centrífuga até formar um menisco (o líquido quase transborda). Se a centrífuga tiver cubeta de movimento livre, pode-se colocar, diretamente sobre o tubo, uma lamínula de 18 × 18 mm e centrifugar por 5 min a 1.500 a 2.000 rpm. Retirar a lamínula e colocá-la sobre uma lâmina com uma gota de lugol. Examinar ao microscópio em aumento de 100 e 400 vezes
- Se a centrífuga tiver cubeta fixa, não colocar a lamínula, pois vai cair e pode quebrar. Centrifugar o tubo durante 5 min a velocidade alta (1.500 a 2.000 rpm) e, com uma vareta ou alça de platina, remover amostras da superfície da solução para uma lâmina de microscopia até formar uma gota. Adicionar uma gota de lugol (cora o material) e uma lamínula. Examinar ao microscópio em aumento de 100 e 400 vezes.

Se a amostra for muito gordurosa ou suja, deve-se lavá-la com água antes de começar a técnica. Misturar água nas fezes e centrifugar. Os ovos afundarão, mas a gordura permanecerá flutuante. Depois da centrifugação, decantar o sobrenadante e adicionar o ZnSO$_4$ no sedimento, misturar bem e centrifugar como no último item.

Técnica de Sheather modificada, 1923 | Flutuação em solução saturada de açúcar

É semelhante à técnica de Willis, porém utiliza açúcar no lugar do sal. A gravidade específica da solução deve ser de 1,27 g/mℓ.

Técnica da dupla centrifugação modificada

Metodologia

Essa técnica é muito semelhante à anterior; porém, antes de centrifugar com a solução saturada, deve-se misturar as fezes com água e centrifugar por 5 min a 1.500 rpm para remover detritos e gordura. Depois de feito isso, descarta-se o sobrenadante e mistura-se o sedimento retido no tubo com solução de flutuação (água, açúcar ou sulfato de zinco), completando até a borda do tubo. Coloca-se a lamínula e centrifuga-se novamente por 5 min a 1.500 rpm.

Remover a lamínula, invertendo-a rapidamente, para evitar que caia a gota de solução que se formou. Colocá-la sobre uma lâmina de vidro e examinar ao microscópio em aumento de 100 e 400 vezes.

Lâminas preparadas com solução de açúcar podem ser mantidas em geladeira por semanas com distorção mínima dos ovos, o que é muito bom para utilização em aulas de Parasitologia. Essas lâminas também podem ser congeladas por meses ou anos para preservação do material.

Técnica de McMaster modificada

Essa técnica determina o número de ovos de nematoides por grama de fezes para calcular a carga parasitária de vermes em um animal. É utilizada principalmente em fezes de ruminantes e equinos. É muito difícil, por meio dessa técnica, saber a real população de vermes no hospedeiro, porém contagens superiores a 500 indicam uma infecção moderada e contagens superiores a 1.000 indicam uma grande infecção.

Vantagens. É rápida de ser realizada e barata, e os ovos flutuam livres de sujidades, o que facilita a contagem dos ovos.
Desvantagem. É necessário usar uma câmara contadora especial.

Metodologia

- Pesar 4 g de fezes em um copo descartável
- Misturar 60 mℓ de solução saturada de sal, açúcar ou sulfato de zinco. Homogeneizar bem
- Passar as fezes por um coador 2 ou 3 vezes para remover partículas grandes
- Mexer a solução e, com uma pipeta, transferir uma amostra da mistura para a câmara de McMaster
- Repetir o procedimento, enchendo os dois lados da câmara.

Esperar 2 min e levar a câmara ao microscópio em aumento de 100 vezes. Achar o foco (encontrando as bolhas de ar) e então contar o número total de ovos em todas as colunas da câmara. Deve-se registrar os diferentes gêneros encontrados.

Multiplicar o número total de ovos dos dois compartimentos da câmara por 50. Por exemplo, se forem encontrados 20 ovos, multiplica-se por 50; nesse caso, o resultado é 1.000 ovos por grama (OPG).

Fazer o OPG de cada tipo de ovo ou oocisto encontrado.

Explicação: cada compartimento da câmara tem capacidade para 0,15 ml. Como se utilizaram 4 g diluídos em 60 ml, tem-se 1 g de fezes em cada 15 ml de solução. Como foi observado 0,30 ml da solução, no final da leitura, deve-se multiplicar o número de ovos encontrados por 50 para obter a quantidade de ovos em 1 g de fezes.

Se o líquido estiver muito escuro, podem-se misturar os 4 g de fezes com água, centrifugar, desprezar o sobrenadante e, com o sedimento, iniciar a técnica na etapa 2.

Contagem

- > 500 OPG = infecção moderada
- > 1.000 OPG = infecção alta.

Coleta

Coletar uma amostra de 3 a 5% do rebanho separado por idade. Por exemplo:

- Campo 1: tem 800 ovelhas de cria – fazer exame de 24 amostras
- Campo 2: tem 500 borregas (2 a 4 dentes) – coletar 15 amostras
- Campo 3: tem 300 ovelhas de cria – coletar 9 amostras.

Uma observação importante é que, para o controle do rebanho, deve-se fazer a coleta a cada 28 ou 30 dias. Para verificar a eficiência do medicamento, a coleta é feita 7 dias após a dosificação para verificar se foram eliminados os ovos.

Embora o erro do OPG possa variar em torno de 20%, pode-se utilizá-lo para determinar a presença de resistência dos helmintos diante de um determinado produto quando a eficiência estiver abaixo de 95%. Para o cálculo da eficácia dos compostos, utiliza-se a fórmula de Coles *et al.* (1997):

$$\% \text{ Eficácia} = \text{Média OPG do grupo-controle} - \frac{\text{Média de OPG do grupo tratado}}{\text{Média do OPG do grupo-controle}} \times 100$$

Parasitos frequentemente encontrados em fezes de ruminantes

- Ordem *Strongylida*: são chamados de ovos do tipo estrongilídeo. É difícil classificar o gênero, pois os ovos são muito parecidos. Tem formato oval, com mórulas no seu interior. Deve-se fazer uma coprocultura para identificação das larvas L3
- Ascarídeos: ovos redondos de casca espessa e interior escuro
- *Strongyloides*: ovo larvado
- *Trichuris*: ovo bioperculado
- *Moniezia*: ovo de cestódeo, com formato quadrangular ou triangular
- *Eimeria*: oocisto de protozoário; em média, tem um terço do tamanho de um ovo.

Parasitos frequentemente encontrados em fezes de equinos

- *Parascaris*: ovo redondo com uma célula de membrana dupla, comum em potros

- Ovo de estrongilídeo: são ovais, têm membrana fina e contêm várias células em seu interior. Fazer coprocultura para diferenciar as larvas de pequenos e grandes estrôngilos e *Trichostrongylus*
- *Strongyloides*: ovo larvado
- *Anoplocephala*: ovo de cestódeo, de formato triangular ou quadrangular
- Oocisto de coccídeo: *Eimeria leuckarti*.

Técnicas de sedimentação

São utilizadas para pesquisa de ovos pesados, como os de alguns gêneros de Trematoda e Cestoda.

Técnica de sedimentação simples

É qualitativa e tem como princípio a sedimentação de ovos. É utilizada para pesquisa de ovos pesados de trematódeos e cestódeos.

Material

- 2 a 5 g de fezes
- Solução fisiológica ou água de torneira
- Lâmina e lamínula
- Bastão de vidro
- Coador
- Béquer com capacidade de 250 a 500 ml
- Cálice de sedimentação (300 a 500 ml)
- Pipeta.

Metodologia

- Diluir as fezes em 200 ml de solução fisiológica ou água no béquer. Se necessário, para haver o amolecimento, deixar em repouso por 10 a 20 min
- Coar a suspensão no cálice de sedimentação
- Deixar em repouso por 15 min
- Decantar o sobrenadante e adicionar ao sedimento 200 ml de solução fisiológica ou água
- Deixar em repouso por mais 15 min
- Decantar o líquido sobrenadante
- Coletar, com uma pipeta, algumas gotas do sedimento
- Examinar ao microscópio entre lâmina e lamínula em aumento de 100 vezes
- Se o primeiro resultado for negativo, montar mais três lâminas com o sedimento.

Técnica de sedimentação por centrifugação

É mais rápida, mais limpa e mais sensível para a detecção das formas parasitárias do que a técnica anterior.

Metodologia

- Misturar uma porção de fezes (aproximadamente 2 g) em 10 ml de água (pode-se colocar uma ou duas gotas de detergente para remover detritos, mas sem fazer espuma), misturar, coar e despejar essa solução em um tubo de centrífuga de 15 ml
- Adicionar 3 ml de acetato de etila (algumas técnicas usam éter, mas é perigoso por ser inflamável) e tampar o tubo com uma rolha de borracha. Agitar vigorosamente o tubo cerca de 20 vezes e, então, centrifugar a 1.500 rpm por 3 min

Parasitologia na Medicina Veterinária

- No final da centrifugação, haverá quatro camadas distintas. A primeira, superior, com o acetato de etila; a segunda, de gordura e detritos grossos; a terceira com água e detritos finos; e a quarta e última com o sedimento. Usando uma vareta, retira-se o anel de gordura e despreza-se todas as camadas menos o sedimento, que deve permanecer intacto
- Transferir algum sedimento do fundo do tubo para uma lâmina, acrescentar uma lamínula e examinar em aumento de 100 e 400 vezes.

A formalina utilizada para fixar ovos e cistos pode impedi-los de flutuarem (eles podem estar com uma gravidade específica maior que 1,20 g/mℓ), portanto deve-se utilizar essa técnica quando as amostras de fezes estiverem fixadas em formalina.

Técnicas para recuperação de larvas

Técnica de Baermann modificada

É usada para a extração de fases larvais vivas de nematoides nas fezes, principalmente para detecção de vermes pulmonares.

Metodologia

- Colocar aproximadamente 10 g de fezes em um filtro de papel de coar café e feche a abertura, formando um saquinho. Amarrar o saquinho em um cálice de sedimentação ou colocá-lo dentro de um coador e este no cálice de sedimentação ou, ainda, ultrapassar um lápis ou palito logo abaixo do fechamento para suspender o saquinho no cálice de sedimentação
- Colocar água morna no cálice de sedimentação até encostar no fundo do saquinho. Essa técnica faz uso de duas características de comportamento da larva do nematoide. A primeira diz respeito ao fato de que a água morna ativa a larva (porém, não aqueça acima de 37 a 40°C – limite superior), e a segunda que as larvas de nematoides de parasitos são as piores nadadoras, de modo que, em contato com a água, as larvas migram pelo papel filtro e vão até o fundo do cálice, onde se acumulam
- Deixar descansar durante 4 a 8 h. Quanto maior o tempo de exposição à água, mais larvas se acumulam no fundo do cálice, mas, com o tempo, a amostra fecal começa a se desmanchar e atravessa o filtro de papel, o que leva ao acúmulo de sedimento junto com as larvas, dificultando a visualização destas
- Por fora o saquinho, descartar o sobrenadante e colocar o sedimento em um tubo de centrífuga de 15 mℓ
- Centrifugar por 2 min ou deixar o material sedimentando por 5 min
- Usando uma pipeta, remover uma gota de sedimento do fundo do tubo e colocar em uma lâmina de microscopia para exame.

Método de Baermann-Moraes modificado

Técnica utilizada para pesquisa de *Strongyloides* sp. e vermes pulmonares, como *Dictyocaulus* sp.

Metodologia

- Pesar 8 a 10 g de fezes ou utilizar material de coprocultura
- Colocar as fezes em uma gaze dobrada em quatro, formando uma pequena "trouxa"

- Colocar o material assim preparado sobre um funil de vidro e conectar um tubo de borracha com um tubo de vidro na extremidade inferior deste
- Adicionar ao funil água aquecida (40°C) em quantidade suficiente para entrar em contato com as fezes
- Deixar 1 h em repouso
- As larvas vivas presentes vão migrar para o tubo na parte inferior do tubo de borracha
- Derramar o líquido presente nesse tubo em uma placa de Petri e observar as larvas presentes ao microscópio, coradas com lugol.

Coprocultura

É utilizada para identificação de larvas (L3) de nematódeos gastrintestinais de ruminantes e equinos. Como há vários nematoides da ordem Strongylida nessas espécies animais e os ovos são muito semelhantes, há a necessidade de fazer a cultura das fezes para identificar as larvas.

Material

- Recipiente de vidro (pote ou copo)
- Serragem de pinho lavada e esterilizada que não tenha sido tratada com produtos químicos (podem-se usar fezes de bovino, secas, previamente esterilizadas em autoclave ou estufa)
- Tubo de ensaio
- Placas de Petri
- Pipeta
- Cordão
- Estufa.

Metodologia

- Coletar 20 a 30 g de fezes frescas colhidas diretamente do reto
- Misturar as fezes com a serragem (duas partes de serragem para uma de fezes)
- Molhar até ficar na consistência de barro (úmido, mas sem verter água quando inclinado)
- Encher o vidro com três quartos de sua capacidade
- Limpar os bordos do vidro e tampá-lo com a placa de Petri, colocando um cordão (ou papel enrolado) entre a placa e o vidro para que entre ar
- Levar à estufa a 25 a 27°C e umedecer diariamente (se necessário) a mistura por 10 dias.

Coleta de larvas

- Encher o frasco com água até a borda
- Tampar o vidro com a placa de Petri, invertendo-o bruscamente para evitar que a água derrame
- Colocar, com a pipeta, 5 a 10 mℓ de água na placa de Petri
- Após 3 a 4 h, coletar o conteúdo existente na placa de Petri com uma pipeta e pôr em tubo de ensaio
- Fazer a identificação ou guardar na geladeira (viabilidade de até 4 meses).

Técnicas de exame direto

Nessas técnicas, não são necessários muitos equipamentos e soluções. São de fácil, barata e rápida execução.

Técnica de Graham | Método da fita adesiva

É utilizada na pesquisa de ovos de parasitos da ordem Oxyurida.

Metodologia

- Pegar um pedaço de fita adesiva (Durex®) e grudar a parte colante sobre o ânus e região perianal do animal suspeito
- Colar a fita em lâmina de microscopia e observar ao microscópio em aumento de 100 vezes.

Exame direto de fezes

Técnica utilizada em casos de suspeita de grande infecção por parasitos e quando a quantidade de fezes é muito pequena (caso de fezes de peixes, algumas aves e outros animais silvestres). É indicada para visualização de trofozoítos de *Giardia* sp. Tem como vantagens a rapidez, pouco equipamento requerido e facilidade de execução. Como desvantagens, pode resultar em exames com resultado falso negativo pela pequena quantidade de fezes examinada, que pode não detectar o parasitismo, e o acúmulo de sujidades na lâmina pode confundir a identificação.

Material

- Lâminas e lamínulas
- Pazinha
- Lugol (opcional)
- Solução fisiológica.

Metodologia

- Colocar uma porção muito pequena de fezes (do tamanho de uma cabeça de alfinete) em uma lâmina, acrescentar uma gota de água ou solução fisiológica e mexer com uma pazinha. Pode-se acrescentar uma gota de lugol para corar o material
- Cobrir com uma lamínula e examinar no microscópio ótico em aumento de 100 e 400 vezes.

O uso da água ou solução fisiológica dilui as fezes, o que diminui as sujidades e, portanto, facilita a visualização.

As fezes devem estar diluídas o suficiente para que se possa ler toda a lâmina. Para certificar-se disso, colocar uma folha de jornal embaixo da lâmina pronta; se for possível ler o que está escrito no jornal, o material foi bem diluído.

Técnicas para pesquisa de hemoparasitos

Técnica da gota espessa

Consiste em concentrar os hematozoários contidos em determinado volume de sangue.

Metodologia

- Colocar em uma lâmina de microscopia uma a duas gotas de sangue periférico
- Espalhar o sangue com uma alça de platina, formando uma camada uniforme
- Secar ao ar ou em estufa em temperatura de 37°C
- Em seguida, hemolisar com água destilada para destruir as hemácias. Os leucócitos e os hematozoários ficam intactos
- Secar novamente e corar com Giemsa ou panótico

- Após secagem, acrescentar uma gota de óleo para microscopia e examinar o material em aumento de 1.000 vezes (objetiva de imersão).

Técnica de Knott

Utilizada para pesquisa de microfilárias.

Metodologia

- Misturar 1 mℓ de sangue com 9 mℓ de formol a 2% em um tubo de ensaio de 15 mℓ
- Tampar a boca do tubo com o polegar e inverter várias vezes o tubo
- Aguardar 2 min e centrifugar por 5 min a 1.500 rpm
- Com uma pipeta, retirar uma gota do sedimento e colocá-la em lâmina de microscopia
- Cobrir com lamínula e examinar em aumento de 400 vezes.

Técnica do micro-hematócrito

Utilizada para pesquisa de microfilárias.

Metodologia

- Preencher com sangue um tubo de micro-hematócrito
- Centrifugar o tubo por 1 min
- Quebrar o tubo na capa leucocitária e depositar a camada de leucócitos sobre uma lâmina de microscopia
- Cobrir com lamínula e examinar em aumento de 400 vezes.

Confecção de esfregaço sanguíneo

O esfregaço sanguíneo é utilizado para pesquisa de hemoparasitos, como *Babesia* sp., *Trypanosoma* sp., *Ehrlichia* sp., *Anaplasma* sp. e outros.

Metodologia

- Coletar uma pequena gota de sangue periférico (de preferência a primeira gota de uma veia da orelha ou cauda) e depositar na extremidade de uma lâmina de microscopia limpa e desengordurada
- A gota de sangue deve ser estendida na lâmina com o auxílio de outra lâmina, chamada de extensora
- A lâmina extensora pode ser adquirida no comércio, mas pode-se fabricá-la quebrando as bordas de uma lâmina comum com uma pinça ou alicate ou fixando uma lamínula em uma lâmina com esparadrapo ou fita adesiva. A intenção é que a extensora seja menor que a lâmina na qual vai correr o esfregaço, para que, no momento que o sangue deslizar, não escorra pelos lados
- Essa extensora é posicionada à frente da pequena gota sanguínea e recuada em direção a ela. Assim que se tocam, o sangue irá espalhar-se na lâmina extensora, que é então deslocada para a frente em um movimento único. Dependendo do ângulo e da pressão dada na lâmina extensora, tem-se a espessura do esfregaço. O recomendável é que o ângulo fique entre 30 e 45°. Quanto maior o ângulo, mais grosso o esfregaço. Todo esfregaço deve ter uma franja fina (fica na parte final) e ela depende do tamanho da gota de sangue
- Após a confecção do esfregaço, secar rapidamente, balançando a lâmina no ar

Parasitologia na Medicina Veterinária

- Após a secagem, fixar e corar. A fixação pode ser feita com a imersão da lâmina em um pote com metanol por 3 a 5 min
- A coloração pode ser feita por panótico rápido. Ele é composto de um *kit* comercial que contém três líquidos básicos: um com álcool etílico, outro com hematoxilina e o terceiro com eosina. Para fixar e corar, a lâmina é mergulhada no álcool e depois na hematoxilina, seguida da eosina, deixando em torno de 8 a 20 segundos em cada líquido. Lavar a lâmina em água corrente e deixá-la secar.

Outras técnicas

Esporulação de oocistos

Para identificar o gênero e as espécies de coccídios, é necessário que ocorra a esporulação destes. Para isso, coloca-se 1 a 2 cm de fezes parasitadas por coccídios em uma placa de Petri e adiciona-se dicromato de potássio a 2 a 2,5% até cobrir levemente as fezes. Não deixar secar o material. Se necessário, acrescentar mais dicromato. A esporulação ocorre em torno de 1 semana. Para acelerar a esporulação (48 h), pode-se aerar o material com uma bombinha de oxigênio utilizada em aquários e manter a cultura em 30°C.

Técnica de Coloração de Ziehl-Neelsen a quente

É utilizada principalmente para diagnóstico de *Cryptosporidium* sp. e é importante na diferenciação de leveduras (comumente encontradas em fezes) que não se coram por essa técnica.

Coloração da amostra

- Preparar um esfregaço fino com as fezes
- Secar em temperatura ambiente e fixar em uma chama
- Cobrir o esfregaço com uma solução comercial de fucsina carbólica de Ziehl-Neelsen por 2 min
- Lavar com água corrente
- Lavar o esfregaço com álcool ácido (3% HCL e 70% etanol) em uma pipeta até descorar e ficar em um tom levemente rosado
- Sacudir a lâmina para eliminar o líquido e cobrir o esfregaço com solução comercial de azul brilhante a 0,5% por 2 min
- Lavar com água corrente e secar
- Examinar em aumento de 400 vezes até achar os oocistos (corados em vermelho) sobre o fundo, que fica esverdeado
- Colocar óleo de imersão e olear em 1.000 vezes.

Método de coloração Ziehl-Neelsen modificada (a frio)

É utilizado principalmente para diagnóstico de *Cryptosporidium* sp.

Coloração da amostra

- Preparar o esfregaço com fezes frescas ou preservadas
- Deixar secar em temperatura ambiente
- Fixar com álcool metílico por 5 min e deixar secar em temperatura ambiente
- Corar com o corante de Kinyoun (a frio) durante 1 h
- Lavar com água corrente

- Diferenciar com solução aquosa de ácido sulfúrico a 2%
- Lavar com água corrente
- Corar o fundo com solução de verde de malaquita a 5% por 8 min
- Lavar com água corrente e secar.

COLETA E MONTAGEM DE ENDOPARASITOS

Coleta

Os endoparasitos podem ser encontrados livres ou encistados em vários tecidos e órgãos de animais domésticos e silvestres, artrópodes, crustáceos e outros.

Coletar preferencialmente as formas vivas, a fim de conservá-las e fixá-las adequadamente. Colocar a solução fisiológica em plaquinhas de Petri e separar por localização (p. ex., encontrado no intestino delgado) e aparência (p. ex., segmentado, redondo ou achatado). Com a ajuda de um pincel ou agulha histológica, transferi-los para a placa com solução fisiológica a fim de limpá-los.

Fixação

- Os nematoides mortos devem ser colocados diretamente no fixador frio, e os vivos devem ser transferidos da solução salina fisiológica para uma placa de Petri funda com pouco líquido
- Aquecer o fixador formol acético a 65°C e derramar sobre os nematoides
- Deixar o fixador esfriar na própria placa de Petri
- Deixar o nematoide no fixador por 48 h
- Os cestódeos e trematódeos (de preferência vivos) devem ser prensados entre duas lâminas de microscopia, que serão amarradas com fio de algodão e colocadas imersas em fixador (formol acético) frio por 48 h.

Conservação

Os endoparasitos podem ser conservados em formol acético ou etanol 70°GL, com ou sem 5 a 10% de glicerina.

Clarificação

Os produtos mais utilizados para clarificação são ácido acético, fenol, lactofenol e creosoto. A escolha depende da espessura do parasito e da técnica escolhida para montagem. Para demonstrações rápidas, podem-se clarificar pequenos endoparasitos com ácido acético. Os mais espessos devem ficar imersos em fenol até a clarificação.

Depois de clarificados, os exemplares podem voltar ao líquido conservador ou ser montados em lâminas permanentes.

Montagem de nematoides

Podem-se utilizar dois processos para a clarificação de nematoides, dependendo do tipo de montagem permanente:

- Processo 1: para montagem em bálsamo do Canadá
- Processo 2: para montagem em gelatina glicerinada.

Processo 1 | Montagem em bálsamo do Canadá

- Etanol 70°GL (para remoção da glicerina)
- Etanol 80°GL

- Etanol 90°GL
- Etanol absoluto 1
- Lactofenol – clarificador
- Creosoto – diafanizador (clarifica, diferencia e dá brilho).

Uma observação importante é sobre o tempo de cada etapa: 15 min. Essas etapas são para fazer a desidratação do material.

O tempo requerido para as etapas 5 e 6 depende da espessura do material. No creosoto, devem ficar 24 h, em média.

Montagem em bálsamo do Canadá

- Pingar o bálsamo do Canadá aos poucos, 1 a 3 gotas, até o creosoto evaporar e ficar só o bálsamo
- Colocar uma gota de bálsamo sobre a lâmina (no centro)
- Procurar ter certeza de que a face ventral está voltada para cima e a extremidade anterior está voltada para o observador
- Colocar lamínula com muito cuidado e devagar para evitar formação de bolhas
- Ressalta-se que os nematoides muito grandes devem passar por fenol a 10% e, depois, para o lactofenol.

Processo 2 | Montagem em gelatina glicerinada | Nematoides fixados em etanol

- Adicionar glicerina pura, poucas gotas a cada vez, na placa de Petri, onde os nematoides estão em etanol glicerinado a 5 ou 10%
- Quando o etanol evaporar e, praticamente, só restar a glicerina, transferir um nematoide de cada vez para a glicerina pura
- Montar em gelatina glicerinada.

Montagem em gelatina de glicerina

- Aquecer, em banho-maria, o recipiente que contém a gelatina de glicerina
- Colocar, com bastão de vidro, uma gota de gelatina líquida sobre a lâmina, de tamanho proporcional ao tamanho do espécime e da lamínula que será usada para cobri-lo. Cuidado para que a gota não se espalhe além da lamínula
- Após, fazer o fechamento da lamínula com esmalte de unhas transparente.

Montagem de trematódeos e cestódeos

Devem ser corados para visualização de suas estruturas.

- Retirar do fixador onde foram previamente amarrados entre duas lâminas para distensão
- Imergir o parasito em álcool 70°GL por 30 min
- Imergir no corante carmim clorídrico por 20 a 40 min
- Lavar em álcool 70°GL. Se estiver muito corado, remover o excesso de corante banhando o espécime em álcool clorídrico
- Lavar em álcool 70°GL se foi passado no álcool clorídrico
- Imergir em álcool 80°GL e, após, no álcool absoluto
- Imergir em creosoto
- Montar com bálsamo do Canadá entre lâmina e lamínula.

Montagem de ovos de helmintos e oocistos de coccídios

Essa técnica é utilizada principalmente para o preparo de material para exposição em aulas práticas.

- Remover a lamínula do material examinado que contém os ovos e/ou os oocistos de parasitos
- Deixar a lâmina secar um pouco em estufa para remover o excesso de líquido
- Colocar a gelatina glicerinada em banho-maria
- Acrescentar uma gota da gelatina morna sobre a lâmina que contém o material. Se estiver quente, ocorrerá deformação dos ovos e oocistos
- Acrescentar lamínula. Se a lamínula não ficar bem fixa, fechar seus bordos com esmalte de unhas incolor.

PESQUISA DE ECTOPARASITOS

Sarnas

Raspado cutâneo

Utilizado para pequenos ácaros, como as sarnas. Fazer uma dobra na pele lesionada, acrescentar algumas gotas de óleo mineral sobre a pele e raspar com uma lâmina, escarificando-a até ocorrer um leve sangramento. Colocar o material em lâmina limpa, misturá-lo com uma gota de óleo e fechar com outra lâmina, fazendo um "sanduíche". Enrolar o material em filme PVC (encontrado em supermercados) ou fechar as bordas com fita adesiva para evitar que os ácaros fujam até o envio ao laboratório.

Para sarna otodécica, coletar o cerume com um algodão enrolado na ponta de uma pinça ou cotonete e examinar contra a luz.

Os ácaros em contraste com a cor escura do cerume podem ser visualizados a olho nu. Pode-se também recoletar o material do pavilhão auricular e montar entre lâminas.

No laboratório, abrir o "sanduíche de lâminas", acrescentar uma ou duas gotas de potassa a 10% (para remoção do excesso de crostas) em cada uma das lâminas, misturar o material com a potassa com um palito de dentes, aquecer levemente a lâmina, acrescentar uma lamínula e examinar em microscópio óptico em aumento de 100 vezes.

Piolhos, pulgas e ácaros macroscópicos superficiais

Coleta manual: utilizar algodão embebido em álcool para retirar os artrópodes da pele do animal. Pode-se usar também um pente fino.

Carrapatos

Segurar o mais próximo do ponto de fixação na pele e girar levemente antes de tracionar. Isso evita que o aparelho bucal fique dentro da pele do hospedeiro.

Insetos alados

Armadilhas com iscas. É necessário saber do que o inseto se alimenta para montar a armadilha apropriada. Por exemplo, moscas produtoras de miíase secundária podem ser facilmente capturadas em garrafas PET cortadas, com o gargalo sem tampa emborcado para dentro e, no fundo, uma carne em deterioração.

340 Parasitologia na Medicina Veterinária

Saco plástico transparente. Serve para capturar insetos em pouso. Abre-se o saco e aproxima-se do inseto, capturando-o. Para recolhê-lo, podem-se pingar algumas gotas de álcool dentro do saco.

Conservação de artrópodes

Os artrópodes podem ser conservados em caixas entomológicas a seco. Espetar o mesotórax do inseto com alfinete entomológico de inox (não usar alfinete comum de costura, pois enferruja). Manter sempre naftalina na caixa, a fim de evitar que outros artrópodes colonizem o ambiente e destruam os exemplares catalogados.

Insetos muito pequenos, como mosquitos, devem ser colados pelo mesotórax (parte das patas) em pequenos triângulos de cartolina com esmalte de unhas ou cola branca comercial. Atravessar a parte mais larga do triângulo em alfinete entomológico e conservar em caixa forrada com isopor, acrescentando naftalina para evitar a entrada de outros artrópodes.

Utilizar tubos de vidro, colocando a ponta do alfinete na tampa de borracha e parafinando a tampa. Álcool a 70% também é amplamente utilizado para conservação de ectoparasitos em vidros. Coletar o parasito e manter em vidro com tampa contendo álcool a 70%.

A etiqueta com as informações do parasito devem ser escritas a lápis em papel de seda. Esse papel fica imerso dentro do vidro.

Dados das etiquetas

Escrever na etiqueta:

- Localização: cidade, estado e país
- Data da coleta: dia, mês e ano
- Coletor: nome da pessoa que fez a coleta
- Identificação do parasito: se possível, colocar o máximo de informações do parasito, como ordem, família, gênero e espécie.

Técnica para montagem permanente de artrópodes em lâmina

Artrolâminas

Essa técnica foi adaptada partindo do estudo de várias técnicas descritas na literatura.

A montagem de artrópodes em lâmina é realizada para análise minuciosa de artrópodes ou partes deles em microscópio ou estereomicroscópio. É muito utilizada em aulas práticas de parasitologia e estudos de taxionomia.

Material utilizado

- Hidróxido de potássio (potassa) a 10%
- Água destilada
- Ácido acético
- Óleo de cravo (eugenol)
- Xilol
- Resina acrílica alquídica estirenada (verniz vitral transparente Acrilex®)
- Placa de Kline transparente com oito poços
- Agulha histológica com a ponta dobrada
- Pincel fino
- Lâminas para microscopia
- Lamínulas para microscopia.

Técnica

Maceração

Colocar o espécime imerso em KOH (potassa) a 10%, frio, por 48 h para pequenos artrópodes, como piolhos mastigadores, larvas e ninfas de ácaros e larvas de insetos. No caso de artrópodes adultos, hematófagos e bem quitinizados, pode ser necessária a imersão em potassa a 10% fria por 5 a 7 dias. Colocar o(s) artrópode(s) em um vidro fechado ou tubo de ensaio com a potassa. Manter fechado.

Limpeza

Após a retirada do artrópode da potassa, com a ajuda de um pincel fino, imergi-lo em água destilada até sair todo o conteúdo interno do artrópode.

Nessa etapa, pressionar gentilmente o espécime com uma agulha histológica de ponta dobrada para eliminar o restante dos órgãos internos dissolvidos na etapa da maceração. Dependendo da quantidade de material do interior do artrópode, deve-se produzir um pequeno furo no espécime para a saída do material macerado. Trocar a água quando ela estiver suja. Podem ser necessárias várias trocas de água. Acompanhar em microscópio estereoscópio e passar para a próxima etapa quando o espécime estiver sem conteúdo interno.

Desidratação e neutralização

Com a ajuda do pincel fino, colocar o artrópode limpo em ácido acético puro por 15 min. O ácido acético remove a água e neutraliza o álcali, parando a maceração e evitando danos por tratamento excessivo.

Clarificação

Retirar o artrópode do ácido acético com um pincel fino e colocar no óleo de cravo puro por 15 min.

Desidratação e remoção do excesso de óleo de cravo

Passar o espécime pelo Xilol, comprimindo-o levemente para retirar o excesso de óleo de cravo.

É importante ressaltar que se deve passar por essa etapa somente se o material estiver muito corado.

Montagem

Colocar uma gota de resina acrílica alquídica estirenada (verniz vitral transparente Acrilex®) em lâmina de microscopia, acrescentar e arrumar o artrópode ventralmente e vedar com a lamínula.

As vantagens dessa técnica sobre as outras são: há pouco contato do técnico com os produtos químicos; a resina é facilmente encontrada em papelarias, tem custo acessível, é de secagem rápida (24 h) e é resistente (p. ex., lâminas montadas em 2009 ainda estão perfeitas). Se a lâmina se quebrar ou estragar, o espécime não é perdido, pois se pode desmontar imergindo a lâmina em xilol. Como o bálsamo é de cor amarela e a resina é transparente, as montagens em resina ficam mais claras.

Após montagem de carrapatos em resina alquídica estirenada (Figura 33.1) e em bálsamo do Canadá (Figura 33.2), não se observou diferença na qualidade dos materiais quanto à visualização das estruturas.

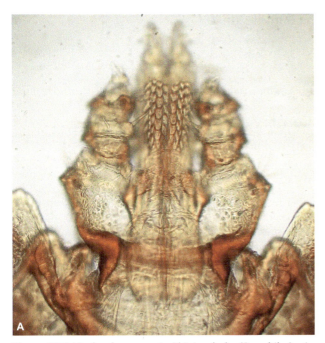 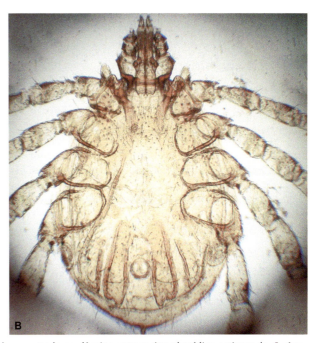

Figura 33.1 Macho de carrapato *Rhipicephalus* (*Boophilus*) *microplus* montado em lâmina com resina alquídica estirenada. **A.** Aparelho bucal. **B.** Face ventral.

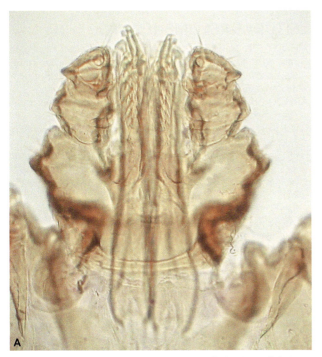 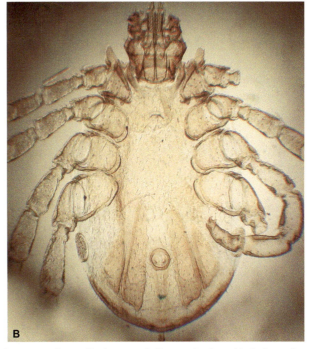

Figura 33.2 Macho de carrapato *Rhipicephalus* (*Boophilus*) *microplus* montado em lâmina com bálsamo do Canadá. **A.** Aparelho bucal. **B.** Face ventral.

FÓRMULAS DAS SOLUÇÕES

Álcool clorídrico
- 100 mℓ de álcool 70°GL
- 0,5 mℓ de ácido clorídrico.

Carmim clorídrico
- 5 g de carmim em pó
- 5 mℓ de ácido clorídrico
- 5 mℓ de água destilada
- 240 mℓ de álcool 90°GL.

Misturar o carmim com o ácido clorídrico e a água. Deixar repousar por 60 min e, em seguida, acrescentar o álcool 90°. Ferver essa mistura em um frasco fechado com bucha de algodão até dissolver todo o carmim em pó. Completar com álcool 90° até chegar a 250 mℓ. Depois de frio, guardar em vidro bem fechado.

Gelatina glicerinada

- 10 g de folha de gelatina branca
- 70 mℓ de glicerina
- 0,5 mℓ de fenol
- 60 mℓ de água destilada.

Diluir a gelatina na água destilada quente e, quando essa mistura estiver morna, acrescentar a glicerina e o fenol. Coar, ainda morna, em tecido de serigrafia e manter em vidro bem fechado. Quando for utilizar, colocar o vidro em banho-maria para amolecer a gelatina.

Dicromato de potássio a 2,5%

- 2,5 g de dicromato de potássio
- 100 mℓ de água destilada.

Fórmula do formol acético

- 93 mℓ de solução fisiológica
- 5 mℓ de formol
- 3 mℓ de ácido acético.

Misturar as soluções e colocar em frasco de vidro fechado.

Lactofenol de Amann

- 20 mℓ de água destilada
- 40 mℓ de glicerina
- 20 mℓ de ácido láctico
- 20 g de cristais de fenol.

Misturar tudo e guardar em frasco de vidro bem fechado.

Lugol

- 1 g de iodo metálico
- 2 g de iodeto de potássio
- 30 mℓ de água destilada.

Soluções saturadas

Sal

- Gravidade específica: 1,18 a 1,20 g/mℓ
- 400 g de cloreto de sódio
- 1.000 mℓ de água destilada.

Dissolver o sal na água destilada morna e filtrar.

Açúcar

- 1,29 g/mℓ de gravidade específica
- 500 g de açúcar granulado
- 320 mℓ de água destilada
- 10 mℓ de formol comercial ou 7 g de fenol.

Aquecer a água destilada e dissolver o açúcar até ficar com consistência de um xarope. Deixar resfriar e acrescentar o formol ou o fenol, para evitar que crie fungos e atraia artrópodes.

Sulfato de zinco

- Gravidade específica: 1,18 g/mℓ
- 380 g de sulfato de zinco
- 1.000 mℓ de água destilada.

Adicionar água destilada quente no sulfato de zinco e filtrar.

Conservantes de fezes

Formol a 10%

- 10 mℓ: formaldeído 37 a 40%
- 90 mℓ de água destilada.

O formol comercial é vendido na concentração de 37 a 40%. Para a diluição, ele é considerado 100%.

Misturar uma parte de fezes com cinco partes de formol a 10%.

Mertiolato, iodo e formaldeído (MIF)

- 5 mℓ de glicerina
- 25 mℓ de formaldeído (40%)
- 200 mℓ de mertiolato (ou mercurocromo) a 0,1%
- 200 mℓ de água destilada.

Misturar uma parte de fezes frescas para duas a três partes da solução de MIF.

LEITURAS RECOMENDADAS

AMATO, J. F. *Manual de técnicas para a preparação de coleções zoológicas. 8. Platelmintos (temnocefálidos, trematódeos, cestoides, cestodários) e acantocéfalos.* São Paulo: Sociedade Brasileira de Zoologia, 1985.

AMATO NETO, V.; CORRÊA, L. L. *Exame parasitológico das Fezes.* 5 ed. São Paulo: Sarvier, 1991. 92 p.

BARRIGA, O. O. *Las enfermedades Parasitarias de los Animales Domesticos.* Santiago: Germinal, 2002. 247 p.

CARLI, G. A. *Parasitologia Clínica: Seleção de Métodos e Técnicas de Laboratório para o Diagnóstico das Parasitoses Humanas.* Rio de Janeiro: Atheneu, 2001. 810 p.

CIMERMAN, B.; CIMERMAN, S. *Parasitologia Humana e Seus Fundamentos Gerais.* Belo Horizonte: Atheneu, 1999. 375 p.

COLES, G. C. *et al.* World association for the advancement of veterinary parasitology (WAAVP) methods for the detection of anthelmintic resistance in nematodes of veterinary importance. *Veter. Parasitol.*, v. 44, p. 35-44, 1992.

DE FAUST, E. C. *et al.* A critical study of clinical laboratory technics for the diagnosis of protozoan cysts and helminth eggs in feces I. Preliminary communication. *Am. J. Tropical Med.*, v. 18, p. 169-183, 1938.

FERREIRA, A. W.; ÁVILA, S. L. M. *Diagnóstico laboratorial das principais doenças infecciosas e autoimunes.* Rio de Janeiro: Guanabara-Koogan, 1996. 302 p.

FOREYT, W. J. *Parasitologia Veterinária: Manual de referência.* 5. ed. São Paulo: Roca, 2005.

INSTITUTO DE BIOLOGIA. *Roteiro de aulas práticas: Parasitologia II*, Ib-501. Rio de janeiro: Universidade Federal Rural do Rio de Janeiro, 1996. 132 p.

LEVINE, N. D. *Textbook of veterinary Parasitology.* Minneapolis: Burges, 1978. 236 p.

NEVES, D. P. *et al. Parasitologia Humana.* 10 ed. Belo Horizonte: Atheneu, 1998. 524 p.

PAIVA, J. G. A.; FANK-DE-CARVALHO S, M.; MAGALHÃES, M. P.; GRACIANO-RIBEIRO, D. Verniz vitral incolor 500®: uma alternativa de meio de montagem economicamente viável. *Acta bot. bras.*, v. 20, n. 2, p. 257-264, 2006.

REY, L. *Parasitologia*. 2 ed. Rio de Janeiro: Guanabara-Koogan, 1991. 731 p.

RITCHIE, L. S. An ether sedimentation technique for routine stool examinations. *Bulletin of the United States Army Medical Department*, Washington, v. 8, p. 326, 1948.

RODRIGUES, M. L. A.; SOUTO-MAIOR, M. P.; ANJOS, D. H.; OLIVEIRA, M. D. L. Comparação entre as técnicas McMaster e Centrífugo-Flutuação para contagem de ovos de helmintos intestinais de equinos. *Rev Univ Rural Ser Cienc Da Vida*, v. 17, n. 2, p. 101-102, 1997.

RUGAI, E.; MATTOS, T.; BRISOLA, A. P. Nova técnica para isolar larva de nematoides das fezes – modifícação de Baermann. *Rev. Inst. Adolfo Lutz*, v. 14, p. 5-8, 1954.

SLOSS, M. W.; ZAJAC, A. N.; KEMP, R. L. *Parasitologia Clínica Veterinária*. 6 ed. São Paulo: Manole, 1999.

SOUZA, A. P.; GONÇALVES, P. C.; TIETZ, S. M. Diagnóstico de sarnas pela técnica potassa/eter. *In: VI Congresso Estadual de Medicina Veterinária*, 1979, Gramado. Anais. SOVERGS.

UENO, H.; GUTIERRES, V. C. *Manual para diagnóstico das helmintoses de ruminantes*. Tokyo: JICA, 1983. 165 p.

WHEATLEY, W. B. A rapid staining procedure for intestinal amebae and flagellates. *Am. J. Clin. Pathol.*, Philadelphia, v. 21, p. 990-991, 1951.

WHITLOCK, H. V. Some modifications of the Mc Master helminth egg counting technique and apparatus. *J. Coun. Sci Indust. Res.*, v. 21, p. 177-180, 1948.

WORLD HEALTH ORGANIZATION. *Pranchas para o Diagnóstico de Parasitas Intestinais*. São Paulo: Livraria Editora Santos, 2000. 12 p.

WORLD HEALTH ORGANIZATION. *Procedimentos Laboratoriais em Parasitologia Médica*. São Paulo: Livraria Editora Santos, 1999, 114 p.

Índice Alfabético

A

Acari, subclasse 6, 11
Acari oribatida, 53
Acariformes, superordem, 47, 53
Ácaro(s), 7
- não escavadores, 40
- oribatídeos, 53, 56
- sistema
- - circulatório, 7
- - digestivo, 8
- - nervoso, 8
- - reprodutor, 7
- superficiais, 42, 43, 44
- vermelho das aves, 11
Actinedida, 47
Acuariidae, família, 273
Acuarioidea, superfamília, 273
Adeleorina, subordem, 154
Aedes, 97
- *aegypti*, 97
- *albopictus*, 97
Aedini, tribo, 97
Aelurostrongylus abstrusus, 307
Álcool clorídrico, 341
Alfortia edentatus, 233
Amblycera, subordem, 68
Amblyomma
- *aureolatum*, 25
- *cajennense*, 25
- *ovale*, 25
- *tigrinum*, 25
Ametabolia, 64
Amoebotaenia, 205
- *sphenoides*, 205
Analgidae, família, 44, 46
Análise parasitológica das fezes, 333
Anaplasma, 167, 318
- *centrale*, 168
- *phagocytophilum*, 170
- *platys*, 168
Anaplasmataceae, família, 167, 171, 173
Anaplasmose bovina, 170
Ancylostoma, 239, 307
- *braziliense*, 241
- *caninum*, 239
Ancylostomatoidea, superfamília, 239
Ancylostomidae, família, 239
Ancylostominae, subfamília, 239
Ánocentor nitens, 27

Anopheles, 95
- *albitarsis*, 96
- *darlingi*, 96
Anophelinae, subfamília, 95
Anophelini, tribo, 95
Anoplocephala
- *magna*, 206, 325
- *perfoliata*, 206, 325
Anoplocephalidae, família, 206
Anoplocephalinae, subfamília, 206
Anoplura, suborbem, 76
Apolonia, gênero, 51
Arachnida, classe, 5, 6, 11, 19, 35, 47
Argas, 30
- *miniatus*, 30
Argasidae, família, 29
Artrolâminas, 340
Artrópodes, 5
- conservação de, 340
Asas, 63
Ascaridia, 260, 331
- *galli*, 260
Ascaridida, ordem, 259
Ascarididae, família, 260
Ascaridiidae, família, 260
Ascaridinae, subfamília, 260
Ascaridoidea, superfamília, 260
Ascaris, 260
- *suum*, 321
Ascarops, 270
- *strongylina*, 270, 321
Aschyza, divisão, 115
Aspiculuris, 229
- *tetraptera*, 229
Astigmata, 35
Astigmatina, 5

B

Babesia, 157
- *bigemina*, 162, 317
- *bovis*, 161, 317
- *caballi*, 27, 163, 327
- *canis*, 308
- *equi*, 27, 162, 327
- *gibsoni*, 159, 308
- *vogeli*, 159
Babésias
- ciclo biológico das, 157
- controle das, 164

- diagnóstico das, 164
Babesidae, família, 157
Babesiose, 157
- bovina, 161
- canina, 159
- equina, 162
- felina, 160
- humana, 164
Bacillus thuringiensis var. *israelensis*, 100
Barbeiros, 83
Bartonella quintana, 77
Beauveria bassiana, 278
Besnoitia, 151
- *besnoiti*, 151
Biblioteca de apresentação de fagos, 303
Boopidae, família, 70
Borrelia, 26
- *burgdorferi*, 31
- *recurrentis*, 77
Bovicola, 71
- *bovis*, 71
- *caprae*, 71
- *equi*, 71
- *ovis*, 71
Brachycera, 109, 115
Brachylaemus, 183
- *mazzantii*, 183
Brachylaimidae, família, 183
Brachypilina, 5
- poronóticos, 59
Branquiuros, 291
Bunostominae, subfamília, 241
Bunostomum, 241, 315
- larvas de, 254
- *phlebotomum*, 241
- *trigonocephalum*, 242

C

Caligídeos, 291
Calliphoridae, família, 120
Capillaria, 222, 305, 311, 330
Capillarinae, subfamília, 222
Carmim clorídrico, 341
Carrapato(s), 19
- controle microbiano de, 277
- dioxeno, 20
- monoxeno, 20
- trioxeno, 20
Catachlorops, gênero, 111

Centrífugo-flutuação em sulfato de zinco, 334
Cenuro, 192
Ceratopogonidae, família, 101
Ceratozetes, gênero, 61
Ceratozetidae, família, 60
Cestoda, classe, 191, 287
Cestódeos, 287
- montagem de, 339
Chabertia spp., 315
- larvas de, 254
Chabertidae, família, 237
Cheilospirura, 273
- *hamulosa*, 273
Chelopistes, 74
- *meleagridis*, 74
Cheyletidae, família, 47
Cheyletiella
- *blakei*, 47
- *parasitovorax*, 47
- *yasguri*, 47
Cheyletus, 48
- *eruditus*, 48
- *fortis*, 48
- *malaccensis*, 48
Chirodiscoides, 44, 46
- *cavia*, 44
Chlorotabanus, gênero, 111
Chorioptes, 40, 41, 42, 45
- *bovis*, 41
- *texanus*, 41
Chrysomya, gênero, 122
Chrysomyinae, subfamília, 120
Chrysops, gênero, 112
Chrysopsinae, subfamília, 112
Chrysopsini, tribo, 112
Cimex, 87
- *hemipterus*, 87
- *lectularius*, 87
Cimicidae, família, 87
Cisticerco, 192
Cisticercoide, 192
- procura por, 57
Cisto hidático, 199
Classe, 3
Classificação
- artificial, 3
- natural, 3
Cnemidocoptes, 39, 45
- *gallinae*, 39
- *jamaicensis*, 39
- *mutans*, 39
- *pilae*, 39
Cnemidocoptidae, família, 39, 45
Coccidea, classe, 143
Coccídios, 143
- montagem de oocistos de, 339
Cochliomyia, 120
- *hominivorax*, 121
- *macellaria*, 121
Coenurus
- *cerebralis*, 198
- *serialis*, 198
Columbicola, 75
- *columbae*, 75
Conservantes de fezes, 342
Controle biológico
- aplicado ou artificial, 277

- de nematoides, 280
- de parasitos, 277
- - sistema integrado de, 296
- natural, 277
Cooperia, 243, 246, 315
- larvas de, 254
- *oncophora*, 246
- *pectinata*, 247
- *punctata*, 247
Coprocultura, 336
Cotylophoron, 186
- *cotylophorum*, 186
Cowdriose, 173
Crustacea, 290
Crustáceos parasitos, 290
Cryptocerata, subordem, 83
Cryptosporidiidae, família, 145
Cryptosporidium, 145, 308
- *parvum*, 145, 317, 323, 329
Cryptostigmata, subordem, 53
Ctenocephalides, 92
- *canis*, 92
- *felis*, 92
Culex, 100
- *quinquefasciatus*, 100
Culicidae, família, 95, 101
Culicinae, subfamília, 96
Culicoides, gênero, 101
Cuterebridae, família, 126
Cyathostominae, subfamília, 234
Cyathostomum spp., 234, 329
Cyclophyllidea, ordem, 194
Cysticercus
- *bovis*, 196
- *cellulosae*, 194
- *fasciolaris*, 201
- *ovis*, 197
- *pisiformis*, 198
- *tenuicollis*, 197
Cystoisospora, 153, 308
Cystoisosporinae, subfamília, 153

D

Davainea, 203, 331
- *proglotina*, 203
Davaineidae, família, 203
Demodecidae, família, 45, 49
Demodex, 45, 49
- *bovis*, 50
- *brevis*, 50
- *canis*, 49
- *caprae*, 50
- *cati*, 50
- *cuniculi*, 50
- *equi*, 50
- *folliculorum*, 50
- *phylloides*, 49
Dengue, 99
Dermacentor, 26
- *nitens*, 27
Dermanyssidae, família, 11
Dermanyssus, 11
- *gallinae*, 11
Dermatobia, 126
- *hominis*, 126
Diachlorini, tribo, 111
Diachlorus, gênero, 111

Diapausa, 104
Dicrocoeliidae, família, 183
Dicrocoelium spp., 313, 325
Dicromato de potássio a 2,5%, 342
Dictyocaulidae, família, 250
Dictyocaulinae, subfamília, 250
Dictyocaulus, 250
- *arnfield*, 252, 325
- *filaria*, 252, 315
- *viviparus*, 250, 315
Digenea, subclasse, 180, 287
Dilepidinae, subfamília, 204
Dioctophyma renale, 305, 224
Dioctophymatidae, família, 224
Dioctophymatinae, subfamília, 224
Dioctophymatoide, superfamília, 224
Dioctophyme, gênero, 224
Dioctophymina, subordem, 224
Dipetalonema, 275
- *reconditum*, 275
Diphyllobothriidae, família, 209
Diphyllobothrium, 209, 307
- *latum*, 209
- *pacificum*, 209
Diplomonadida, ordem, 134
Dipylidium, 204
- *caninum*, 204, 305
Dirofilaria, 274
- *immitis*, 274
Dirofilariinae, subfamília, 274
Dispharynx, gênero, 274
Doença(s)
- da cauda negra, 286
- de Chagas, 86
- de Lyme, 26, 31
- do rodopio, 286
Draschia, 272, 325
- *megastoma*, 272

E

Echinococcus, 199
- *granulosus*, 199
Echinostoma, 182
- *revolutum*, 182
Echinostomatidae, família, 182
Echinostomatiformes, ordem, 180
Ectoparasitos, 1
- pesquisa de, 339
Ehrlichia, 171, 311
- *canis*, 172
- *chaffeensis*, 172
- *ewingii*, 172, 173
- *muris*, 173
- *ruminantium*, 173
Eimeria, 144, 315, 323, 327, 331
- *bovis*, 145
- *leuckarti*, 327
- *tenella*, 144
Eimeriidae, família, 144
Eimeriorina, subordem, 143
Endoparasitos, 1, 281
- coleta e montagem de, 338
- identificação de, 305
Enoplida, ordem, 221
Enterobius, gênero, 228
Ergasilídeos, 290
Erliquiose monocítica

- aguda, 174
- equina, 173
- humana, 172
Escavadores, 35
Esembeckia, gênero, 112
Esfregaço sanguíneo, 164, 337
Espécie, 3
Esporogonia, 144
Esporulação de oocistos, 338
Estabilidade enzoótica, 170
Estágio, 64
Estenobiose, 104
Estômago, 63
Estomodeu, 63
Estrobilocerco, 192
Eucestoda, subclasse, 191
Eucoccidiorida, ordem, 143
Eucotylidae, família, 188
Eurytrema, 183, 313
- *coelomaticum*, 183
Eutrombicula, gênero, 51
Exúvia, 64

F

Família, 3
Fannia, 119
- *canicularis*, 119
- *scalaris*, 119
Fanniidae, família, 119
Fasciola, 180
- *hepatica*, 180, 313, 325
Fasciolidae, família, 180
Febre
- amarela, 99
- das trincheiras, 77
- maculosa, 26, 174, 175, 176
- recorrente, 77
Felicola, 72
- *subrostratus*, 72
Fezes, exame direto de, 337
Fidena, gênero, 112
Filária, 100
Filarioidea, superfamília, 274
Filariose linfática, 100
Filo, 3
Fitoterapia, 298
Flutuação em solução
- de sal, 333
- saturada de açúcar, 334
Fórmula(s)
- das soluções, 341
- do formol acético, 342
Fungos
- entomopatogênicos, 277
- nematófagos, 281

G

Galumna, gênero, 59
Galumnidae, família, 59
Gangrena gasosa, 91
Gasterophilidae, família, 128
Gasterophilus
- *haemorrhoidalis*, 128
- *intestinalis*, 128
- *nasalis*, 128
Gelatina glicerinada, 342
Gênero, 3

Genética recombinante, 303
Genômica, 303
Giardia, 134
- *intestinalis*, 134, 308, 315, 323, 327
- *lamblia*, 134
Gimnocerata, subordem, 83
Gliricola, 71
- *distinctus*, 71
- *lindolphoi*, 71
Globocephalus urosubulatus, 321
Gnathostoma
- *hispidum*, 274
- *spinigerum*, 274
Gnathostomatidae, família, 274
Gnathostomatoidea, superfamília, 274
Gongylonema, gênero, 269
Gongylonematidae, família, 269
Goniocotes, 73
- *gallinae*, 73
Goniodes
- *dissimilis*, 73
- *gigas*, 73
- *meleagridis*, 74
Grandes estrongilídeos, 231, 325
Gyropidae, família, 70
Gyropus, 71
- *ovalis*, 71
- *porcelli*, 71

H

Habronema, 272, 325
- *majus*, 272
- *microstoma*, 272
- *muscae*, 272
Habronematidae, família, 272
Habronematoidea, superfamília, 272
Haemaphysalis
- *cinnabarina*, 29
- *juxtakochi*, 29
- *leporispalustris*, 29
Haematobia, 118
- *irritans*, 118
Haematopinidae, família, 78
Haematopinus, 78
- *asini*, 78
- *eurysternus*, 78
- *quadripertusus*, 78
- *suis*, 78
- *tuberculatus*, 78
Haemonchus, 243, 244, 315
- *contortus*, 244
- larvas de, 254
- *placei*, 244
- *similis*, 246
Haemoproteus columbae, 129
Hammondia, 152, 308
- *hammondi*, 152
- *heydorni*, 152
Hectopsylla, gênero, 91
Hectopsyllinae, subfamília, 91
Hectopylla, 91
- *psittaci*, 91
- *pulex*, 91
Helmintos
- controle microbiano de, 280
- montagem de ovos de, 339
Hematófagos, 76

Hemimetabolia, 65
Hemiptera, 83
Hemócitos, 64
Hemolinfa, 64
Hemoncose, 245
Henneguya spp., 286
Hepatozoidae, família, 154
Hepatozoon, gênero, 154, 308
Heterakidae, família, 259
Heterakis, 259, 331
- *gallinarum*, 259
Heterodoxus, 70
- *spiniger*, 70
Heteroxynematidae, família, 229
Hexamitidae, família, 134
Hidátide, 192, 199
Hipobiose, 246
Hippoboscidae, família, 129
Histomonas, 134
- *meleagridis*, 134
Histomonose, 134
Holometabolia, 65
Hydatigera taeniformis, 201
Hymenolepididae, família, 201
Hymenolepis, 201, 330
- *diminuta*, 203
- *fraterna*, 203
- *nana*, 202
Hyostrongylus, 243, 249
- *rubidus*, 249, 321

I

Ichthyophthirius multifilis, 285
Infecção, 1
Infestação, 1
Insecta, 63
Insetos, 63
- abdome, 63
- aparelho genital
- - feminino, 64
- - masculino, 64
- desenvolvimento, 64
- formas imaturas dos, 65
- glândulas salivares, 64
- metamorfose, 64
- - completa, 65
- - incompleta, 65
- morfologia interna dos, 63
- sistema
- - circulatório, 64
- - excretor, 64
- - nervoso, 64
- - reprodutor, 64
- - respiratório, 64
Instabilidade enzoótica, 170
Ischnocera, subordem, 71
Isópodes, 291
Isospora, 145
- *suis*, 323
Ixodes, 28
Ixodida, 5
Ixodidae, família, 19
Ixodídeos, ciclo geral dos, 20

K

Kinetoplastida, ordem, 135
Kudoa spp., 286

348 Parasitologia na Medicina Veterinária

L

Lactofenol, 338, 339
- de Amann, 342
Laelapidae, família, 14
Laelaps
- (*echinolaelaps*) *echidninus*, 14
- *nuttalli*, 14
Lagochilascaris
- *major*, 266
- *minor*, 266
- *turgida*, 266
Larvas, 101, 102, 104, 110
Leishmania, 104, 139, 311
- *braziliensis*, 140
- *chagasi*, 139
- *infantum*, 139
Leishmaniose, 104
- cutânea, 140
- tegumentar americana, 140
- visceral, 139
- - canina, 140
- - humana, 140
Leporacarus, 43, 46
- *gibbus*, 43
Lernaea cyprinacea, 290
Lesões da cabeça negra das aves, 134
Linognathidae, família, 79
Linognathus, 79
- *pedalis*, 79
- *setosus*, 79
- *vituli*, 79
Lipeurus, 74
- *caponis*, 74
Lipoptena
- *cervi*, 130
- *guimaraesi*, 130
- *mazamae*, 130
Lipopteninae, subfamília, 130
Listrophoridae, família, 43, 46
Lucilia, gênero, 123
Luciliinae, subfamília, 123
Lugol, 342
Lutzomyia, gênero, 103

M

Macracanthorhynchus, 323
Macrocheles, 14
- *muscaedomesticae*, 14
Macrochelidae, família, 14
Macronyssidae, família, 13
Malária, 96
Malófagos, 67
Maruins, 101
Megninia, 44, 46
- *columbae*, 44
- *cubitalis*, 44
- *ginglymura*, 44
Melophagus, 130
- *ovinus*, 130
Menacanthus, 69
- *cornutus*, 69
- *pallidulus*, 69
- *stramineus*, 69
Menopon, 69
- *gallinae*, 69
Menoponidae, família, 69
Mertiolato, iodo e formaldeído (MIF), 342

Mesêntero, 63
Mesostigmata, 5, 11
Metabolômica, 303
Metagenômica, 303
Metamorfose
- completa, 65
- incompleta, 65
Metarhizium anisopliae, 278
Metastigmata, 5
Metastrongylus spp., 321
Método(s)
- da fita adesiva, 337
- de Baermann-Moraes modificado, 336
- de coloração Ziehl-Neelsen modificada (a frio), 338
- não químicos de controle parasitário, 297
Micoses, 91
Microssatélites, 302
Miíases, 121, 123, 124
Moniezia, 207, 311
- *benedeni*, 208
- *expansa*, 53, 207
Monitoramento de rebanhos, 254
Monocercomonadida, família, 134
Monodontus
- *phlebotomum*, 241
- *trigonocephalum*, 242
Monogenea, 286
Monogenéticos, 286
Montagem
- em bálsamo do Canadá, 338, 339
- em gelatina glicerinada, 339
Mosca(s), 115
- com aparelho bucal afuncional, 125
- controle geral das, 131
- da bicheira, 121
- da casa, 119
- das latrinas, 119
- do chifre, 118
- doméstica, 116
- dos estábulos, 118
Mosquitos, 95
- pólvora, 101
Mudas, 64
Muellerius capillaris, 315
Multiceps
- *multiceps*, 198
- *serialis*, 198
Musca, 116
- *domestica*, 14, 116
Muscidae, família, 116
Muscinae, subfamília, 116, 118
Muscini, tribo, 116
Muscomorpha, 115
Mutucas, 109
- controle das, 113
Myobia, 49
- *musculi*, 49
Myobiidae, família, 49
Myocoptes, 42, 46
Myocoptidae, família, 42, 46
Myxobolus cerebralis, 286
Myxozoa, 286

N

Nematocera, 95
Nematoda, classe, 213, 289

Nematodioses gastrintestinais, 280
Nematodirinae, subfamília, 253
Nematodirus, 253, 313
- larvas de, 254
Nematoides, 213
- biologia geral dos, 215
- boca, 213
- controle biológico, 280
- corpo, 213
- entomopatogênicos, 280
- fixados em etanol, 339
- forma infectante para o hospedeiro, 213
- intestino, 213
- meios de infecção, 214
- montagem de, 338
- ovos, 214
- predadores de, 281
- sistema genital, 213
- tipos de fêmeas, 214
Neoascaris vitulorum, 265
Neorickettsia, 173
- *risticii*, 173, 174
Neospora caninum, 308
Neurocisticercose, 196
Nomenclatura zoológica, regras internacionais de, 3
Notoedres, 37, 38, 45
- *cati*, 37, 38
- *cuniculi*, 37
- *muris*, 37

O

Oesophagostominae, subfamília, 237
Oesophagostomum, 237, 315
- *columbianum*, 238
- *dentatum*, 238, 321
- larvas de, 254
- *radiatum*, 237
Oestridae, família, 125
Oestrus, 125
- *ovis*, 125
Onchocerca volvulus, 106
Onchocercidae, família, 274
Onchocercinae, subfamília, 275
Oportunistas, 281
Ordem, 3
Oribatida
- extração dos, 56
- identificação dos, 57
- subordem, 35
- triagem dos, 57
Oribatula, gênero, 59
Oribatulidae, família, 59
Ornithocinae, subfamília, 129
Ornithocoris, 87
- *toledoi*, 87
Ornithoctona
- *erythrocephala*, 129
- *fusciventris*, 129
Ornithodorus
- *brasiliensis*, 31
- *hasei*, 31
- *marinkellei*, 31
- *rostratus*, 31
- *talaje*, 31
Ornithonyssus
- *bacoti*, 13

Índice Alfabético   349

- *bursa*, 13
- *sylviarum*, 13
Ostertagia, 243, 248, 315
- *circumcincta*, 249
- larvas de, 254
- *lyrata*, 248
- *ostertagi*, 248
Ostertagiose bovina, 248
Otobius, gênero, 31
Otodectes, 40, 41, 42, 45
- *cynotis*, 41
Ovos, 101, 104, 110
Oxyspirura, 271
- *mansoni*, 271
Oxyurida, ordem, 227
Oxyuridae, família, 227
Oxyuris, 227
- *equi*, 227, 323
Oxyuroidea, superfamília, 227

P

Pangoniinae, subfamília, 112
Pangoniini, tribo, 112
Panstrongylus, gênero, 84
Paramphistomatidae, família, 185
Paramphistomiformes, ordem, 185
Paramphistomum, 185, 313
- *cervi*, 185, 186
- *mamillana*, 207, 325
Paranoplocephala, gênero, 207
Parascaris, 262
- *equorum*, 262, 325
Parasitiformes, superordem, 11, 19
Parasitismo, impacto econômico do, 294
Parasito(s), 1, 277
- acidental, 1
- controle biológico, 277
- de ação
- - de transmissão, 2
- - espoliadora, 2
- - inflamatória/irritante, 2
- - mecânica, 2
- de aves, 330
- de cães e gatos, 305
- de equinos, 323
- de peixes, 285
- de ruminantes, 311
- de suínos, 321
- definitivo, 1
- em fezes
- - de equinos, 335
- - de ruminantes, 335
- estenoxenos, 2
- eurixenos, 2
- facultativo, 1
- heteroxeno ou indireto, 2
- intermediário, 2
- monoxeno ou direto, 2
- obrigatório, 1
- oligoxeno, 2
- paratênico ou de transporte, 2
- periódico, 1
- período de parasitismo, 2
- - patente, 3
- - pré-patente, 2
- permanente, 1

- reservatório, 2
- temporário, 1
Parasitologia, 303
Paratanaisia, 188
- *bragai*, 188
Passalurus ambiguus, 229
Patógenos, 277
Pediculidae, família, 76
Pediculus, 76
- *humanus*, 76, 77
Pequenos estrongilídeos, 234, 325
Percevejos, 83
Pergalumna, gênero, 59
Peste bubônica, 94
Philopteridae, família, 73
Phlebotominae, subfamília, 103
Phlebotomus, gênero, 103
Phthiraptera, ordem, 67
Physaloptera, 270, 307
- *praeputialis*, 271
Physalopteridae, família, 270
Physalopteroidea, superfamília, 270
Physocephalus, 270
- *sexalatus*, 270, 321
Piolhos, 67
- controle dos, 80
- hematófagos, 80
- importância dos, 80
- mastigadores, 67
- - com antenas aparentes, 71
- - com antenas escondidas, 68
- - controle dos, 68
- picadores, 76
- sazonalidade dos, 79
Piroplasmorida, ordem, 157
Plagiorchiformes, ordem, 183
Platynosomum, 184
- *illiciens*, 184
Postura, 64, 101
Predadores, 277
Proctodeu, 63
Prostigmata, 5, 47
Proteômica, 303
Protosilvius, gênero, 112
Protozoários, 285
- flagelados, 133
Pseudolynchia
- *canariensis*, 129
- *maura*, 129
Pseudomííase, 121
Pseudophyllidea, ordem, 209
Psoroptes, 40, 42, 45
- *ovis*, 40
Psoroptidae, família, 40, 45
Psychoda, gênero, 103
Psychodidae, família, 103
Psychodinae, subfamília, 103
Pthiridae, família, 77
Pthirus, 77
- *pubis*, 77
Pulex, 93
- *irritans*, 93
Pulgas, 89
- ciclo biológico das, 89
- classificação das, 90
Pulicidae, família, 92
Pupas, 101, 102, 104, 111

Q

Queiletielose, 47

R

Raça, 3
Radfordia, 49
- *affinis*, 49
- *ensifera*, 49
Raillietia
- *auris*, 16
- *caprae*, 16
- *flecthmanni*, 16
Raillietidae, família, 16
Raillietina, 203, 330
- *tetragona*, 203
Ramo, 3
Rangelia, 308
- *vitalli*, 160
Rangeliose, 160
Raspado cutâneo, 339
Reduviidae, família, 83
Refugia, 294
Resistência
- aos medicamentos, 293
- herança genética da, 294
- parasitária
- - com o teste de redução da contagem
 de ovos nas fezes, 295
- - estratégias de manejo, 294
- - impacto econômico da, 294
- - processos moleculares da, 301
Rhabditida, ordem, 217
Rhabditidae, família, 218
Rhabditis, 218
- *strongyloides*, 218
Rhabditoidea, superfamília, 217
Rhipicephalus, 20
- (*boophilus*) *microplus*, 23, 24
- *sanguineus*, 22, 159
Rhodnius, 86
- *neglectus*, 86
- *prolixus*, 86
- *robustus*, 86
Rickettsia, 174
- *prowasekii*, 77
- *quintana*, 77
- *rickettsi*, 26
Rickettsiaceae, família, 174
Rickettsiales, ordem, 167
Riquétsias, 167
- do grupo tifo, 174
Ritrichomonas foetus, 133

S

Sarcocystidae, família, 148
Sarcocystinae, subfamília, 148
Sarcocystis, 148, 308
- *cruzi*, 148
Sarcophaga, gênero, 124
Sarcophagidae, família, 124
Sarcoptes, 36, 38, 45
- *scabiei*, 36
- - var. *bovis*, 36
- - var. *canis*, 36
- - var. *caprae*, 36
- - var. *cuniculi*, 36

- - var. *equi*, 36
- - var. *ovis*, 36
- - var. *suis*, 36
Sarcoptidae, família, 35, 45
Sarcoptiforme, ordem, 53
Sarnas, 35, 339
- diagnóstico das, 45
- dos animais domésticos, 45
Scepsidini, tribo, 112
Scheloribates, gênero, 59
Scheloribatidae, família, 59
Schistosoma, 186
- *mansoni*, 186
Schistosomatidae, família, 186
Schyzophora, divisão, 115
Scionini, tribo, 112
Secreção salivar, 64
Setaria, gênero, 276
Setariinae, subfamília, 276
Silenciamento do RNA, 302
Simuliidae, família, 105
Simulium, gênero, 105
Siphonaptera, 89
Skrjabinagia lyrata, 248
Skrjabinema, 229
- *ovis*, 229
Soluções saturadas, 342
Spirocerca, 269
- *lupi*, 269, 307
Spirocercidae, família, 269
Spirometra mansoni, 308
Spirurida, ordem, 269
Spiruroidea, superfamília, 269
Sporozoasida, classe, 143
Stephanurinae, subfamília, 236
Stephanurus, 236
- *dentatus*, 236, 321
Stomoxyini, tribo, 118
Stomoxys, 118
- *calcitrans*, 118
Streptomyces avermitilis, 25
Strigeiformes, ordem, 186
Strongylida, ordem, 231
Strongylidae, família, 231
Strongylinae, subfamília, 231
Strongyloidea, superfamília, 231
Strongyloides, 217
- *papillosus*, 311
- *ransomi*, 321
- *westeri*, 217, 325
Strongyloididae, família, 217
Strongylus, 231
- *edentatus*, 233, 330
- *equinus*, 233, 330
- *vulgaris*, 231, 330
Struthiolipeurus, 75
- *nandu*, 75
- *rheae*, 75
- *struthionis*, 75
Subespécie, 3
Sulfato de zinco, 342
Syngaminae, subfamília, 235
Syngamus, 235
- *gracilis*, 235
- *parvis*, 235
- *trachea*, 235, 331
Syphacia, gênero, 228

T

Tabanidae, família, 109
Tabaninae, subfamília, 111
Tabanini, tribo, 111
Tabanomorpha, 109
Tabanus, gênero, 111
Taenia, 194
- *hydatigena*, 197
- *multiceps*, 198
- *ovis*, 197
- *pisiformis*, 197
- *saginata*, 196
- *serialis*, 198
- *solium*, 194
- *taeniformis*, 201
Taeniarhynchus saginata, 196
Taeniidae, família, 194, 305
Tainoidea, superfamília, 194
Técnica
- da dupla centrifugação modificada, 334
- da gota espessa, 337
- de Baermann modificada, 336
- de coloração de Ziehl-Neelsen a quente, 338
- de exame direto, 336
- de Faust *et al.* modificada, 1938, 334
- de flutuação, 333
- de Graham, 337
- de Knott, 337
- de McMaster modificada, 334
- de sedimentação por centrifugação, 335
- de sedimentação simples, 335
- de Sheather modificada, 1923, 334
- de Willis-Mollay modificada, 1921, 333
- do micro-hematócrito, 337
- para montagem permanente de artrópodes
  em lâmina, 340
- para pesquisa de hemoparasitos, 337
- para recuperação de larvas, 336
Teladorsagia, 243, 248
- *circumcincta*, 249
Teníase(s), 196, 198
- diagnóstico das, 210
Testes genômicos, 302
Tétano, 91
Tetrameres, 273
- *confusa*, 273
Tetrameridae, família, 273
Theileria equi, 162
Thelazia sp., gênero, 271
Thelaziidae, família, 271
Thelazioidea, superfamília, 271
Thysanosoma, 208, 313
- *actinioides*, 208
Tifo, 174
- endêmico, 176
- epidêmico, 175
- exantemático, 77
Toxascaris, 263
- *leonina*, 263, 305
Toxocara
- *canis*, 263, 305
- *cati*, 265, 305
- *mystax*, 265
- *vitulorum*, 265, 313
Toxocarinae, subfamília, 263
Toxoplasma, 149
- *gondii*, 149, 308

Toxoplasmatinae, subfamília, 149
Tratamento parcial seletivo, 295
Trematoda, classe, 179
Trematódeos, 179
- ciclo evolutivo geral dos, 180
- digenéticos, 179, 287
- montagem de, 339
- sistema
- - digestório, 179
- - reprodutor, 180
Triatoma, 85
- *brasiliensis*, 85, 86
- *circummaculata*, 85
- *infestans*, 85
- *pseudomaculata*, 85, 86
- *rubrofasciata*, 85
- *rubrovaria*, 85
- *sordida*, 85
Triatominae, subfamília, 83
Trichinella, 223
- *spiralis*, 223, 323
Trichinellidae, família, 223
Trichinelloidea, superfamília, 221
Trichodectes, 71
- *canis*, 71
Trichodectidae, família, 71
Trichodina spp., 285
Trichomonadida, ordem, 133
Trichomonadidae, família, 133
Trichonema spp., 234
Trichostrongylidae, família, 242
Trichostrongyloidea, superfamília, 242
Trichostrongylus, 243, 315
- *axei*, 244, 321, 325
- *colubriformis*, 244
- *extenuatus*, 244
- *instabilis*, 244
- larvas de, 254
Trichuridae, família, 221
Trichurinae, subfamília, 221
Trichuris, 221, 311
- *suis*, 321
- *vulpis*, 305
Tricomonose bovina, 133
Tricostrongilídeos
- ciclo biológico dos, 242
- controle dos, 243
Triodontophorus, gênero, 234
Tritrichomonas, 133
- *foetus*, 315
Trombicula, gênero, 51
Trombiculidae, família, 51
Trombidiformes, ordem, 47
Trypanosoma, 135, 136
- *cruzi*, 85, 86, 136, 311
- *equiperdum*, 139, 327
- *evansi*, 138, 311, 318, 327
- *mellophagium*, 131
- *vivax*, 137, 318, 327
Trypanosomatidae, família, 135
Tunga, 90
- *bondari*, 90
- *caecata*, 90
- *penetrans*, 90
- *terasma*, 90
- *travassosi*, 90
Tungidae, família, 90

Índice Alfabético

Tunginae, subfamília, 90
Typhlocoelidae, família, 183
Typhlocoelium, 183
- *cucumerinum*, 183

U
Uncinaria stenocephala, 305

V
Variedade, 3

Varroa
- *destructor*, 15
- *jacobsoni*, 15
Varroidae, família, 15
Vetor(es), 2
- biológicos, 2
- mecânicos, 2

W
Whirling disease, 286
Wuchereria bancrofti, 100

X
Xenopsylla, 93
- *brasiliensis*, 93
- *cheopis*, 93

Y
Yersinia pestis, 94

Z
Zygoribatula, gênero, 60